Luise Wörle   Erik Pfeiff

Yoga als Therapie

W0236179

Luise Wörle   Erik Pfeiff

Yoga als Therapie

Praktische Übungen für Gesundheit und Wohlbefinden

Übersetzt von: Bernhard Kleinschmidt

Fotografien von: Wilfried Petzi, München
Geleitworte von: B.K.S. Iyengar, Prof. Laurie Hartman

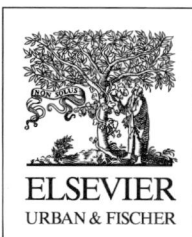

URBAN & FISCHER München

Zuschriften an:
Elsevier GmbH, Urban & Fischer Verlag, Hackerbrücke 6, 80335 München
Luise Wörle, www.yogazentrum-schwabing.de

Titel der Originalausgabe
Luise Wörle Erik Pfeiff: Yoga As Therapeutic Exercise.
A Practical Guide for Manual Therapists
1. Auflage 2010, Churchill Livingstone, Imprint of Elsevier Science Limited, ISBN 978-0-7020-3383-4
© 2010 Elsevier Science Limited. All rights reserved.

Wichtiger Hinweis für den Benutzer
Die Erkenntnisse in der Physiotherapie und Medizin unterliegen laufendem Wandel durch Forschung und klinische Erfahrungen. Herausgeber und Autoren dieses Werkes haben große Sorgfalt darauf verwendet, dass die in diesem Werk gemachten therapeutischen Angaben (insbesondere hinsichtlich Indikation, Dosierung und unerwünschter Wirkungen) dem derzeitigen Wissensstand entsprechen. Das entbindet den Nutzer dieses Werkes aber nicht von der Verpflichtung, anhand weiterer schriftlicher Informationsquellen zu überprüfen, ob die dort gemachten Angaben von denen in diesem Werk abweichen und seine Verordnung in eigener Verantwortung zu treffen.
Für die Vollständigkeit und Auswahl der aufgeführten Medikamente übernimmt der Verlag keine Gewähr.
Geschützte Warennamen (Warenzeichen) werden in der Regel besonders kenntlich gemacht (®). Aus dem Fehlen eines solchen Hinweises kann jedoch nicht automatisch geschlossen werden, dass es sich um einen freien Warennamen handelt.

Beim Anwenden und Unterrichten der hier vorgestellten Übungen muss immer behutsam, selbstverantwortlich und auf der Basis der eigenen Erfahrung vorgegangen werden. Bitte achten Sie auf Ihre eigene Sicherheit und auf die anderer. Verlag und Autoren übernehmen keine Verantwortung für Verletzungen oder Schäden, die beim Anwenden und Unterrichten der Übungen entstehen.

Bibliografische Information der Deutschen Nationalbibliothek
Die Deutsche Nationalbibliothek verzeichnet diese Publikation in der Deutschen Nationalbibliografie; detaillierte bibliografische Daten sind im Internet über http://www.d-nb.de/ abrufbar.

Alle Rechte vorbehalten
1. Auflage 2012
© Elsevier GmbH, München
Der Urban & Fischer Verlag ist ein Imprint der Elsevier GmbH.

12 13 14 15 16   5 4 3 2 1

Das Werk einschließlich aller seiner Teile ist urheberrechtlich geschützt. Jede Verwertung außerhalb der engen Grenzen des Urheberrechtsgesetzes ist ohne Zustimmung des Verlages unzulässig und strafbar. Das gilt insbesondere für Vervielfältigungen, Übersetzungen, Mikroverfilmungen und die Einspeicherung und Verarbeitung in elektronischen Systemen.

Um den Textfluss nicht zu stören, wurde bei Patienten und Berufsbezeichnungen die grammatikalisch maskuline Form gewählt. Selbstverständlich sind in diesen Fällen immer Frauen und Männer gemeint.

Planung und Lektorat: Rainer Simader, Ingrid Stöger, München
Redaktion: Astrid Wieland, Schlüchtern
Herstellung: Ute Landwehr-Heldt, Bremen
Satz: abavo GmbH, Buchloe/Deutschland; TnQ, Chennai/Indien
Druck und Bindung: Dimograf, Bielsko-Biała, Polen
Fotos/Zeichnungen: Wilfried Petzi, München
Umschlaggestaltung: SpieszDesign, Neu-Ulm
Titelfotografie: Wilfried Petzi

ISBN Print 978-3-437-45090-7
ISBN e-Book 978-3-437-59203-4

Aktuelle Informationen finden Sie im Internet unter **www.elsevier.de** und **www.elsevier.com**

Geleitwort

Die meisten Menschen richten ihr Leben nach ihren Emotionen aus. Das führt zu einer Störung ihres hormonellen Gleichgewichts, aber auch zu Überanstrengung und mentalem Stress, was wiederum ein Ungleichgewicht der physischen, physiologischen, psychischen und neurologischen Systeme hervorruft.

In der Lehre des Yoga sind es besonders die Āsanas und Prāṇāyāmas, die uns dabei helfen können, lebenserhaltende Energie zu erzeugen und zu verteilen, wo immer und wann immer sie gebraucht wird. Dadurch strahlt der Körper gute Gesundheit, Zufriedenheit und Wohlbefinden aus, während in Gehirn und Geist ein Zustand der ruhigen Aufmerksamkeit und Bewusstheit entsteht.

Das Buch von Luise Wörle and Erik Pfeiff kann als Leitfaden dienen, um der leidenden Menschheit zu einer besseren Gesundheit und Lebensweise zu verhelfen.

Luise ist in den therapeutischen Kursen meines Instituts in Pune, Indien, ausgebildet worden und demonstriert in diesem Buch, wie die therapeutischen Aspekte des Yoga eingesetzt werden können, um ein stabiles, gesundes Immunsystem zu entwickeln.

Yoga hat starke präventive Wirkungen. Mit seiner Hilfe können psychosomatische und somatopsychische Erkrankungen vollständig geheilt werden. In Fällen, in denen eine vollständige Heilung nicht möglich ist, kann mit dieser Methode eine nachhaltige Kraft entwickelt werden, durch die die Erkrankung in Schach gehalten wird.

Luise Wörle und Erik Pfeiff haben das Thema gut dargestellt. Ich bin mir sicher, dass dieses Handbuch mit neuem Wissen dazu beitragen wird, das Bewusstsein für Yoga als heilende Kunst und Wissenschaft zu erweitern.

B.K.S. Iyengar

Luise Wörle ist eine sehr erfahrene Yogalehrerin, deren Interesse an der Osteopathie geweckt wurde, nachdem sie bei vielen Veranstaltungen für mich übersetzt hatte. Im Jahr 2005 hat sie ihr Studium der Osteopathie abgeschlossen.

Erik Pfeiff ist Körpertherapeut und Psychotherapeut. Dank eigener, intensiver Yoga-Praxis hat er viele grundlegende Ideen in dieses Buch eingebracht.

Im Laufe einer drei Jahrzehnte währenden Zusammenarbeit haben Luise und Erik vielen Patienten die Kunst des Yoga vermittelt. Dabei konnten sie beobachten, dass Yoga den Behandlungserfolg erhöht. Außerdem haben sie ihren Patienten und Schülern beigebracht, durch Schulung der eigenen Achtsamkeit und Sensibilität die individuelle Praxis an die eigenen Fähigkeiten und Gegebenheiten anzupassen.

Dieses Buch verbindet die diagnostischen Werkzeuge der manuellen Behandlungsmethoden mit einer großen Bandbreite an Bausteinübungen. Es führt die Leser in kleinen Schritten zu komplexeren Aufgaben und vertieft ihr Verständnis für die Praxis.

Die Tatsache, dass die Autoren sowohl in der Osteopathie als auch im Yoga zuhause sind, hat sich als ausgesprochen nützlich für den hier vorgestellten Ansatz erwiesen. Mithilfe von Tests und Diagnose wird dabei ein Übungsprogramm aufgestellt, mit dem Patienten einen guten Erfolg erzielen können. Sie werden rasch motiviert und bleiben es auch, da die Ergebnisse bald sichtbar werden. Die Atmung, ein besonderer Schwerpunkt des Yoga, ist ein ebenso wesentlicher Teil dieses Buchs wie die Modifikationsmöglichkeiten der Bausteinübungen.

Weshalb sollten Patienten überhaupt eigenständig üben? Diese Frage beantwortet vorliegendes Buch, indem es aufzeigt, was mit individuell zusammengestellten Übungsfolgen erreicht werden kann. Wichtig ist, dass die Übungen korrekt ausgeführt werden. Dies muss immer wieder kontrolliert werden. Die meisten Patienten werden spüren, dass ihnen die Übungen gut tun. Sie haben das Gefühl, etwas erreicht zu haben, weil sie wissen, dass ihre eigene Aktivität und Mitarbeit Erfolge zeigen.

Luise hat großartige Arbeit geleistet und ihr ganzes Wissen, ihre Erfahrung und Überzeugung in dieses Buch für Yoga-Übende und Patienten eingebracht. Als klassisches Handbuch für beide Gruppen ist es einzigartig.

Ich gratuliere beiden Autoren zu dieser beachtlichen Leistung und hoffe, dass sie in Beruf und Praxis weiter daran arbeiten werden, Methoden zur Schmerzlinderung und zur Heilung zu entwickeln und zu verbessern.

Mit diesem hervorragenden Buch wird es Therapeuten verschiedener Richtungen möglich, ihren Patienten zu vermitteln, wie heilsam eine Verbesserung von Körperhaltung und Bewegungsmustern ist.

Prof. Laurie Hartman, DO PhD

Vorwort

Obgleich meine Kindheit von Armut und schwacher Gesundheit geprägt war, habe ich viele gute Erinnerungen an diese Zeit. Das verdanke ich meinen Eltern und ihrer wunderbaren Fähigkeit, ihr Leben mit einer positiven Geisteshaltung zu führen und das auch an andere Menschen weiterzugeben. Dafür bin ich ihnen von ganzem Herzen dankbar.

In meiner Jugend entstand in mir eine große Begeisterung für Bewegung und Tanz, wenngleich ich in Sport nie gute Noten bekam. 1970 geriet ich zum ersten Mal zufällig in eine Yogastunde, und am nächsten Tag hatte ich das deutliche Gefühl, dass sich etwas in mir grundlegend verändert hatte. Deshalb nahm ich weiter am Unterricht teil. Später erfuhr ich, dass mein Yogalehrer seine Praxis nach B.K.S. Iyengars Buch *Licht auf Yoga* ausrichtete, und ich wollte den Autor unbedingt persönlich kennen lernen. Dieser Wunsch erfüllte sich und so wurde ich von jemandem unterrichtet, der, wie ich fühlte, der beste Yogalehrer für mich sein würde.

Infolge meiner regelmäßigen Praxis dauerte es nicht lange, bis sich die Gelegenheit ergab, selbst zu unterrichten. Diese Erfahrung hat mein Verständnis des Yoga verändert. Allmählich wurde es mein Ziel, meinen Schülerinnen und Schülern nicht nur Haltungen und Bewegungen beizubringen, sondern auch ihr eigenes Verständnis und ihre Sensibilität zu fördern. Daraus entstand neben einer besonderen Methode, Yoga zu praktizieren, auch ein Rahmen aus Hinweisen und Tipps, wie Gefühle und Empfindungen mit der Praxis verbunden werden können. Das wiederum führte zur Entwicklung eines Yoga-Systems, in dem Achtsamkeit eine zentrale Rolle spielt.

Begeistert von der genialen Komplexität des menschlichen Körpers und den Möglichkeiten, ihn durchdringend in verschiedenen Yoga-Haltungen zu erforschen, wollte ich mehr über seine wissenschaftlichen und medizinischen Grundlagen erfahren. Das führte mich schließlich zu einem Studium der Osteopathie, das ich mit einem BSc abschloss. All diese Erfahrungen haben Eingang in dieses Buch gefunden.

Luise Wörle
München 2012

Als ich in den 70er-Jahren mit einer frisch abgeschlossenen Zusatzausbildung in Strukturaler Integration nach Ida Rolf nach Deutschland zurück kehrte, nahm Luise Wörle mit mir Kontakt auf und fragte an, ob ich an einem ihrer Yogaseminare teilnehmen und bei dieser Gelegenheit über die Kombination von Yoga-Praxis und manueller Behandlung nachdenken wolle. Hieraus entwickelte sich eine jahrzehntelange Zusammenarbeit mit vielen fruchtbaren Diskussionen und vielen gemeinsam abgehaltenen Seminaren.

Die dabei immer deutlicher herausgearbeiteten Ziele und Prinzipien veränderten sanft, in einem evolutionären Prozess, die Form der praktizierten Yogaübungen, so dass immer deutlicher ein therapeutischer Aspekt in den Vordergrund trat. Dies half mir in meiner täglichen therapeutischen Arbeit, Patienten zur Eigeninitiative und selbstständiger Aktivität zu führen.

In diesem Buch wird angeregt, die Selbstaktivität durch einfache Yogaübungen zu fördern und so Selbstheilungskräfte zu aktivieren. Es stellt einen Leitfaden dar, mit Yoga zu beginnen, gleich welche körperlichen Probleme bestehen oder welche Bewegungen noch nicht möglich sind. Entscheidend ist, Schritt für Schritt beständig und anhaltend zu praktizieren, also selbst Verantwortung für die eigene Gesundheit zu übernehmen und sich auch an kleinen Fortschritten zu erfreuen. Damit kann dieses Buch zum einen dem individuellen Leser dienen; zum anderen gibt es Yoga-Lehrenden und Therapeuten einen Leitfaden an die Hand, wie Schüler oder Patienten zu selbstständigem, aktivem Üben gebracht werden können.

Erik Pfeiff
München 2012

Hinweis für die Aussprache der Sanskritbegriffe

Die Vokale ā, ē, ī und ū werden lang ausgesprochen.
Ś und ṣ spricht man wie das deutsche „sch" aus.
C klingt wie „tsch" in „Tschau!"

Die anderen diakritischen Zeichen verändern die Aussprache der betreffenden Buchstaben nur unwesentlich.

Danksagung

Herzlich danken Autorin und Autor:

Yogācārya Śri B.K.S. Iyengar, dem wir unser umfassendes Wissen über Yoga verdanken, der ein offenes Ohr für meine Fragen hatte und mich auf meinem Weg immer unterstützt hat,

Dr. Geeta S. Iyengar, die die großartige Arbeit ihres Vaters fortgesetzt hat,

Prof. Laurie Hartman, DO, PhD, der Osteopathie als Kunst lehrt, das Verständnis von Körper, Geist und Psyche zu verfeinern, für seinen Rat und seine Unterstützung,

Prof. Eyal Lederman, DO, PhD, für die Organisation von Seminaren, die zum Kern dieses Buches wurden,

Kristina Weiss und Dr. phil. Bernhard Kleinschmidt, die geduldige und kooperative Fotomodelle waren. Bernhard danken wir zudem für hilfreiche Kommentare bei der Überarbeitung des Manuskripts und für die fachkundige Übersetzung ins Deutsche.

Barbara Weiss, die uns bei den Fotoaufnahmen zur Seite gestanden hat,

Brigitte Duschek, von der das Foto mit dem echten Hund stammt,

den Yogalehrerinnen Barbara Weiss, Barbara von Balluseck, Brigitte Duschek, Eva Kellermann und Angelika Stemmer, die die Praxiskapitel durchgesehen haben,

Karin Breitfelder, Zahnärztin, für Hinweise zu Struktur und Funktion von Schädel und Kiefergelenk,

Anthony Lobo, lange Jahre persönlicher Assistent von B.K.S. Iyengar, und Marina Alvisi, die die vorbereitenden Übungen für Prāṇāyāma durchgesehen haben,

Dr. med. Heidi Hauke und Dr. med. Linnéa Roth, beide auch Yogalehrerinnen, die sich die Abschnitte über Anatomie und Physiologie angeschaut haben,

Dr. phil. Dagmar Landvogt-Aisslinger, Yogalehrerin, die sich mit den philosophischen Abschnitten beschäftigt hat,

Renate Miethge, Dipl.-Psych., für Ratschläge zum achtsamen Üben, Mag. Erika Erber, Yogalehrerin, für die Korrektur der Sanskritbegriffe,

Wilfried Petzi, von dem die ebenso lebendigen wie präzisen Fotografien stammen,

Claire Wilson und Sheila Black sowie Rainer Simader und Ingrid Stöger von Elsevier für ihre Unterstützung, Liz Williams für die Redaktion der englischen, Astrid Wieland für die der deutschen Ausgabe sowie unseren Schülerinnen und Schülern, Patientinnen und Patienten für ihren Beitrag und ihre Inspiration.

München, Mai 2012
Luise Wörle, Erik Pfeiff, München

Abbildungsnachweis

Fotografien: Wilfried Petzi, München
L190: G. Raichle, Ulm
Die Rechte der verwendeten Bilder liegen bei Elsevier.

Inhaltsverzeichnis

Geschichte des Yoga im Überblick

Einleitung

In den letzten Jahrzehnten ist Yoga in der westlichen Welt ausgesprochen populär geworden. Verschiedenen Schulen angehörende Studios, Volkshochschulen, Gesundheitszentren, Kliniken, privat arbeitende Lehrerinnen und Lehrer bieten Kurse und Einzelstunden an. Die Ausbildung von Yogalehrenden wird zunehmend von Berufsverbänden, Krankenkassen und anderen Institutionen organisiert bzw. überwacht. In diesem Rahmen hat der gesundheitliche Aspekt von Yoga besondere Bedeutung gewonnen. Im Rahmen einer unveröffentlichten Pilotstudie haben die Autoren dieses Buchs 200 Fragebögen und 50 Interviews mit erwachsenen Teilnehmern an Yogakursen ausgewertet und dabei festgestellt, dass die ursprüngliche Motivation, mit Yoga zu beginnen, darin bestand, Schmerzen oder andere Beschwerden loszuwerden beziehungsweise fit zu werden. Im Lauf der Zeit half die Yoga-Praxis diesen Personen jedoch auch dabei, besser mit den Problemen des Alltags umzugehen und nach schwierigen Lebensphasen wieder Selbstvertrauen zu gewinnen und ins Gleichgewicht zu kommen.

Will man erläutern, was Yoga ist, so muss man im Blick behalten, dass dieses System im alten Indien entstanden ist, also zu einer Zeit und in einer Kultur, die völlig anders war als die moderne Zivilisation. Der Begriff „Yoga" stammt aus dem Sanskrit, der klassischen altindischen Sprache. In einem Sanskrit-Wörterbuch werden dafür ganze drei Seiten an Bedeutungen aufgeführt (Gode u. Karve 1979). Von besonderer Relevanz sind dabei die Begriffe Einheit, Beherrschung und Meisterung (Fuchs 1990).

Es folgt ein kurzer Überblick über die Geschichte des Yoga, der dem Leser Einblick in dessen Tiefe und Fülle vermitteln soll. Wer Yoga unterrichtet oder übt, verwendet immer den alten indischen Begriff, ohne ihn in eine andere Sprache zu übersetzen. Dennoch ist die Yoga-Praxis von individuellen und kulturellen Aspekten beeinflusst. Sie ist definitiv kein Weg zu einem raschen Erwerb von Wissen und Fähigkeiten. Yoga erfordert die Bereitschaft, zu lernen und zu üben. Dabei sind Aufnahmefähigkeit und Einsatz gefragt. Um die für die Praxis notwendige Zeit zur Verfügung zu haben, muss man eventuell auch seine Lebensweise ändern.

Die Veden

Die wahrscheinlich ältesten Belege für Yoga stammen aus dem dritten Jahrtausend v. Chr. Es sind Steintafeln mit Gestalten, deren Körperhaltung an Yoga-Haltungen erinnert. Das Wort „Yoga" und das damit verbundene Verb „yuj" finden sich zum ersten Mal in den Saṃhitās, zu den Veden, den heiligen Schriften des alten Indien, gehörenden Texten. Sie bestehen aus vier Sammlungen: dem im 12. Jahrhundert v. Chr. oder noch früher entstandenen Ṛg-Veda, dem Sāma-Veda, dem Yajur-Veda und dem wahrscheinlich zwischen 1.200 and 1.000 v. Chr verfassten Atharva-Veda. Die Veden enthalten Beschreibungen von Methoden und Ritualen, die mit den yogischen Techniken von Achtsamkeit, Konzentration und Meditation sowie mit den im Yoga verwendeten Atemübungen verwandt sind.

Die Upaniṣaden

Die ersten Schriften über Yoga stammen aus den Upaniṣaden. „Upa" bedeutet „nahe" zu etwas oder jemandem, „ni" bedeutet „unten", und „ṣad" heißt „sitzen". Damit wird ausgedrückt, wie wichtig es ist, in der Nähe eines Lehrers zu sitzen und ihm aufmerksam zu lauschen. Es geht also um die Beziehung zwischen Lehrer und Schüler (Bäumer 1986).

Wie bei den Veden ist die Forschung sich auch hier noch uneinig, wann diese Schriften genau entstanden sind. Bei den Upaniṣaden ist die Datierung offenbar besonders schwierig. Manche sind in den Veden enthalten, andere wurden nach deren Entstehungszeit verfasst. Ursprünglich wurden die Upaniṣaden nur mündlich von Generation zu Generation überliefert und erst später niedergeschrieben. Auf jeden Fall wurden sie im ersten Jahrtausend v. Chr. verfasst. Ihre ältesten Teile gehören zur sogenannten vedischen Schule, später entwickelten sich andere Schulen und Zweige. Die Upaniṣaden enthalten Beschreibungen alter magischer Rituale, mythische Geschichten, tiefgründige philosophische Überlegungen, Gebete und Lieder. Vor allem in den seit dem 7. Jahrhundert v. Chr. entstandenen Texten hat sich das Konzept des Yoga ausgebildet, weshalb sie eine wichtige Quelle für dessen Entwicklungsgeschichte sind. Das vermittelte Wissen ist nicht nur akademischer Art, es soll den Schüler auch verändern, indem dieser sein Bewusstsein schärft und sich auf sein Inneres konzentriert. Auch das Konzept von Körper und Geist stammt aus diesen Texten. Die Überwindung der Hindernisse für die persönliche Entwicklung wird als Yoga bezeichnet.

Im Allgemeinen wird die Kaṭha-Upaniṣad als erstes Lehrbuch des Yoga betrachtet. Die meisten Forscher datieren sie auf das fünfte Jahrhundert v. Chr.; sie könnte jedoch auch einige Jahrhunderte älter sein. Der unbekannte Verfasser dieser Schrift beschreibt Yoga als innere Stabilität und inneres Gleichgewicht, zwei Eigenschaften, die durch stete Konzentration erreicht werden (Feuerstein 2008). Die höchste Stufe wird erreicht, wenn die fünf Sinne der Wahrnehmung, die Gedanken und der Geist ruhig sind. Die Sinne auf diese Weise zu beherrschen und frei von Ablenkungen zu sein, ist Yoga (Bäumer 1986).

Eine erste Beschreibung der konkreten Yoga-Praxis findet sich in der Śvetāśvatara-Upaniṣad, die meist auf das 4. oder 3. Jahrhundert v. Chr. datiert wird, aber ebenfalls älter sein könnte. Śvetāśvatara ist eventuell der Name des Verfassers. Der zweite Teil dieser Schrift enthält genaue Anweisungen zur Sitzhaltung und zum Atmen. Oberkörper, Hals und Kopf sollen gerade gehalten werden, die Sinnesorgane und der Geist werden auf das Herz gerichtet. Sind die Bewegungen des Geistes beruhigt und der Atem beherrscht, soll der Luftstrom durch die Nase verfeinert werden. Wahrscheinlich später als diese beiden Schriften sind acht weitere Texte über Yoga entstanden, die Yoga-Upaniṣaden des Atharva-Veda, welche einen eher poetischen Charakter haben. Sie beschreiben einen aus sechs Stufen bestehenden Übungsweg, der Ähnlichkeiten zu dem in den Yoga-Sūtras von Patañjali beschriebenen Weg aufweist (Michel u. Deussen 2006).

Die Yoga-Sūtras von Patañjali

Irgendwann zwischen 200 v. Chr. und 400 n. Chr. hat der indische Weise Patañjali älteres Wissen über Yoga gesammelt und zu einer präzise formulierten Sammlung von 195 Versen zusammengefasst, den Yoga-Sūtras. Noch heute sind diese der wichtigste Quellentext über Yoga.

Die beiden Hauptpfeiler des Yoga-Wegs sind laut Patañjali Abhyāsa und Vairāgya. Abhyāsa bedeutet Lernen durch diszipli-nierte, hingebungsvolle Praxis; Vairāgya bedeutet, alles zu mei-den, was vom Weg des Lernens ablenkt. Das zentrale Konzept be-steht darin, die Bewegungen des Bewusstseins zur Ruhe kommen zu lassen: „yogaś-citta-vṛtti-nirodhaḥ" (Iyengar 2010b, S. 83). Wie Iyengar erläutert, bedeutet „Yogaś" die „Integration von der äu-ßersten Schicht bis hin zum innersten Selbst, das heißt von der Haut zu den Muskeln, Knochen, Nerven, dem Geist, dem Intellekt, dem Willen, dem Bewusstsein und dem Selbst" (Iyengar 1993, S. 45). „Citta" bedeutet Bewusstsein, „Vṛtti" sind Bewegungen, und „Nirodaḥ" bedeutet, allmählich ruhig und frei von Ablenkungen zu werden.

Der Weg des Yoga enthält acht Aspekte oder Zweige: Yama, Ni-yama, Āsana, Prāṇāyāma, Pratyāhāra, Dhāraṇā, Dhyāna und Sam ā dhi. Yama bezieht sich auf die ethischen und sozialen Re-geln, niemandem Schaden zuzufügen, ehrlich zu sein, nicht zu stehlen, die eigenen Wünsche und Begierden im Zaum zu halten sowie frei von Neid und einem Festhalten am Vergänglichen zu sein. Bei Niyama geht es um fünf Aspekte der Selbstreinigung: Reinlichkeit, Zufriedenheit, Eifer in Studium und Praxis, persönli-ches Eintauchen in die Tiefgründigkeit der Yoga-Schriften und Hingabe an den göttlichen Ursprung. Āsana ist eine feste, ruhige Sitzhaltung, in der man nicht abgelenkt ist. Körper, Geist und See-le sind an dieser Haltung beteiligt. Die verschiedenen Āsanas, die heute verwendet werden, und ihre therapeutischen Aspekte wur-den erst später entwickelt. Prāṇāyāma bedeutet, den Atem auszu-weiten, um die Lebensenergie zu kontrollieren. Einatmung und Ausatmung werden behutsam verlängert und verfeinert. In den Pausen zwischen Ein- und Ausatmung sowie zwischen Aus- und Einatmung ist eine innere Ruhe erfahrbar. Werden diese vier As-pekte praktiziert, so tritt als Ergebnis Pratyāhāra ein, das Beruhi-gen der Sinne und daher auch des umherschweifenden Geistes. Pratyāhāra bereitet auf die drei letzten Aspekte vor. Sobald die Sinne nicht mehr abgelenkt sind, wird Dhāraṇā möglich, eine Konzentration, die frei von Spannung in allen Körperbereichen ist. Aus der korrekten Praxis von Dhāraṇā entwickelt sich Dhyāna, die Meditation. Zu einem entspannten Zustand der Körpers kommt emotionale Ruhe, während der Geist vollständig wach und bewusst bleibt. Der letzte, höchste Aspekt dieses Wegs ist Samādhi.

Zwischen dem ersten und siebten Jahrhundert n. Chr. schrieb ein Autor namens Thirumoolar das Thirumandiram, einen in der südindischen Sprache Tamil verfassten Text über Yoga. Manches weist darauf hin, dass Thirumoolar ein Zeitgenosse von Patañjali war und dass beide denselben Lehrer hatten. Da die Yoga-Sūtras in Sanskrit geschrieben waren, das Thirumandiram jedoch in Ta-mil, wurde letzteres erst 1993 von Govindan ins Englische über-setzt (Thirumoolar u. Govindan 1993). Deshalb war früher weithin unbekannt, dass beide Schriften einen ähnlichen Inhalt haben.

Die Tiefe der Āsanas

Die Āsana-Praxis beginnt mit körperlichem Handeln. Allmählich werden dann kognitive, mentale und reflektierende Aspekte integ-riert. Eine hingebungsvolle, aufmerksame Praxis von Āsanas ent-hält alle acht Aspekte des Yoga-Wegs. So sollen die ethischen Prin-zipien von Yama und die reinigenden Wirkungen von Niyama nicht nur in der Praxis angewandt werden, sie werden durch eine aufmerksame Übung auch weiter kultiviert. Bei einem korrekt ausgeführten Āsana besteht keine Dualität zwischen Körper und Geist oder zwischen Geist und Seele mehr. Der Atem wird bei der Praxis mit der Bewegung synchronisiert. Dabei ist die Einatmung die Bewegung vom Kern des Wesens hin zur Haut, während der Körper sich bei der Ausatmung nach innen auf seinen Ursprung zubewegt (Iyengar 2001a). So wird Prāṇāyāma mit der Āsana-Praxis verknüpft.

Ist man ganz in ein Āsana vertieft, werden die Sinne der Wahr-nehmung und der Geist ruhig, Muskeln und Gelenke ruhen in ih-ren Positionen, und Pratyāhāra wird erreicht. Die Āsanas müssen mit Konzentration und vollständiger Aufmerksamkeit ausgeführt werden, wodurch sich Dhāraṇā einstellt. Dhyāna, die Meditation, ist in die Āsana-Praxis integriert, wenn Raum zwischen dem Emp-fang einer von den Sinnen gesendeten Botschaft und dem Senden einer Botschaft an die ausführenden Organe entsteht. Dadurch be-freit man sich von dem Gefühl, augenblicklich handeln zu müssen. Ist man sich während der Āsana-Praxis ganz des Körpers bewusst, so entsteht Samādhi. Dann, schreibt Iyengar (2001a, S. 92), „flie-ßen die Ströme von Intellekt und Bewusstsein zusammen und ver-schmelzen im Ozean der Seele".

Wie erwähnt, stellen die Yoga-Sūtras den wichtigsten ursprüng-lichen Quellentext für Yoga dar. Die Wurzeln einer Vielzahl von Āsanas, die heute vor allem in der westlichen Welt geübt werden, liegen jedoch im ausgehenden ersten Jahrtausend n. Chr. Von Be-deutung ist ferner die aus dem 15. Jahrhundert stammende Haṭha-Yoga-Pradīpikā (Sinh 2006). Diese Schrift enthält unter anderem einen ausführlichen Abschnitt über Āsanas und einen weiteren über Prāṇāyāma. Samādhi wird dort als Rückkehr zum Ursprung des Seins bezeichnet.

Yoga und Gesundheit

Im 20. Jahrhundert hat B. K. S. Iyengar (geboren 1918) über 200 Āsanas und Prāṇāyāma-Techniken gesammelt und weiterentwi-ckelt. Dadurch hat er eine einzigartige Synthese aus klassischen, aus den oben erwähnten Quellen stammenden Aspekten des Yoga und der westlichen Medizin und Wissenschaft geschaffen. Iyengar hat die Praxis dahingehend verfeinert, dass sie der besten anatomi-schen Position und der besten physiologischen Funktion ent-spricht. Außerdem hat er die therapeutischen Anwendungen der Yoga-Haltungen erforscht und zahlreiche Modifikationen für Übende mit Krankheiten und Behinderungen eingeführt. Sein durchdachtes System bezüglich der Verwendung von Hilfsmitteln zur Unterstützung der einzelnen Haltungen ist für die therapeuti-sche Arbeit von besonderer Bedeutung. Iyengars eigene Entwick-lung hat mit einer schweren Erkrankung im Kindesalter begonnen. In über 70 Jahren hat er dann seine Übungspraxis, sein medizinisches und philosophisches Verständnis und seine Lehrmethoden beständig verfeinert und ausgebaut. Im Dezember 2011 hat er bei guter Gesundheit seinen 93. Geburtstag gefeiert. B. K. S. Iyengar bezeichnet Yoga als eine Wissenschaft zur Befreiung der Seele durch Integration von Bewusstsein, Geist und Körper. Gesundheit ist eine – sehr wichtige – Nebenwirkung der Praxis (Iyengar 2001a).

Vor über zehn Jahren fragte Luise Wörle B. K. S. Iyengar während eines seiner Seminare in Europa, wie man mit therapeutischem Yoga beginnen solle. Seine klare, enthusiastische Antwort lautete: „Bau in deinem Körper gesunde Strukturen auf. Von dort aus kannst du die ungesunden korrigieren." Es hat uns zutiefst inspiriert, zu erleben, wie es Iyengar gelungen ist, in seinem eigenen Körper gesunde Strukturen aufzubauen, zum Nutzen seiner persönlichen Gesundheit, aber auch, um Schüler und Patienten zu unterrichten und zu unterstützen. Seither ist diese Inspiration zur Grundlage unserer Arbeit geworden, verbunden mit dem Begriff der gesunden Funktion. Wir konnten substanzielle Wirkungen auf die Fähigkeit unserer Schüler und Patienten beobachten, zu ihrer Selbstheilung beitragen. Selbst wenn eine Erkrankung noch so schwer ist, so sind im Körper wahrscheinlich trotzdem noch einige gesunde Strukturen erhalten. Mit diesen Strukturen zu arbeiten, aktiviert die Selbstheilungskräfte des Patienten, sodass selbst in schwierigen Situationen eine größere Wahrscheinlichkeit besteht, dass sein Zustand sich verbessert. Einige Beispiele für gesunde Strukturen und Funktionen sind:

- eine zentrierte Haltung im Sitzen, Stehen, Gehen und bei unterschiedlichen Tätigkeiten,
- Symmetrien,
- korrekte Ausrichtung,
- physiologische Stellungen und ein physiologischer Bewegungsbereich für alle Gelenke,
- eine ausgeglichene Aktivität der Muskulatur,
- gut entwässerte und mit Flüssigkeit versorgte Gewebe,
- genügend Raum in den Körperhöhlen.

Im Mai 2009 hat B. K. S. Iyengars Tochter Geeta Iyengar zwei große Veranstaltungen in London und Köln geleitet, bei denen sie vor allem auf Haltungs- und Bewegungsmuster einging. Sie hob hervor, wie wichtig es ist zu lernen, wie man die eigene Haltung korrigiert und den Körper bewegt, sobald man herausgefunden hat, wo er sich nicht oder nicht richtig bewegt und wo er zu schwach oder überbeweglich ist. Um exakt zu üben, sollen zuerst die Einzelheiten erlernt und anschließend korrekt zu komplexeren Haltungen kombiniert werden. Diesem Konzept, zuerst die Details zu erlernen, folgen die im 6. Kapitel dieses Buchs vorgestellten Bausteinübungen.

Es gibt verschiedene Möglichkeiten, die Āsanas so zu modifizieren, dass ihre wohltuenden Wirkungen auf Körper, Geist und Seele für viele Menschen mit unterschiedlicher körperlicher Verfassung, gesundheitlichen Problemen und Einschränkungen zugänglich sind. Kennen Therapeuten und Lehrende die Essenz eines Āsanas, so können sie es auf unterschiedliche Art und Weise an die Bedürfnisse des individuell Übenden anpassen. Zum Beispiel werden Hilfsmittel eingesetzt, um den Übenden bei der Ausführung unterschiedlicher Haltungen zu unterstützen. Das erweitert die Übungsmöglichkeiten, weil viele Āsanas ohne den Einsatz von Hilfsmitteln nicht ausgeführt werden können. Je nach vorliegender Einschränkung kann ferner die Haltung angepasst und modifiziert werden. Selbst wenn nur eine kleine Veränderung erzielt wird, kann die Essenz des Āsanas erfahren und eine Verbesserung des Zustands erreicht werden.

Sehr ungelenke Übende können sich dadurch besser dehnen und mehr Beweglichkeit erlangen; schwache Bereiche werden unterstützt, um sie nicht übermäßig zu strapazieren, und verlorene Fähigkeiten können wiedergewonnen werden. Jeder kann ungeachtet seines körperlichen Zustands so die positiven Wirkungen des Yoga erfahren. Wird ein Āsana ausgeführt, dann kann man erst einmal so weit wie möglich gehen und dann, falls nötig, ein Hilfsmittel zur Unterstützung einsetzen. Selbst sehr kranke, verletzte und behinderte Menschen profitieren vom Einsatz von Hilfsmitteln und können damit nicht vorhandene Fähigkeiten kompensieren. Ohne Hilfsmittel könnten viele überhaupt nicht mehr üben. Hilfsmittel ermöglichen es auch, eigenständig Übungen auszuführen, die sonst nur mit Hilfe eines Lehrers oder Therapeuten möglich wären. Außerdem wird die Ausführung vieler Āsanas durch den Einsatz von Hilfsmitteln wesentlich präziser, die Haltungen können länger eingenommen werden und das Selbstvertrauen des Übenden wächst.

Schon immer wurden im Yoga Hilfsmittel verwendet. Früher wurden dafür Gegenstände wie Steine und Äste eingesetzt. In den 1970er Jahren, als Hilfsmittel noch nicht kommerziell hergestellt wurden, haben wir uns beim Maurer Ziegelsteine besorgt und im Teppichgeschäft nach Resten gefragt, um sie als rutschfeste Matten zu verwenden. Wir haben die Gürtel unserer Jeans, Handtücher und verschiedene Möbelstücke in der Wohnung eingesetzt, um Āsanas zu üben, die ohne Hilfsmittel zu schwierig gewesen wären. In dieser Zeit haben wir auch erlebt, wie B. K. S. Iyengar seinen Übungsansatz für Patienten mit diversen Einschränkungen ständig weiterentwickelt hat. Dabei war erkennbar, dass vor allem ältere Menschen von der Verwendung von Hilfsmitteln profitierten.

Inzwischen gibt es unterschiedlichste Hilfsmittel, für deren Einsatz wissenschaftlich fundierte Darstellungen existieren (Iyengar 2001b, Steinberg 2006, Raman 2008). In den 1980er Jahren riet uns B. K. S. Iyengar, mit ein paar grundlegenden Hilfsmitteln zu beginnen: mit Matten, Holzklötzen, Decken, Gurten und Stühlen. Andere Gegenstände wie Kissen verschiedener Form und Größe, Holzkeile und Rückenbänke sind hinzugekommen. Für vorliegendes Buch haben wir das Sortiment an Hilfsmitteln auf eine rutschfeste Matte, einen Gurt und einen Kork- oder Schaumstoffklotz beschränkt. Dazu kommen provisorische Hilfsmittel, die man in jeder Wohnung findet, zum Beispiel Stühle, Decken und Kissen. Auch Wände, Ecken, Fensterbretter, Treppenstufen, Türrahmen und Kommoden können sich als nützlich erweisen.

Manche Autoren schlagen bestimmte Übungsfolgen vor, um bestimmte gesundheitsfördernde Wirkungen zu erzielen beziehungsweise als primäre oder unterstützende therapeutische Maßnahme. Dabei werden Hilfsmittel verwendet und ein achtsamer, präziser Übungsansatz verfolgt. Klassifiziert werden diese Folgen entweder mit Blick auf verschiedene Körpersysteme oder bestimmte Erkrankungen (Mehta 2009, Iyengar 2001b und 2010a, Raman 2008). Ein Grundprinzip aller therapeutischen Übungsansätze im Yoga besteht darin, die Körperhaltung zu verbessern, um dadurch eine stabile Basis für die Funktion aller Systeme zu schaffen. Bei geschicktem Einsatz der Hilfsmittel ergibt sich eine unendliche Vielfalt an Möglichkeiten, die genau auf die individuellen Bedürfnisse abgestimmt werden kann.

Mit dem vorgestellten Übungsansatz erreichbare Ziele

Um einem therapeutischen Ansatz gerecht zu werden, haben wir eine Reihe von Zielen formuliert, die durch eine gesunde Übungsweise erreicht werden können. Dieses Konzept kann für ein breites Spektrum von Patienten angewandt werden. Die Übungspraxis basiert auf Prinzipien, mit denen Beweglichkeit, Kraft, Ausdauer, Entspannung, Gleichgewicht, Koordination, Synchronisation und die natürliche Atmung verbessert werden.

Unsere Bausteinübungen sind mit Blick auf die verschiedenen Bereiche des Körpers angeordnet. Für jeden Bereich wird eine Auswahl angeführt, mit der spezifische Ziele erreicht werden können. Zentrale Ziele sind dabei, steife oder hypomobile (zu wenig bewegliche) Bereiche zu mobilisieren, während schwache oder hypermobile (überbewegliche) Bereiche gekräftigt oder stabilisiert werden. Die Ausdauer kann verbessert werden, indem die Zahl der Wiederholungen gesteigert oder die Übung länger gehalten wird. Entspannung kann am Anfang oder am Ende einer Übung stehen oder ein eigenständiges Ziel sein. Bei komplexeren Übungen spielen Gleichgewicht, Koordination und Synchronisation eine wichtige Rolle. Eine natürliche Atmung schließlich gehört zu den Zielen jeder Übung. Übungen, mit denen bestimmte Ziele erreicht werden sollen, richten sich nach der entsprechenden Diagnose.

Die Grundlage unseres Ansatzes bilden folgende fünf Prinzipien: Achtsamkeit, Präzision, Feinabstimmung, ökonomisches Üben und eine ausreichende Bandbreite an Herangehensweisen. Das wichtigste Prinzip ist das des achtsamen, von Bewusstheit, Gewahrsein und Sensibilität geprägten Übens. Deshalb ist diesem Prinzip das ganze zweite Kapitel gewidmet. Dieser Aspekt ist außerordentlich relevant für die gesundheitsfördernden Wirkungen der Praxis und für den Lerneffekt beim Übenden. Auch Präzision ist unerlässlich; sie kann entwickelt werden, indem man langsam anfängt und zuerst die korrekten Bewegungen erlernt. Ist die Praxis weiter fortgeschritten, kann das Tempo der Bewegung erhöht werden, aber nur, solange die Präzision bestehen bleibt. Feinabstimmung verbessert die Qualität des Übens. Sie kommt zum Einsatz, um die Grenzen von Bewegungen zu erweitern und sich, falls nötig, zurückzunehmen, damit Verletzungen vermieden werden. Dieser Aspekt gilt für alle Übenden. Wenn man sich ein klein wenig zurücknimmt, nachdem man die Grenzen einer Übung erweitert hat, eröffnen sich viele Möglichkeiten. Außerdem bleibt den Gelenken und den sie umgebenden Strukturen am Ende des Bewegungsspektrums ein wenig Spielraum. Eine ökonomische Übungspraxis schützt vor unnötiger Aktivität und Erschöpfung, und mit einer ausreichenden Bandbreite an Herangehensweisen werden sämtliche Ziele abgedeckt.

Achtsamkeit, Präzision, Feinabstimmung und ökonomisches Üben sind für alle vorgestellten Übungen von Bedeutung; der Aspekt der Bandbreite bezieht sich auf die Auswahl des Übungsprogramms.

Therapeutischer Yoga in der Forschung

Bis zur Mitte des 20. Jahrhunderts hatte das Wissen um die Wirkungen von Yoga hauptsächlich empirischen Charakter. Erst in den 1960er Jahren hat man begonnen, die Wirkungen des Yoga wissenschaftlich zu untersuchen. Dabei wurde nachgewiesen, dass eine regelmäßige Yoga-Praxis das Immunsystem stärkt, Herzfrequenz und Blutdruck senkt, den Stoffwechsel ausgleicht, die Atmung vertieft und verlangsamt. Es werden weniger Stresshormone ausgeschüttet, und die Muskulatur wird effizienter eingesetzt. Regelmäßiger Yoga verbessert die periphere Blutversorgung und damit die Ernährung der Gewebe. Achtsames Üben und bessere Wahrnehmung optimieren die Körperhaltung, was sich positiv auf die Strukturen und Funktionen auswirkt. Diese Wirkungen werden bereits nach zwei Wochen regelmäßiger Praxis wahrgenommen; um sie zu erhalten, ist freilich eine kontinuierliche Praxis nötig.

Inzwischen gibt es viele wissenschaftliche Studien über Yoga, sowohl über dessen individuelle Wirkungen als auch über Erfolge bei der Behandlung verschiedener Erkrankungen (Raman u. Suresh 2003; Kulkarni u. Bera 2009; Olivo 2009). Gute Erfolge erzielt werden unter anderem beim Stressmanagement (Michalsen et al. 2005), bei Herz-Kreislauf-Erkrankungen (Raub 2002, Innes et al. 2005), Multipler Sklerose (Oken et al. 2004), degenerativen Veränderungen (Garfinkel et al. 1994, Garfinkel u. Schumacher 2000, DiBenedetto et al. 2005) und beim Karpaltunnelsyndrom (Garfinkel et al. 1998). Empirische und wissenschaftliche Daten belegen, dass intensiv praktizierter Yoga Schmerzen im unteren Rückenbereich wirkungsvoll lindern oder eine medizinische Behandlung unterstützen kann. Zu diesem Thema haben Williams et al. (2005) eine umfassende Studie durchgeführt. Grundsätzlich gibt es nur wenige muskuloskelettale und systemische Probleme, bei denen mit einem gut ausgewählten Yoga-Programm keine Verbesserung erzielt werden kann (Jain u. Hepp 1998, Lipton 2008, Raman 2008).

Anatomische Grundlagen für die Yoga-Praxis

Die positiven Wirkungen der Yoga-Praxis werden besser verständlich, wenn man sie in Beziehung zu den anatomischen Grundlagen setzt. Zum Beispiel wird Knorpel mittels Diffusion mit Flüssigkeit versorgt, weshalb Druck notwendig ist, um Abfallprodukte zu entfernen. Außerdem ist es wichtig, Raum zu schaffen, damit der Knorpel wie ein Schwamm die ihn umgebende Flüssigkeit aufsaugen kann. Bei der Yoga-Praxis soll ein Gleichgewicht zwischen Belastung und Entlastung herrschen. Knorpel, der nicht von Haut umhüllt ist, kann sich nicht regenerieren, wenn er verbraucht ist. Deshalb ist die korrekte Positionierung der Gelenke, wie sie in der Yoga-Praxis erreicht wird, von größter Bedeutung, um degenerativen Veränderungen vorzubeugen.

Knochengewebe wiederum ist gut mit Blut versorgt. Es wird kontinuierlich auf- und abgebaut, und es verändert sich. Die Form der einzelnen Knochen passt sich an die funktionellen Bedürfnisse an, und Knochengewebe ist sehr hart. Der Aufbau neuen Knochengewebes wird durch aktives Üben stimuliert, vor allem durch Druck, durch Muskelzug, durch Bewegungen gegen die Schwerkraft und durch Bewegungen, die neu für den Körper sind.

Ein guter Übungsansatz widmet den Gelenken besondere Aufmerksamkeit. Da Knorpel und Knochen eine große Rolle bei den Gelenken spielen, gelten die Empfehlungen für diese Gewebe auch für die Gelenke selbst. Deren Strukturen und Funktionen erfordern eine genaue Ausrichtung, das Schaffen von genügend Raum und ein Gleichgewicht zwischen Belastung und Entlastung. Um die bestmögliche Versorgung mit Nährstoffen zu garantieren und um die Mobilität zu verbessern, sollte das ganze Bewegungsspektrum eingesetzt werden. Zum Zweck der Stabilität und zum Schutz der Gelenke ist es wichtig, eine ausgewogene Harmonie zwischen den einzelnen Muskeln und ihren Antagonisten herzustellen.

Anhand der Anatomie können wir erkennen, wie wir mit den Muskeln umgehen müssen. Spannungen werden gelöst, indem wir die Muskeln dehnen und dadurch die Fasern in den Muskelzellen entspannen. Die aktive Kontraktion von Muskeln funktioniert am besten nach einer leichten Dehnung. Sowohl beim statischen Halten als auch bei einer dynamischen Bewegung ist die ausgewogene und koordinierte Aktivität von Agonisten und Antagonisten von Bedeutung. Unnötige Bewegungen sollten vermieden werden, um ökonomisch zu üben; nach einer anstrengenden Übungsphase sollten Ruhehaltungen folgen. Der Atem soll natürlich fließen, während man mit den Muskeln arbeitet, damit diese gut mit Sauerstoff versorgt werden. Außerdem sollten die Muskeln so weich gelassen werden, dass ein guter Transport von Flüssigkeiten bestehen bleibt (Roth 2009).

Abschließende Überlegungen

Über Yoga und die Wirkungen in der Praxis kann man viele tiefgründige empirische, philosophische und medizinische Überlegungen anstellen. Yoga zu praktizieren ist ebenso eine Wissenschaft wie eine Kunst.

Der bekannte Violinist Yehudi Menuhin, der einer von B. K. S. Iyengars ersten Schülern war und ihm den Weg nach Europa ebnete, hat ein Geleitwort für Iyengars erstes großes Buch, *Licht auf Yoga*, verfasst. Darin schreibt er: „Die Übung des Yoga gibt ein entscheidendes Gefühl für Maß und Proportion. Auf unseren Körper bezogen bedeutet dies, dass wir unser wichtigstes Instrument zu spielen und die größte Resonanz und Harmonie daraus zu ziehen lernen. Mit unermüdlicher Geduld verfeinern und beseelen wir jede Zelle" (Iyengar 2010a, S. 9).

So tief unser Wissen und unsere Erfahrung über Yoga auch werden mögen, ein unlösbares Geheimnis bleibt bestehen. Der indische Arzt Krishna Raman, der sich seit Jahrzehnten einer intensiven Yoga-Praxis widmet, drückt das achtungsvoll so aus (Raman 2008, S. 62): „Unser Körper ist der wunderbarste Mechanismus, der je geschaffen wurde, und es kann niemals ein Duplikat davon geben."

LITERATUR

Bäumer, B., 1986. Upanishaden: Befreiung zum Sein. Benziger: Zürich

DiBenedetto, M., K. E. Innes, A. G. Taylor et al., 2005. Effect of a gentle Iyengar yoga program on gait in the elderly: An exploratory study. Arch. Phys. Med. Rehabil. 86, S. 1830–1837

Feuerstein, G., 1989. The Yoga Sūtra of Patañjali. Inner Traditions: Rochester, VT

Feuerstein, G., 2008. Die Yoga-Tradition: Geschichte, Literatur, Philosophie & Praxis. Yoga Verlag: Wiggensbach

Fuchs, C., 1990. Yoga in Deutschland: Rezeption, Organisation, Typologie. Kohlhammer: Stuttgart

Garfinkel, M. S., H. R. Schumacher, Jr., A. Husain, 1994. Evaluation of a yoga based regimen for treatment of osteoarthritis of the hands. J. Rheumatol. 21, S. 2.341–2.343

Garfinkel, M. S., A. Singhal, W. A. Katz, et al. 1998 Yoga-based intervention for carpal tunnel syndrome: A randomized trial. J. Am. Med. Assoc. 280, S. 1.601–1.603

Garfinkel, M. S., H. R. Schumacher, Jr., 2000. Yoga. Rheum. Dis. Clin. North Am. 26, S. 125–132

Gode, P. K., C. G. Karve (Hrsg.), 1979. Sanskrit–English Dictionary, Bd. III. Prasad Prakashan: Poona

Innes, K. E., C. Bourguignon, A. G. Taylor, 2005. Risk indices associated with the insulin resistance syndrome, cardiovascular disease, and possible protection with yoga: A systematic review. J. Am. Board Fam. Med. 18, S. 491–519

Iyengar, B. K. S., 2001a. Der Baum des Yoga. Barth: Bern

Iyengar, B. K. S., 2010a. Licht auf Yoga. Barth: München

Iyengar, B. K. S., 1993. Light on the yoga sūtras of Patañjali. Aquarian: London

Iyengar, B. K. S., 2010b. Der Urquell des Yoga: Die Yoga-Sūtras des Patañjali. Barth: München

Iyengar, B. K. S., 2001b Yoga: Der Weg zu Gesundheit und Harmonie. Dorling Kindersley: München

Jain, M. D., H. H. Hepp, 1998. Yoga als adjuvante Therapie. Hippokrates: Stuttgart

Kulkarni, D. D., T. K. Bera, 2009. Yoga exercises and health: A psycho-neuro immunological approach. Indian J. Physiol. Pharmacol. 53, S. 3–15

Lipton, L., 2008. Using yoga to treat disease: An evidence-based review. JAAPA 21, S. 34–41

Mehta, S., M. Mehta, S. Mehta, 2009. Das Yoga-Handbuch nach der Iyengar-Methode. Christian: München

Michalsen, A., P. Grossman, A. Acil et al., 2005. Rapid stress reduction and anxiolysis among distressed women as a consequence of a three-month intensive yoga program. Med. Sci. Monit. 11, CR555–CR561

Michel, P., P. Deussen (Hrsg.), 2006. Die Upanishaden: Die Geheimlehre des Veda. Marix: Wiesbaden

Oken, B. S., S. Kishiyama, D. Zajdel et al., 2004 Randomized controlled trial of yoga and exercise in multiple sclerosis. Neurology 62, S. 2058–2064

Olivo, E. L., 2009. Protection throughout the life span: The psychoneuroimmunologic impact of Indo-Tibetan meditative and yogic practices. Ann. N. Y. Acad. Sci. 1172, S. 163–171

Raman, K., 2008. A Matter of health: Integration of Yoga and Western medicine for prevention and cure. 2. Aufl. EastWest: Madras. Als E-Book erhältlich unter www.krishnaraman.com

Raman, K., S. Suresh, 2003. Yoga and medical science FAQ. EastWest: Madras

Raub, J. A., 2002. Psychophysiologic effects of Hatha Yoga on musculoskeletal and cardiopulmonary function: A literature review. J. Altern. Complement. Med. 8, S. 797–812

Roth, L., 2009. Anatomie: Lehrbrief I. Fernlehrgang Yoga-Lehrer/in SKA. Sebastian-Kneipp-Akademie: Bad Wörishofen

Sinh, P., 2006. The Haṭha Yoga Pradīpikā: Explanation of Haṭha Yoga. Pilgrims: Kathmandu

Steinberg, L., 2006. Geeta S. Iyengar's Guide to a Woman's Yoga Practice. Parvati Productions: Urbana, IL

Thirumoolar, M. Govindan, 1993. Thirumandiram: A Classic of Yoga and Tantra. Kriya Yoga: Quebec

Williams, K. A., J. Petronis, D. Smith et al., 2005. Effect of Iyengar yoga therapy for chronic low back pain. Pain 115, S. 107–117

KAPITEL

2 Achtsames Üben

Aspekte der Achtsamkeit

Einleitung

Viele Menschen beginnen mit Yoga, weil sie Beschwerden oder Schmerzen haben. Empirische Untersuchungen haben ergeben, dass achtsames Üben deutlich positive Auswirkungen auf das Übungsergebnis hat. Werden statt des simplen Tuns Achtsamkeit, Wahrnehmung und Sensibilität betont, verbessert das die Effizienz und Wirkung des Übens erheblich. Nicht ohne Grund ist die Achtsamkeitspraxis ein fester Bestandteil der traditionellen Meditationswege. Die ältesten bekannten Quellen finden sich in der Yoga-Tradition, wo Achtsamkeit nicht nur auf Körperübungen und Atmung, sondern auf fast alle Aspekte des Lebens angewandt wird. Im Lauf der Zeit sind verschiedene Überlieferungen entstanden. Achtsamkeit ist ein zentraler Bestandteil der buddhistischen Tradition, zum Beispiel im Zen, sie findet sich aber auch in Kampfkünsten wie Aikido, Tai Chi und anderen asiatischen Übungswegen. Im 20. Jahrhundert hat sie ihren Eingang in psychologische Methoden gefunden. Seit den 1980er Jahren werden körperliche und mentale Übungen aus dem Yoga und aus anderen alten Meditationswegen mit modernen Ansätzen der Körper- und Psychotherapie kombiniert. Inzwischen sind diese Methoden fest in der evidenzbasierten Medizin etabliert.

Achtsamkeit in der Yoga-Tradition

In den Schriften der Yoga-Tradition spielt Achtsamkeit eine fundamentale Rolle bei allen Aktivitäten des Alltags, beim Atmen und besonders bei den Körperübungen. Die erste systematische Zusammenfassung dieser praktischen Wissenschaft stammt von Patañjali (➤ Kap. 1). Seine Yoga-Sūtras, ein aus 195 Versen bestehender Text, sprechen alle Aspekte des Lebens an. Entstanden sind sie in der Zeit zwischen 200 v. Chr. und 400 n. Chr. (Mylius 2003); sie werden noch heute von Yoga-Übenden auf der ganzen Welt studiert. Die in dieser uralten Schrift dargelegten Grundprinzipien der Yoga-Praxis sind weiterhin gültig. Ihre Wurzeln reichen noch weitere tausend bis zweitausend Jahre zurück.

In den Yoga-Sūtras ist die Rede von Fluktuationen, die ständig störend auf den Geist einwirken. Die Aufgabe des Geistes besteht darin, durch die fünf Sinnesorgane (Augen, Ohren, Nase, Zunge und Haut) Informationen von außen aufzunehmen und zu reflektieren, um sie zu akzeptieren oder zurückzuweisen. Werden die Sinne zu vielfältig stimuliert, so ist der Geist abgelenkt und unruhig.

Patañjali beschreibt verschiedene Methoden, um die Sinnesorgane und den Geist zu beruhigen. Ein berühmter Vers lautet: „Yoga ist das Aufhören aller Bewegungen im Bewusstsein." (Iyengar 2010c, S. 83). Die Grundlagen werden in Yoga-Sūtra I, 12 aufgeführt (Iyengar 2010c, S. 97 f.): beharrliche Praxis, Übung (Sanskrit: Abhyāsa), Nicht-Anhaften an Wünschen und Aspekten, die den Geist ablenken (Vairāgya). Dazu gehört auch zu lernen, was wichtig ist, um ein erfülltes, gesundes Leben zu führen.

Zu den praktischen Mitteln zählen Atmung, die Beruhigung der Sinne, Konzentration und Meditation. Laut den Yoga-Sūtras ist Meditation die Frucht einer regelmäßigen Yoga-Praxis. Zwischen Geist und Atem besteht ein enger Zusammenhang. Dabei ist die Kontrolle des Atems eine elementare Voraussetzung für geistige Ruhe und Frieden.

Laut Sūtra I, 34 (Iyengar 2010c, S. 124) macht die Übung des langsamen Ein- und Ausatmens „das Bewusstsein so ruhig wie einen still ruhenden See". Das heißt, dieses Gewahrsein des Atems führt zu einer Klarheit des Geistes und zu einer vollständig auf den gegenwärtigen Augenblick gerichteten Aufmerksamkeit – ein idealer Zustand für die Ausführung von Körperübungen. In Bezug auf Sūtra I,2 beschreibt Iyengar (1993, S. 45) Yoga als „Integration von der äußersten Schicht bis hin zum innersten Selbst, das heißt von der Haut zu den Muskeln, Knochen, Nerven, zu dem Geist, dem Intellekt, dem Willen, dem Bewusstsein und dem Selbst".

Eine unerlässliche Voraussetzung für achtsame, konzentrierte Aufmerksamkeit ist Pratyāhāra, die fünfte Stufe in Patañjalis Yoga-Sūtras (➤ Kap. 1). Wer Pratyāhāra praktiziert, beruhigt die Sinne und den umherschweifenden Geist. Die Sinnesorgane ziehen sich von den Objekten, die sie ablenken und begierig nach immer Neuem machen, zurück; sie sind daher frei und entspannt. Alle Sinne werden kontrolliert und beherrscht (Yoga-Sūtra II, 55; Iyengar 2010c, S. 210). Lernen kann man das mit den folgenden beiden Übungen:

Übung: Atmen und Lauschen

Setzen Sie sich in einer für Sie angenehmen Position so auf einen Stuhl oder den Boden, dass die Wirbelsäule aufgerichtet ist. Schließen Sie die Augen und lassen Sie sie bis zum Ende der Übung geschlossen. Nehmen Sie den ganzen Körper wahr; spüren Sie den Kontakt mit der Sitzunterlage und der Kleidung. Akzeptieren Sie alles, was Ihre Sinne wahrnehmen, und seien Sie völlig offen für diese Wahrnehmungen.

Möglicherweise werden Geräusche die Wahrnehmung beherrschen. Nehmen Sie unvoreingenommen alles wahr, was Sie hören. Vielleicht unterhält sich jemand, Vögel singen, das Telefon läutet, ein Auto fährt vorüber, in der Nähe werden laute Bauarbeiten durchgeführt …

Lauschen Sie aufmerksam, ohne etwas zu bewerten und ohne sich zu fragen, woher die Geräusche kommen. Seien Sie sich bewusst, dass Sie lauschen. Bleiben Sie in der Position des Beobachters, ohne sich in das, was Sie hören, hineinziehen zu lassen. Dadurch verbindet Ihre Wahrnehmung das Objekt mit den Sinnesorganen, während der innere Beobachter davon nicht berührt wird.

Konzentrieren Sie sich nun auf ein besonders dominantes Geräusch und richten Sie die Wahrnehmung dann nacheinander auf mehrere andere. Lauschen Sie dann gleichzeitig so vielen unterschiedlichen Geräuschen wie möglich. Dehnen Sie die Wahrnehmung auf das entfernteste Geräusch aus und lauschen Sie immer feineren Geräuschen. Dehnen Sie Ihre Wahrnehmung immer weiter aus; das hilft Ihnen, die Gedanken zu beruhigen. Sie nehmen alles direkt wahr, ohne dass Ihr Geist es bewertet.

Richten Sie die Wahrnehmung nun nach innen auf den Atem, dort, wo er hinter den Nasenlöchern hörbar ist. Von außen kommende Geräusche werden jetzt ausgeschlossen. Bleiben Sie eine Weile bei Ihrem Atem. In der verbleibenden Zeit können Sie die Wahrnehmung nun abwechselnd auf äußere Geräusche und den Atem richten.

Partnerübung: Achtsamkeit kultivieren

Partner A macht eine beliebige Körperübung aus diesem Buch, Partner B legt ihm an einer vorher abgesprochenen Stelle seine Hände auf und spürt, wie stark die Bewegungen von A sind und welche Qualität sie haben. Während Partner B achtsam mit Partner As Körpergewebe kommuniziert, kann B außerdem erspüren, wie viel Druck oder Unterstützung angemessen ist. Eine noch tiefere Erfahrung ist in dieser Übung möglich, wenn Partner B die Augen schließt oder sich eine Augenbinde anlegt.

In seinem Buch *Yoga: Der Weg zu Gesundheit und Harmonie* (2001) betont B. K. S. Iyengar, wie wichtig es ist, sich bei der Yoga-Praxis sowohl körperlich als auch mental voll und ganz zu konzentrieren. Die Wirkungen der Übungen werden hauptsächlich durch achtsames Üben erzielt. Dabei geht es darum,
- die verschiedenen Körperteile mental zu erreichen,
- die Gedanken mit den betreffenden Körperbereichen und mit dem, was damit getan wird, zu verbinden,
- sich seines Tuns vollständig bewusst zu sein.

Der Lernprozess erfolgt in vier Stufen:
1. Anfänger beschäftigen sich mit Körperübungen, wobei zuerst die Grundzüge der Bewegungen und eine stabile Haltung erlernt werden.
2. Als Nächstes lernt der Geist, sich im Einklang mit dem Körper zu bewegen und sich der verschiedenen Körperteile bewusst zu werden.
3. In der fortgeschrittenen Praxis werden Geist und Körper eins.
4. Die letzte Stufe ist die der Vollkommenheit, hier werden die verschiedenen Körperteile mit vollem Bewusstsein erreicht.

Auch der Zustand des eigenen Geistes kann beeinflusst werden. So schreibt Iyengar (2010c, S. 123): „Durch Verwirklichung von Güte, Mitgefühl, Freude und Gelassenheit gegenüber Lust und Schmerz, Tugend und Laster erlangt das Bewusstsein einen Zustand der Abgeklärtheit."

Eine der bedeutendsten klassischen Schriften über Yoga ist die Haṭha-Yoga-Pradīpikā. Sie ist der erste Text, in dem sich die grundlegenden Yoga-Haltungen finden, die noch heute geübt werden. Verfasst wurde sie von einem Yogi namens Svātmārāma, wahrscheinlich um das Jahr 1400 (Weiss 1986, Feuerstein 2008). In Kapitel II,2 wird betont, wie wichtig die Verbindung zwischen einem ruhigen, beständigen Atem und einem ruhigen Geist ist. In Vers 29 (IV. Kapitel) heißt es, Atem, Geist und Sinne stünden in einem engen Zusammenhang, wobei der Atem der Meister des Geistes und der Geist der Meister der Sinne sei (Sinh 2006).

Im 20. Jahrhundert hat B. K. S. Iyengar diesen Ansatz der Achtsamkeit in die Körperarbeit integriert und über sieben Jahrzehnte hinweg immer weiter entwickelt. Dabei ging es ihm darum, durch eine achtsame Praxis eine immer feinere Wahrnehmung der Strukturen und Funktionen des Körpers zu schulen. Er schreibt (Iyengar 2010a, S. 121): „Gehirn und 'Denken' sollten wachsam bleiben, damit Körperhaltung und Atemfluss ständig neu korrigiert werden können. [...] Wesentlich ist völlige Offenheit von 'Denken' und Intellekt." Seine Tochter Geeta Iyengar, die diesen Ansatz fortgeführt und verfeinert hat, hebt vor allem die Bedeutung der mentalen und intellektuellen Haltung hervor, mit der die Körperhaltung eng verbunden ist (Iyengar 2011).

Durch die Praxis von Āsanas können wir viel darüber lernen, wie wir Achtsamkeit und Intelligenz im ganzen Körper kultivieren. Mit unserem Blick ins Innere können wir den Körper kontinuierlich abstimmen und ins Gleichgewicht bringen. Wenn wir zum Beispiel mit seitlich ausgestreckten Armen dastehen, können wir unsere Finger betrachten, entweder direkt oder durch den Blick in einen Spiegel. Wir können in unsere Finger hineinspüren und spüren, wie die Haltung sich bis in die Fingerspitzen ausdehnt. Auf dieselbe Weise können wir auch andere Körperbereiche betrachten oder in sie hineinspüren, sodass wir sie immer bewusster wahrnehmen. Die Wahrnehmung des Körpers und die Intelligenz des Geistes und des Herzens sollten in Harmonie sein.

Während wir ein Āsana üben, sollte der Geist sich in einem ruhigen Raum befinden, der mit einem subtilen Bewusstsein dessen gefüllt ist, was wir bei dem betreffenden Āsana tun und spüren. Dieses Bewusstsein muss während der Übung ständig erneuert werden, sodass die Übung nicht zur reinen Routine wird. Außerdem dürfen wir uns nicht ablenken lassen. Achtsamkeit hilft uns dabei, die Erschöpfung beim Üben von Āsanas und im täglichen Leben zu überwinden (Iyengar 2010b).

Seit vielen Jahrhunderten trägt der achtsame Übungsansatz des Yoga zur Vorbeugung und Heilung eines breiten Spektrums von Krankheiten bei. Klinische und empirische Hinweise dafür gibt es schon lange; in den letzten Jahrzehnten hat die moderne Forschung konkrete Hinweise für die weit reichende therapeutische Wirkung dieses uralten Übungsansatzes erbracht (➤ Kap. 1).

Achtsamkeit in der buddhistischen Tradition

Im Satipaṭṭhāna Sutta, einer der wichtigsten Lehrreden des Buddha, geht es um die Praxis der Achtsamkeit, die wir auch auf die Übung von Körperhaltungen und Bewegungen anwenden können. Der Text beschreibt den grundlegenden Ansatz des mönchischen Lebens: Gehend weiß der Mönch: „Ich gehe." Stehend weiß er: „Ich stehe." Sitzend weiß er: „Ich sitze." Liegend weiß er: „Ich liege." In jedem Augenblick ist er sich seiner Körperhaltung bewusst. Durch Loslassen seiner Erinnerungen und Wünsche wird sein Geist ruhig und konzentriert.

Anschließend geht es um die korrekte Methode des Atmens. Der Mönch sitzt in einer geraden, festen Haltung da und hält seine Aufmerksamkeit aufrecht. Einatmend weiß er: „Ich atme ein." Ausatmend weiß er: „Ich atme aus." Während er seinen ganzen Körper bewusst wahrnimmt, atmet er ein, während er seinen ganzen Körper bewusst wahrnimmt, atmet er aus. Durch diese konzentrierte Praxis kann er alle Zerstreuungen loslassen und sein Geist wird ruhig und konzentriert. Er wird wie ein tiefes Wasser, das von keinerlei Wellen gestört wird. In diesem Wasser spiegelt sich alles klar und ruhig. Aus diesem Text hat sich eine der wichtigsten Meditationsübungen des Theravada-Buddhismus entwickelt, bei der es um die „Vier Grundlagen der Achtsamkeit" geht.

Dieselben Prinzipien werden in der Zen-Tradition befolgt, die sich von China ausgehend nach Korea und Japan ausgebreitet hat. Um ein tieferes Verständnis für die Tätigkeit des Geistes zu erlangen, lernt man, Gedanken und Emotionen loszulassen. Wie Takuan Sōhō, ein japanischer Zen-Meister des frühen 17. Jahrhunderts, formuliert, wird dann ein mentaler Zustand des „Nicht-Geistes" erreicht (Takuan 1999). Interessanterweise ist dieser Zustand nicht sichtbar, sondern nur mit dem Körper erfahrbar. Takuan schreibt, der Zweck der Übung bestehe daran, sich von geistigen Anhaftungen zu befreien. Dieser Ausdruck bezieht sich auf die gewöhnliche Haltung des Geistes, der sich ständig an irgendetwas klammert. Der „Nicht-Geist" hingegen ist frei von solchen Fesseln. Nach dem Verständnis der Zen-Tradition ist unsere Neigung, den Geist an die uns umgebenden Dinge zu heften, ein gewaltiges Hindernis bei der Übung. Um uns von ablenkenden Gedanken zu befreien, rückt die Atmung ins Zentrum der Meditation. Sobald wir daran denken, etwas zu tun, sagt Takuan, wird unser Geist von diesem Gedanken aufgehalten. Die Lösung besteht darin, dass der Geist eine Handlung initiiert, ohne dabei stehen zu bleiben. So entsteht der „ursprüngliche Geist" des Zen, der den ganzen Körper und all seine Teile durchdringt, während unser alltäglicher Geisteszustand, der „verwirrte" oder „verblendete Geist", aufgrund seiner exzessiven gedanklichen Tätigkeit auf einen bestimmten Punkt fixiert ist. Durch die Konzentration auf den Atem können selbst Anfänger langsam lernen, diese Fixierung zu lockern und sich auf eine offenere Haltung zuzubewegen.

Psychologische Aspekte der Achtsamkeit und Bewegung

Alle Therapeuten sind sich einerseits bewusst, dass manuelle Behandlungen und Körperübungen bei ihren Patienten emotionale Reaktionen hervorrufen können. Andererseits nehmen Emotionen und Gedanken, die die Patienten mitbringen, direkt Einfluss auf ihr Verhalten und ihre Bewegungen. Negative Emotionen wie Angst, Niedergeschlagenheit, Ärger und Aggression erschweren es, eine für die aktuelle emotionale Lage passende Übung auszuwählen. Auch die Bewegungen von Körper und Geist werden schwerfälliger. Im Gegensatz dazu lässt ein positiver emotionaler Zustand wie Freude oder Verliebtheit die Bewegungen leicht und flüssig werden.

Der sich seiner selbst bewusste Geist beobachtet und erforscht sich hinsichtlich seiner Emotionen, seiner Stimmung und seiner Gedanken (Kabat-Zinn 2007). In der Psychologie ist man sich einig, dass der erste Schritt zur Beherrschung von Emotionen die reflexive Selbstwahrnehmung ist. Sigmund Freud (1999, S. 376) spricht von einer „gleichschwebenden Aufmerksamkeit". Wie Goleman (2011) erläutert, kann man sich über jemanden ärgern, das jedoch gleichzeitig reflektieren und feststellen, dass man ärgerlich ist. Dieser Vorgang führt offenbar dazu, dass die neuronalen Schaltkreise im Gehirn die betreffende Emotion überwachen, wodurch eine gewisse Beherrschung möglich wird. Mit entsprechender Erfahrung führt die Wahrnehmung von Gefühlen zu einer emotionalen Selbstkontrolle und zu einer emotionalen Kompetenz im Umgang mit anderen Menschen. Emotionen zu identifizieren und geschickt mit ihnen umzugehen ist jedoch nicht nur in zwischenmenschlichen Beziehungen von Nutzen, es kann auch die Wahrnehmung und Leistungsfähigkeit verbessern. Dies konnte anhand von experimentellen Untersuchungen belegt werden.

Von besonderem Interesse ist die Funktion positiver Zustände. Um sie zu beschreiben, hat Frederickson (2001) ein Modell positiver Emotionen entwickelt. Es geht davon aus, dass Form und Funktion positiver und negativer Emotionen sich ergänzen. Erleben wir eine negative Emotion, so ist das uns verfügbare Repertoire an Gedanken und Handlungen auf solche Handlungen beschränkt, die ursprünglich dazu dienten, unser Überleben zu sichern. Noch heute sind diese uralten Überlebensprogramme in uns aktiv. Positive Emotionen hingegen erweitern unser Repertoire und helfen uns dabei, bleibende persönliche Ressourcen aufzubauen. Gemäß diesem Modell dienen positive Emotionen dazu, ihre negativen Entsprechungen aufzulösen.

Aus evolutionärer Sicht scheinen positive Emotionen keinen so großen Wert für das Überleben zu haben wie negative, zum Beispiel Angst und Wut. Negative Emotionen lösen bestimmte Handlungen – wie Flucht oder Angriff – aus, dank derer unsere Vorfahren die Gefahren der Urzeit überleben konnten. Freude oder Zufriedenheit zu empfinden hat hingegen keinen so offensichtlichen Nutzen für das Überleben, aber aus psychologischer Sicht, meint Frederickson, hätten positive Emotionen dem primitiven Menschen geholfen, sein Denken zu erweitern und Ressourcen zu entwickeln, die ihm in schwierigen Zeiten von Nutzen waren.

Achtsamkeitsübungen können uns dabei helfen, mit unseren Emotionen umzugehen. Sind wir uns unserer negativen Emotionen bewusst, so können sie neutralisiert werden, während der Versuch, sie zu kontrollieren, womöglich nur zu ihrer Unterdrückung führt. Wer schädliche Gefühle nicht neutralisieren kann, der sollte psychologischen Rat einholen und sich gegebenenfalls einer Therapie unterziehen. Wenn wir hingegen positive Emotionen kultivieren, so wirkt das nicht nur negativen Gefühlen entgegen, sondern erweitert auch unser gewohntes Bewegungs- und Denkspektrum. Dadurch können wir persönliche Ressourcen aufbauen, die uns bei der Bewältigung von Problemen unterstützen.

Wir sind es gewohnt, unsere Handlungen zu bewerten. Diese Bewertung beeinflusst unser zukünftiges Verhalten. Eine Bewertung kann positiv, negativ oder neutral sein. Unsere persönliche Erfahrung aus der Vergangenheit veranlasst uns, in der Zukunft Handlungen zu wiederholen, die wir positiv bewertet haben. Durch häufige Wiederholung derselben Handlung und derselben Bewertung erhält unser Verhalten einen automatischen Charakter. Auch wenn wir etwas ständig vermeiden, entwickelt sich dieser Automatismus. Nachteilig an einer Vermeidungsstrategie ist jedoch, dass wir keine neuen Erfahrungen machen und daher keine Chance haben, unser Verhalten zu ändern. Das kann sich auch auf andere Bereiche und Funktionen auswirken. Nehmen wir als körperliches Beispiel eine Schulterverletzung. Vermeiden wir in dem betroffenen Bereich jede Bewegung, so führt dies in einem größeren Bereich zu zunehmenden Einschränkungen.

Diese Überlegungen stehen in Einklang mit der Yoga-Tradition. Im Yoga ist die Rede von den Vṛttis, „Wellen" oder Bewegungen des Bewusstseins, die unsere Handlungen und unser gesamtes Verhalten beeinflussen. Auch die Erinnerung an vergangene Ereignisse beeinflusst unser Verhalten in der Gegenwart. In Yoga-Sūtra II, 16 (Iyengar 2010c, S. 160) heißt es: „Künftige Leiden können und sollen verhindert werden." Durch Yoga lernen wir, uns von Grenzen zu befreien, die durch frühere, mit Schmerzen verbundene Erfahrungen entstanden sind. Dabei können wir Verhaltensweisen und Bewegungen erlernen, die für die Gegenwart angemessen sind. Dies geschieht durch die Übung von Yoga-Āsanas, die wir so ausführen, wie es zu unserer individuellen Situation passt – es kommen viele mögliche Modifikationen infrage. Werden die Āsanas korrekt ausgeführt, so verursachen sie weder Schmerzen noch negative Emotionen. Entstehen während der Āsana-Praxis doch unangenehme Gefühle, so liegt das oft daran, dass wir uns an vergangene, im Körper gespeicherte Ereignisse erinnern. Es kann aber auch sein, dass in solchen Fällen unsere Sinne oder unser Geist abgelenkt sind, zum Beispiel, weil wir an die Zukunft denken. Die Yoga-Praxis hilft uns, ruhig in der Gegenwart zu verweilen.

Wenn wir uns mit zunehmendem Alter an bestimmte Körperhaltungen und -bewegungen gewöhnt haben, wird es immer schwieriger, zwischen diesen Gewohnheiten und den eigentlich notwendigen natürlichen Bewegungen zu unterscheiden. Oft werden gewohnte Bewegungsmuster zu einer zweiten Natur, doch ihre ständige Wiederholung verursacht Veränderungen. Die weichen Gewebe im Körper verändern sich, das Gehirn verliert seine Flexibilität. Bewegungseinschränkungen treten auf. Deshalb ist es wichtig, uns unserer gewohnheitsmäßigen Bewegungen bewusst zu werden.

Automatische Handlungen sparen Zeit, haben jedoch den Nachteil, dass wir in einem veränderten Kontext unangemessen reagieren. Eine Handlung, die wir wegen zahlloser früherer Erfahrungen automatisch ausführen, ist für eine neue Situation womöglich nicht passend. Es fällt uns dann schwer, uns zu korrigieren und an die neue Lage anzupassen.

Die Achtsamkeit ermöglicht uns, automatische Handlungen zu kontrollieren, wodurch wir von den Vorteilen der Automatisierung profitieren, deren Nachteile jedoch vermeiden können. Zum Beispiel ist die Geschwindigkeit von automatischen Handlungen von Nutzen, und mit Achtsamkeit haben wir sie trotz dieses Faktors unter Kontrolle. Im Allgemeinen führt unser wertendes Denken entweder zu positiven oder zu negativen Emotionen. In der kognitiven Psychotherapie nutzt man das, um Verhaltensmuster zu ändern. Wenn wir unsere automatischen Haltungen, Bewertungen, Gedanken und Empfindungen beobachten, können wir sie verändern (Ellis 1977, Beck 1979). Dies wird durch eine achtsame Wahrnehmung dieser inneren Ereignisse möglich.

Die Bedeutung von Achtsamkeit beim Üben

Die folgenden Punkte sind besonders relevant für ein achtsames Verhalten, vor allem für Achtsamkeit bei Körperübungen:
- Wahrnehmung der Aktivitäten und Empfindungen im Körper wie etwa der Haltung und ihrer Korrektur, der Position der Gelenke, des Muskeltonus, der Atmung und der gegen die Schwerkraft wirkenden Bewegungen.
- Wahrnehmung unserer Emotionen, die positiv, negativ oder neutral sein können.
- Wahrnehmung unserer mentalen Haltung, die ebenfalls positiv, negativ oder neutral sein kann.
- Die Freiheit, Körperbewegungen, Emotionen und Gedanken zu stoppen oder zu verändern.

In der Yoga-Tradition ist die Rede von den Śarīras, drei Körpern oder Rahmen, von denen die Seele umgeben ist. Dies sind der grobstoffliche Leib, der die anatomischen Strukturen enthält, der feinstoffliche Leib, der aus den physiologischen Funktionen be-

steht, und der „Ursachenleib", der in der indischen Philosophie mit einer göttlichen Kraft verglichen wird (Iyengar 2010a). Eine detaillierte Beschreibung beinhaltet das Konzept der Kośas. Das sind fünf einander durchdringende Hüllen, aus denen die Śarīras bestehen: 1. die anatomische Hülle, 2. die physiologische Hülle, zu der die Systeme des Körpers wie der Atemapparat gehören, 3. die psychische Hülle, die für Wahrnehmung, Gefühle und Motivation von Bedeutung ist, 4. die intellektuelle Hülle, die mit der Urteilskraft und dem logischen Denken verbunden ist, und 5. die spirituelle Hülle (Feuerstein 2008, Iyengar 2010a).

Um den Körper effizient und ohne Mühe bewegen zu können, brauchen wir motorische Fähigkeiten, Kraft und Beweglichkeit. Außerdem benötigen wir die Sinneswahrnehmung, um eine Bewegung wirklich gekonnt zu kontrollieren. Ist unsere Sinneswahrnehmung nicht gut entwickelt, sind wir ausschließlich zu solchen Bewegungen in der Lage, die erheblich von der Idealform abweichen. Je später aufgrund der Sinnesrückmeldung eine Feinabstimmung stattfindet, desto weniger präzise sind die Korrekturen; die Bewegungen werden ungeschickt, und das Verletzungsrisiko nimmt erheblich zu. Bei Anfängern kann man das oft beobachten. Werden jedoch Achtsamkeit und eine verfeinerte Wahrnehmung entwickelt, so führt das rasch zu Präzision und Feinabstimmung. Die Verletzungsgefahr nimmt ab, Schmerzen können vermieden werden.

Wenn wir eine neue Bewegung erlernen, so verfeinern wir sie, indem wir sie wiederholen. Dadurch wird der Bewegungsfluss ökonomischer und sieht zudem eleganter aus. Während der Lernphase spürt man die neue Bewegung stärker; je mehr wir uns jedoch an sie gewöhnen, desto weniger Sinnesrückmeldung bekommen wir, bis wir schließlich kaum mehr etwas wahrnehmen. Nun nimmt das Verletzungsrisiko wieder zu. An diesem Punkt erhält die Achtsamkeit eine besondere Bedeutung. Zum Zwecke eines besseren Gleichgewichts zwischen Bewegung und Sinnesrückmeldung, aber auch um das Verletzungsrisiko zu verringern, können neue Übungen oder Variationen hinzugenommen werden.

Beim Verfeinern von Bewegungen entstehen Freude und Glücksgefühle. Das motiviert uns dazu, die Bewegungen noch besser auszuführen. Durch eine achtsame Praxis verbessern wir die Qualität unserer Bewegungen rascher. Eine Praxis ohne Achtsamkeit erfordert hingegen eine wesentlich längere Übung und ruft mit größerer Wahrscheinlichkeit Verletzungen und Schmerzen hervor. Wenn wir gesund sind und uns gut bewegen können, sind wir uns unserer Bewegungen normalerweise nicht bewusst. Schmerzen wiederum weisen uns darauf hin, eine Bewegung zu beenden oder anders auszuführen. Oft dient der Schmerz gewissermaßen als Notbremse. Er kann darauf hinweisen, dass der Körper zu stark beansprucht wurde, womöglich über eine lange Zeit hinweg, oder dass man den Körper falsch gebraucht hat. Mit einem geschärften Bewusstsein können wir Überanstrengung und falsche Bewegungen vermeiden, da ein kontinuierliches, achtsames Üben die Sinneswahrnehmung verfeinert.

Wir haben also drei Arten körperlicher und mentaler Bewegungen verinnerlicht:
1. Wir bewegen uns auf gewohnte Weise, ohne unsere Bewegungen, Gefühle und Gedanken genauer wahrzunehmen.
2. Wir sind uns bewusst, wie wir uns bewegen, indem wir fühlen und denken. In diesem Fall treten Veränderungen und Lerneffekte auf; es handelt sich um ein achtsames Verhalten.

3. Leidvolle Gedanken, Schmerzen oder zu starke Emotionen führen dazu, dass die Bewegung abgebrochen wird.

Das Ziel besteht darin, das achtsame Verhalten zu stärken, also die Wahrnehmung von Bewegungen, Emotionen und Gedanken. Dadurch werden Lernerfahrungen und Veränderungen unterstützt.

Seit den 1980er Jahren hat man neue, auf Achtsamkeit basierende Methoden erarbeitet, vor allem in der Verhaltenspsychologie. Eine dieser Methoden ist die von Jon Kabat-Zinn entwickelte MBSR (Mindfulness-Based Stress Reduction, „achtsamkeitsbasierte Stressreduktion"). Dieses Programm basiert auf zwei Aspekten der buddhistischen Tradition, der Vipassana-Praxis und der Zen-Meditation, sowie auf einer achtsamen Yoga-Praxis. Kabat-Zinn hat nach eingehenden Forschungen eine Reihe von Studien über die Wirkung von MBSR auf chronische Schmerzen veröffentlicht. Beobachtbar waren eine statistisch signifikante Reduktion von Schmerzen, von durch Schmerzen hervorgerufenen Aktivitätshemmungen, von affektiven Störungen, Ängsten und Depression. Die meisten Teilnehmer berichteten, sie hätten die Übungen später in ihrem täglichen Leben weitergeführt (Kabat-Zinn et al. 1985, 1987). Diese Ergebnisse wurden später von Majumdar et al. (2002) bestätigt und erweitert. Laut dieser Studie wirkt sich das Achtsamkeitstraining positiv auf psychische Probleme aus, es verbessert das körperliche Wohlbefinden und die allgemeine Lebensqualität.

Wie wichtig die Schulung des Geistes für Körperübungen ist, hat Lederman (2008) hervorgehoben. Auf der Grundlage von Forschungen weist er nach, dass das motorische Lernen verbessert wird, wenn die Bewegungen gedanklich nachvollzogen und visualisiert werden. Dies hat selbst dann, wenn die Bewegungen gar nicht praktisch ausgeführt werden, eine Wirkung auf die Motorik. Diese Veränderungen wurden in klinischen Studien elektromyographisch nachgewiesen. Ein starker Geist verbessert zudem die körperliche Leistungsfähigkeit sowohl hinsichtlich der Ausdauer als auch hinsichtlich der Muskelkraft.

Zusammenfassung

Wir haben uns mit Achtsamkeit in folgenden Zusammenhängen beschäftigt:
- Yoga
- Buddhismus
- Zen-Meditation
- moderne Psychologie und Medizin (gestützt auf evidenzbasierte Medizin)

Aus Veröffentlichungen in diesen Bereichen, die von besonderer Bedeutung für eine achtsame Praxis von Körperübungen sind, können wir schließen: Achtsamkeit beim Üben verbessert die Effizienz (minimale Anstrengung, ökonomisches Üben) und die Wirkung der Übungen. Außerdem sinkt die Verletzungsgefahr.

Achtsamkeit in der Übungspraxis

Vorbemerkungen

Die unten aufgeführten Punkte können nicht allesamt von jedem Patienten und Übenden umgesetzt werden. Vielmehr geht es darum, eine individuell angepasste Auswahl zu treffen. Die Lernschritte sollten klein genug sein, damit die Übenden sich bewusst werden können, was sie gelernt haben. Achtsamkeit und Bewusstsein werden für den Körper und dessen Aktivitäten, für die Emotionen und für die geistige Haltung entwickelt. Schüler und Lehrer oder Therapeut beobachten, inwiefern Bewegungen, Emotionen und Gedanken kontrolliert und beruhigt werden können. Während der Āsana-Praxis sollten die Emotionen positiv und ruhig sein; alle anderen Emotionen sind Vṛttis, Erinnerungen.

Praktische Aspekte achtsamen Übens

Die Körperwahrnehmung kann folgendermaßen trainiert werden:
- durch Berühren und Spüren des betreffenden Bereichs,
- indem der Bereich passiv mit der Hand bewegt wird,
- indem der Bereich aktiv bewegt und diese Bewegung mit den Händen erspürt wird,
- durch Ausführung der Bewegungen gegen Widerstand und/oder mit Gewichtsbelastung (zum Beispiel im Stehen).

Sind die Übungen bereits erlernt, so sollten sie zuerst ausgeführt werden, ohne den Körperbereich, mit dem man sich beschäftigt, zu betrachten. Sobald sie beendet sind, kann man dann den Blick auf den betreffenden Bereich lenken. Laut Eyal Lederman kann eine „Verminderung des visuellen Feedbacks während einer Bewegung" die Propriozeption (die taktile Wahrnehmung und Kontrolle der Körperposition im Raum) verbessern, da man sich dann mehr auf diese verlässt, „um die Bewegung zu korrigieren und zu erlernen" (Lederman 2008, S. 179).

Für die Wahrnehmung und Kontrolle von Emotionen und der inneren Einstellung sind folgende Punkte von Bedeutung:
- Fragen Sie sich: Wie sind Ihre Einstellung und Ihr Gefühl zu Beginn der Übung?
- Verhalten Sie sich wie ein kleines neugieriges Kind, das seinen Körper erforscht.
- Nehmen Sie eine offene Haltung ein, die völlig losgelöst von Erwartungen und Erinnerungen ist.
- Erleben Sie jede Übung wie den ersten Atemzug eines neugeborenen Babys.
- Modifizieren und kombinieren Sie die Übungen so, dass sie angenehm werden.
- Gestalten Sie die Übungs- und Lernschritte so klein, dass Sie ihnen achtsam folgen können.
- Erlauben Sie es sich, mit einer bestimmten Übung aufzuhören oder zu einer anderen Übung überzugehen.
- Passen Sie die Übungen so an, dass Sie sich darauf freuen, sie erneut auszuführen.

Übung: Achtsame Annäherung an die Bewegungsgrenze

Folgende Übung soll beispielhaft zeigen, wie man durch Dehnen und Aktivieren von Muskeln Achtsamkeit entwickeln kann:
1. Führen Sie eine beliebige Dehnung aus und gehen Sie bis zu dem Punkt, an dem Sie spüren, wie die Muskeln länger werden.

2. Es kann hilfreich sein, die Augen zu schließen, um die Empfindung des Dehnens zu spüren.

3. Nehmen Sie die Dehnung ein klein wenig zurück. Wenn Sie sie immer noch spüren, sind Sie bei der Bewegung zu weit gegangen.

4. Wiederholen Sie diesen Vorgang, bis das Gefühl des Dehnens vollständig verschwindet.

5. Kehren Sie nun behutsam in die Stellung zurück, in der Sie eine angenehme Dehnung spüren.

6. Innerhalb von 10 bis 20 Sekunden wird das Gefühl des Dehnens verschwinden.

7. Nun können Sie den Muskel mit vollem Bewusstsein aktivieren.

Ein Hinweis für alle Übungen

Achtsamkeit ist das grundlegendste und wichtigste Prinzip. Sie sollte in jede Übung und jedes Āsana integriert werden. Die Herangehensweise an die Übung, deren Geschwindigkeit und Länge sollten immer so gestaltet werden, dass ein achtsames Üben möglich ist.

LITERATUR

Beck, A. T., 1979. Wahrnehmung der Wirklichkeit und Neurose: Kognitive Therapie emotionaler Störungen. Pfeiffer: München

Ellis, A., 1977. Die rational-emotive Therapie: Das innere Selbstgespräch bei seelischen Problemen und seine Veränderung. Pfeiffer: München

Feuerstein, G., 2008. Die Yoga-Tradition: Geschichte, Literatur, Philosophie & Praxis. Yoga Verlag: Wiggensbach

Frederickson, B. L., 2001. The role of positive emotions in positive psychology: The broaden-and-build theory of positive emotions. Am. Psychol. 56, S. 218–226

Freud, S., 1999. Ratschläge für den Arzt bei der psychoanalytischen Behandlung. Gesammelte Werke, Bd. 8. Fischer: Frankfurt a. M.

Goleman, D., 2011. EQ: Emotionale Intelligenz. dtv: München

Iyengar, B. K. S., 2010a. Licht auf Pranayama. Barth: München

Iyengar, B. K. S., 2010b. Licht fürs Leben: Die Yoga-Vision eines großen Meisters. Barth: München

Iyengar, B. K. S., 1993. Light on the yoga sūtras of Patañjali. Aquarian: London

Iyengar, B. K. S., 2010c. Der Urquell des Yoga: Die Yoga-Sūtras des Patañjali. Barth: München

Iyengar, B. K. S., 2001. Yoga: Der Weg zu Gesundheit und Harmonie. Dorling Kindersley: München

Iyengar, G. S., 2011. Yoga für die Frau: Der Weg zu Gesundheit, Entspannung und innerer Kraft. Barth: München

Kabat-Zinn, J., 2007. Im Alltag Ruhe finden: Meditationen für ein gelassenes Leben. Fischer: Frankfurt a. M.

Kabat-Zinn, J., L. Lipworth, R. Burney, 1985. The clinical use of mindfulness meditation for the self-regulation of chronic pain. J. Behav. Med. 8, S. 163–190

Kabat-Zinn, J., L. Lipworth, R. Burney, 1987. Four-year follow up of a meditation-based program for the self-regulation of chronic pain: Treatment outcomes and compliance. Clin. J. Pain 2, S. 159–173

Lederman, E., 2008. Die Praxis der manuellen Therapie: Physiologie, Neurologie und Psychologie. Urban & Fischer, Elsevier: München

Majumdar, M., P. Grossman, B. Ditz-Waschkowski et al., 2002. Does mindfulness meditation contribute to health? Outcome evaluation of a German sample. J. Altern. Complement. Med. 8, S. 719–730

Mylius, K., 2003. Geschichte der altindischen Literatur. Harrassowitz: Wiesbaden

Neumann K. E. (Übers.), Satipatthāna Sutta. Online zugänglich unter: http://www.palikanon.de/majjhima/m010n.htm

Sinh, P., 2006. Haṭha Yoga Pradīpikā: Explanation of Haṭha Yoga. Pilgrims: Kathmandu

Takuan S., 1999. Zen in der Kunst des kampflosen Kampfes. Barth: Bern

Weiss, H., 1986. Quellen des Yoga. Scherz: Bern

KAPITEL

3 Diagnose

Vorbemerkungen zu Untersuchung und Diagnose

Diagnose und Untersuchungen bilden die Grundlage aller medizinischen und sonstigen therapeutischen Interventionen. Sie sind nötig,

- um den Behandlungsplan zu bestimmen,
- um Verbesserungen zu erkennen und festzustellen, wie der Patient auf die Behandlung reagiert und
- um die Behandlung entsprechend anzupassen und zu modifizieren.

Physiotherapeuten, Orthopäden, Osteopathen und andere Körpertherapeuten tragen bei der Diagnose eine besondere Verantwortung. Im Behandlungsverlauf nehmen die Patienten ihre Probleme stärker wahr und denken öfter daran. Oft vertrauen sie dem Therapeuten an, was sie eigentlich ihrem Arzt oder ihrem Psychotherapeuten hätten sagen sollen. Als Therapeut muss man daher einerseits in der Lage sein, dem Patienten die geeigneten diagnostischen Schritte nahezulegen, und andererseits zu erkennen, wenn eine medizinische Untersuchung erforderlich ist. Letzteres gilt für folgende Fälle: Unterleibsschmerzen, Anorexie, bilaterale Symptome, veränderte Stuhlgewohnheiten und Blasenfunktionsstörungen, Schüttelfrost, Obstipation, übermäßiges Schwitzen, Diarrhö, Schwindel, Dysästhesie, Dysphagie, Dyspnoe, rasche Sättigung, Erschöpfung, Fieber, Kopfschmerzen, Sodbrennen, Hämoptyse, Heiserkeit, Verdauungsstörungen, Gelbsucht, Übelkeit, Nachtschmerzen, Nachtschweiß, Herzklopfen, Parästhesie, chronischer Husten, Hautausschlag, Veränderungen des Sehvermögens, Erbrechen, Schwäche, Gewichtsverlust oder -zunahme (Goodman u. Snyder 2000, S. 492 f.).

Besondere Vorsicht ist geboten bei

- starker Übelkeit,
- starken Nachtschmerzen,
- Krämpfen,
- psychischen Problemen,
- keiner Vorgeschichte von Traumen oder Verletzungen,
- unbekannter Ätiologie,
- deutlichen Veränderungen in jüngster Zeit,
- einer Anamnese, die darauf hinweist, dass Körperübungen zu Gewebeschäden führen könnten; zum Beispiel muss bei einem Rippenbruch darauf geachtet werden, dass die Übungen keinen Pneumothorax verursachen,
- Schmerzen, die durch Medikation, Behandlung, veränderte Körperhaltung, Bewegungen oder Ruhe nicht gelindert werden,
- jedem Zweifel oder dem Gefühl, dass etwas nicht in Ordnung ist.

In diesem Buch befassen wir uns zwar nicht mit organischen Erkrankungen, dennoch sollte man sich bewusst sein, dass solche Erkrankungen aufgrund von viszerosomatischen Reflexen oder Übertragungsmustern der Organgewebe große Ähnlichkeiten mit neuromuskuloskeletalen Problemen aufweisen können. Besondere Vorsicht ist geboten, wenn die Vorgeschichte damit einhergehende Symptome aufweist (Goodman u. Snyder 2000).

Sammut und Searle-Barnes (2000, S. 174) fassen die wichtigsten Prinzipien der Untersuchung folgendermaßen zusammen:

- Wie haben sich die verschiedenen Gewebe, die für die Symptome verantwortlich sind, verändert?
- Wie hat der Körper lokal, regional und systemisch auf diese Veränderungen reagiert und wie hat das die Funktionen beeinflusst?
- Welche Faktoren haben diese Veränderungen von Geweben und Funktionen prädisponiert und aufrechterhalten?

Diese Aspekte zu berücksichtigen hilft, geeignete Übungen zu finden und schädliche Gewohnheiten und Alltagsaktivitäten zu verändern.

Tests im Hinblick auf unsere Übungsziele

Aus der Vielzahl verfügbarer Tests werden kurz jene vorgestellt, die einen besonderen Bezug zu unseren Übungszielen aufweisen. Die Tests zeigen, welche therapeutischen Ziele gefasst, aufrechterhalten oder eingeschränkt werden sollten. Das diagnostische Ergebnis führt zu einer passenden Auswahl von Übungen und hilft dem Patienten zu verstehen, weshalb bestimmte Übungen ausgewählt wurden und wie sie ausgeführt werden. Außerdem kann er Verbesserungen selbst erkennen. In vielen Fällen sind die Tests gleichzeitig Übungen, und umgekehrt können auch die meisten Übungen als Test verwendet werden. Im Kontext der vorgeschlagenen Tests verweisen wir daher auf passende Bausteinübungen oder Āsanas. Sobald der Patient mit Achtsamkeit an seine Übungen herangeht, wird er die Veränderungen deutlicher sehen und spüren.

Ausführliche Hinweise zur muskuloskelettalen Untersuchung finden sich in vielen Publikationen, zum Beispiel bei Magee (1997), Sammut und Searle-Barnes (2000) sowie Goodman und Snyder (2000). Tests zu motorischen Fähigkeiten finden sich in zwei Büchern von Lederman (2006, 2010).

Im Folgenden geht es hauptsächlich um aktive Tests, die besonders dazu geeignet sind, durch die Übungspraxis bewirkte Veränderungen zu dokumentieren. Sie können vom Patienten – nach entsprechender Einweisung – selbst durchgeführt und ausgewertet werden. Ausgangswert ist die Fähigkeit des Patienten zu Beginn der Übungsbehandlung; alle Verbesserungen werden an diesem Wert gemessen. Dieser individuelle Ansatz stimmt mit der traditionellen Lehre des Yoga überein, den Übenden dort abzuholen, wo er steht. Es ist zweckmäßig, die Übungsziele soweit wie möglich auf die Bedürfnisse und Erwartungen des Patienten abzustimmen. Wir haben in unserer Arbeit festgestellt, dass eine solche subjektive Herangehensweise großen Erfolg verspricht.

Ein nichtspezifischer, aber ausgesprochen relevanter Indikator für die allgemeine Gesundheit und Ausdauer ist die Qualität der Bewegungen und die individuelle Bereitschaft, sich zu bewegen. Die Erfahrung lehrt, dass jede Erweiterung des Bewegungsumfangs, auch wenn sie noch so klein ist, die Funktion und das Wohlbefinden des Patienten verbessern kann. Um das beurteilen zu können, ist Achtsamkeit erforderlich. Achtsames Üben ist eine wichtige Basis für Tests, die der Patient selbstständig durchführen kann.

Wie wichtig Tests bei der Erstdiagnose und bei der Beobachtung von Verbesserungen durch die Übungspraxis sind, wurde bereits erwähnt. Von spezieller Bedeutung für den Patienten ist die Motivation, bei der Sache zu bleiben. Deshalb sind Tests, mit denen der Patient seine Fortschritte selbst beurteilen kann, besonders wichtig. Wird die Praxis kontinuierlich weitergeführt, verbessern sich auch die Achtsamkeit und die Fähigkeit, sich selbst zu testen.

In den folgenden Abschnitten wird eine Auswahl an Tests vorgestellt, bei denen es häufig um die enge Beziehung zwischen Testen und Üben geht. Je nach individueller Präferenz können die Ergebnisse unterschiedlich dokumentiert werden. Möglich sind z. B. Messungen, aber auch Zeichnungen, Fotos, verbale Beschreibungen oder eine Kombination mehrerer Methoden. In jedem Fall kann so der Erfolg des Patienten über einen bestimmten Zeitraum hinweg beobachtet werden. Der Ausgangswert zeigt an, wo der Patient am Anfang gestanden hat.

Die Bedeutung der Achtsamkeit

Wie in ➤ Kap. 2 erläutert, ist Achtsamkeit ein grundlegender Aspekt der alten östlichen Meditationswege. Wendet man dieses Prinzip auf die Körperpraxis des Yogawegs an, so führt das zu folgenden reflexiven Aufgaben für den Übenden:
- Beobachte die Signale des Körpers.
- Entwickle eine innere Wahrnehmung vom Zentrum bis hin zur Peripherie des Körpers.
- Beobachte und spüre: Was genau ist wahrnehmbar; welche Teile des Körpers können mental durchdrungen werden; wie lange kann diese Wahrnehmung andauern; wie lange kannst du ruhig in einer Haltung bleiben?

Geht man achtsam vor, so wird der Übungsweg von beiden Richtungen aus betreten. Achtsamkeit ist eine Grundlage, um alle Ziele besser zu erreichen, aber auch, um die Qualität der Ausführung zu verbessern und die Bewegungsgrenzen zu erweitern. Durch kontinuierliche Praxis wird sie weiterentwickelt, woran uns weder die meisten Krankheiten noch das Älterwerden hindern. Iyengar (2010) hebt sogar hervor, dass wir, wenn wir älter werden, besser in der Lage sind, unsere Wahrnehmung zu verfeinern. Es lohnt sich, daran zu arbeiten. Achtsamkeit ist ein gutes diagnostisches Werkzeug, das auf alle Übungen angewandt und beständig geschärft werden kann.

Mobilität und Stabilität

Um erfolgreich Übungen auswählen zu können, muss man sich sowohl mit hypomobilen (zu wenig beweglichen) als auch mit hypermobilen (überbeweglichen) Bereichen und deren möglichem Zusammenhang auseinandersetzen. Besonders wichtig ist es, Hypermobilität zu erkennen, um die betreffenden Bereiche zu schützen und durch übermäßiges Training hervorgerufene Verletzungen zu vermeiden. Dabei gilt es, zwischen pathologischer Instabilität und Hypermobilität zu differenzieren (Magee 1997).

Pathologische Instabilität bedeutet ein zu großes Gelenkspiel wie etwa Translation oder anteriore/posteriore Verschiebung. Ein gewisses Maß an Gelenkspiel ist wichtig für eine schmerzlose, gute Gelenkfunktion; das Gelenkspiel lässt sich nicht willkürlich steuern. Eine pathologische Hypermobilität hingegen liegt bei einer Übertreibung großer anatomischer Bewegungen wie Beugung,

Streckung, Seitbeugung, Rotation und Zirkumduktion (Kreisen) vor. Diese Erscheinung ist sehr individuell und abhängig von Alter, Geschlecht und vielen anderen Faktoren. Hypomobilität und Hypermobilität können generalisiert oder lokal vorliegen, wobei ein überbeweglicher Bereich sich oft in Nachbarschaft zu einem eingeschränkten Bereich befindet und als Folge dieser Einschränkung entstanden ist.

Viele Publikationen beschäftigen sich mit der klinischen Instabilität der Lendenwirbelsäule (z. B. Richardson et al. 2009, Panjabi 2003). Stellt man bei der aktiven Untersuchung eine deutliche Abweichung vom Normalzustand fest, die auf hypermobile Segmente hinweist, so empfindet der Patient dort oft Schmerzen. Hier ergibt sich eine wichtige Verbindung zu den vom Therapeuten und den vom Patienten durchgeführten Tests. Hypermobile Segmente bedürfen beim Üben einer besonderen Aufmerksamkeit. Wenn die Bewegungen solcher Segmente Schmerzen hervorrufen, wird der betreffende Bereich womöglich überbeansprucht. Die Bewegungen sollten im schmerzfreien Bereich bleiben beziehungsweise nach einer Übertreibung in diesen Bereich zurückkehren.

Yoga-Übende, die generell überbeweglich sind, werden wegen ihrer Fähigkeiten und ihrer eindrucksvollen Ausführung von Āsanas oft bewundert und beneidet. Dennoch leiden sie häufig unter Schmerzen, die nicht nachlassen und manchmal trotz einer regelmäßigen und gekonnten Praxis schlimmer werden. Das liegt daran, dass die Muskeln, Sehnen und Bänder überdehnt und gereizt sind. Solche Personen sollten nicht bis an die Grenze ihrer Beweglichkeit gehen; sie müssen vielmehr ihre Haltungen so anpassen, dass die Muskeln gekräftigt werden und ausgewogen zusammenarbeiten. Wer überbeweglich ist, muss zudem unbedingt auf eine präzise Ausrichtung achten. Die Muskeln sollten eingesetzt werden, um die Bewegungen der Gelenke zu verfeinern und um die empfindlichen Gelenke zu schützen. Die in diesem Buch vorgestellten Anweisungen für Bausteinübungen und Āsanas sind entsprechend formuliert. Statt an die Grenzen zu gehen, müssen sehr bewegliche Personen sich eventuell zurücknehmen und unterstützende Hilfsmittel verwenden, um Stabilität zu gewinnen. Was das bedeutet, hängt vom Einzelfall ab.

Aktive Untersuchung der Mobilität von Hüfte und Wirbelsäule im Stehen

Stellen Sie sich hin und nehmen Sie die Füße so weit wie möglich zusammen. Lassen Sie die Knie während des gesamten Bewegungstests gestreckt. Machen Sie eine Seitbeuge und eine Drehung zu jeder Seite, eine Rückwärts- und eine Vorwärtsbeuge. Finden und dokumentieren Sie den schmerzfreien Bewegungsbereich.

Um sich selbst zu testen, können Sie die Hände bei den Seitbeugen an den Seiten und bei den Rückbeugen an den Rückseiten der Beine hinuntergleiten lassen. Beim Vorwärtsbeugen können Sie den Abstand der Fingerspitzen zum Boden messen. Eine gute Idee ist es, dabei einen Stock zwischen die Beine zu klemmen. Auf diesem Stock können Sie markieren, wie weit Sie hinunterkommen, und so Ihre Entwicklung im Lauf der Zeit beobachten.

Die Drehung kann auch auf einem Stuhl sitzend getestet werden, wobei man sich nacheinander zu jeder Seite dreht und den Rotationswinkel beobachtet (➤ Kap. 6, ➤ Übung 2.8).

Denken Sie daran, dass die Beweglichkeit der Hüften und der Muskeltonus im Oberschenkel das Ergebnis beeinflussen. Vor allem beim Testen der Vorwärtsbeuge ist es nützlich, am Anfang die Grenze festzulegen. Wenn eine verkürzte rückseitige Oberschenkelmuskulatur die Hüftbeugung einschränkt, ist die Lendenwirbelsäule stärker gerundet. Ist hingegen die Beweglichkeit der Lendenwirbelsäule selbst eingeschränkt, so sieht man von der Seite aus eine geringere Rundung (Sammut u. Searle-Barnes 2000).

Um die rückseitige Oberschenkelmuskulatur zu testen, legen Sie sich auf den Rücken, heben ein Bein und strecken das Knie durch (➤ Kap. 7, 30. Supta Pādāṅguṣṭhāsana). Prüfen Sie den Winkel der Hüftbeugung.

Tests für die Füße

Es ist wichtig, zu beobachten, wie die Quer- und Längsgewölbe der Füße sich im Stehen verhalten und wie sie sich beim Üben verändern (➤ Kap. 6, ➤ Übung 10.4 und ➤ Übung 10.6).

Die aktive Mobilität ohne Belastung kann im Sitzen mit gestreckten Beinen getestet werden. Bewegen Sie den Fuß auf den Boden zu (Plantarextension), ziehen Sie ihn an (Dorsalflexion), ziehen Sie die Innenseite und die Außenseite des Fußes an (Inversion und Eversion), lassen Sie den Fuß kreisen (Zirkumduktion). Bewegen Sie die Zehen in alle möglichen Richtungen. Für das Gehen von besonderer Bedeutung ist das Strecken (Extension) der großen Zehe (➤ Kap. 6, ➤ Übung 10.3).

Um dieselben Fähigkeiten unter Gewichtsbelastung zu testen, heben Sie im Stehen die Innen- und Außenseite der Füße. Heben Sie anschließend zunächst die Fersen vom Boden und stellen Sie sich dann auf die Fersen und heben den Vorderfuß (➤ Kap. 6, ➤ Übung 10.9). Das Strecken der Zehen können Sie testen, indem Sie in die Hocke gehen und die Fersen vom Boden heben. Dabei können Sie sich mit den Händen zum Beispiel am Sofa festhalten.

Die Abnutzung der Schuhsohlen ist ein nützliches diagnostisches Werkzeug am Anfang der Behandlung und über einen längeren Zeitraum hinweg. Nach ein paar Wochen ist diesbezüglich allerdings womöglich noch nichts zu beobachten.

Tests für die Knie

Blicken Sie in den Spiegel, um folgende Aspekte zu beurteilen:
* Valgus- oder Varus-Stellung
* Schwellung an den Gelenken
* Form und Position der Kniescheibe
* Form des Quadrizeps, der von großer Bedeutung für eine gute Funktion des Kniegelenks ist. Spannen Sie dazu gleichzeitig beide Oberschenkel an und beobachten Sie, ob die Kniescheiben sich gleichmäßig nach oben bewegen.

So testen Sie Beugung und Streckung ohne Gewichtsbelastung:
* Stehen Sie auf einem Fuß; stützen Sie sich dabei mit der Hand derselben Seite an einem Möbelstück oder der Wand ab. Beugen und strecken Sie das andere Knie.
* Setzen Sie sich auf einen Stuhl. Beugen und strecken Sie abwechselnd beide Knie. Beim Strecken ist das Bein waagrecht.

* Testen Sie die Beugung, indem Sie sich auf den Rücken legen und mit den Händen die Knie anziehen (➤ Kap. 6, ➤ Übung 1.4, ➤ Abb. 6.4).

Um Beugung und Streckung mit Gewicht zu testen, blicken Sie in den Spiegel:
* Stehen Sie auf beiden Beinen. Während Sie beide Knie strecken, beobachten Sie, ob diese sich gleichmäßig strecken können.
* Heben Sie die Fersen an und gehen Sie so tief wie möglich in die Hocke. Achten Sie auf Auffälligkeiten und Stabilität.

Tests für die Hüften

Hier wurden Positionen ausgewählt, in denen es leicht fällt, Bewegungen zu testen. Manche Bewegungen können aber auch in anderen Positionen ausgeführt werden.

Im Stehen

Um die Streckung der Hüften zu testen, stellen Sie sich auf ein Bein und stützen sich mit der Hand derselben Seite an einer Wand oder einem Möbelstück ab. Halten Sie das Becken stabil (das können Sie mit der freien Hand kontrollieren) und bewegen Sie das freie Bein rückwärts. Wenn das Becken auf der Seite des gehobenen Beins abkippt, ist das Trendelenburg-Zeichen positiv (Magee 1997). Falls keine schwere pathologische Veränderung vorliegt, ist dies ein zuverlässiger Test für die Stabilität der Hüften und besonders die Stärke der Hüftabduktoren. Diese Stabilität ist wichtig für alle Übungen auf einem Bein. Werden diese korrekt ausgeführt, bauen die Übungen Stabilität auf (➤ Kap. 6, Übung 8.4, ➤ Kap. 6, Übung 8.6 sowie ➤ Kap. 7, ➤ Vṛkṣāsana).

Im Sitzen auf einem Stuhl oder dem Boden

* Zum Testen der Adduktion kreuzen Sie die Beine, sodass ein Oberschenkel auf dem anderen liegt.
* Zum Testen der Abduktion spreizen Sie die Beine.
* Zum Testen der Außenrotation beugen Sie ein Knie und legen den Fuß auf den anderen Oberschenkel (➤ Kap. 6, ➤ Übung 8.5, Variante c).

Innen- und Außenrotation können auch mit gestreckten Beinen getestet werden (➤ Kap. 6, ➤ Übung 8.1).

In Rückenlage

Mit gebeugten Knien können Hüftflexion und -zirkumduktion getestet werden (➤ Kap. 6, ➤ Übung 8.2).

Wichtige Informationen erhält man auch, wenn man in dieser Position ein Knie anzieht (➤ Kap. 6, ➤ Übung 7.1). Wenn das gestreckte Bein sich dabei vom Boden hebt, oder wenn dessen Knie sich beugt, liegt eine Hüftbeugekontraktur vor. Dann besteht auf der betreffenden Seite häufig eine Psoashypertonie. Weicht das

Bein zur Seite aus, so weist das auf eine Hypertonie der Oberschenkelaußenseiten hin.

Tests für das Iliosakralgelenk

Aus den vielen Möglichkeiten zum Testen des Iliosakralgelenks wählen wir folgende aus:

Legen Sie sich auf den Rücken und ziehen Sie ein Knie an (➤ Kap. 6, ➤ Übung 7.1).

Führen Sie folgende drei Bewegungen aus:

1. Ziehen Sie das Knie nur so weit an, dass die Hüfte sich überhaupt nicht vom Boden hebt. Hier wird in erster Linie die Bewegungsfähigkeit im Hüftgelenk sichtbar.
2. Ziehen Sie das Knie weiter an, sodass die Hüfte sich vom Boden hebt, ohne dass sich die Rundung der Lendenwirbelsäule verändert. Hierbei handelt es sich um eine Bewegung im Iliosakralgelenk. Wenn Sie die Richtung des Knies verändern, können Sie unterschiedliche Gelenkebenen erreichen. In den meisten Fällen reicht es aus, das Knie in Richtung der Schulter auf derselben Seite und in Richtung der anderen Schulter zu bewegen.
3. Wenn Sie das Knie noch weiter anziehen, wird die Lendewirbelsäule flacher.

Bei einem überbeweglichen Iliosakralgelenk ist es extrem wichtig, mit einer präzisen Ausrichtung zu üben. In solchen Fällen sollte zum Beispiel besonders darauf geachtet werden, das Becken bei Seitbeugen nicht zu verdrehen.

Tests für die Schultern

Eine vollständige Untersuchung der Schultern kann aufwändig sein und schließt auch eine Untersuchung der Halswirbelsäule ein.

Damit es leichter fällt, die Bewegung in den Schultern und nicht in der Lendenwirbelsäule durchzuführen und damit das Becken nicht gekippt wird, ist es ratsam, Flexion und Abduktion auf dem Rücken liegend zu testen:

Halten Sie unverändert mit Becken und mittlerem Rückenbereich Kontakt zur Unterlage. Halten Sie die Arme parallel und heben Sie sie über den Kopf, um sie anschließend neben dem Körper abzulegen. Lassen Sie die Arme auf dem Boden, während Sie sie seitwärts bewegen, bis sie sich über dem Kopf befinden. Finden Sie den schmerzfreien Bewegungsbereich und vergleichen Sie links und rechts.

Die Extension der Schultern kann durch Rückwärtsbewegen der Arme im Sitzen getestet werden. Wieder ist es wichtig, bewusst auf die Stabilität des Beckens und der Lendenwirbelsäule zu achten (➤ Kap. 6, ➤ Übung 4.9, 4. Teil). Als Maßstab für die Rückwärtsbewegung der Arme können Stuhllehne oder Wand dienen.

Außenrotation und Abduktion beziehungsweise Innenrotation und Adduktion können am besten gleichzeitig mit dem Apley-Scratch-Test untersucht werden (Magee 1997):

1. Setzen Sie sich auf einen Stuhl oder stellen Sie sich hin. Achten Sie auf die Stabilität von Becken und Lendenwirbelsäule.
2. Drehen Sie den linken Arm nach innen. Bewegen Sie ihn dann rückwärts; beugen Sie den Ellbogen und berühren Sie mit dem Handrücken Ihren Rücken, und zwar so hoch wie möglich Richtung Kopf.
3. Drehen Sie den rechten Arm nach außen und heben Sie ihn. Beugen Sie den Ellbogen, legen Sie die Handfläche auf den Nacken und schieben Sie die Hand so weit wie möglich zwischen die Schulterblätter.
4. Stellen Sie fest, ob die Finger sich berühren oder übereinander schieben können. Falls das nicht der Fall ist, nehmen Sie einen Gürtel, um den Abstand zwischen den Händen zu messen.
5. Bitten Sie eine andere Person, diese Messung durchzuführen.
6. Wiederholen Sie den Test auf der anderen Seite.

Der Apley-Scratch-Test gibt Auskunft über einen wichtigen Teil der funktionalen Kapazität der Schultern und ist außerdem eine Übung (➤ Kap. 6, ➤ Übung 4.11).

Tests für Ellbogen, Handgelenke und Hände

Im Rahmen einer raschen Untersuchung des Ellbogens wird dieser zuerst gestreckt, um festzustellen, ob ein Valgus vorliegt. Anschließend können Beugen, Strecken und Überstrecken betrachtet werden. Kombinationen mit Supination und Pronation bietet ➤ Kap. 6, ➤ Übung 6.6. Um die verschiedenen Aspekte des Handgelenks zu testen, sind ➤ Kap. 6, ➤ Übung 6.2, ➤ Kap. 6, ➤ Übung 6.3, ➤ Kap. 6, ➤ Übung 6.4 und ➤ Kap. 6, ➤ Übung 6.7 geeignet.

Tests für den Bereich des oberen Kopfgelenks und der Halswirbelsäule

Legen Sie sich auf den Rücken und unterstützen Sie den Kopf, sodass er bequem liegt. Die Richtung, in die Sie jetzt blicken, weist auf die Neigung des Kopfes und eine mögliche Anspannung im Bereich des oberen Kopfgelenks oder der Halswirbelsäule auf jener Seite hin, zu der der Kopf geneigt ist.

Im Sitzen und Stehen können folgende Kopfbewegungen getestet werden: Neigung nach vorne und rückwärts, seitliche Neigung und Rotation (➤ Kap. 6, ➤ Übung 5.3, ➤ Kap. 6, ➤ Übung 5.4 und ➤ Kap. 6, ➤ Übung 5.5). Eine Stabilität dieses Bereichs ist ebenso wichtig wie eine gute Mobilität, da hier empfindliche Strukturen liegen. Die für die Bewegung der Halswirbelsäule zuständigen Muskeln sollten kräftig genug sein und ausgewogen zusammenwirken, um diese empfindlichen Bereiche zu schützen (➤ Kap. 6, ➤ Übung 5.2 und ➤ Kap. 6, ➤ Übung 5.6).

Tests für das Kiefergelenk

Treten Probleme in diesem Bereich auf, so ist eine zahnärztliche und kieferorthopädische Abklärung nötig. Außerdem kann man auch selbst einige einfache Veränderungen überprüfen:

- Suchen Sie im Spiegel nach Auffälligkeiten des Kinns beim Öffnen und Schließen des Mundes.
- Betasten Sie das Gelenk mit den Fingerspitzen, während Sie den Mund öffnen. Spüren Sie, welche Seite sich zuerst bewegt,

und spüren Sie auch, ob die Bewegung flüssig ist (➤ Kap. 6, ➤ Übung 5.7).

- Betasten Sie die Kaumuskeln, während Sie die Zähne zusammenbeißen.

Testen der Kraft

Zur Bestimmung der Muskelkraft haben sich die Kategorien statisch, dynamisch und exzentrisch (nachgebend) bewährt (Zatsiorsky u. Kraemer 2008). Im Alltag und in der Yoga-Praxis werden keine klaren Unterscheidungen zwischen diesen Arten der Kraft getroffen. Bei unserem therapeutischen Ansatz geht es uns hauptsächlich um statische und exzentrische Kraft. Um sie zu testen, können Sie einfach einige der Bausteinübungen und Āsanas machen und zählen, wie lange oder wie oft Sie diese ausführen können.

Einige Beispiele finden Sie im 6. Kapitel, zum Beispiel die Übungen ➤ Kap. 6, ➤ Übung 1.2, ➤ Kap. 6, ➤ Übung 1.15 und ➤ Kap. 6, ➤ Übung 4.9. Die Āsanas sind alle geeignet.

Testen der Ausdauer

Für den Bewegungsapparat ist es in erster Linie interessant festzustellen, inwieweit sich Ihre Fähigkeit verbessert, eine Kontraktion länger zu halten beziehungsweise bestimmte Bewegungen öfter auszuführen, ohne erschöpft und atemlos zu werden. Im Alltag können Sie das an der Strecke sehen, die Sie zu Fuß gehen können, oder an einer Treppe, die Sie regelmäßig hinaufsteigen.

Im Allgemeinen beschäftigen wir uns hier nicht mit systemischen Erkrankungen. Da das Herz-Kreislauf-System jedoch in einem engen Zusammenhang mit dem Bewegungsapparat steht, wird es bei jeder Aktivität des letzteren in Anspruch genommen. Auf einfache Weise evaluiert werden kann es folgendermaßen:

Beobachten Sie die Zunahme der Herzfrequenz gegenüber Ihrem Ruhepuls nach aeroben Aktivitäten (wie Radfahren oder Laufen), die Sie regelmäßig ausführen, und beobachten Sie, wie die Herzfrequenz sich im Laufe der Zeit verändert.

Testen der Entspannung

Aus den physiologischen Entspannungsreaktionen wie der Reduktion von Herzfrequenz, Stoffwechsel, Atemfrequenz, Blutdruck und Gehirnwellen (Lasater 1995, S. 5) wählen wir die Atem- und Herzfrequenz als Indikatoren für Entspannung.

Atem- und Herzfrequenz sind zählbar. Zudem lassen sich folgende Aspekte beobachten:
- Qualität und Gleichmäßigkeit des Atemflusses.
- die Gedanken beim Ausatmen zur Ruhe kommen lassen: Wie viele Atemzüge können Sie zählen, ohne abgelenkt zu werden?
- Ruhe in den Augen. Spüren Sie diese beim Ausatmen und fragen Sie sich: Kann ich sie beim Einatmen aufrechterhalten? Dieser Aspekt ist sehr subjektiv, aber da es um einen achtsamen Übungsansatz geht, liegt es nahe, sich damit zu beschäftigen.

Testen des Gleichgewichts

Die Qualität unseres Gangs entspricht einem unspezifischen Gleichgewichtstest, der regelmäßig angewandt werden kann. Spezifischere Tests sind unter anderem:
- Romberg-Test (Magee 1997): Nehmen Sie im Stehen die Füße zusammen und lassen Sie die Arme herabhängen. Lassen Sie die Augen zuerst geöffnet. Falls Sie keine Gleichgewichtsprobleme haben, schließen Sie die Augen mindestens 20 Sekunden lang. Haben Sie ernsthafte Gleichgewichtsprobleme, so ist eine ärztliche Untersuchung erforderlich.
- Stehen Sie auf einem Bein, erst mit geöffneten und dann mit geschlossenen Augen.
- Gehen Sie in den Vierfüßlerstand. Heben Sie einen Arm parallel zum Boden und strecken Sie das gegenüberliegende Bein ebenfalls parallel zum Boden nach hinten (➤ Kap. 6, ➤ Übung 1.14).

Vergleichen Sie bei allen asymmetrischen Tests die linke und rechte Seite.

Testen der Koordination

Fingerkoordination

1. Führen Sie Daumen und Fingerspitzen einer Hand rasch zusammen, einen Finger nach dem anderen.
2. Führen Sie Daumen und Fingerspitzen der linken und rechten Hand zusammen, einen Finger nach dem anderen. Beginnen Sie mit dem rechten Zeigefinger und dem linken Daumen, dann kommen der rechte Daumen und der linke Zeigefinger. Weiter geht es mit dem rechten Mittelfinger und dem linken Daumen, dem rechten Daumen und dem linken Mittelfinger, dem rechten Ringfinger und dem linken Daumen, dem rechten Daumen und dem linken Ringfinger, dem rechten kleinen Finger und dem linken Daumen, dem rechten Daumen und dem linken kleinen Finger.

Fahren Sie nun rückläufig fort, bis der rechte Zeigefinger wieder auf dem linken Daumen liegt. Wiederholen Sie dies mehrmals, was eine ausgezeichnete Übung ist.

Als Test für die Koordination des Hüftkreisens kann ➤ Kap. 6, ➤ Übung 8.2 verwendet werden.

Testen der Synchronisation

Die Synchronisation können Sie bei verschiedenen Bewegungen an Ihrem Körper beobachten. Beim Üben von Āsanas überprüfen und lernen wir, wie wir die Bewegungen der Beine und Arme, von Rumpf und Kopf sowie von Rumpf, Beinen und Armen synchronisieren oder alle Bereiche und Schichten des Körpers integrieren können (siehe auch die Erläuterungen zu den Yoga-Sūtras in ➤ Kap. 1 und ➤ Kap. 2).

Wichtig ist auch, sich mit der Umgebung zu synchronisieren, zum Beispiel beim Üben in der Gruppe oder mit einem Partner, beim Bewegen zu Musik und beim Tanzen.

Testen der Atmung

Weil es so wichtig ist, achtsam zu üben, empfiehlt es sich, die Qualität des Atmens zu beobachten und zu spüren.

Sie können die Atembewegungen in einem Spiegel beobachten, indem Sie den oberen Brustbereich, die Rippenbögen und den Bauch betrachten. Falls zwei Spiegel zur Verfügung stehen, sodass Sie Ihren Rücken sehen können, betrachten Sie auch die Atembewegung im oberen Lendenbereich und zwischen den Schulterblättern. Ertasten und spüren Sie die Bewegungen am Brustbein, an den oberen Rippen, den Rippenbögen, am Bauch, dem oberen Lendenbereich und, falls möglich, nacheinander an beiden Schulterblättern. Die Ausdehnung beim Einatmen kann mit einem Gurt um die Brust gemessen werden. Interessant ist es auch, die Atemzüge pro Minute zu zählen.

Zusammenfassung

Die meisten Übungen und Āsanas im 6. und 7. Kapitel können auch als diagnostische Werkzeuge für eines oder mehrere Übungsziele herangezogen werden. Testen und Üben stehen in einem engen Zusammenhang. Sie werden beim achtsamen Üben eins. Um Verbesserungen zu messen und zu dokumentieren, bieten sich mehrere Methoden an. Je mehr man beim Yoga-Üben Achtsamkeit und Wahrnehmung schult, desto besser kann man die eigene Diagnose verfeinern. Auch die Beobachtung der Haltung hat einen wichtigen diagnostischen Aspekt, da viele muskuloskelettale und systemische Erkrankungen sich nicht nur auf die Quantität und Qualität der Bewegung, sondern auch auf die Haltung auswirken. Umgekehrt beeinflusst die Körperhaltung die Funktionen. In einem engen, angespannten Oberkörper sind der Flüssigkeitstransport und die Nervenversorgung aller Gewebe und Organe beeinträchtigt. Ein schlecht aufgerichtetes Rückgrat wiederum beeinträchtigt die Funktionen des zentralen und des autonomen Nervensystems. Eine gute Haltung hingegen verbessert die Funktionen aller betroffenen Gewebe und Organe.

Übung und Schmerzen

Schmerzen während und nach dem Üben sind ein häufig zur Sprache kommendes Thema. Zuerst müssen Sie herausfinden, ob der Schmerz durch falsches Üben verursacht wird oder ob er auf eine Erkrankung hinweist. Hält der Schmerz an, obwohl Sie die Übung korrigiert und auf die für Sie passende Intensität abgestimmt haben, ist eine eingehende Untersuchung angebracht.

Schmerzen sind ein wichtiges Warnsignal, mit dem Gefahren für die Gesundheit verhütet werden sollen. Sie stellen eine komplexe Wahrnehmung verschiedener Qualitäten dar. Zum Beispiel kann man ein Ziehen oder einen scharfen beziehungsweise brennenden Schmerz empfinden. Schmerz wird individuell wahrgenommen und empfunden, er kann nicht objektiv gemessen werden.

Laut Pschyrembel (2007, S. 1.722) gibt es unterschiedliche Schmerzkategorien:

- Die Erregung spezieller Schmerzsensoren, deren Impulse an das Zentralnervensystem weitergeleitet werden.
- Nervenschmerzen durch Irritation oder Schädigung des peripheren oder zentralen Nervensystems.
- Schmerzen durch funktionelle Störungen, unter anderem durch eine unangemessene Steuerung der Muskulatur (z. B. eine Fehlhaltung), eine Fehlfunktion des sympathischen Nervensystems oder eine Fehlregulation im Gehirn (z. B. Migräne).
- Somatoforme Schmerzen durch unbewältigte psychische Probleme.

Dauern chronische Schmerzen länger als sechs Monate an, so spricht man auch von Schmerzsyndromen. Von besonderem Interesse für unser Thema ist das myofasziale Schmerzsyndrom. Das sind Schmerzen in Muskeln oder Muskelgruppen, z. B. in der Nackenmuskulatur und den Kaumuskeln. Verursacht werden sie durch akute oder chronische Überbeanspruchung, Reizzustände wie Arthritis, Trauma, Kälte, Rheuma und Erkrankungen der inneren Organe, aber auch durch psychische Belastungen (Pschyrembel 2007, S. 1.723).

Bei Übertragungsschmerzen werden die Schmerzen nicht dort empfunden, wo ihre Ursache liegt. Sie entstehen vermutlich durch die Konvergenz schmerzleitender Nervenfasern, wobei die Schmerzen auf bestimmte Hautbereiche, die sogenannten Head-Zonen, projiziert werden. Das heißt, aus den inneren Organen stammende Schmerzen werden in korrespondierenden Hautbereichen empfunden. Der Bereich für das Herz befindet sich in der Brust, wobei die Schmerzen häufig in den linken Arm oder den Oberbauch ausstrahlen (Silbernagl 2007).

Im Folgenden geht es um Schmerzen während und nach der Yoga-Praxis. Zunächst muss man sich von der Vorstellung verabschieden, dass Körperübungen nur etwas nützen, wenn sie wehtun. Die Übungen sollten vielmehr keine Schmerzen verursachen, vor allem nicht nachher. Für diese Regel gibt es nur wenige Ausnahmen. Dennoch entstehende Schmerzen sollten nach einer Weile nachlassen; außerdem kann man sie beim Ausatmen oder durch ein kontinuierliches, gefühlvolles Dehnen lösen. Wie bereits erwähnt, ist eine ärztliche Untersuchung angezeigt, wenn schwerwiegende Symptome vorliegen, bevor Yoga als Therapie oder therapiebegleitend eingesetzt wird. Das gilt auch für starke Schmerzen.

Schmerzen während des Übens

Falls das Dehnen von Muskeln oder Narben Schmerzen verursacht, ist es durchaus sinnvoll, das unangenehme Gefühl bis zu einem gewissen Grad zu ertragen, sofern keine Reizung vorliegt und die Strukturen nicht überdehnt werden oder reißen. Es muss sehr bewusst erspürt werden, welche Schmerzintensität sinnvoll ist. Bis ein Muskel sich dehnt, dauert es drei bis fünf Atemzüge. Während des Dehnens sollte der Schmerz also nachlassen, und es sollte ein Gefühl des Nachgebens entstehen. Spürt man einen zu harten und schmerzhaften Widerstand, der nicht nachgibt, so sollte man die Dehnung leicht zurücknehmen und anschließend sanfter fortfahren. Oft ist es hilfreich, beim Ausatmen ein Gefühl des Loslassens zu entwickeln.

3

Mit derselben gefühlvollen Wahrnehmung können selbst Narben, die älter als sechs Monate sind, und verkürzte Bindegewebsfasern gedehnt werden. Dann braucht man allerdings zwei bis vier Minuten mit vielen Wiederholungen, bis sich ein Gefühl des Lösens einstellt (Pullig Schatz 1994). Die Schmerzen beim Dehnen von Muskeln und Narben dürfen nicht ausstrahlen und müssen aufhören, nachdem die Dehnung beendet ist.

Bei anderen Arten von Schmerz, zum Beispiel bei Gelenkschmerzen und Ausstrahlungsschmerzen sowie bei Parästhesie (wie Kribbeln und Taubheit), sollte man zunächst prüfen, wie die Übung ausgeführt wird. Halten die Schmerzen, das Kribbeln oder die Taubheit an, obwohl man die Übung korrekt ausführt und an sein Leistungsniveau anpasst, ist eine Untersuchung erforderlich. Zu üben, obwohl Schmerzen empfunden werden, kann gefährlich sein. Werden schmerzempfindliche Nervenfasern stimuliert, so führt das zur Ausschüttung von chemischen Stoffen, die eine Entzündung der benachbarten Blutgefäße hervorrufen können (Silbernagl 2007).

Schmerzen nach dem Üben

Falls nach dem Üben Schmerzen auftreten, müssen diese beobachtet und eventuell medizinisch abgeklärt werden. Schmerzen nach dem Üben weisen oft auf einen entzündlichen Prozess wie Arthritis hin. Wieder muss die Ausführung der Übung hinsichtlich Quantität, Qualität und Intensität überprüft werden. Vor allem überbewegliche Personen neigen dazu, sich beim Üben überzustrapazieren. Wenn Sie keine sehr wache Wahrnehmung haben, spüren sie die dadurch entstandenen Wirkungen erst nachher.

Muskelkater oder -steifheit nach einer ungewohnten oder intensiven Aktivierung bestimmter Muskeln wird wahrscheinlich von multiplen Mikrorissen von Muskelfasern verursacht (Pschyrembel 2007).

Allgemein gesagt, ist bei Schmerzen nach dem Üben zweierlei angezeigt: eine ärztliche Untersuchung und eine Überprüfung des Übungsstils. Sind die medizinischen Aspekte abgeklärt, muss der Übungsansatz verändert werden. Am Anfang ist es ratsam, sich von einer gut ausgebildeten Yogalehrerin oder einem Lehrer unterrichten und korrigieren zu lassen. Je länger man übt, desto besser entwickeln sich Achtsamkeit und Wahrnehmung. Das natürliche Biofeedback hilft dabei, schon die ersten Warnsignale wahrzunehmen, wenn etwas nicht stimmt (Pullig Schatz 1994). Yoga schult den Übenden, die ersten Signale zu spüren und zu deuten. Mit der Zeit kann das Gelernte im Alltag genutzt werden, um Körperhaltung und Bewegungsmuster zu verbessern, sich ihrer bewusster zu werden und zu lernen, ungesunde Haltungen, Bewegungen und Gewohnheiten zu vermeiden.

Kontraindikationen

Wie bei jeder anderen therapeutischen Methode gibt es auch beim Yoga bei bestimmten Problemen Kontraindikationen. Sehr erfahrene Yogalehrer sind eventuell in der Lage, auf der Grundlage ihres umfassenden Wissens und ihrer langen Praxis eine intuitive Entscheidung zu treffen. Dennoch ist eine gründliche Reflexion notwendig.

Bei akuten Erkrankungen, einem lebensbedrohlichen Zustand oder einer Störung, die chirurgisch oder medikamentös behandelt werden muss, ist Yoga nicht angezeigt.

Yoga bietet ein breites Spektrum an Herangehensweisen und Modifikationen. Sobald die notwendigen medizinischen Maßnahmen ergriffen wurden, kann das Wohlbefinden des Patienten durch eine behutsam ausgeführte regenerative Haltung mit geeigneter Unterstützung und durch bewusstes Atmen verbessert werden. Was die Ausführung klassischer Āsanas angeht, bestehen bestimmte Kontraindikationen (Iyengar 2001). So sollten bei Bluthochdruck, Glaukom und während der Menstruation keine Umkehrhaltungen geübt werden.

Das Wissen über Indikationen und Kontraindikationen für bestimmte Āsanas basiert in erster Linie auf empirischen Erkenntnissen. Weiteren Forschungen im Bereich des therapeutischen Yoga bietet sich ein weites Feld (Raman 2008b).

Eine bemerkenswerte Erkenntnis aus neuerer Zeit betrifft den Augeninnendruck. Bei einer Studie mit 75 Teilnehmern hat man festgestellt, dass er während des Kopfstands in allen Fällen doppelt so hoch war wie vorher. Laut aktuellem Wissensstand sollten Glaukompatienten also selbst dann, wenn sie medikamentös gut eingestellt sind, auf den Kopfstand verzichten. Ein weiteres Ergebnis war, dass der Augeninnendruck bei Personen, die regelmäßig Kopfstand übten, in Ruhestellungen niedriger war als bei Personen, die keine Umkehrhaltungen übten. Um den Zusammenhang zwischen Kopfstand und Glaukom abschließend zu beurteilen, sind weitere Forschungen nötig (Baskaran et al. 2006, Raman 2008a).

Da Achtsamkeit ein grundlegendes Prinzip für die Yoga-Praxis ist, sollte sie beim Üben ständig verfeinert werden. Dadurch verbessert sich die Fähigkeit zu spüren, wozu man in der Lage ist und was man lieber vermeiden sollte. Dies hängt auch von der Konstitution und von der Gemütsverfassung ab, die sich immer wieder ändert. Auch für Yogalehrer und Therapeuten sind Achtsamkeit, Wahrnehmung und eine klare Beobachtung ausgesprochen wichtig.

Einige bei der Praxis auftretende Anzeichen weisen entweder auf Erschöpfung oder auf gesundheitliche Probleme hin. Dies sind eine veränderte Hautfarbe, rote Augen, Schwitzen, Veränderungen der Atmung, Zittern und alle anderen ungewöhnlichen Reaktionen. Es ist wichtig, als Lehrer und Therapeut ein offenes Auge für solche Anzeichen zu haben, da der Schüler oder Patient an einer noch nicht diagnostizierten Erkrankung leiden kann. Auch wenn jemand vor bestimmten Übungen Angst hat oder sie verweigert, kann das ein wichtiger diagnostischer Hinweis sein. Deshalb zitiert Raman (2008b, S. 3) in seinem Buch über die Integration von Yoga und westlicher Medizin die bekannten Worte des amerikanischen Gehirnchirurgen William W. Keen: „Trotz all unserer Instrumente, so nützlich sie sein mögen, kann nichts das wachsame Auge, das aufmerksame Ohr, den taktvollen Finger und das logische Denken ersetzen."

Kurz gesagt – wenn Lehrer oder Therapeuten irgendwelche Zweifel hegen, dann sollten sie Rat bei einem erfahrenen Kollegen oder einem Facharzt suchen. Die Synthese von moderner Medizin und traditionsreicher Kunst und Wissenschaft des Yoga eröffnen dem Patienten eine Vielzahl interessanter Möglichkeiten.

LITERATUR

Baskaran, M., K. Raman, K. K. Ramani et al., 2006. Intraocular pressure changes and ocular biometry during Śīrṣāsana (headstand posture) in yoga practitioners. Ophthalmology 113 (8), S. 1.327–1.332

Goodman, C. C., T. E. K. Snyder, 2000. Differential diagnosis in physical therapy. 3. Aufl. Saunders: Philadelphia

Iyengar, B. K. S., 2010. Licht fürs Leben: Die Yoga-Vision eines großen Meisters. München: Barth

Iyengar, B. K. S., 2001. Yoga: Der Weg zu Gesundheit und Harmonie. Dorling Kindersley: München

Lasater, J., 1995. Relax and Renew. Rodmell: Berkeley, CA

Lederman, E., 2006. Harmonische Techniken: Rhythmische Behandlung in der Osteopathie. Urban & Fischer, Elsevier: München

Lederman, E., 2010. Neuromuscular rehabilitation in manual and physical therapies: Principles to practice. Churchill Livingstone: Edinburgh

Magee, D. J., 1997. Orthopedic physical assessment. 3. Aufl. Saunders: Philadelphia

Panjabi, M. M., 2003. Clinical spinal instability and low back pain. J. Electromyogr. Kinesiol. 13, S. 371–379

Pschyrembel, W., 2007. Klinisches Wörterbuch. 261. Aufl. Walter de Gruyter: Berlin

Pullig Schatz, M., 1994. Yoga für den Rücken. Stuttgart: Trias

Raman, K., 2008a. Augeninnendruck in Śīrṣāsana. Abhyāsa 1, S. 23–27

Raman, K., 2008b. A Matter of Health: Integration of Yoga and Western Medicine for Prevention and Cure. 3. Aufl. EastWest: Madras

Richardson, C., G. Jull, P. Hodges et al., 2009. Segmentale Stabilisation im LWS- und Beckenbereich. Urban & Fischer, Elsevier: München

Sammut, E. A., P. J. Searle-Barnes, 2000. Osteopathische Diagnose. Pflaum: München

Silbernagl, S., 2007. Taschenatlas der Physiologie. 7. Aufl. Thieme: Stuttgart

Zatsiorskij, V. M., W. J. Kraemer, 2008. Krafttraining: Praxis und Wissenschaft. 3. Aufl. Meyer & Meyer: Aachen

4 Motivation und kognitive Interventionsstrategien

Vorbemerkungen

Als Therapeut stellt man häufig fest, dass Patienten skeptisch auf Ratschläge reagieren. Manchmal müssen sie davon überzeugt werden, ihr Verhalten zu ändern und zum Beispiel öfter zu üben. Leider mögen es Patienten oft nicht, wenn man ihnen sagt, was sie tun sollen. Dennoch versuchen öffentliche Gesundheitskampagnen oft, die individuelle Risikowahrnehmung durch Furchtappelle wie etwa plakative Warnungen auf Zigarettenpackungen zu beeinflussen. Solche Warnungen sind allerdings nur selten erfolgreich – Angst ist zwar ein wichtiger Faktor der menschlichen Wahrnehmung, aber wir brauchen Strategien, um damit umzugehen. Praktische Forschungen haben gezeigt, dass manche Patienten zwar positiv auf Ratschläge reagieren, die Erfolgsrate jedoch trotzdem nicht sehr hoch ist (Mason u. Butler 1999, Marcus et al. 2000, Lawlor u. Hanratty 2001).

Daher stellt sich die Frage, welche Interventionen in der therapeutischen Praxis und im Yogaunterricht Erfolg versprechen. Vorausgeschickt werden muss allerdings, dass Studien zur Wirksamkeit verschiedener Interventionsansätze uneinheitliche Ergebnisse erbracht haben. So berichten Lewis et al. (2002), dass keine definitiven Schlüsse gezogen werden können wegen Messfehlern, zu geringer Bedeutung einzelner Variablen oder wegen nicht erfolgreicher Beeinflussung mit wechselnden Variablen.

Trotzdem sollten wir uns fragen, wie wir die Motivation unserer Schüler und Patienten fördern und diese zu eigenverantwortlichem Verhalten bewegen können. In diesem Idealzustand agierten sie autonom und könnten ihre ungesunden Gewohnheiten in gesunde wandeln.

Nützliche Strategien zur Motivationsförderung wurden ursprünglich zur Behandlung von Suchtkranken entwickelt (Prochaska u. DiClemente 1983, Miller u. Rollnick 2009). Sie können allerdings auch dazu genutzt werden, um andere Verhaltensweisen zu verändern.

Tägliche Erfahrung und empirische Forschung zeigen, wie schwer es fällt, starke habituelle oder situative Impulse zugunsten neuer, rational erkannter Bedürfnisse zu unterdrücken. So verliert ein ursprünglich fester Vorsatz, wie etwa Diät zu halten, beim Anblick des Lieblingsessens erheblich an Überzeugungskraft, oder der therapeutische Ratschlag, täglich bestimmte Übungen durchzuführen, wird zwar rational begrüßt, jedoch nicht praktisch umgesetzt. Das liegt einfach an der Tatsache, dass wir sofortige kleinere Belohnungen gegenüber größeren späteren Belohnungen bevorzugen (Ainsli 2005).

Dieses impulsive, nicht förderliche Verhalten kann durch die Koexistenz multipler, miteinander konkurrierender Bewertungs- und Kontrollsysteme erklärt werden (McClure et al. 2004). Aufgrund unserer Einstellungen und subjektiven Normen tun wir nicht immer, was wir eigentlich tun wollen. In der Sozialpsychologie spricht man von einer Kluft zwischen Wissen und Handeln (Bandura 1986, 2000; Sniehotta et al. 2005). Deshalb brauchen wir spezielle Strategien zur Selbstkontrolle, um gegen den Widerstand momentaner Emotionen oder erprobter gewohnheitsmäßiger Reaktionen langfristig angelegte Ziele zu erreichen.

So empfiehlt eine Strategie zur Selbstkontrolle, unser Umfeld so zu arrangieren, dass es weniger wahrscheinlich wird, einer Versuchung zu erliegen. Viele Menschen, die ihr Leben verändern wollen, verabreden sich anfänglich mit Freunden, um sich selbst durch die soziale Verpflichtung zu motivieren. Ähnliches bewirkt ein guter Teamgeist in einer Übungsgruppe, deren einzelne Teilnehmer dadurch stärker zu einer regelmäßigen Teilnahme motiviert werden.

Zur erfolgreichen Anwendung von Selbstkontrolltechniken gehört es zu lernen, wie man den eigenen Motivationszustand beeinflusst. Zu diesem Zweck richtet man die Aufmerksamkeit selektiv auf Informationen, die zum Erreichen des Ziels beitragen, während man vom Ziel ablenkende Stimuli ignoriert (Kuhl 1985). Ein simples Beispiel: Wenn der Urlaub, auf den man sich freut, mit einem Flug am frühen Morgen beginnt, dann kann man sich zum frühen Aufstehen motivieren, indem man sich vorstellt, wie viel Spaß die Reise machen wird. Früh aufzustehen ist dann – verglichen mit einem verpassten Flug – das kleinere Übel.

Ein wichtiger Faktor zum Erreichen eines erwünschten Verhaltens ist die Unterscheidung zwischen der Zielintention („Ich will in Urlaub fahren") und der Handlungsintention („Morgen um fünf Uhr früh werde ich ein Taxi zum Flughafen nehmen") (Gollwitzer 1999). Studien haben gezeigt, dass Teilnehmer, die versuchen, weniger zu rauchen, gesündere Essgewohnheiten zu entwickeln oder ein Übungsprogramm durchzuführen, mehr Erfolg haben, wenn sie sich ihre spezifischen Intentionen klar gemacht haben (Abraham u. Sheeran 2000).

Immer wieder wird nachgewiesen, dass das körperliche Aktivitätsmuster von Patienten durch kurze, einmalige kognitiv-behaviorale Intentionen verbessert werden kann. Nach Durchsicht von zwischen 1966 und 2006 veröffentlichten Studien geben Smitherman et al. (2007) folgende Empfehlungen:

- Lassen Sie Ihren Patienten Zeit, ihre eigenen Entscheidungen zu treffen.
- Bieten Sie mehrere Optionen statt einer einzigen Vorgehensweise an.
- Erzählen Sie, wie andere Patienten in einer ähnlichen Situation gehandelt haben.
- Sagen Sie den Patienten, sie könnten selbst am besten beurteilen, was gut für sie ist.
- Präsentieren Sie Informationen auf eine neutrale, unpersönliche Art und Weise.

Diese Ideen ähneln der von Miller und Rollnick (2009) entwickelten Technik der „Motivierenden Gesprächsführung". Sie ist von Echtheit, Empathie und Akzeptanz des Therapeuten geprägt. Unterschiedliche kognitive und persönliche Haltungen werden anerkannt, und man versucht bewusst, eine Reaktanz, also eine verstärkte Abwehrreaktion seitens des Patienten, zu vermeiden.

Praktische Maßnahmen

Beschäftigen wir uns nun mit unterschiedlichen Haltungen, Maßnahmen und Techniken, die den möglichen Widerstand gegen geplante Verhaltensänderungen minimieren können. Dazu müssen die kognitiven und individuellen Eigenarten des einzelnen Patienten berücksichtigt werden.

Kleine Schritte

Wer seinen Lebensstil ändern möchte, muss Altes, Bewährtes aufgeben. Das löst – je nach persönlichen Erfahrungen im Umgang mit Veränderungen – in unterschiedlichem Maße Ängste aus. Je größer die Veränderung, desto wahrscheinlicher werden Ängste. Sie erschweren oder verhindern einen Wandel ganz und gar. Die Angst vor Neuem ist tief im Gehirn verwurzelt, weshalb jede Veränderung Ängste auslöst (Maurer, 2009). Deshalb sollte man, so Maurer, den Patienten kleine, individuell angepasste Schritte vorschlagen, damit sie ihr Ziel erreichen können. Diese Schritte müssen so klein sein, dass keine Fight-or-flight-Reaktion hervorgerufen wird. Natürlich wird jeder Patient anders reagieren. Deshalb sollten Therapeut und Patient gemeinsam die Übungsziele, die einzelnen Schritte zum Erreichen dieser Ziele und das Übungsprogramm erarbeiten. Dabei hilft es, den Patienten nach früheren, erfolgreich abgeschlossenen Veränderungen zu fragen. Anknüpfend an solche individuellen Erfahrungen wird dann das Übungsprogramm erarbeitet.

Vergessen Sie nie, dass Überforderung Frustration und Ängste schürt, Unterforderung hingegen Langweile heraufbeschwört. Deshalb werden die Übungen zwar in kleinen Schritten aufgebaut, jedoch kann durch das Tempo der einzelnen Übung und das Übergehen zu schwierigeren Übungen eine Anpassung an die Fähigkeiten des Patienten erfolgen, sodass Unterforderung und Langweile vermieden werden. Das Tempo des Fortschreitens bestimmt letztendlich der Patient durch seine Fähigkeiten und sein persönliches Anspruchsniveau selbst.

Fragen stellen

Um Ressourcen der Patienten zu aktivieren, empfiehlt es sich, ihn durch Fragen zu führen. Auch wenn er nicht sofort Antworten auf alle Fragen findet, werden diese aufgrund wiederholten Nachfragens nachwirken und sich in seinem Gedächtnis festsetzen. Zu einem späteren Zeitpunkt wird der Patient eine Lösung finden, weil er sich gedanklich darauf vorbereiten konnte. Seine Aufmerksamkeit konzentriert sich durch wiederholtes Fragen selektiv auf die wesentlichen Informationen, die förderlich für die tatsächliche Realisierung der Übungsabsicht sind. So findet der Patient selbst eine Lösung. Seine Motivation, sich entsprechend zu verhalten, ist größer, weil die Lösung nicht vom Therapeuten vorgeschlagen wurde. Dadurch wird die Eigenständigkeit des Patienten gefördert.

Den ersten Schritt – die Entscheidung etwas zu ändern – hat der Patient bereits getan, bevor er einen Therapeuten wählte. Der Patient möchte, dass sich sein Befinden oder seine körperliche Verfassung ändert. Das heißt, er besitzt bereits eine gewisse Risikowahrnehmung, woraus allein sich jedoch noch keine zukünftigen Veränderungen vorhersagen lassen (Weinstein 2003). Zudem braucht der Patient geeignete Strategien. Man kann ihn in seiner Entscheidung, sich zu ändern, bestärken, indem man ihn fragt, wie er früher andere Probleme gelöst hat.

Selbst wenn ein Patient den Entschluss gefasst hat, sich zu ändern, so kann er möglicherweise trotzdem nicht eigenständig ein Übungsprogramm durchführen. Man muss ihn also dabei unterstützen, die Notwendigkeit des eigenen Übens zu akzeptieren und ihm dann einen Weg zur Selbsthilfe aufzeigen. Die Entscheidungen des Patienten hängen von seinen Ausgangserwartungen ab, also davon, was er über die positiven und negativen Ergebnisse verschiedener Verhaltensweisen denkt. Jeder Patient weiß: „Wenn ich übe, werde ich beweglicher und bin in der Lage, mein Gewicht zu kontrollieren, aber ist anstrengend, damit anzufangen." Nur wenn die positiven Ausgangserwartungen (das „Pro") die negativen (das „Kontra") überwiegen, besteht die Chance für eine Verhaltensänderung. Jetzt sind Informationen, wie andere Patienten in ähnlichen Situationen vorgegangen sind, hilfreich. Außerdem kann man die Aufmerksamkeit auf die positiven Aspekte lenken, indem man geeignete Fragen stellt.

Sobald der Patient sich bewusst entschieden hat, mit einer Übungspraxis zu beginnen, ist der Zeitpunkt gekommen, sich nach seinen persönlichen Erfahrungen zu erkundigen. Es ist wichtig, das Vertrauen in die eigene Leistungsfähigkeit zu stärken, damit der Patient es sich zutraut, trotz aller Widrigkeiten regelmäßig zu üben. Ein Satz zur Förderung der eigenen Entschlusskraft könnte etwa lauten: „Ich bin mir sicher, dass ich trotz meiner beruflichen Belastung täglich üben kann."

Der nächste Schritt besteht darin, das konkrete Vorgehen festzulegen. Durch Fragen zu realistischen Übungszeiten, zum Übungsort, zur Übungsdauer und zur Erfolgskontrolle werden der Weg und die Übungen vorstellbar. Gleichzeitig wird die Entscheidungsfindung eingeleitet. Ein solcher Dialog unterstützt die Entscheidung zu üben (Gollwitzer 1999). Durch die Fragestellungen visualisiert der Patient einen möglichen Übungskontext und macht sich damit vertraut.

Durch Wiederholung der Fragen wird die Aufmerksamkeit des Patienten immer wieder auf die Rahmenbedingungen eines zukünftig regelmäßigen Übens gerichtet. So kann er eine Entscheidung für seine persönlichen Übungsoptionen finden, da er inzwischen eine realistische Vorstellung von einem möglichen Weg hat. Seine Ausgangserwartungen stärken sein Vertrauen, den Weg gehen zu können, und das hilft ihm wiederum dabei, einen realistischen Plan aufzustellen. Die Verhaltensänderung wird eingeleitet.

Wenn der Patient das veränderte Verhalten beibehalten soll, muss er den Erfolg seiner Übungspraxis spüren können. Auch hier wird er durch Fragen gelenkt, um wahrnehmbare Veränderungen zu erkennen. Man sollte ihm dabei helfen, auch kleine Schritte als Erfolg zu werten. Darüber hinaus müssen körperliche Aktivitäten Spaß machen, damit sie beibehalten werden, weshalb deren Erfolg entsprechend eingeschätzt werden sollte. Entscheidend ist allein das Bewertungssystem des Patienten, nicht das des Therapeuten.

Geeignete Fragen wären etwa:

- An welchen kleinen Hinweisen werden Sie merken, dass sich etwas verändert hat?
- Was möchten Sie erreichen? Was wäre der erste kleine Hinweis darauf, dass Sie Hoffnung haben, dieses Ziel tatsächlich zu erreichen?

Wenn ein Therapeut offene Fragen stellt (z. B. mit den Frageworten „Was", „Wie", „Wann" und „Wo"), dann lässt er dem Patienten Entscheidungsfreiheit. So kann der Patient selbst die möglichen Vorgehensweisen abwägen und darüber entscheiden. Man sollte Informationen als Optionen geben, statt Anordnungen zu erteilen. Deshalb müssen geschlossene Fragen, die lediglich mit „Ja" oder „Nein" beantwortet werden können, vermieden werden.

4

Nur wenn der Patient das Gefühl hat, frei zu entscheiden, baut er eine tragfähige Selbstmotivation auf und ändert sein Verhalten.

Unmittelbare und aufgeschobene Belohnung

Die Wahl zwischen einer bewährten unmittelbaren und einer nicht bewährten aufgeschobenen Belohnung wird meist zugunsten ersterer gefällt. Deshalb bleiben eingeübte Verhaltensmuster oft bestehen, eine Änderung bleibt aus. Wollen wir eine positive neue Gewohnheit annehmen, dann müssen wir den Einfluss des Augenblicks minimieren und an die Zukunft denken. Mit Hilfe entsprechender Fragen lenken wir die Aufmerksamkeit des Patienten auf den zukünftigen Erfolg.

Körperübungen erfordern eine besondere Anstrengung, während gleichzeitig auf momentane Entspannung oder andere angenehme Aktivitäten verzichtet werden muss. Dafür ergibt sich ein langfristiger Gewinn durch einen besseren Kreislauf, ein geringeres Krankheitsrisiko, Gewichtsabnahme, gesteigerte Energie und Beweglichkeit sowie ein stärkeres Selbstwertgefühl. Auf diese aufgeschobenen Belohnungen kann die Aufmerksamkeit durch geeignete Fragen gelenkt werden. Zusätzlich kann der Therapeut durch Fragen nach der Wahl des Übungskontextes (Zeit, Dauer, Ort usw.) bewirken, dass der Einfluss momentaner Gewohnheiten und Emotionen gering bleibt, da der Patient auf den Übungsmoment fokussiert wird.

Von Bedeutung ist ferner der geschickte Aufbau von Übungssequenzen. Zum Beispiel sollten die abschließenden Übungen so gewählt werden, dass der Patient einen Erfolg feststellen kann. Am Ende einer Übungssequenz ist es in der Regel einfach, einen unmittelbaren Erfolg etwa in der Beweglichkeit aufzuzeigen oder im Rahmen einer Koordinationsübung zu demonstrieren. Durch Fragen wie „Was hat sich geändert?" und „Wie fühlt sich … jetzt an?" wird die Aufmerksamkeit gelenkt.

Auch Entspannungsübungen am Ende einer Übungssequenz werden von den meisten Patienten als Belohnung erlebt. Verglichen mit der Zeit vor oder während der Übung wird die Entspannung nämlich deutlich wahrgenommen. Fast noch wesentlicher ist jedoch, dass die Entspannung auch nach der Übungssequenz noch eine gewisse Zeit anhält und positiv im Alltag erlebt wird.

Bekanntes versus Unbekanntes

Bewegungen umzulernen bedeutet, anstelle einer bekannten, gesundheitlich aber nicht förderlich gewordenen Bewegung eine ähnliche Bewegung zu erlernen, die den aktuellen Erfordernissen genügt und ein neues, gesundheitlich zumindest unbedenkliches oder förderlicheres Bewegungsmuster bildet. Dabei besteht für den Lernenden die Gefahr, dass er lediglich versucht, seiner Lerngewohnheit entsprechend Bekanntes zu modifizieren, anstatt das alte Bewegungsmuster zu vernachlässigen und die gewünschte Bewegung von Grund auf neu aufzubauen (Hotz u. Weineck 1988, S. 46).

Deshalb beginnt das Üben sinnvollerweise mit einfachen, jedoch zumeist neuen Bewegungen, wie sie die Bausteinübungen in diesem Buch bieten. Die Wahrnehmung wird dabei durch Fragen zu verschiedenen sensorischen Informationen (verbal, visuell, ki-nästhetisch) geleitet. Eine solche Wahrnehmung hilft bei der selbstständigen Wiederholung der Ausformung und Verfeinerung der Übung und formt ein korrektes Bewegungsmuster. Aus den einfachen neuen Bewegungen werden später komplexere Bewegungen (hier: Āsanas) entwickelt. Werden diese regelmäßig geübt, findet ein Transfer in einfache alltägliche Bewegungen statt.

Wenn eine Bausteinübung erlernt ist und selbstständig mit Leichtigkeit und korrekt ausgeführt wird, wird der Übende im Unterricht zu Variationen ermutigt. Er kann dann nachspüren, welche Bewegungen angenehmer oder effizienter sind. Das kann sowohl selbstständig praktiziert als auch durch den Therapeuten oder die Lehrerin angeleitet werden. Eigeninitiative und Kreativität des Übenden sollten immer begrüßt und bestätigt werden.

Durch eine solche Praxis kann der Übende so aufmerksam werden, dass er nicht förderliche Bewegungsmuster schneller wahrnimmt und auch stoppt. Er kann erkennen, welche Bewegungen ökonomischer sind. Außerdem kann er merken, wo er in seinem Körper durch überflüssige Muskelaktivitäten zu viel arbeitet. Auch diese Erkenntnisse werden als Erfolg gewertet.

Bereits bestehende regelmäßige und erwünschte Lebensgewohnheiten des Übenden können genutzt werden, um rascher eine neue Gewohnheit zu etablieren. Hilfreich ist beispielsweise die Anregung, die Übungen zeitlich vor bereits etablierten Gewohnheiten durchzuführen. Wenn der Übende täglich morgens duscht, kann man ihm vorschlagen, vorher zu üben. Und wenn eine Übung bereits gewohnheitsmäßig durchgeführt wird, kann eine neue Übung vor einer der bereits etablierten Übungen absolviert werden. So formt die bereits gefestigte Gewohnheit eine neue Regelmäßigkeit (Premack 1970).

„Tu's einfach!"

Häufig wird ein bereits gefasster Vorsatz selbst boykottiert, indem man dann, wenn das neu Geplante konkret umgesetzt werden soll, seine Aufmerksamkeit ganz auf den gegenwärtigen Moment richtet und feststellt, dass man eben jetzt keine Lust hat, etwas ungewohntes Neues zu beginnen und stattdessen lieber im altbekannten Gewohnten verharren möchte. Selbst wenig geliebte, aber gewohnte Tätigkeiten können in einem solchen Augenblick erheblich attraktiver erscheinen als die neue, ungewohnte Aktivität. So erklärt sich, warum Studenten und Schüler mit ihren Prüfungsvorbereitungen erst beginnen, wenn der Zeitdruck groß ist, oder warum wir ein unangenehmes Telefonat immer wieder verschieben, um zuerst etwas anderes zu erledigen.

In Firmen ist es deshalb üblich, dass Informationen zu einem bestimmten Sachverhalt gesammelt werden. Auf dieser Basis wird dann vom Management entschieden, was zu tun ist. Diese Entscheidungen werden als Anordnungen an andere Mitarbeiter weitergegeben und von diesen selbstverständlich ausgeführt. Teilweise geschieht das aufgrund der hierarchischen Struktur der Firma, im günstigeren Fall jedoch, weil die ausführenden Mitarbeiter davon überzeugt sind, dass die Anordnungen auf richtigen Entscheidungen beruhen. In jedem Fall werden die Anordnungen selbstverständlich umgesetzt, ohne den Entscheidungsprozess zu wiederholen.

Nach dem gleichen Prinzip sollte auch der Übende vorgehen. Nachdem er sich entschieden hat, regelmäßig zu üben, sollte er festlegen, wann er beginnt, welche Übungen er macht und wie lange er üben möchte. Ohne zu hinterfragen, ob er zum selbst gewählten Zeitpunkt Lust hat, sollte er einfach anfangen. Wer ständig darüber nachdenkt, ob er gerade wirklich Zeit und Lust zum Üben hat, wird seinen Übungsvorsatz in der Regel aufgeben.

Diese gängige Form eines Selbstboykotts kann dem Übenden erklärt werden. Hierdurch steigt die Chance, dass er zum gewählten Zeitpunkt tatsächlich einfach zu üben beginnt. Wirkungsvoll umgesetzt wird das besonders dann, wenn man sich die Ausführung des Vorsatzes mit allen Begleitvariablen wie Übung, Übungsort, Übungsdauer und Übungserfolg im Voraus bildlich vorgestellt hat.

Erinnerungshilfen

Wenn ein neues Verhalten im gewohnheitsmäßigen Tagesablauf etabliert werden soll, besteht immer die Möglichkeit, dass es einfach vergessen wird, da eingefahrene Gewohnheiten dominieren. Durch Erinnerungshilfen kann man diesem Vergessen vorbeugen. Konkret geschieht dies, indem man sich kleine mentale Stolpersteine in den Weg legt, um sich an den Vorsatz zu erinnern und dadurch mit dem Üben zu beginnen. Einige Beispiele:

- Am Abend legt man ein Handtuch auf den Boden. Sieht man es am nächsten Morgen, ist dies eine Aufforderung, es aufzuheben und anschließend sofort mit einer geplanten Übung zu beginnen.
- Bevor man auf die Waage steigt, sieht man dies als Aufforderung, erst einmal etwas zu tun, um Kalorien zu verbrauchen und deshalb eine geeignete Übung durchzuführen.
- Ein Handtuch wird über den Spiegel gehängt. Es dient als Aufforderung, vor dem Blick in den Spiegel erst eine Übung einzulegen, mit der die Körperhaltung verbessert wird.

In diesem Sinne bieten sich vielfältige Möglichkeiten, sich assoziative Stolpersteine auszudenken. Diese Erinnerungshilfen sollten immer so platziert werden, dass man sie aufgrund des vorhersehbaren Tagesablaufs gezwungenermaßen zum erwünschten Zeitpunkt bemerkt und so zum Üben animiert wird. Während der Stolperstein gesetzt wird, sollte man gedanklich eine bewusste bildliche und verbale Instruktion vollziehen. Dadurch entsteht eine Verknüpfung, die später die Erinnerung weckt.

Neue Gewohnheiten festigen und in den Alltag übertragen

Wird bereits regelmäßig geübt, sollten die in den Übungen entwickelten Fähigkeiten in den Alltag integriert werden. Sobald sich bestimmte Übungsrituale stabilisiert haben, sollte der Übende angeregt werden, in anderen Situationen und neuen Reihenfolgen zu üben. Das heißt, es werden Ort, Zeit, Dauer und Ablauf variiert. Allerdings ist zu empfehlen, anfangs nur eine Variation durchzusetzen. Zum Beispiel kann man in einem anderen Raum, im Freien oder auf Reisen üben. Variiert werden können aber auch die Übungsreihenfolge und der Übungszeitpunkt. Sobald ein Faktor

verändert ist, können auch alle anderen Variablen je nach Bedarf einzeln oder gleichzeitig modifiziert werden.

Um eine Übertragung der Bausteinübungen auf Alltagsbewegungen zu bewirken, kann man dem Übenden vorschlagen, eine beliebige, jedoch häufig durchgeführte Bewegung aus seinem alltäglichen Repertoire zu wählen. Diese Bewegung soll er nun in Zeitlupe machen. Falls sie nicht optimal ausgeführt wird, treten Schwierigkeiten auf, sie derart verlangsamt zustande zu bringen. Unter Beachtung der vermittelten Prinzipien – Präzision, Achtsamkeit, Feinabstimmung, Koordination und Synchronisation – kann er anschließend daran arbeiten, die Bewegung zu verfeinern.

Ein sinnvoller Vorschlag ist auch, aus den Bausteinübungen bekannte Übungsteile in die betrachtete Alltagsbewegung zu integrieren, wodurch diese leicht abgewandelt wird. Optimal wird sie dann, wenn sie an jedem Punkt gestoppt oder auch an jedem Bewegungspunkt variiert werden kann. Erst wenn das erreicht ist, wird es möglich, die Bewegung mit Leichtigkeit in Zeitlupe durchzuführen. Dieses Erkunden von problematischen Alltagsbewegungen und die Suche nach Möglichkeiten zu deren Verbesserung sollte durch den Übenden selbst erfolgen.

Positive Haltung

Alle Verhaltensweisen, die zur Verringerung von Unlust und Angst führen, tendieren dazu, immer häufiger aufzutreten. Das heißt, ein solches Vermeidungsverhalten setzt sich fest. Werden die unangenehmen Gefühle hingegen durch lösungsorientierte Maßnahmen beendet (beispielsweise angemessene positive Ziele setzen, realistisches Üben einplanen, bei Schmerzen mit kleinen Schritten arbeiten), dann entwickelt sich im Lauf der Zeit eine konstruktive Eigendynamik (Ludwig 2000). Eine besondere Rolle spielen dabei der innere Dialog und das Erzeugen positiver Bilder. Durch Achtsamkeit kann der Übende seinen inneren Dialog wahrnehmen, positive Äußerungen darin integrieren und sich visuell vorstellen, wie ein realistischer zukünftiger Erfolg aussehen könnte.

Wird ein innerer Dialog als harte Selbstkritik geführt, so ist er von negativen Aussagen geprägt: „Ich kann das nicht. Das geht ja überhaupt nicht!" Wenn man dasselbe Thema positiv formuliert, entstehen Aussagen wie: „Ich bin gespannt, nach wie vielen Tagen ich das kann!" Oder: „Jetzt geht es zwar noch nicht, aber wenn ich dran bleibe wird es besser werden." Eine solche positive Einstellung und positive Bilder führen zu der Bereitschaft, das eigene Verhalten zielgerichtet zu verändern.

Ein Gefühl erzeugt in der Regel einen mimischen Ausdruck. Dies kann auch umgekehrt genutzt werden (Ekmann et al. 1983). Deshalb kann man durch einen entspannten, freundlichen Gesichtsausdruck die eigene emotionale Befindlichkeit ändern und die körperliche Anspannung lösen. Der Übende sollte dazu ermuntert werden, diese Methode zu verwenden, denn Üben sollte Freude machen.

Hier können Therapeut oder Lehrerin als Vorbild dienen, indem sie eine positive Haltung demonstrieren, die dann auf den Übenden übergeht. Aus diesem Grund sollte man immer sorgfältig darauf achten, wie man Erklärungen formuliert und Übungen demonstriert. Es ist wichtig, keine negativen Sätze zu verwenden wie etwa: „Nicht den Atem anhalten!" Stattdessen empfehlen sich positive Formulierungen wie: „Atmen Sie einfach natürlich weiter!"

Fehlerkorrektur

Korrigiert man Fehler des Übenden, so kann dieser das als Kränkung werten, wodurch sich seine Übungsmotivation verringert. Um Kränkungen zu vermeiden, sollte man deshalb nicht auf dem Gegensatz „richtig" oder „falsch" beharren, sondern mit ergänzenden Vorschlägen arbeiten. Das tut man, indem man den Übenden anregt, Variationen auszuprobieren und Vergleiche anzustellen: „Welche Bewegung fühlt sich gut an?" Oder: „Welche Bewegung erscheint leichter, angenehmer oder wirkungsvoller?"

Falls ein Fehler während eines Bewegungsablaufs unterläuft, empfiehlt es sich, die Bewegung nicht zu unterbrechen, sondern sie erst abschließen zu lassen – allerdings nur, sofern keine Verletzungsgefahr besteht. Anschließend wird die richtige Bewegung als Variation erklärt, damit der Patient vergleichen kann und erst dann die vorgeschlagene Bewegung wiederholt. Grundsätzlich sollte verdeutlicht werden, dass ein erweitertes Repertoire bereits einen Erfolg darstellt (Hotz u. Weineck 1988).

Eine Fehlerkorrektur findet auch dadurch statt, dass jede noch so kleine Veränderung in die erwünschte Richtung hervorgehoben und der Fortschritt bestätigt wird. Durch viele kleine Fortschritte entsteht langsam eine Verbesserung, und das Gefühl eines Erfolges bleibt bestehen.

Kontrolle in Unterricht oder Therapie

Natürlich sollte man erklären können, weshalb bestimmte Übungen ausgeführt werden sollten. Eine rationale Begründung stärkt die Motivation des Übenden. Außerdem muss man ihn fragen, ob er die Übungen verstanden hat, um sicherzustellen, dass er sie korrekt ausführt. Noch wichtiger ist es, sich vom Übenden alles demonstrieren zu lassen und dabei zuzusehen. Arbeitet er selbstständig, so sollte man die Übungen aufschreiben oder mit einer einfachen Zeichnung verdeutlichen, damit er sich besser daran erinnern kann.

In einem therapeutischen Kontext ist es auch wichtig, sich zu erkundigen, wie der Patient beim Üben zu Hause zurechtgekommen ist, bevor man ihn bittet, die Übungen zu demonstrieren. Dann kann man sein Übungsverhalten bestätigen, indem man Erfolge hervorhebt, und Fehler, die sich eingeschlichen haben, korrigiert. Hat der Patient nicht geübt, erkundigt man sich nach den Hindernissen und danach, was hilfreich sein könnte. Manche Patienten finden es nützlich, eine Liste mit ihren Erfolgen zu führen.

LITERATUR

Abraham, C., P. Sheeran, 2000. Understanding and changing health behaviour: From health beliefs to self-regulation. In: P. Norman, C. Abraham, M. Conner (Hrsg.), Understanding and changing health behaviour. Harwood: Amsterdam, S. 3–24

Ainslie, G., 2005. Precis of breakdown of will. Behav. Brain Sci. 28, S. 635–673

Bandura, A., 2000. Cultivate self-efficacy for personal and organizational effectiveness. In: E. A. Locke (Hrsg.), Handbook of principles of organizational behaviour. Blackwell: Oxford

Bandura, A., 1986. Social foundations of thought and action: A social cognitive theory. Englewood Cliffs: New York

Ekman, P., R. W. Levenson, W. V. Friesen, 1983. Autonomic nervous system activity distinguishes among emotions. Science 21, S. 1.208–1.210

Gollwitzer, P. M., 1999. Implementation intentions: Strong effects of simple plans. Am. Psychol. 54, S. 493–503

Hotz, A., J. Weineck, 1988. Optimales Bewegungslernen: Anatomisch-physiologische und bewegungspsychologische Grundlagenaspekte des Techniktrainings. Perimed: Erlangen

Kuhl, J., 1985. Volitional mediators of cognitive-behavior consistency: Self-regulatory processes and actions versus state of orientation. In: J. Kuhl, J. Beckmann (Hrsg.), Action control: From cognition to behaviour. Springer: Berlin, S. 101–128

Lawlor, D. A., B. Hanratty, 2001. The effect of physical activity advice given in routine primary care consultations: A systematic review. J. Public Health Med. 23, S. 219–226

Lewis, B. A., B. H. Marcus, R. R. Pate et al., 2002. Psychosocial mediators of physical activity behavior among adults and children. Am. J. Prev. Med. 23, S. 409–418

Ludwig, P. H., 2000. Imagination. Leske+Budrich: Opladen

McClure, S. M., D. I. Laibson, G. Loewenstein u. a, 2004. Separate neural systems value immediate and delayed monetary rewards. Science 306, S. 503–507

Marcus, B. H., P. M. Dubbert, L. H. Forsyth et al., 2000. Physical activity behavior change: Issues in adoption and maintenance. Health Psychol. 19, S. 32–41

Mason, S., C. Butler, 1999. Health behavior change: A guide for practitioners. Churchill Livingstone: London

Maurer, R., 2009. Kleine Schritte, die Ihr Leben verändern: Kaizen für die persönliche Entwicklung. VAK: Kirchzarten

Miller, W. R., S. Rollnick, 2009. Motivierende Gesprächsführung. Lambertus: Freiburg i. Br.

Miller, W. R., S. Rollnick, 1995. What is motivational interviewing? Behav. Cogn. Psychother. 23, S. 325–334

Premack, D., 1970. Mechanisms of self-control. In: W. A. Hunt (Hrsg.), Learning mechanisms in smoking. Aldine: Chicago, S. 107–123

Prochaska, J. O., C. C. DiClemente, 1983. Stages and processes of self-change of smoking: Toward an integrative model of change. J. Consult. Clin. Psychol. 51, S. 390–395

Smitherman, T., D. E. Kendzor, K. B. Grothe et al., 2007. State of the art review: Promoting physical activity in primary care settings. A review of cognitive and behavioral strategies. Am. J. Lifestyle Med. 1, S. 397–409

Sniehotta, F., U. Scholz, R. Schwarzer et al., 2005. Bridging the intention-behaviour gap: Planning, self-efficacy, and action control in the adoption and maintenance of physical exercise. Psychology and Health 20, S. 143–160

Weinstein, N. D., 2003. Exploring the links between risk perceptions and preventive health behavior. In: J. Suls, K. Wallston (Hrsg.), Social psychological foundations of health and illness. Blackwell: Oxford, S. 22–53

4

5 Übungen, die auf die Kunst der Yoga-Atmung vorbereiten

Einleitung

Der Atem ist die Quelle unserer Lebensenergie. Einzuatmen bedeutet wesentlich mehr als einfach nur Luft einzusaugen, es bedeutet auch, kreativ zu sein, und zwar in einem sehr tiefen, komplexen Sinn. Darauf verweist die übertragene Bedeutung des medizinischen Begriffs „Inspiration". Beim Ausatmen wiederum stoßen wir nicht nur Luft aus, wir entspannen uns und lassen los, am Ende auch das Leben selbst. Diese Verbindung zwischen Leben, Tod und Atem findet sich in vielen Religionen und philosophischen Systemen. In der Bibel steht: „Gott schuf den Menschen aus Staub und blies ihm den Lebensatem in die Nase; so wurde der Mensch zu einem lebendigen Wesen." In den alten indischen Schriften, die von besonderer Bedeutung für Yoga sind – den Veden, den Upaniṣaden, den Yoga-Sūtras und der Haṭha-Yoga-Pradīpikā –, wird der Atem als essenzieller Lebensprozess bezeichnet.

Unser Leben beginnt mit der ersten Einatmung und endet mit der letzten Ausatmung. Ohne Flüssigkeit können wir etwa vier Tage überleben, ohne feste Nahrung etwa vier Wochen, aber ohne zu atmen nur zwei bis drei Minuten. Zudem verbindet der Atem unseren inneren Körper mit der Umgebung. Philosophisch ausgedrückt stellt er die Verbindung zwischen Individuum und Universum her. Der Atem hat aber auch Bezug zu physischen und psychologischen Aspekten, er ist mit sämtlichen Körpersystemen verknüpft. Daher müssen wir dafür sorgen, dass unsere Atmung und alle damit verbundenen Strukturen und Funktionen so gut wie irgend möglich

arbeiten. Da die Atmung eine so grundlegende Stellung einnimmt, folgt zur Vorbereitung auf die praktischen Abschnitte dieses Kapitels zunächst eine kurze Einführung in ihre Anatomie und Physiologie.

Anatomie und Physiologie der Atmung

Äußere und innere Atmung

Die Atmung besteht aus zwei Prozessen, der äußeren und der inneren Atmung. Dabei umfasst die äußere Atmung alle Vorgänge, die mit der Aufnahme von Sauerstoff und der Beseitigung von Kohlendioxid durch die Lunge zu tun haben. Unter der inneren Atmung, auch Zellatmung genannt, versteht man die Stoffwechselprozesse, die für den Energiegewinn der Zellen sorgen, wobei es auch hier um die Aufnahme von Sauerstoff und die Ausscheidung von Kohlendioxid geht. Dadurch werden die Zellen regeneriert. Die äußere Atmung dient zudem weiteren Funktionen, zum Beispiel dem Riechen, und sie erzeugt Geräusche: beim Sprechen und Singen, beim Lachen und beim Husten (Hauke 1980).

Die Atemwege

Die Luft strömt zunächst durch die Nasenlöcher, dann durch die Nasenhöhle und die Nasennebenhöhlen in den Körper. Es folgt

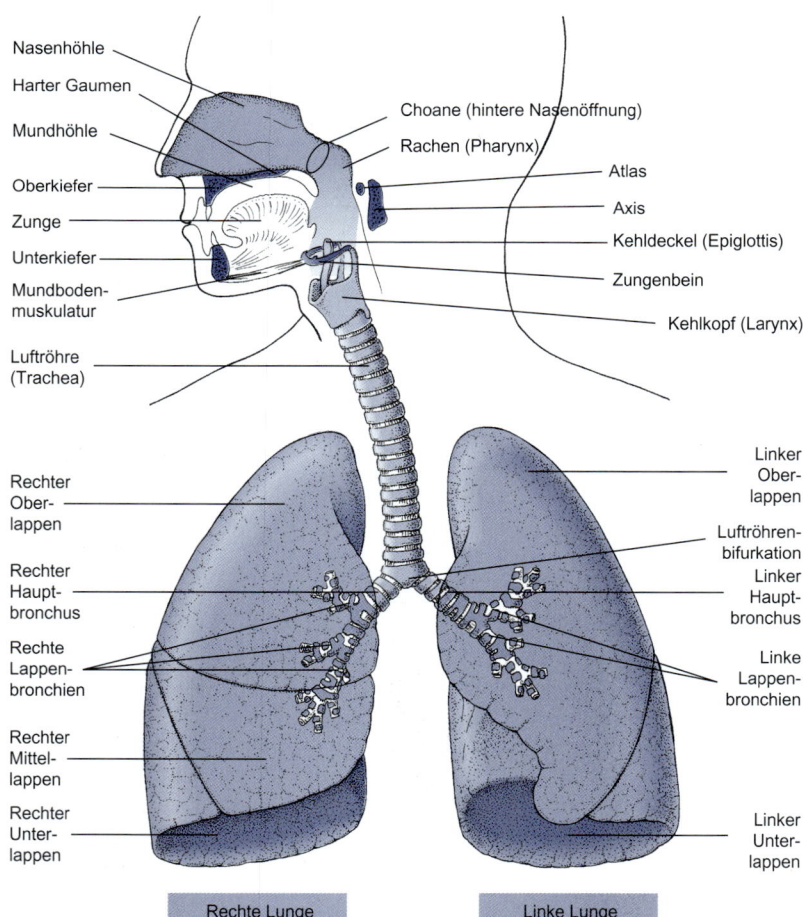

Nasenhöhle
Harter Gaumen
Mundhöhle
Oberkiefer
Zunge
Unterkiefer
Mundboden-
muskulatur
Luftröhre
(Trachea)

Choane (hintere Nasenöffnung)
Rachen (Pharynx)
Atlas
Axis
Kehldeckel (Epiglottis)
Zungenbein
Kehlkopf (Larynx)

Rechter
Ober-
lappen
Rechter
Haupt-
bronchus
Rechte
Lappen-
bronchien
Rechter
Mittel-
lappen
Rechter
Unter-
lappen

Linker
Ober-
lappen
Luftröhren-
bifurkation
Linker
Haupt-
bronchus
Linke
Lappen-
bronchien
Linker
Unter-
lappen

Rechte Lunge   Linke Lunge

Abb. 5.1 Oberer und unterer Atmungsapparat

der Rachen, der in drei Teile untergliedert wird: 1. der Nasenrachen, der durch die eustachische Röhre mit den Ohren verbunden ist, 2. der Mundrachen, wo sich Speise- und Atemweg kreuzen, und 3. der mit dem Kehlkopf verbundene Schlundrachen (➤ Abb. 5.1). Die Strukturen von den Nasenlöchern bis hin zum unteren Rachenraum bilden die oberen Atemwege, mit dem Kehlkopf beginnen die unteren Atemwege. Beim Schlucken wird der Kehlkopf durch den Kehldeckel verschlossen, um den Luftstrom zu unterbinden. Im Kehlkopf wird die Stimme erzeugt. Hier entsteht ferner der Hustenreflex, der die unteren Strukturen – Luftröhre, Bronchien, Bronchiolen und Alveolen oder Lungenbläschen – schützt. Die beiden Lungenflügel enthalten etwa 300 Millionen Alveolen, die von Kapillaren, feinsten Verästelungen von Arterien und Venen, umgeben sind (➤ Abb. 5.2). Zwischen Alveolen und Kapillaren befindet sich eine Membran, durch die der Gasaustausch (Sauerstoff und Kohlendioxid) stattfindet.

Überzogen ist die Lunge vom Brustfell (Pleura), das die Verbindung zur Wand des Brustkorbs (Thorax) bildet. Das Brustfell besteht aus zwei Blättern, dem Lungenfell (Pleura visceralis) und dem Rippenfell (Pleura parietalis). Diese beiden Schichten können nicht voneinander getrennt werden, da sie aneinander haften, aber sie sind gegeneinander verschieblich. Dadurch folgen die Lungenflügel passiv der Bewegung des Brustkorbs.

Normalerweise atmen wir durch die Nase ein und aus. Die warme Luft der Ausatmung trägt dazu bei, die dort befindlichen Blutgefäße zu erweitern, wodurch die Blutversorgung verbessert wird.

Beim Einatmen wird die Luft in der Nase befeuchtet, gewärmt, gereinigt und durch den Geruchssinn auf ihre Bestandteile untersucht.

Die Atemmuskulatur

Die Inspirationsmuskeln

Die wichtigsten Atemmuskeln sind das Zwerchfell und die äußeren Zwischenrippenmuskeln. Beteiligt sind allerdings auch Teile der inneren Zwischenrippenmuskeln (Netter 2006).

Das Zwerchfell ist eine kuppelförmige Muskel-Sehnen-Platte, die Brust- und Bauchhöhle voneinander trennt (➤ Abb. 5.3). An den oberen drei Lendenwirbelkörpern ist es mit zwei Crura befestigt, Muskel-Sehnen-Strängen, die auch als „Zwerchfellpfeiler" bezeichnet werden. Befestigt ist es ferner am M. psoas und am M. quadratus lumborum, den unteren sechs Rippen und ihren Knorpeln sowie dem Schwertfortsatz des Brustbeins. Eine gute Funktion des Zwerchfells unterstützt andere Körperstrukturen und umgekehrt.

Bei der Einatmung zieht sich das Zwerchfell zusammen und seine zentrale Sehnenplatte bewegt sich einige Zentimeter weit nach unten. Der Brustkorb weitet sich. Die unteren Rippen werden angehoben, wodurch sich auch der untere Brustkorb weitet. Durch Anheben der oberen Rippen erweitert sich der anteroposteriore

5

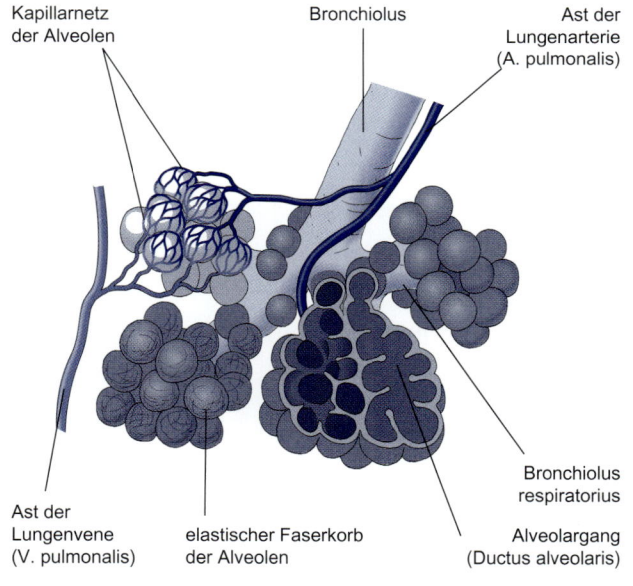

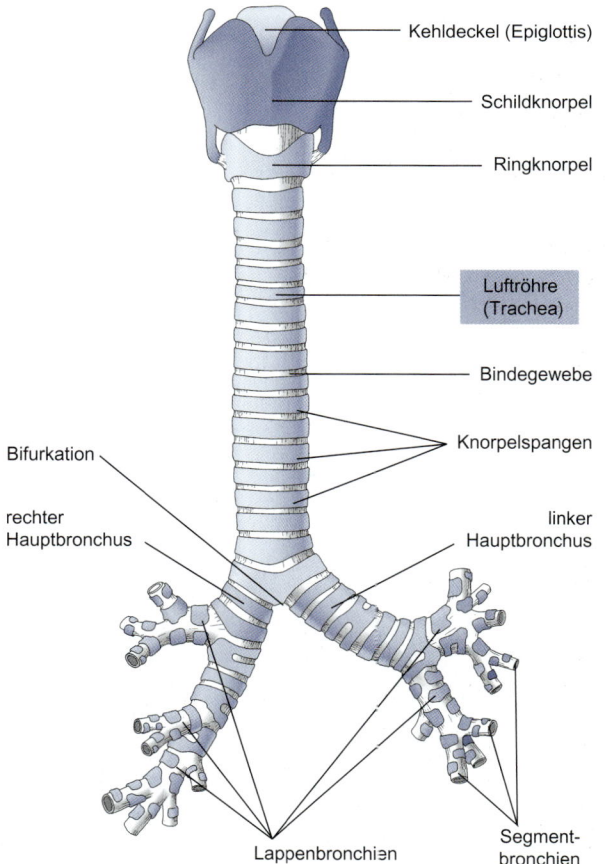

Abb. 5.2 Die Alveolen

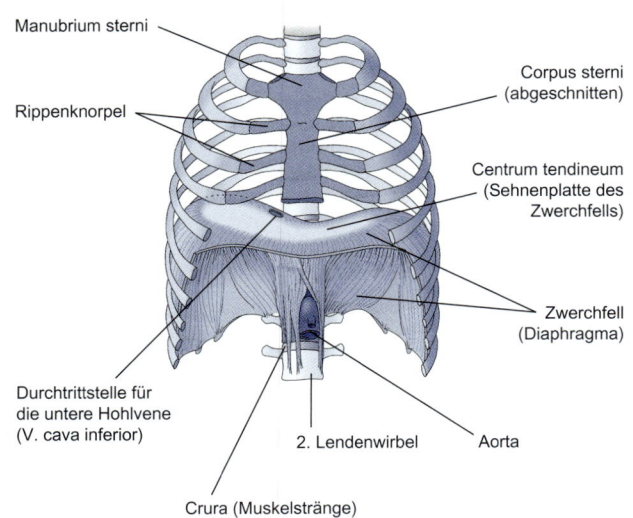

Abb. 5.3 Das Zwerchfell

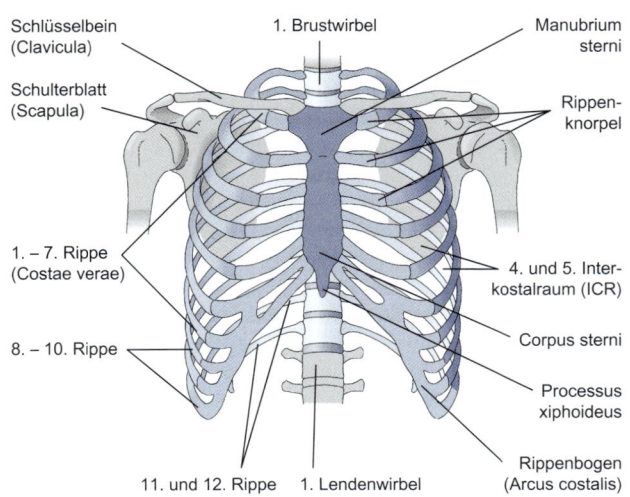

Abb. 5.4 Der Brustkorb

Durchmesser des Brustraums. Die Organe unterhalb des Zwerchfells beeinflussen dessen Beweglichkeit und die Art und Weise, wie die Atmung erfahren wird. Auf der rechten Seite, oberhalb der Leber, ist die Kuppel des Zwerchfells höher als über Magen und Milz auf der linken Seite. Das liegt daran, dass die Leber fester und weniger komprimierbar ist als Magen und Milz. Wenn wir die Atmung im Bereich des Zwerchfells achtsam wahrnehmen, spüren wir beim Einatmen mehr Widerstand auf der rechten Seite. Durch die Verschieblichkeit der Leber kann dieser Unterschied durch entsprechende Übung ausgeglichen werden. Beim normalen Ausatmen entspannt sich das Zwerchfell; die Kuppel bewegt sich einige Zentimeter nach oben, und die Lunge zieht sich passiv zusammen.

Neben dem Zwerchfell als wichtigstem Atemmuskel gibt es eine Reihe sogenannter Atemhilfsmuskeln: M. sternocleidomastoideus, Mm. scalenus anterior, medius und posterior (letzterer ist teilweise an den die Oberseite der Lunge bedeckenden Faszien befestigt), Mm. serratus anterior, pectoralis minor und erector spinae.

Beim Einatmen wird die Luft durch ein aktives Ausdehnen der Brusthöhle in die Lunge gesogen. Das Zwerchfell zieht sich zusammen und bewegt sich einige Zentimeter weit nach unten. Das ist für 75 % der Luftaufnahme beim normalen Atmen verantwortlich. Werden zu Beginn des Einatmens die seitlichen Rippen angehoben, so kann das die Bewegung des Zwerchfells verstärken. Angehoben werden die Rippen durch die Zwischenrippenmuskeln, was für die restlichen 25 % der Luftaufnahme verantwortlich ist. Durch Kombination beider Vorgänge kann die normale Atmung sehr tief und dennoch sehr fein werden. Auf dieser Kombination basieren die in diesem Kapitel vorgestellten Atemtechniken. Dieses feine, bewusste, tiefe Atmen unterscheidet sich deutlich von einem forcierten Atmen, bei dem die Atemhilfsmuskeln eingesetzt werden. Diese sind bei einer normalen, ruhigen Atmung nicht sehr aktiv.

Expirationsmuskeln

Die normale, ruhige Ausatmung erfolgt passiv. Das Zwerchfell entspannt sich und bewegt sich einige Zentimeter in Richtung

Hals. Rippenknorpel und Rippen werden durch den M. transversus thoracis und die Zwischenrippenmuskeln gesenkt, wodurch der Brustkorb verengt wird und Luft aus der Lunge entweicht. Die Aktivität aller Bauchmuskeln und des M. latissimus dorsi bewirkt ein forciertes Ausatmen, das – wie das forcierte Einatmen – für die hier vorgestellten Atemtechniken nicht relevant ist. Vielmehr werden die Hilfsmuskeln bei diesen Techniken auf ausgewogene, achtsame Weise eingesetzt, um die beim Üben eingenommene Sitzhaltung zu verbessern und zu stabilisieren.

Der Brustkorb

Die Brustwirbel, die Rippen und das Brustbein bilden den Brustkorb, das Skelett der Brust (➤ Abb. 5.4). Der Brustkorb schützt die darin enthaltenen Organe. Außerdem sind am Brustkorb die Atemmuskeln befestigt.

Die Rippen und ihre Bewegungen beim Ein- und Ausatmen

Wir besitzen zwölf Rippenpaare. Die oberen sieben Rippen („echte Rippen" genannt) sind direkt durch separate Rippenknorpel mit dem Brustbein verbunden Die Rippenpaare 8–12 werden als „unechte Rippen" bezeichnet. Die Knorpel der achten, neunten und zehnten Rippe sind miteinander verschmolzen. Sie bilden den Rippenbogen und sind mit dem Knorpel der siebten Rippe verbunden. Die elfte und zwölfte Rippe, als freie Rippen bezeichnet, sind nur mit den Brustwirbeln, nicht jedoch mit dem Brustbein verbunden. Auch alle anderen Rippen sind mit den Brustwirbeln verbunden.

Zwischen Rippenköpfen, Wirbelkörpern und Bandscheiben liegen die Kostovertebralgelenke. Die Kostotransversalgelenke wiederum befinden sich zwischen den Rippenhöckern und der Spitze der Querfortsätze. Durch die vielen Ebenen, die sich durch die verschiedenen Segmente der Brustwirbelsäule und die korrespondierenden Rippen ergeben, entstehen Rippenbewegungen in verschiedenen Ebenen um verschiedene Achsen. Dadurch entsteht beim Ein- und Ausatmen ein sehr komplexes Bewegungsmuster der Rippen. Die drei wichtigsten Bewegungsrichtungen können wie folgt beschrieben werden: 1. Das Heben der unteren Rippen vergrößert den transversalen (queren) Durchmesser des Brustkorbs; 2. das Heben der oberen Rippen vergrößert den anteroposterioren Durchmesser des Brustkorbs und hebt diesen an; 3. das Heben der mittleren Rippen vergrößert beide Durchmesser. Die elfte und zwölfte Rippe bewegen sich so auseinander, dass mehr Raum im unteren Brustkorb geschaffen wird (Kapandji 2009).

Weil Pleura visceralis und Pleura parietalis aneinander haften, bewirkt diese Ausdehnung des Brustkorbs auch eine Ausdehnung des Brustraums, in dem sich die Lungenflügel befinden. Durch diese Ausdehnung sinkt der Druck in der Brusthöhle gegenüber dem in der Bauchhöhle und außerhalb des Körpers ab. Das wiederum erhöht den venösen Rückstrom in den rechten Vorhof des Herzens, wodurch die Lunge mehr Blut für den Gasaustausch erhält. Gleichzeitig wird mehr Luft in die Lunge gesaugt, um Sauerstoff für diesen Austausch zu liefern. Beim normalen Ausatmen kehren sich diese Bewegungen passiv um, während sie beim forcierten Ausatmen mit den Atemhilfsmuskeln verstärkt werden.

Durch ihre Befestigung über die vorderen Sägezahnmuskeln (Mm. serratus anterior) sind die Schulterblätter ebenfalls eng mit den Rippen verbunden. Deshalb ist es für die Atmung wichtig, dass die Schulterblätter gut beweglich sind.

Die Wirbelsäule

Für die Wirbelsäule sind Stabilität und Flexibilität gleichermaßen wichtig. Werden beim Einatmen die Bauchmuskeln ausreichend aktiviert, so stabilisiert dies die Lendenwirbelsäule. Durch Kontraktion der Beckenbodenmuskulatur bewegt sich das Kreuzbein so, dass die Wirbelsäule gelängt wird (Gegennutation).

Die Brustwirbelsäule geht in eine leichte Rückbeuge. B. K. S. Iyengar (2010a) beschreibt das elegant so, dass der neunte Brustwirbel und das Brustbein sich leicht auf das Kinn zubewegen. Dadurch wird die physiologische Krümmung der Wirbelsäule flacher (Hartman 1997). Eine gute Beweglichkeit der Kostovertebralgelenke ist nicht nur wichtig für die Atmung, sie verbessert auch die Blutversorgung und die Drainage des Grenzstrangs des Sympathikus, der in der Nähe dieser Gelenke verläuft.

Das Brustbein

Beim Einatmen bewegt sich das Brustbein nach vorne und aufwärts, wobei die Vorwärtsbewegung des oberen Brustbeins stärker ist als die des unteren (Kapandji 2009). Beteiligt an diesem für die Rippenbewegung bedeutsamen Vorgang sind verschiedene Bewegungen der Rippenknorpel, der Brustbein-Rippen-Gelenke und der kostochondralen Verbindung. Für die Beweglichkeit des Brustbeins von besonderer Bedeutung ist der M. transversus thoracis, der deshalb gedehnt und mobilisiert werden sollte.

Der Austausch von Sauerstoff und Kohlendioxid zwischen Alveolen und Blutgefäßen

Als Alveolen oder Lungenbläschen bezeichnet man die Säckchen an den Enden der Bronchiolen. Sie sind von feinen Blutkapillaren umgeben. Ausgekleidet sind die Alveolen mit extrem dünnem Epithelgewebe; von den Kapillaren getrennt sind sie durch Membranen. Die Sauerstoffkonzentration ist in den Alveolen höher als in den Kapillaren, weshalb der Sauerstoff passiv in die Kapillaren diffundieren kann. In den Kapillaren hingegen ist die Konzentration von Kohlendioxid höher, weshalb dieses in die Alveolen diffundiert. Die sauerstoffarme und kohlendioxidreiche Luft wird durch die Ausatmung entfernt, während der frische, in die Kapillaren gelangte Sauerstoff durch die roten Blutzellen in alle Gewebe und Organe des Köpers transportiert wird.

Macht man sich diese Vorgänge bewusst, so erkennt man, wie wichtig ein gutes Atemmuster ist, um eine ausreichende Versorgung mit Sauerstoff zu gewährleisten, um das Säure-Basen-Gleichgewicht aufrechtzuerhalten und um die Funktion sämtlicher Körpersysteme zu unterstützen. Außerdem ist die Atmung von großer Bedeutung für den Bewegungsapparat und seine Funktionen, zum Beispiel für Körperübungen. Umgekehrt trägt das regelmäßige Üben von Atemtechniken zu einer guten Lungenfunktion bei. Auch Körperübungen und eine gute Körperhaltung führen dazu, dass die Alveolen erheblich besser mit Luft und die Kapillaren besser mit Blut versorgt werden.

Rhythmus und Volumen der Atmung

Zwischen dem normalen Atemvolumen von 500 ml und der maximalen Lungenkapazität von bis zu 5 Litern besteht ein erheblicher Unterschied (Martini u. Nath 2008). Beim ruhigen Atmen werden die wichtigsten Atemmuskeln für die Einatmung eingesetzt; die Ausatmung geschieht passiv durch eine elastische Entspannung. Die Betonung kann entweder auf der Kontraktion des Zwerchfells liegen oder auf dem Heben der Rippen durch die Kontraktion der äußeren Zwischenrippenmuskeln, wodurch das Volumen des Brustkorbs vergrößert und Luft in die Lunge gesaugt wird. Die normale Zwerchfellatmung ist tiefer und umfasst 75 % des Gesamtvolumens, die Rippenatmung ist mit 25 % des Gesamtvolumens flacher. Unterschieden werden kann ferner zwischen einer hohen Schlüsselbeinatmung, einer mittleren Rippenatmung und der Zwerchfellatmung (Iyengar 2010a). Bei einer vollen Atmung im Yoga können alle Bereiche integriert werden. Am größten ist die Kapazität, wenn die Rippen gehoben werden, während das Zwerchfell nach unten abgesenkt wird. Bei der forcierten Atmung werden die inspiratorischen und exspiratorischen Atemhilfsmuskeln eingesetzt. Im Allgemeinen bewegt eine ruhige, tiefe Atmung jedoch mehr Luft als ein forciertes, geräuschvolles Atmen. Die normale Atemfrequenz beträgt 12–18 Atemzüge pro Minute; bei Kindern ist sie etwas höher. Gelenkt wird sie vom Atemzentrum in der Medulla oblongata, beeinflusst von der Sauerstoff- und Kohlendioxidkonzentration im Blut, dem autonomen Nervensystem und unseren Emotionen. Zudem passt die Atmung sich an unsere Bewegungen an (Hauke 1980).

5

Beziehung zwischen Atmung und anderen Körpersystemen

Da die Atmung den Köper mit Sauerstoff versorgen und Kohlendioxid aus ihm entfernen muss, steht sie mit allen durchbluteten Geweben des Körpers in Verbindung. Es bestehen jedoch noch eine Reihe besonderer Beziehungen zwischen Atemsystem und anderen Körpersystemen: Brustkorb und Wirbelsäule umgeben schützend die Lunge; die Rippenbewegungen sind von Bedeutung für Aus- und Einatmung. Im Brustbein erfolgt die Produktion der roten Blutzellen, welche auch durch Bewegung angeregt wird. Muskeln kontrollieren und erzeugen Atemfluss, Atembewegungen und die damit verbundenen Geräusche. Das Nervensystem überwacht Rhythmus und Volumen der Atmung sowie die Blutgaskonzentration. Adrenalin und Noradrenalin stimulieren die Atmung. In besonderer Beziehung zum Atemsystem steht das Herz-Kreislauf-System. Herz und Lunge sind durch Venen und Arterien miteinander verbunden. Die roten Blutzellen transportieren Sauerstoff und Kohlendoxid zwischen Lunge und Geweben. In den Lungenkapillaren werden an der Regulierung des Blutdrucks beteiligte Konversionsenzyme produziert (Martini u. Nath 2008). Die rhythmischen Bewegungen des Zwerchfells stimulieren durch Druckveränderungen in Bauch- und Brusthöhle den Flüssigkeitstransport in den Arterien, Venen und Lymphgefäßen. Die Zwerchfellbewegungen vergrößern den venösen Rückstrom zum Herzen und verbessern die Blutversorgung der Herzkranzgefäße. Die Herzfrequenz sinkt (Roth 2008). Der vermehrte Flüssigkeitstransport stärkt das Immunsystems und generell die Gesundheit der Gewebe. Ferner verbessert er die Beweglichkeit und daher die Funktionen der Bauch- und Brustorgane. Die Atmung ist sowohl ein bewusster als auch ein unbewusster Vorgang, der diese beiden Bereiche verbindet.

Auch hier wird deutlich, dass eine gute Atmung und damit verbundene Körperübungen sich positiv auf die Gesundheit auswirken, präventiv wie therapeutisch. Von entscheidender Bedeutung ist es jedoch, diese Vorgänge nicht zu forcieren, sondern mit ihnen auf sensible, achtsame Weise zu kommunizieren.

Vorbereitung für Prāṇāyāma, die Kunst der Yoga-Atmung

Einleitung

In den klassischen Yogaschriften wird Prāṇā als fundamentale Lebensenergie aller Lebewesen und des gesamten Universums bezeichnet. Zudem besteht eine enge Verbindung zwischen Prāṇā, Atem und Geist. Āyāma ist die Ausdehnung und Ausweitung dieser Energie, ihre Beherrschung, Verteilung und Speicherung. Prāṇāyāma ist der mit der Atmung befasste Aspekt von Yoga, der gut zu den oben dargestellten anatomischen und physiologischen Fakten passt. Patañjali (➤ Kap. 1) beschäftigt sich im zweiten Teil seiner Yoga-Sūtras mit Prāṇāyāma. In Vers II, 49 heißt es, Prāṇāyāma sei die Regulierung des ein- und ausströmenden Atemflusses (Iyengar 2010b). Vers II, 50 erklärt, in Prāṇāyāma gebe es drei präzise regulierte Bewegungen, ein verlängertes und feines Einatmen, Ausatmen und Anhalten. Und in Vers II, 51 (ebd. S.

204) erfahren wir: „Das vierte Prāṇāyāma-Stadium ist erreicht, wenn die Atembewegungen ohne bewusstes Wollen oder Bemühen ablaufen."

Aus der Anatomie und Physiologie der Atmung können wir ebenso wie aus den klassischen Yoga-Schriften erkennen, dass Präzision, Achtsamkeit und eine beharrliche Praxis wesentliche Grundlagen für Prāṇāyāma sind. Die grundlegenden Atembewegungen können aus anatomischer Sicht beschrieben werden, ein tieferes Verständnis entsteht jedoch durch die Praxis. Wie in ➤ Kapitel 2 dargestellt, spielen die Sinnesorgane eine wichtige Rolle, wenn man konzentriert, achtsam und ruhig üben will. Deshalb ist die Wahrnehmung von Augen, Ohren, Nase, Zunge und Haut auch ein zentraler Aspekt der Prāṇāyāma-Praxis. Wichtig ist ferner ein weiches, gelöstes Gefühl an der Schädelbasis und im Rachen. Wie immer beim achtsamen Üben müssen die Sinne beruhigt werden. Prāṇāyāma ist eine sehr feine, subtile Praxis, deren Ziel es ist, die Atemfähigkeit und die Funktionen des mit allen Körpersystemen vernetzten Atemsystems zu verbessern. Daher hat sie große Bedeutung für die Gesundheit und wirkt wie eine Medizin. Sie verändert Frequenz, Tiefe und Qualität der Atmung, wodurch diese effizienter und wirkungsvoller wird. Zudem fördert Prāṇāyāma die Achtsamkeit und beruhigt Geist, Herz, Nerven und Sinne. Dadurch wird die konstante Stimulation, der wir unterliegen, reduziert, und der Geist kann sich wesentlich besser erholen. Die Yoga-Meister alter Zeiten sagen, wir seien mit einer begrenzten Anzahl von Atemzügen geboren, die wir nicht zu rasch aufbrauchen sollten (Roth 2008).

Moderne Forschungen über Prāṇāyāma

Zur Yoga-Praxis im Allgemeinen, aber auch zu Prāṇāyāma gibt es zahlreiche Studien, die bestätigen, dass die lange Tradition der Yoga-Atmung als Ergänzung zur medizinischen Behandlung von Asthma sinnvoll ist (Vedanthan et al. 1998, Singh et al. 1990). Weitere Forschungen zu diesem Thema sind gewiss lohnenswert.

Unter anderem hat sich gezeigt, dass die Einatmung durch das rechte Nasenloch das sympathische Nervensystem stimuliert (Telles et al. 1996). Bei einer Gruppe von Versuchspersonen, die über drei Monate hinweg langsame Atmung praktizierten, war ferner eine Zunahme der parasympathischen und eine Abnahme der sympathischen Aktivität zu beobachten (Pal et al. 2004). Prāṇāyāma scheint also eine Wirkung auf das autonome Nervensystem zu haben und folglich auch auf zahlreiche von durch autonome Dysfunktion hervorgerufene Erkrankungen. Eine Studie belegt beispielsweise eine positive Wirkung beim Reizdarmsyndrom (Taneja et al. 2004). Auch Wirkungen auf den Stoffwechsel konnten nachgewiesen werden. Bei Personen, die über neun Tage hinweg Āsanas, Prāṇāyāma und Meditation praktizierten, war eine signifikante Verbesserung des Blutzucker- und Cholesterinspiegels feststellbar (Bijlani et al. 2005). Dass die Praxis von Atemtechniken grundsätzlich positive Wirkungen auf die geistige und körperliche Energie und auf die Stimmung hat, ist allgemein bekannt.

Die praktische Erfahrung von Ein- und Ausatmung

Einleitung

Die Anweisungen für unsere im Liegen oder Sitzen geübten Atemtechniken stehen im Einklang mit den oben dargestellten anatomischen und physiologischen Fakten. Sie können als einleitende Schritte für Prāṇāyāma dienen, sowohl für Anfänger als auch für fortgeschrittene Übende. Tiefere Einblicke in die Kunst der Yoga-Atmung vermittelt B. K. S. Iyengars klassisches Lehrbuch *Licht auf Pranayama* (Iyengar 2010a).

Wer wenig Zeit hat, beschränkt sich auf eine der vorgestellten Techniken. Wenn mehr Zeit zur Verfügung steht, kann man sie miteinander oder mit anderen, komplexeren Techniken, wie sie in *Licht auf Pranayama* beschrieben werden, kombinieren. Erfahrene Übende können deren Prinzipien als Bausteine für eine Vielzahl von Techniken nutzen.

Besondere Aufmerksamkeit sollte auf ein achtsames Üben gelegt werden, damit alle Schichten des Körpers, wie in ➤ Kapitel 2 erläutert, durchdrungen werden. Erweitert sich der Atemraum durch bestimmte, später in diesem Kapitel beschriebene Haltungen, so können mehr Alveolen mit Luft gefüllt werden, was den für den Gasaustausch zur Verfügung stehenden Bereich vergrößert. Dadurch werden die Atemzüge länger und langsamer und mit jedem Atemzug strömt mehr Blut in die die Alveolen überziehenden Kapillaren. Folglich kann mit jedem Atemzug mehr Sauerstoff aufgenommen und mehr Kohlendioxid ausgeschieden werden (Roth 2008).

Sämtliche Prāṇāyāma-Techniken beginnen mit einer Ausatmung, um die Lunge zu leeren und zu befreien. Sie enden mit einer Einatmung, um das Herz zu unterstützen. Die Einatmung spürt man stärker im inneren, unteren Bereich der Nasennebenhöhlen, die Ausatmung mehr in deren äußerem, oberem Bereich (Iyengar 2010a). Lauscht man aufmerksam dem eigenen Atem, so klingt die Einatmung eher wie *sss*, die Ausatmung eher wie *hhh*. Normalerweise schließt man bei der Prāṇāyāma-Praxis behutsam die Augen und richtet den inneren Blick auf Höhe des Herzens. Gelegentlich kann man ein wenig die Augen öffnen, um die Sitzhaltung zu korrigieren, ohne die innere Stille zu unterbrechen. Die Mitte der Stirn bleibt entspannt. Auch die Ohren sind entspannt und lauschen dem Geräusch des Atems.

Im Folgenden werden zwei Haltungen vorgestellt, die für Atemübungen geeignet sind. In diesen Haltungen ist selbst die normale Atmung anders, bewusster und tiefer. Anschließend betrachten wir bestimmte Körperbereiche, die von besonderer Bedeutung für die Atmung sind. Die Integration dieser Aspekte in jeden einzelnen Atemzug bewirkt allmählich eine tiefe Atmung, die jedoch nicht forciert werden sollte. Die langjährige Erfahrung zeigt, dass eine behutsame, verfeinerte Atmung viele heilsame Wirkungen hat. Außerdem versorgt sie den Körper besser mit Sauerstoff als eine forcierte Atmung.

Die unterstützte Rückenlage (➤ Abb. 5.5)

Eine detaillierte Beschreibung findet sich in ➤ Kapitel 7 bei Supta Sukhāsana, einer Variante von Sukhāsana. Hier die zentralen Punkte: Richten Sie die Unterlage so ein, dass sie in der Höhe für Ihren Körper passt. Statt der abgebildeten Kissenrolle können Sie mehrere Decken verwenden, wenn Sie eine niedrigere Unterlage brauchen. Hinterkopf, Nacken und Kehle sollten entspannt, der Brustkorb geweitet sein, der untere Rücken entspannt, und der Unterbauch sollte leicht auf den Rücken sinken. Statt der abgebildeten Beinhaltung (Supta Sukhāsana) können auch Supta Vīrāsana oder Supta Baddha Koṇāsana (➤ Kap. 7) gewählt werden. Die Beine können aber auch ausgestreckt werden. Dann ist es eventuell angenehm, eine zusammengerollte Decke oder eine Kissenrolle unter die Knie oder Unterschenkel zu legen.

Die korrekte Sitzhaltung (➤ Abb. 5.6)

Setzen Sie sich in einer aufrechten, aber bequemen Haltung auf den Boden und kreuzen Sie die Beine. Finden Sie eine ausgewogene Haltung für Ihr Becken, indem Sie es abwechselnd nach vorne und nach hinten kippen, bis die Wirbelsäule sich mühelos aufrichten kann. Legen Sie die Hände mit nach oben gewandten Handflächen auf die Oberschenkel, sodass Ellbogen und Schultern sich leicht nach hinten und unten bewegen. Lassen Sie die Brust gehoben und die Kehle entspannt, neigen Sie behutsam den Kopf und lassen Sie den Nacken lang werden. Falls dadurch Spannungen in Hals oder Nacken entstehen, lassen Sie den Kopf lieber aufrecht. Halten Sie das Becken leicht nach vorne gekippt, während Sie den Unterbauch sanft in Richtung der Lendenwirbelsäule und des Zwerchfells saugen. Behalten Sie diese stabile Beckenposition bei, während Sie die seitlichen Rippen, das Brustbein und die oberen Rippen heben. All diese Haltungskorrekturen bereiten den Körper auf die korrekte Atmung vor. Alternativ können Sie auch in Vīrāsana (➤ Kap. 7) oder auf einem Stuhl sitzen.

Erfahrung einzelner, für die Atmung relevanter Bereiche

Die folgende Übung verbindet die anatomischen Grundlagen mit der praktischen Erfahrung der Atembewegungen und macht sie bewusst. Um die Wahrnehmung des Atemraums und der Bewegung zu verbessern, werden die Hände auf bestimmte Bereiche gelegt. Dort wird die Bewegung beim Ein- und Ausatmen erspürt. Lassen Sie die Hände jeweils 1–3 Minuten lang auf einem Bereich. Berührt wird der Körper erst mit den kleinen Fingern und Handkanten, dann werden langsam die ganzen Hände aufgelegt. Behutsam wieder abgehoben werden die Hände jeweils am Ende einer

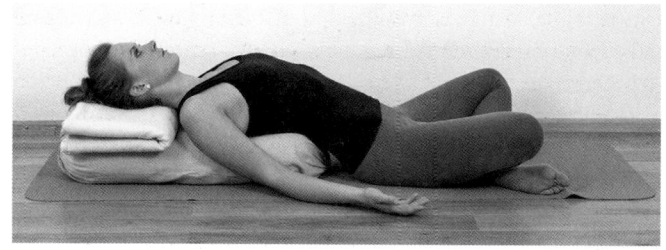

Abb. 5.5

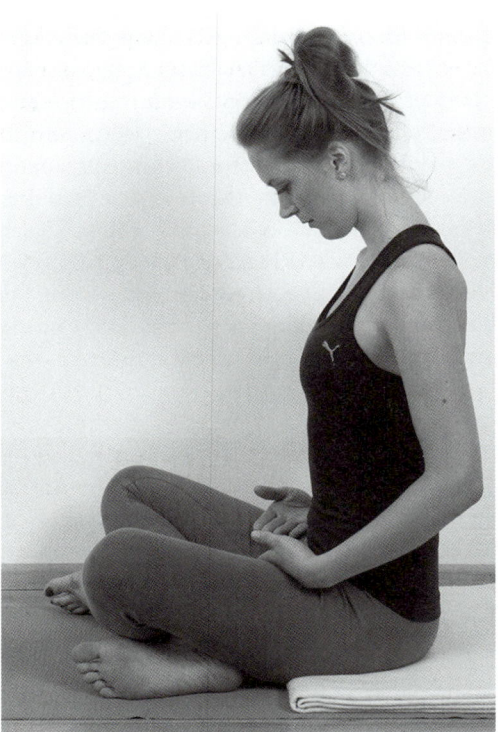

Abb. 5.6

Einatmung. Üben Sie dies in der Rückenlage oder im Sitzen. Aufgelegt werden die Hände auf die folgenden Bereiche:

- Rippenbögen
- unterer Rücken in der Lendengegend (die Handrücken verwenden)
- Brustbein und mittlere Rippen
- obere Rippen und Schlüsselbeine
- unterhalb des Nabels

Beim Ausatmen bewegt der Bereich unterhalb des Nabels sich sanft auf die Lendenwirbelsäule und das Zwerchfell zu. Das kann beim Einatmen beibehalten werden, indem man die Haut dieses Bereichs weiter behutsam in Richtung der darunter befindlichen Muskeln, der Lendenwirbelsäule und des Zwerchfells zieht.

Sobald Sie genügend Wahrnehmung für diese vorbereitende Technik entwickelt haben, können Sie sie üben, ohne die Hände einzusetzen. Allmählich können Sie immer mehr der genannten Bereiche in die Wahrnehmung jedes einzelnen Atemzugs integrieren.

Tiefe Einatmung in der Rückenlage

Beginnen Sie mit einer normalen, aber feinen Einatmung. Augen, Ohren, Nase, Zunge und Gesichtshaut bleiben dabei weich und entspannt. Integrieren Sie nun die folgenden Empfindungen in einen Atemzug:

- eine leichte Kontraktion der vorderen unteren Bauchwand, so als würden Sie sich behutsam von dort durch die darunter liegenden Muskeln und Organe auf die Lendenwirbelsäule und das Zwerchfell zu bewegen. Diese Bewegung kann man am unteren Bauch sehen und spüren,

- eine Ausdehnung der oberen Lendengegend und des Bereichs der freien Rippen,
- ein Anheben und Ausdehnen des unteren Brustkorbs,
- ein Anheben und Ausdehnen des mittleren und oberen Brustkorbs,
- das Gefühl einer sanften Dehnung der Haut über den Schlüsselbeinen.

Kurz gesagt, wandert die Einatmung vom Unterbauch durch alle Schichten des Körpers bis zur Haut über den Schlüsselbeinen.

Tiefe Ausatmung in der Rückenlage

Die Ausatmung ist hauptsächlich ein passiver Vorgang, bei dem die Atemmuskeln sich entspannen. In Prāṇāyāma wird besondere Aufmerksamkeit auf ein langsames, feines Ausatmen gelegt, um den Geist zu beruhigen. Diese langsame, kontrollierte Bewegung entsteht, wenn man die oberen Rippen zu Beginn der Ausatmung angehoben lässt und die Zwischenrippenmuskeln in diesem Bereich nur langsam entspannt. Um das Zusammensinken der freien Rippen zu verlangsamen, wird die Lendengegend kontrolliert. Am Ende der Ausatmung bleibt der Unterbauch entspannt, damit die Bewegung sanft endet. Bereiten Sie sich anschließend am Anfang der Einatmung darauf vor, dass die Bewegung im Unterbauch beginnt. Wenn es Ihnen nicht gelingen sollte, die obere Brust beim Ausatmen angehoben zu lassen, können Sie die Ausatmung verlangsamen, indem Sie spüren, wie dieser Bereich weich wird, und indem Sie dem inneren Geräusch des Atems lauschen.

Kurz gesagt, kann die Ausatmung von der oberen Brust durch alle Schichten des Körpers hindurch bis in den Unterbauch erspürt werden.

Tiefe Einatmung im Sitzen

Nehmen Sie die oben erläuterte korrekte Sitzhaltung ein. Richten Sie sich vom Unterbauch oder von Ihrem Schwerpunkt tief innen im Becken aus auf. Beginnen Sie die Einatmung, indem Sie die Lendengegend und die Rippenbögen weiten, um dann die unteren und mittleren Rippen, das Brustbein, die oberen Rippen und die Schlüsselbeine anzuheben. Bewegen Sie die Schulterblätter ein wenig auseinander. Eine wichtige Quelle für das Anheben des Brustbeins ist eine leichte Rückbeuge der Brustwirbelsäule. Der Abstand zwischen Brustwirbelsäule und Brustbein wird dabei größer.

Der Kopf kann, wie beschrieben, zur Brust geneigt, jedoch auch aufrecht gehalten werden. Bleibt er aufrecht, so kann seine Position auf der Halswirbelsäule korrigiert werden, indem man den Hinterkopf leicht vom Nacken weghebt, das Kinn dabei jedoch auf gleicher Höhe lässt. Diese Korrektur befreit den Bereich der Medulla oblongata, des untersten Gehirnteils, in dem sich das Zentrum für die Atemkontrolle befindet. Außerdem unterstützt diese Kopfbewegung das Heben des Brustbeins und der oberen Rippen, weshalb sie eine nützliche Korrektur am Ende der Einatmung und am Anfang der Ausatmung ist.

Werden diese feinen Korrekturen und Empfindungen in ein normales, ruhiges Atmen integriert, so vertieft sich die Einatmung. Üben Sie das 5–10 Minuten lang. Falls sich unangenehme

Gefühle melden, atmen Sie einfach normal weiter. Wenn Sie erschöpft sind, setzen Sie die normale Atmung in der unterstützten Rückenlage fort.

Tiefe Ausatmung im Sitzen

Wie erwähnt, soll die obere Brust am Beginn der Ausatmung gehoben bleiben. Unterstützt wird das durch eine Aufwärtsbewegung des Hinterkopfs, falls der Kopf beim Üben aufrecht gehalten wird. Das Anheben der Brust bewirkt, dass sich die Abwärtsbewegung der Rippen verlangsamt, wodurch wiederum die Ausatmung langsamer und feiner wird. Dass die Abwärtsbewegung beim Ausatmen vermieden oder verlangsamt wird, korrespondiert mit der Bewegung des Zwerchfells in Richtung Kopf. Man kann ihr mental im Inneren der Brust folgen. Wird die Mitte des Zwerchfells nach oben bewegt, so schafft dies Abstand zwischen diesem Zentrum und dem Zentrum des Beckenbodens. Wahrgenommen werden kann das als Säule zwischen diesen beiden Bereichen, die die gesamte Körperhaltung unterstützt. Das hält den Oberkörper davon ab, beim Ausatmen zusammenzusinken, und bereitet ihn darauf vor, sich beim Einatmen aufzurichten. Werden diese feinen Korrekturen und Empfindungen in das normale, ruhige Atmen integriert, so vertieft sich die Ausatmung. Üben Sie das 5–10 Minuten lang. Falls sich unangenehme Gefühle melden, atmen Sie einfach normal weiter. Wenn Sie erschöpft sind, setzen Sie die normale Atmung in der unterstützten Rückenlage fort.

Kombination dieser Techniken und die Erfahrung innerer Ruhe

Wählen Sie je nach körperlicher Verfassung die unterstützte Rückenlage, die korrekte Sitzhaltung oder eine Kombination aus beiden. Verbinden Sie nun die oben beschriebene tiefe Einatmung mit der tiefen Ausatmung. Lernen Sie das so sanft zu üben, dass keine Irritationen entstehen. Achten Sie zuerst besonders auf das Ende der Einatmung und das Ende der Ausatmung. Nehmen Sie dann die winzigen Pausen zwischen Ein- und Ausatmung wahr. Forcieren Sie diese Pausen nicht, beobachten Sie sie nur aufmerksam. Selbst wenn sie nur ganz kurz sind, führen sie zur Erfahrung einer inneren Stille und einer geistigen Ruhe hin.

Abschließende Überlegungen

Mit dieser Methode entsteht eine tiefe, volle Atmung, die jedoch nicht forciert ist. Die Atemhilfsmuskeln werden nicht für die Atembewegung eingesetzt, sondern nur dazu, die Körperhaltung zu stabilisieren und zu verfeinern. Wesentlich ist, dass die Muskeln von Schultern, Nacken und Hals entspannt sind. Auch die Gesichtsmuskeln sind entspannt, weshalb kein Zug auf Augen, Ohren, Nase, Haut und Zunge einwirkt. Das trägt dazu bei, das Gehirn und den Geist zu beruhigen. Wichtig ist auch das Gefühl eines freien Raums zwischen Zunge und Gaumen. Gefördert werden kann es, indem die obere Zahnreihe leicht von der unteren abgehoben wird. Kombinieren Sie dieses Gefühl mit einer leichten

Dehnung des Hinterkopfes vom Nacken weg. Diese Korrekturen wie auch das Atmen selbst werden feinfühlig und achtsam ausgeführt. Geübt werden sollten sie erst, wenn man eine gute Wahrnehmung für Körperhaltung und Bewegungen des Körpers erworben hat.

Ruhehaltungen und Übungen zur Vorbereitung auf Prāṇāyāma

Sämtliche Körpersysteme stehen mit dem Atemsystem in einer Wechselbeziehung. Deshalb beeinflussen alle Funktionen und Bewegungen des Körpers die Atmung und umgekehrt.

Bevor Sie sich mit den hier vorgestellten vorbereitenden Übungen auf Prāṇāyāma beschäftigen, sollten Sie folgende Fähigkeiten entwickeln:
1. eine gute Körperhaltung; wie wichtig sie ist, haben wir anhand der anatomischen und physiologischen Zusammenhänge erläutert,
2. ein Aufrichten der Wirbelsäule, da das Zwerchfell, die Rippen und viele Atemmuskeln damit verbunden sind,
3. eine gute Beweglichkeit der Gelenke zwischen den für die Atmung relevanten Knochenstrukturen und der „funktionellen Gelenke" zwischen damit verbundenen Weichgeweben,
4. eine gute Funktion der Atemmuskeln und deren Fähigkeit, sich zu kontrahieren und zu entspannen,
5. eine Vergrößerung des Atemraums",
6. ein Gleichgewicht zwischen der Belüftung und der Durchblutung der Lunge,
7. ein Ruhigwerden des Geistes.

Werden Atemtechniken geübt, nachdem man eine Reihe von Āsanas geübt hat, muss man zuerst zur Ruhe kommen. Zu diesem Zweck empfiehlt es sich, 10 Minuten lang in Śavāsana (➤ Kap. 7) zu liegen. Auch am Ende der Atemübungen sollte Śavāsana folgen.

Es folgen Ruhehaltungen, die zur Vorbereitung auf Atemübungen geeignet sind. Detailliert erläutert werden sie in ➤ Kapitel 6 und ➤ Kapitel 7.

Der folgende Zyklus passiver Haltungen, der im Yogaunterricht und für die Übung zu Hause geeignet ist, findet sich bei Zugck (2008):
1. Vorbeuge in Vīrāsana, alternativ Vorbeuge in Sukhāsana (➤ Kap. 7). Bis zu 5 Minuten in der Haltung bleiben.
2. Unterstützte Rückenlage (➤ Kap. 6, ➤ Übung 2.4) mit aufgestellten Füßen oder gestreckten Beinen. Alternativ bieten sich Supta Baddha Koṇāsana oder Supta Vīrāsana (➤ Kap. 7) an. Bis zu 5 Minuten in der Haltung bleiben.
3. Viparīta Karaṇī (➤ Kap. 7); anstatt die Beine senkrecht an die Wand zu legen, kann man die Unterschenkel auf einem Stuhl ablegen oder die Füße auf dem Boden aufstellen (➤ Kap. 6, ➤ Übung 2.5). Bis zu 5 Minuten in der Haltung bleiben.
4. Śavāsana (➤ Kap. 7); falls nötig, Kopf und Beine ausreichend unterstützen. Sorgen Sie dafür, dass Ihnen warm ist, das trägt erheblich zur Entspannung bei. Bis zu 10 Minuten in der Haltung bleiben.

Dies ist eine gut ausgewogene Folge von Ruhehaltungen zur Vorbereitung auf Atemübungen. Wenn Sie nur wenig Zeit haben, können Sie sich auf eine oder zwei Haltungen beschränken. Selbst eine einzige Haltung zu üben, ist sinnvoll. Schließen Sie immer mit Śavāsana ab.

Zum selben Zweck können die folgenden Bausteinübungen kombiniert werden:

1. Drehung in der Seitenlage (➤ Kap. 6, ➤ Übung 3.2)
2. Seitbeuge auf einer Kissenrolle (➤ Kap. 6, ➤ Übung 2.6)
3. Unterstützte Vorbeuge (➤ Kap. 6, ➤ Übung 2.7). Auch Adho Mukha Śvānāsana in einem Seil und Halāsana mit Unterstützung (➤ Kap. 7) sind eine gute Vorbereitung für Atemübungen. Außerdem beruhigen sie den Geist.

Eine gute Atmung fördern ferner diese Aktivitäten:

- Um die Körperhaltung zu stabilisieren und die Wirbelsäule aufzurichten, sind besonders ➤ Kap. 6, ➤ Übung 1.1, ➤ Kap. 6, ➤ Übung 1.2 sowie alle Stehhaltungen (➤ Kap. 7) geeignet.
- Die Beweglichkeit der Brustkorbgelenke wird durch Beugen in alle Richtungen verbessert. Wichtig sind auch Drehungen (siehe ➤ Kap. 6, ➤ Übung 2.8 sowie Marīcyāsana III, Utthita Marīcyāsana und Bharadvājāsana I in ➤ Kapitel 7).
- In der Bewegung eingeschränkte Wirbelsäulensegmente und Rippen können mobilisiert werden, indem man sich auf ein zusammengerolltes Handtuch legt und bestimmte Bewegungen übt (➤ Kap. 6, ➤ Übung 2.2).
- Die Beweglichkeit der Schulterblätter kann durch eine alle Aspekte der Schultern umfassende Übung verbessert werden (➤ Kap. 6, ➤ Übung 4.11).
- Die Atemmuskeln werden durch Übungen gekräftigt, bei denen Arme und Rumpf bewegt werden.
- Der hintere Bereich des Atemraums wird durch Vorbeugen erweitert (➤ Kap. 6, ➤ Übung 2.7), der vordere Bereich durch unterstützte Haltungen in der Rückenlage (➤ Kap. 6, ➤ Übung 2.4). Durch Seitbeugen wird die jeweils gegenüberliegende Seite des Atemraums erweitert (➤ Kap. 6, ➤ Übung 2.6). Aufgrund der Schwerkraft werden Belüftung und Durchblutung der Lunge bei Umkehrhaltungen und Seitbeugen stark beeinflusst. In liegenden Haltungen ergibt sich hingegen eine ausgewogene Wirkung auf Belüftung und Durchblutung.

LITERATUR

Bijlani, R. L., R. P. Vempati, R. K. Yadav et al., 2005. A brief but comprehensive lifestyle education program based on yoga reduces risk factors for cardiovascular disease and diabetes mellitus. J. Altern. Complement. Med. 11, S. 267–274

Hartman, L. S., 1997. Lehrbuch der Osteopathie. Pflaum: München

Hauke, H., 1980. Lehrbrief IX, Fernlehrgang Yoga-Lehrer/in SKA. Sebastian-Kneipp-Akademie: Bad Wörishofen

Iyengar, B. K. S., 2010a. Licht auf Pranayama. Barth: München

Iyengar, B. K. S., 2010b. Der Urquell des Yoga: Die Yoga-Sūtras des Patañjali. Barth: München

Kapandji, I. A., 2009. Funktionelle Anatomie der Gelenke. 5. Aufl. Thieme: Stuttgart

Martini, F. H., J. L. Nath, 2008. Fundamentals of anatomy and physiology. 8. Aufl. Pearson: London

Netter, F. H., 2006. Atlas of human anatomy. 4. Aufl. Saunders: Edinburgh

Pal, G. K., S. Velkumary, L. Madanmohan, 2004. Effect of short term practice of breathing exercises on autonomic functions in normal human volunteers. Indian J. Med. Res. 120, S. 115–121

Roth, L., 2008. Die Anatomie von Raum und Zeit. Vylk-aktuell 2, S. 18–21

Singh, V., A. Wisniewski, J. Britton et al., 1990. Effect of yoga breathing exercises (Prāṇāyāma) on airway reactivity in subjects with asthma. Lancet 335, S. 1.381–1.383

Taneja, I., K. K. Deepak, G. Poojary et al., 2004. Yogic versus conventional treatment in diarrhea-predominant irritable bowel syndrome: A randomized control study. Appl. Psychophysiol. Biofeedback 29, S. 19–33

Telles, S., R. Nagarathna, H. R. Nagendra, 1996. Physiological measures of right nostril breathing. J. Altern. Complement. Med. 2, S. 479–484

Vedanthan, P. K., L. N. Kesavalu, K. C. Murthy et al., 1998. Clinical study of yoga techniques in university students with asthma: A controlled study. Allergy Asthma Proc. 19, S. 3–9

Zugck, K., 2008. Vorbereitende Āsanas zum Einstimmen auf Prāṇāyāma. Vylk-aktuell 2, S. 10–13

6

Grundlagen

Zum Einsatz der Bausteinübungen

Im Abschnitt über Yoga und Gesundheit in ➤ Kapitel 1 wurde hervorgehoben, wie wichtig es im therapeutischen Yoga ist, gesunde Strukturen im Körper zu finden und zu stärken. Um zu lernen, wie man diese Strukturen sinnvoll zur Funktionsverbesserung einsetzt, wurden folgende Prinzipien aufgestellt: Achtsamkeit, eine ausreichende Bandbreite an Herangehensweisen, ökonomisches Üben, Präzision und Feinabstimmung. Spezifische Ziele bei der Verbesserung von Struktur und Funktion des Körpers sind Mobilität, Kraft, Ausdauer, Entspannung, Gleichgewicht, Koordination, Synchronisation und eine natürliche Atmung.

Die folgenden Anweisungen sind so formuliert, dass damit gesunde Haltungen und Bewegungen ermöglicht werden. Man muss den individuell Übenden jedoch dabei unterstützen, innerhalb des für ihn angemessenen Bewegungs- und Haltungsspektrums zu bleiben oder sich ein Stück zurückzunehmen, indem geeignete Hilfsmittel verwendet werden.

Nach unserer Erfahrung kann die Motivation von Übenden durch folgende Aspekte gefördert werden (➤ Kap. 4):
- Die Lernschritte müssen so klein sein, dass der Übende sich im Einklang mit seinen Fähigkeiten entwickelt.
- Der Übende sollte jedoch auch so weit wie möglich gefordert werden, damit keine Langeweile aufkommt.
- Wer früh Erfolge sieht, wird dazu motiviert, weiterzumachen. Erfolge sollten durch die Ausführung der Übungen entstehen und von Lehrerin oder Therapeut bestätigt werden.
- Der Übende sollte verstehen, wieso er eine bestimmte Übung ausführt.
- Die Übungen sollten gerne ausgeführt werden, und man sollte sich darauf freuen, sie weiter zu praktizieren. Auch Therapeut oder Lehrerin sollten sich am Fortschritt erfreuen.

Lehrerin oder Therapeut sollten mit ihrer eigenen Haltung und ihren Bewegungsmustern ein gutes Beispiel geben. Das ist nicht nur für Schüler und Patienten wichtig, sondern auch zum eigenen Schutz. Wer unterrichtet, sollte selbst in seiner Übungspraxis verwurzelt sein und nur vermitteln, was er aus eigener Erfahrung und Anschauung kennt.

Die hier vorgestellten Bausteinübungen sind als Werkzeug für Therapeuten und deren Patienten sowie für Yogalehrende und deren Schülerinnen und Schüler gedacht. Sie sind nach Körperbereichen sortiert, was jedoch keine strenge Unterteilung darstellt. Es geht eher um unterschiedliche Schwerpunkte. In manchen Fällen werden ähnliche Übungen für unterschiedliche Bereiche angeboten, indem der Fokus auf andere Körperteile, Empfindungen und Bewegungen gelenkt wird. Das geschieht durch eine Betonung anderer Aspekte oder durch die Verwendung von Hilfsmitteln. Ein Beispiel: Wird bei der unterstützten Vorbeuge eine zusammengelegte Decke unter den Bauch gelegt, so steht die Lendenwirbelsäule im Mittelpunkt (➤ Übung 1.7, ➤ Abb. 6.13); wird die Decke hingegen unter die Rippenbögen gelegt, so geht es um den Übergang von der Brust- zur Lendenwirbelsäule und um die unteren Rippen (➤ Übung 2.7, ➤ Abb. 6.49). Für jeden Bereich gibt es Übungen, die ein oder mehrere Ziele haben. Diese Ziele werden am Anfang aufgeführt. Ein Ziel, das bei jeder Übung zum Tragen

kommt, ist eine gute Qualität der Atmung. Zu ihrer Verbesserung eignen sich besonders die Rippenübungen.

Alle Bausteinübungen sind Modifikationen von komplexeren Yoga-Āsanas oder bereiten darauf vor. In den meisten Fällen sind sie dazu geeignet, Details von Āsanas zu erlernen und zu begreifen, wie man darin feinere Korrekturen anbringt. Selbst wenn eine Übung einfach und subtil ist, ist es wichtig, sie in eine gute Gesamthaltung zu integrieren, um sinnvoll mit dem ganzen Körper zu arbeiten. Zum Beispiel muss man darauf achten, eine stabile Beckenposition beizubehalten und die Wirbelsäule aufgerichtet zu lassen, während man die Übungen für Brustkorb, Schultern, Halswirbelsäule und Kopf ausführt. Deshalb sind diese Bausteinübungen gleichzeitig auch Yogaübungen, vor allem, wenn man bei ihrer Praxis auf die bei unserem Ansatz im Zentrum stehenden Prinzipien achtet. Diese sind für alle Übungen relevant und sollten immer angewandt werden. Wesentlich ist vor allem die Achtsamkeit (➤ Kap. 2), die in besonderer Weise eine Verbindung zum Geist des Yoga darstellt. Sie liegt allen anderen Prinzipien – Bandbreite, ökonomisches Üben, Präzision und Feinabstimmung – zugrunde.

Natürlich müssen die Übungen nicht in der Reihenfolge ausgeführt werden, in der sie hier aufgeführt sind. Im therapeutischen Kontext können sie je nach Diagnose ausgewählt und kombiniert werden. Innerhalb jeder Übungsfolge sollte die Intensität allmählich gesteigert werden; zum Abschluss kommt immer eine regenerative Übung oder Śavāsana (➤ Kap. 7). Bei manchen Bausteinübungen kann man aus mehreren Varianten wählen, um angesichts der großen Vielfalt anatomischer Formen und Bewegungsmöglichkeiten auf die individuellen Bedürfnisse einzugehen.

Wie in ➤ Kapitel 3 dargestellt, ist eine gründliche Anamnese und Untersuchung im therapeutischen Kontext unerlässlich. Auch die bei bestimmten Problemen angezeigten Kontraindikationen gilt es zu berücksichtigen. Behält man die Ziele des einzelnen Patienten im Blick und wählt die Übungen entsprechend aus, dann kann man so auf viele Erkrankungen eingehen. Besonders wichtig ist es, auf Bereiche mit Einschränkungen einzugehen und überbewegliche Bereiche zu schützen. Bei vielen Problemen des Bewegungsapparats ist das von entscheidender Bedeutung. Patienten mit mehreren Symptomen haben wahrscheinlich schon viele Therapien hinter sich. In solchen Fällen geht es nicht darum, sie mit einer weiteren Therapie zu belasten, sondern ihnen Übungen zu zeigen, zu denen sie noch fähig sind, um ihnen Mut zu machen. Anschließend können allmählich weitere Übungen hinzugefügt werden, um den Körper dabei zu unterstützen, sich selbst zu korrigieren und um die Chancen des Patienten zur Selbstheilung zu verbessern.

Es ist wesentlich, die vorhandenen individuellen Fähigkeiten und Einschränkungen zu respektieren. Viele der Übungen können auf die Bedürfnisse unterschiedlicher Patienten abgestimmt werden. Kann sich jemand zum Beispiel nicht auf den Boden legen oder vom Boden aufstehen, so können entsprechende Übungen auf dem Bett, dem Sofa oder der Behandlungsliege ausgeführt werden. Allerdings sollte man in solchen Fällen auch an Übungen denken, die die Fähigkeit zum Aufstehen verbessern. Wenn jemand nicht flach auf dem Rücken liegen kann, was vor allem bei älteren Personen oder bei Kreislaufproblemen der Fall ist, können viele der Haltungen im Liegen modifiziert werden, indem der Kopf unterstützt oder der Oberkörper erhöht wird. Viele Modifikationen für die Positionierung von Patienten auf der Behandlungsliege können auch auf die Übungshaltung angewandt werden. Außerdem finden sich im Übungsteil häufig Vorschläge für die Verwendung von Hilfsmitteln. Es gibt zahllose Varianten, um Übungen für die individuellen Bedürfnisse zu modifizieren und dadurch anzupassen. Da es grundsätzlich um eine achtsame Praxis geht, liefert das, was der Übende wahrnimmt und fühlt, wichtige Hinweise darauf, wie eine Übung aufgebaut und verändert werden kann. Angesichts solcher Modifikationsmöglichkeiten ist dieser Ansatz für Personen mit vielerlei Einschränkungen und für alle Altersgruppen geeignet.

Die von uns empfohlene Übungsdauer und die Zahl der Wiederholungen basieren auf langfristigen Beobachtungen dessen, was die meisten Übenden als machbar empfinden, aber auch auf Forschungsergebnissen (Pullig Schatz 1994, Tanzberger et al. 2004, Lederman 2008). Da diese Ergebnisse jedoch variieren, sollte man sich auch hier von sorgfältiger Beobachtung und einem achtsamen Übungsansatz leiten lassen. Als Dauer für das Halten von Dehnungen oder von Kräftigungsübungen sind häufig 3–5 Atemzüge angegeben; wiederholt werden sollten die Bausteinübungen im Allgemeinen 3- bis 5-mal. Falls nicht anders angegeben, sind mit einem Atemzug eine Einatmung und eine Ausatmung gemeint. Bei Anfängern wird eine Übung eventuell kürzer sein, was dann allmählich gesteigert werden kann. Das hängt auch von der erwünschten Wirkung ab, wobei man sich innerhalb eines sinnvollen Spektrums bewegen sollte. Je nach individuellen Voraussetzungen kann das Dehnen eines Muskels in einer entspannten Haltung wesentlich länger dauern. Um in die Tiefenentspannung zu kommen, braucht man normalerweise mehrere Minuten. Im therapeutischen Kontext ist es daher wichtig, dass Therapeut und Patient sich über die Ziele der Übungen im Klaren sind und die genannten Prinzipien gleichermaßen begreifen.

Eine Übung sollte nicht so lange gehalten oder so oft wiederholt werden, dass der Übende sich erschöpft oder unwohl fühlt. Erkundigen Sie sich also nach seinem Befinden und passen Sie Intensität, Dauer und Ausführung der Übung entsprechend an. Ist eine Dehnung schmerzhaft, dann sollte die Übung so modifiziert werden, dass sie erträglich wird. Auch nach der Praxis sollte der Übende sich wohl fühlen. Spürt er danach anhaltende Schmerzen, ist eine ärztliche Untersuchung angebracht (➤ Kap. 3). Falls deren Ergebnisse negativ sind, sollte man erneut überprüfen, ob die Übung tatsächlich korrekt ausgeführt wird und dann entweder deren Dauer oder deren Intensität reduzieren.

Die Bausteinübungen sind grundsätzlich für Anfänger geeignet. Für erfahrene Übende werden häufig verfeinerte oder intensivere Varianten angeboten. Allerdings brauchen Fortgeschrittene nicht unbedingt schwierigere Übungen als Anfänger, da jede Übung je nach individuellem Niveau ganz unterschiedlich ausgeführt und erfahren werden kann. Am Anfang ist die Herangehensweise des Übenden normalerweise weniger strukturiert. In dieser Phase geht es gewissermaßen darum, einen Rahmen aufzubauen. Mit zunehmender Praxis geht man zu einer inneren Arbeit über, bei der Bewegungen und Empfindungen verfeinert und mit immer mehr Schichten des Körpers verknüpft werden. Dies alles kann innerhalb ein und derselben Übung geschehen. Unterschiedliche Übende haben unterschiedliche Bedürfnisse und Wünsche. Manche können sich darauf beschränken, sich über einen langen Zeitraum

hinweg nur mit den Bausteinübungen zu beschäftigen, und machen dabei gute Fortschritte. Andere brauchen neue, anders geartete Übungen, um weiter zu kommen. Selbst wenn keinerlei Varianten eingeführt werden, erleben fortgeschrittene Übende dieselbe Übung anders als Anfänger. Sie entwickeln ein tieferes Verständnis und können selbstständig Kombinationen erfinden, die zum Niveau ihrer Wahrnehmung passen. Mit längerer Praxis schärft sich die Achtsamkeit, sodass man weitere Varianten hinzufügen kann. Ökonomisches Üben lernt man auch bei den komplexeren Āsanas. Durch eine immer stärker verfeinerte Herangehensweise entwickelt sich eine wirklich gekonnte Praxis. Die Geschwindigkeit der Bewegungen und die Zeitspanne, wie lange eine Position gehalten wird, können gesteigert werden, um die Ausdauer zu verbessern.

Von Bausteinübungen sprechen wir, weil sie wie Bausteine zum Aufbau komplexerer Übungen verwendet werden können. Sie betonen einen bestimmten Körperbereich und vermitteln detailliert, wie man im Einklang mit den genannten Prinzipien arbeitet und die selbst gesteckten Ziele erreicht. Sobald man die relevanten Bausteinübungen gemeistert hat, kann man sie zu komplexeren Aufgaben kombinieren und sich neue Ziele stecken. Letztendlich führt das zur Praxis der klassischen Āsanas. In den Bausteinübungen wird besonders viel Wert auf Mobilisierung, Dehnung, Kräftigung und Entspannung gelegt. Geübt werden darin auch Koordination und Gleichgewicht, die dann in den Āsanas stärker zum Tragen kommen. Synchronisation wird besonders bei der Partner- oder Gruppenarbeit entwickelt. Bewegungen verschiedener Körperteile zu synchronisieren spielt eine wichtige Rolle bei der Āsana-Praxis.

Im Yogaunterricht können die Bausteinübungen dazu eingesetzt werden, die Teilnehmer Schritt für Schritt zum Verständnis der komplexeren Āsanas hinzuführen.

Zusammengefasst haben die auf der Basis klassischer Āsanas entwickelten Bausteinübungen folgende Ziele:
• Sie vermitteln wichtige Einzelheiten der Āsanas, die kombiniert und in komplexere Aufgaben integriert werden können.
• Sie helfen dabei, das Wesen der Āsanas zu begreifen.
• Sie führen zu einem achtsamen, präzisen Übungsansatz.

Es gibt wesentlich mehr Möglichkeiten, die verschiedenen Körperbereiche zu bewegen und zu korrigieren, als hier vorgestellt werden können. Wer mit diesem Buch übt, hat vielleicht Lust, sich selbst Varianten auszudenken, sobald er einige der Übungen gelernt und begriffen hat. Auch im therapeutischen Kontext können je nach der Diagnose und Bedürfnissen einzelner Patienten neue Übungen entwickelt werden.

Fast alle Übungen sind mit Fotos illustriert. Manche der feinen Bewegungen sind darauf zwar nicht ohne weiteres erkennbar, können jedoch aus der Beschreibung erschlossen werden.

Häufig vorkommende Haltungen und Bewegungen

In den Übungsanweisungen beziehen wir uns auf individuelle Maßangaben wie die Fußlänge oder die Handbreite des jeweiligen Übenden, da die Körpermaße keinem einheitlichen Standard entsprechen. Vor allem für die parallele Ausrichtung der Oberschenkel wird die Anweisung „Füße hüftbreit auseinander" verwendet; das entspricht der Anweisung „Knie eine Faustbreit auseinander".

Für die Fußhaltung werden gelegentlich die Ausdrücke Dorsalflexion und Plantarextension verwendet (➤ Übung 10.3, ➤ Abb. 6.194). Dorsalflexion ist die Bewegung im Sprunggelenk Richtung Fußrücken. Wenn man flache Schuhe trägt, befindet der Fuß sich hauptsächlich in Dorsalflexion. Plantarextension ist die Bewegung des Fußes im Sprunggelenk Richtung Fußsohle; je höher der Schuhabsatz, desto stärker befindet der Fuß sich in Plantarextension. In Dorsalflexion hat der Fuß mehr Stabilität, wogegen er in Plantarextension stärker verletzungsgefährdet ist. Inversion ist die Bewegung des Fußes einwärts (➤ Übung 10.3, ➤ Abb. 6.195), Eversion hingegen eine Auswärtsbewegung (➤ Abb. 6.196). In beiden Fällen findet keine Rotation der Hüfte und der Kniegelenke statt (Kingston 2001).

Supination und Pronation des Ellbogengelenks sind die Rotation der Speiche an der Elle. In der Supination wird der Unterarm so gedreht, dass die Handfläche nach vorne und der Daumen nach außen zeigen. In der Pronation wird der Unterarm so gedreht, dass die Handfläche nach hinten und der Daumen nach innen zeigen. Auch die gemeinsamen Oberflächen der Handwurzelknochen erlauben gewisse komplexe Supinations- und Pronationsbewegungen (Kingston 2001).

Die Grundhaltung für viele Übungen ist die neutrale Position. Dazu Norris (2000, S. 10): „In der neutralen Position befindet die Lendenwirbelsäule sich in der Mitte zwischen vollständiger Beugung nach vorne und vollständiger Beugung nach hinten, wie sie durch das Kippen des Beckens nach hinten und vorne erzeugt werden. [...] Die neutrale Position beansprucht die Körpergewebe nur minimal. Da in ihr auch die Haltung optimal ausgerichtet ist, ist sie im Allgemeinen die Position, in der die Rumpfmuskulatur am effizientesten arbeiten kann." Das heißt, auch die Gelenke und deren weiche Gewebe werden am wenigsten beansprucht. Die neutrale Haltung muss von dem Begriff der „neutralen Zone" unterschieden werden. Dies ist „die Zone, in der die Bewegung am Anfang des Bewegungsspektrums stattfindet, bevor irgendein wirksamer Widerstand von der Muskulatur oder der Wirbelsäule geleistet wird" (Norris 2000, S. 9). Je instabiler ein Segment der Wirbelsäule ist, desto größer ist die neutrale Zone.

Das Konzept der neutralen Position kann auf den gesamten Bewegungsapparat angewendet werden. Für die neutrale Position der Lendenwirbelsäule ist die neutrale Zone zwischen Kreuzbein und fünftem Lendenwirbel von Bedeutung. Um sie herzustellen, kippt man das Becken innerhalb eines als angenehm empfundenen Bereichs nach vorne und hinten und spürt, was dabei geschieht. Allmählich werden die Bewegungen immer kleiner, bis eine mittlere Position erreicht ist. Liegt man auf dem Rücken, so ist dies oft die entspannteste Position für den Bauch und die Lendengegend. Im Sitzen und im Stehen ist die neutrale Position die Basis für eine möglichst mühelose Aufrichtung. Ist sie erreicht, so ist die Wirbelsäule bei allen Bewegungen stabil, auch bei Bewegungen von Beinen und Armen. Sie bildet ein gutes Fundament für das Aufrichten und Verlängern der Wirbelsäule, wodurch die Nährstoffversorgung der Bandscheiben unterstützt und genügend Raum für die Nervenwurzeln geschaffen wird. Die neutrale Position wird in vielen der hier vorgestellten Bausteinübungen und Āsanas eingenommen. Je nach Kontext wird sie unterschiedlich beschrieben, zum Beispiel als Kippen oder Stabilisieren des Beckens, als Anheben vom Unterbauch aus oder als Korrektur der Rippenbogenhaltung.

Um in der Rückenlage die optimale neutrale, entspannte Position einzunehmen, braucht man eventuell eine entsprechende Unterstützung. Sollen die Beine höher liegen, legt man eine zusammengerollte Decke oder eine Kissenrolle unter die Knie, oder man legt die Unterschenkel auf die Sitzfläche eines Stuhls. Hals und Kopf können mit einem Kissen oder einer gefalteten Decke unterstützt werden (➤ Kap. 7, Śavāsana). Es gibt auch verschiedene andere Methoden, um sich im Liegen zu unterstützen (Lasater 1995). Unter Umständen muss man ein wenig experimentieren, um die beste Methode herauszufinden. Um aus der Rückenlage hochzukommen, streckt man den rechten Arm über den Kopf und dreht sich dann so auf die Seite, dass der Kopf auf dem Arm aufliegt. Dann zieht man beide Knie an, stellt die linke Hand vor der Brust auf den Boden und bleibt in einer neutralen Position der Lendenwirbelsäule einige Atemzüge lang bequem auf der Seite liegen. Bevor man sich mit der linken Hand zum Sitzen hochdrückt, streckt man das linke Bein ein wenig. Natürlich kann man dieselbe Bewegungsfolge auch auf der linken Seite ausführen. Ausführlich mit dem Übergang zwischen verschiedenen Körperhaltungen befasst hat sich übrigens Moshe Feldenkrais (2006).

Auch in der Bauchlage muss der Körper eventuell an verschiedenen Stellen unterstützt werden. In diesem Buch wird die Bauchlage nicht zur Entspannung verwendet, sondern als Ausgangs- und Endposition bestimmter Übungen. Um daraus hochzukommen, gibt es verschiedene Möglichkeiten. Besonders angenehm ist die folgende sanfte Methode: Man streckt einen Arm nach vorne aus, dreht sich auf diese Seite und drückt sich mit der anderen Hand vom Boden ab wie beim Hochkommen aus der Rückenlage beschrieben.

Mehrere Bausteinübungen und Āsanas werden im Sitzen auf dem Boden ausgeführt. Da diese Haltung nicht für alle Personen geeignet ist, kann man sie modifizieren. Ist man nicht in der Lage, auf einem Klotz oder Kissen zu sitzen, können viele der Übungen gemacht werden, indem man sich auf einen Stuhl oder die Behandlungsliege setzt. Hat man Schwierigkeiten, vom Boden aufzustehen, kann man sich dabei an einem Stuhl oder Tisch festhalten.

Die Rückenlage mit angezogenen Knien (➤ Übung 1.4, ➤ Abb. 6.4) ist die Ausgangs- und Endposition für die Mobilisierung der Lendenwirbelsäule und die Kräftigung der Bauchmuskulatur. Außerdem ist sie eine Entspannungshaltung.

Der Vierfüßlerstand (➤ Übung 1.14, ➤ Abb. 6.28) und seine Varianten werden mehrfach mit unterschiedlichen Schwerpunkten verwendet. Unter Umständen ist es angenehm, die Knie mit einer weichen Unterlage wie etwa einer gefalteten Decke abzupolstern. Dadurch kommt auch das Becken höher, wodurch der Rücken näher an der Horizontalen ist.

Die Vorbeuge im Knien (➤ Übung 1.9, ➤ Abb. 6.16) ist gut als Endhaltung für Übungen im Vierfüßlerstand und für den „Hund" (Adho Mukha Śvānāsana) geeignet. Auch sie ist eine Entspannungshaltung, besonders, wenn Hilfsmittel eingesetzt werden wie in ➤ Übung 1.9, ➤ Abb. 6.16. Zusätzlich zu den unterstützten Entspannungshaltungen finden sich auch einige Beispiele für Pendelbewegungen. Diese sanften, rhythmischen Bewegungen unterstützen unter anderem den Flüssigkeitstransport im Körper (Lederman 2006). Um alle Übungen zu verfeinern und tiefer in die Entspannung zu sinken, sollte sich ein weiches Gefühl in Augen, Ohren, Gaumen, Zunge und Kehlkopf ausbreiten. Außerdem ist es wesentlich, während der Praxis aufnahmebereit und achtsam zu sein (➤ Kap. 2).

Viele der Übungen werden leichter und besser erschließbar, wenn man Hilfsmittel verwendet. Dadurch wird die nicht nur im therapeutischen Kontext relevante Frage, was der einzelne Übende tun kann und welche Übungen er vermeiden sollte, durch die Frage ersetzt, wie die Übungen modifiziert werden sollten. Die wichtigsten Grundlagen für diesen Übungsansatz werden jeweils erläutert, da er einen zentralen Bestandteil des therapeutischen Übens darstellt. Die meisten der hier vorgeschlagenen Hilfsmittel hat jeder zuhause. Außerdem wird empfohlen, sich eine rutschfeste Matte, einen Schaumstoffklotz und einen Gurt anzuschaffen (➤ Kap. 1).

Die Atmung beim Üben

Während des Übens sollte man natürlich und leicht atmen. Die natürlichen Atembewegungen und -muster sollten nicht gestört werden. Dadurch ist es möglich, im harmonischen Einklang mit der Aktivität tiefere Atemzüge zu tun. Manche Bewegungen, vor allem solche, die nach unten gerichtet sind, sowie Dehnungen, werden häufig mit dem Ausatmen koordiniert. Dadurch kann man sich in der Übung besser entspannen. Falls in der Bewegung hingegen eine Aufwärtsbewegung der Oberkörperseiten und der vorderen Rippen stattfindet, ist es sinnvoll, sie einatmend auszuführen. Das ist allerdings kein Dogma. Da es für manche Personen besser ist, solche Bewegungen anders zu koordinieren, ist es oft gut, ein wenig mit der Koordination von Bewegung und Atmung zu spielen. Vor allem sehr bewegliche, geschmeidige Übende ziehen es unter Umständen vor, mehr Bewegungen beim Einatmen auszuführen. Eine achtsame, aufmerksame Praxis gibt hier meist die beste Antwort. Grundsätzlich sollte beim Üben ausschließlich durch die Nase geatmet werden.

1. Übungen für die Lendenwirbelsäule

In diesem Zusammenhang ist insbesondere der tiefe Kreuzschmerz zu nennen. Seinetwegen bemühen sich die meisten Betroffenen um eine Therapie oder beginnen mit Yoga.

Da Schmerzen im unteren Rückenbereich viele pathologische Ursachen haben können, ist eine gründliche Diagnose erforderlich. Besondere Vorsicht ist dann angebracht, wenn mit solchen Schmerzen neurologische Symptome, Magen-Darm-Probleme oder Blasenprobleme einhergehen, wenn der Patient Gewicht verloren hat oder sich krank fühlt. Stellt sich nach einer eingehenden ärztlichen Untersuchung heraus, dass eine Übungstherapie angebracht ist, dann darf die allgemeine Funktion der Lendenwirbelsäule (LWS) nicht vernachlässigt werden. Die LWS ist eine lasttragende Struktur, die in der Lage sein muss, sich gegen die Schwerkraft aufzurichten und ihre Ausrichtung zu verändern. Außerdem muss sie gut im Gleichgewicht sein. Daher sind sowohl Kräftigungs- als auch Mobilisierungsübungen erforderlich.

Mobilisierungsübungen können Probleme verursachen, wenn sie nicht, wie gewünscht, auf unbewegliche Bereiche einwirken, sondern auf überbewegliche. Wir haben beobachtet, wie sich der Zustand von Patienten und anderen Übenden in solchen Fällen verschlechtert hat, vor allem nach einer besonders intensiven, ambitionierten Praxis. In vielen Fällen war erkennbar, dass die überbeweglichen Abschnitte der Wirbelsäule Gefahr liefen, überdehnt oder übermäßig mobilisiert zu werden. Bei solchen Übenden hat sich zweierlei als hilfreich erwiesen:

- Nicht bis an die Grenze der Bewegung gehen, sondern sich leicht zurücknehmen,
- neben Mobilisierungsübungen auch Übungen zur Kräftigung der Muskulatur ausführen.

Um Muskeln zu kräftigen, wird bei unseren Übungen nur etwa ein Drittel der verfügbaren Kraft eingesetzt. Dafür werden solche Übungen mehrmals wiederholt. Dabei sollte man immer im schmerzfreien Bereich bleiben.

Bei Mobilisierungsübungen sollte ein Gefühl der Leichtigkeit und Entspannung entstehen. Werden sie als leicht und schmerzfrei erfahren, so kann das dazu beitragen, konditionierte Schmerzreaktionen zu beseitigen.

Um die beim Üben erworbenen Fähigkeiten in komplexere sowie alltägliche Bewegungen zu integrieren, empfehlen wir Gleichgewichts-, Koordinations- und Synchronisationsübungen. Um gesunde Bewegungsmuster der Lendenwirbelsäule herzustellen, muss in einem größeren Kontext gedacht werden. Von Bedeutung sind insbesondere das Becken, das Iliosakralgelenk, die Hüften sowie Füße und Knie. Auch die Funktionen in der mittleren und unteren Brustwirbelsäule können sich auf die Lendenwirbelsäule auswirken. All diese Faktoren tragen zu einem gesunden Gleichgewicht von Stabilität und Mobilität im Bereich des unteren Rückens bei. Dadurch verbessern sich das Zusammenspiel der Muskulatur und die Nährstoffversorgung der Bandscheiben. Die Nervenwurzeln gewinnen ausreichend Raum. Sämtliche Knochen- und Weichgewebe sowie die Körperflüssigkeiten erhalten eine gesunde Funktion.

Übung 1.1: Stabilität von Lendengegend und Becken

Ziele: Kräftigung von Unterbauch, Beckenboden und Lendengegend
1. Legen Sie sich auf den Rücken und stellen Sie die Füße so auf, dass die Fersen eine Fußlänge vom Gesäß entfernt sind. Legen Sie, falls nötig, eine Unterlage unter den Kopf.
2. Bewegen Sie behutsam das Becken, bis es in der neutralen Position ist, also weder nach vorne noch nach hinten gekippt. Behalten Sie diese Position während der folgenden Übung bei.
3. Legen Sie die Fingerspitzen auf die Mitte des Unterbauchs, etwa 5 Finger unterhalb des Nabels. Kehle und Schultern bleiben entspannt, während Sie den Bereich, auf dem die Finger liegen, ausatmend sanft nach innen und in Richtung Lendenwirbelsäule ziehen. Spüren Sie dabei die leichte Kontraktion des Bauchs unter den Fingerspitzen. Atmen Sie dann normal ein und entspannen Sie den Bauch.
4. Wiederholen Sie den 3. Punkt noch 2- bis 4-mal, falls nötig mit 1 bis 2 normalen Atemzügen dazwischen. Spüren Sie dabei auch die Aktivität von Beckenboden und Lendengegend.
5. Wiederholen Sie nun die Kontraktion mit einer Ausatmung, halten Sie sie bis zu 3 Atemzüge lang und lassen Sie ausatmend wieder los.

6. Entspannen Sie sich einige Atemzüge lang.
7. Lassen Sie Kehle und Schultern entspannt, während Sie die sanfte Kontraktion von Punkt 3 beim Einatmen ausführen. Spüren Sie diese Kontraktion wieder mit den Fingerspitzen auf der Mitte des Unterbauchs.
8. Wiederholen Sie den vorigen Punkt noch 2- bis 4-mal.
9. Halten Sie die Kontraktion wieder 3 Atemzüge, lösen Sie sie beim Ausatmen und entspannen Sie die Hände.
10. Bleiben Sie einige Atemzüge lang ruhig liegen und spüren Sie, wie Bauch und Beckenboden weich werden.

Feinarbeit

Legen Sie die Arme neben dem Körper auf den Boden und machen Sie die Übung, ohne die Bewegung des Bauchs mit den Fingerspitzen zu verfolgen.

Übung 1.2: Kräftigung der Bauchmuskulatur

Ziele: Sanfte Kräftigung der Bauchmuskeln, Stabilisierung der Lendenwirbelsäule.

1. Legen Sie sich auf den Rücken, stellen Sie die Füße auf und legen Sie den Kopf so ab, dass Hals und Nacken entspannt sind, falls nötig auf einer geeigneten Unterlage. Ziehen Sie die Knie so zur Brust, dass der Rücken bequem auf dem Boden liegt, und spüren Sie die Länge und Breite im unteren Rücken (➤ Abb. 6.1).
2. Lassen Sie, ohne die Beckenposition zu verändern, ausatmend das gebeugte rechte Bein nach unten sinken, bis die Fußsohle den Boden berührt (➤ Abb. 6.2). Wenn Sie wollen, können Sie während dieser Bewegung die Hände an den unteren Rücken legen, um seine Lage zu erspüren.
3. Lassen Sie den Fuß auf dem Boden, während Sie einatmen, falls nötig, 1–2 Atemzüge lang.
4. Führen Sie einatmend das Bein in seine Ausgangsposition zurück, ohne die Lage des Beckens zu verändern.
5. Wiederholen Sie die Punkte 2–4 noch 2- bis 4-mal.
6. Führen Sie die Punkte 2–5 mit dem linken Bein aus.
7. Lassen Sie das rechte Bein in drei Schritten auf den Boden sinken. Senken Sie es ausatmend ein Drittel und machen Sie einatmend eine Pause; dann kommt ausatmend das zweite Drittel, einatmend wieder eine Pause; schließlich ausatmend das letzte Drittel, den Fuß auf den Boden stellen und 1–2 Atemzüge lang pausieren. Kontrollieren Sie mit den Händen die Position des unteren Rückens.
8. Bringen Sie das rechte Bein einatmend in die Ausgangsposition.
9. Wiederholen Sie die Punkte 7 und 8 noch einmal.
10. Führen Sie die Punkte 7–9 mit dem linken Bein aus.
11. Ziehen Sie abschließend einige Atemzüge lang die Knie mit den Händen zur Brust (➤ Abb. 6.4). Spüren Sie, wie Bauch und unterer Rücken weich werden.

Variante

Führen Sie auch das Heben der Beine in drei Schritten aus.

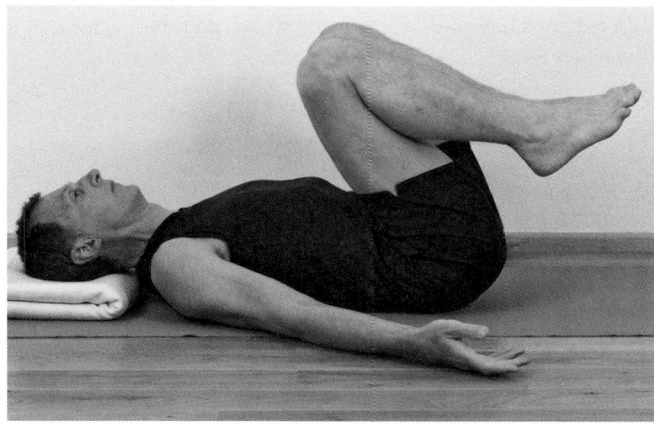

Abb. 6.1

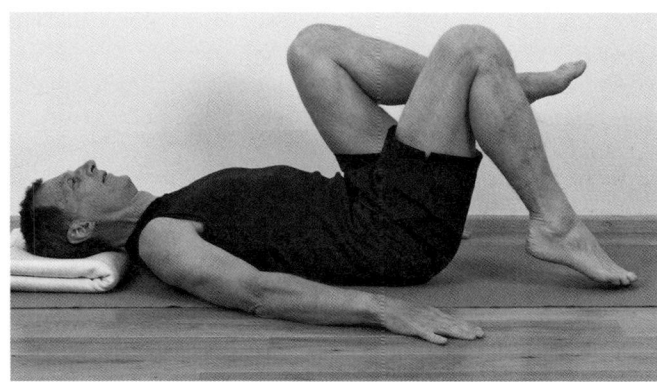

Abb. 6.2

Intensivere Varianten

Variante a

1. Legen Sie sich auf den Rücken und stellen Sie die Füße auf; ziehen Sie dann die Knie so zur Brust, dass der untere Rücken auf dem Boden ruht (➤ Abb. 6.1). Das Becken hält während der gesamten Übung Kontakt zum Boden.
2. Lassen Sie die Beckenposition stabil und Hals und Schultern entspannt, während Sie ausatmend beide Beine gebeugt absenken, bis die Fußsohlen den Boden berühren. Bleiben Sie einatmend in dieser Position oder legen Sie, falls nötig, eine Pause von 1–2 Atemzügen ein. Falls das Becken zu kippen beginnt, während Sie die Beine senken, halten Sie inne und kehren Sie zur Ausgangsposition zurück.
3. Führen Sie einatmend beide Beine in die Ausgangsposition zurück (Punkt 1).
4. Wiederholen Sie die Punkte 2 und 3 noch 2- bis 4-mal.
5. Senken Sie nun beide Beine in drei Schritten zum Boden ab: ausatmend ein Drittel senken, das Becken dabei am Boden halten; einatmend innehalten; ausatmend die Beine das zweite Drittel senken, Becken bleibt am Boden; einatmend innehalten, ausatmend absenken, bis die Füße auf dem Boden stehen, Becken bleibt am Boden. Legen Sie eine Pause von 1–2 Atemzügen ein.
6. Führen Sie die Beine einatmend in die Ausgangsposition zurück (Punkt 1)

6

7. Wiederholen Sie die Punkte 5 und 6 noch einmal.

8. Bleiben Sie abschließend einige Atemzüge lang in der Ausgangsposition (Punkt 1) liegen.

Variante b

Legen Sie sich auf den Rücken und stellen Sie die Füße auf; ziehen Sie dann die Knie so nah zur Brust, dass Rücken und Becken aufliegen (➤ Abb. 6.1). Das Becken hält während der gesamten Übung Kontakt zum Boden. Ausgeführt wird sie wie in Variante a, nur dass die Beine bei Punkt 3 in drei Schritten angehoben werden.

Variante c

Führen Sie die Bewegungen aus, während zwischen Knien und Füßen jeweils ein kleiner Abstand bleibt. Verändern Sie während der Wiederholungen jedes Mal den Abstand zwischen Knien und Füßen, aber nur so weit, dass die Hüften nicht überfordert werden.

Variante d

1. Legen Sie sich auf den Rücken und stellen Sie die Füße auf; ziehen Sie dann die Knie so nah zur Brust, dass Rücken und Becken bequem aufliegen. Das Becken hält während der gesamten Übung Kontakt zum Boden (➤ Abb. 6.1).

2. Senken Sie, ohne die Beckenposition zu verändern, ausatmend beide gebeugten Beine ab, bis die Fußsohlen den Boden berühren. Bleiben Sie einatmend in dieser Position oder legen Sie, falls nötig, eine Pause von 1–2 Atemzügen ein.

3. Behalten Sie die Beckenposition bei, während Sie ausatmend die Fersen auf dem Boden von sich wegschieben, bis die Beine gestreckt sind.

4. Ziehen Sie einatmend die Fersen wieder über den Boden zu sich heran, bis die Füße aufgestellt sind und bringen Sie die Beine dann in die Ausgangsposition (Punkt 1).

5. Wiederholen Sie die Punkte 2–4 noch 2- bis 4-mal.

6. Bleiben Sie abschließend einige Atemzüge lang mit entspannten Beinen liegen und nehmen Sie die Position des Beckens und der Lendenwirbelsäule auf dem Boden wahr. Lassen Sie Bauch und Lendengegend weich werden.

Übung 1.3: Rhythmische Entspannung

Ziel: Sanfte Mobilisierung der Lendenwirbelsäule

1. Legen Sie sich auf den Rücken und stellen Sie die Füße auf. Die Fersen sind eine Fußlänge vom Gesäß entfernt.

2. Bringen Sie Ihr Becken auf dem Boden in eine bequeme, neutrale Position.

3. Schieben Sie ausatmend erst die eine und dann die andere Hüfte ein kleines Stück weit in Richtung des jeweiligen Fußes, insgesamt etwa 3-mal während dieser einen Ausatmung. Die Lendenwirbelsäule kommt dadurch in eine rhythmische seitliche Beugung (➤ Abb. 6.3). Legen Sie das Becken am Ende wieder symmetrisch ab.

4. Bleiben Sie während der folgenden Einatmung ruhig liegen.

5. Wiederholen Sie die Punkte 3 und 4 noch 2- bis 4-mal.

6. Bleiben Sie entspannt einige Atemzüge lang liegen und spüren Sie die Veränderung in Ihrer Lendenwirbelsäule.

7. Stellen Sie wieder die Füße auf, ziehen Sie die Knie nun jedoch so nah zur Brust, dass der untere Rücken bequem aufliegt (➤ Abb. 6.1).

8. Lassen Sie die Beine sanft in einem Radius von etwa 20° von einer Seite zur anderen schwingen, um die Lendenwirbelsäule in eine rhythmische Drehung zu bringen. Tun Sie das bis zu 3-mal während einer Ausatmung und enden Sie in der Ausgangsposition (Punkt 7).

9. Bleiben Sie während der folgenden Einatmung ruhig liegen und spüren Sie die Entspannung im Bauch und in der Lendengegend.

10. Wiederholen Sie die Punkte 8 und 9 noch 2- bis 4-mal.

11. Ziehen Sie die Knie mit den Händen zu sich heran und bleiben Sie in dieser Haltung einige Atemzüge lang entspannt liegen (➤ Abb. 6.4).

Feinarbeit

Spielen Sie mit dem Radius und dem Tempo der Bewegung, um den leichtesten und angenehmsten Rhythmus zu finden.

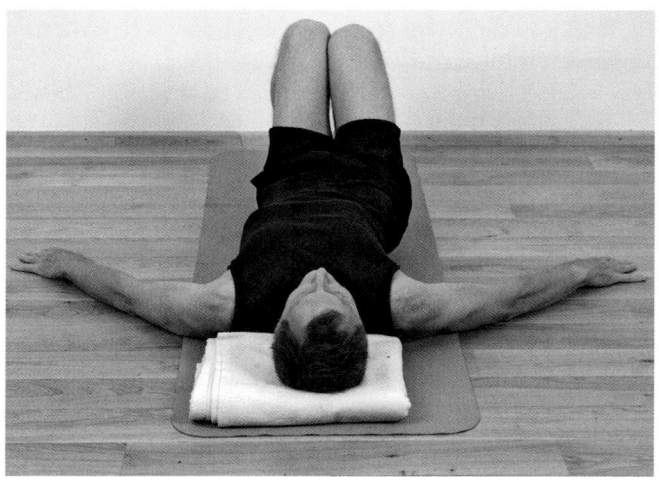

Abb. 6.3

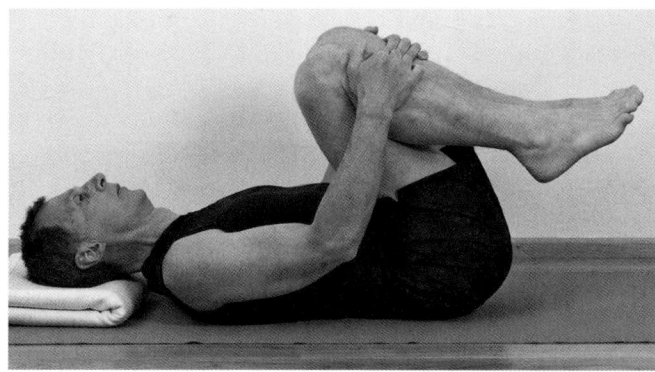

Abb. 6.4

Übung 1.4: Drehung mit angezogenen Knien

Ziele: Mobilisierung der Lendenwirbelsäule durch Rotation, Kräftigung der Rumpfmuskulatur

1. Ziehen Sie die Knie so zur Brust, dass der untere Rücken bequem auf dem Boden liegt (➤ Abb. 6.4). Um Hüften und Knie richtig zu positionieren, kann es hilfreich sein, einen Klotz zwischen den Knien zu halten (➤ Abb. 6.5).
2. Breiten Sie seitlich die Arme so aus, dass sie in einer Linie mit dem Schultergürtel auf dem Boden liegen. Die Handflächen zeigen nach oben; Sie können die Übung aber auch mit zum Boden gedrehten Handflächen versuchen.
3. Bewegen Sie ausatmend die Beine nach rechts, ohne die Knie gegeneinander zu verschieben. Die linke Hüfte hebt sich vom Boden, die linke Schulter und der linke Arm sollten jedoch auf dem Boden liegen bleiben. Gehen Sie nur so weit, wie Sie die Drehung unter Kontrolle haben (➤ Abb. 6.6). Halten Sie den Kopf in einer Linie mit der Wirbelsäule.
4. Bleiben Sie 1–2 Atemzüge lang in dieser Haltung.
5. Führen Sie die Beine einatmend zur Mitte zurück.
6. Machen Sie die Bewegungen der Punkte 3–5 nach links, wobei nun die rechte Schulter und der rechte Arm am Boden liegen bleiben.
7. Wiederholen Sie die Punkte 3–6 noch 2- bis 4-mal.
8. Bleiben Sie mit angezogenen Knien (➤ Abb. 6.4) einige Atemzüge lang liegen; spüren Sie, wie Ihr Bauch weich wird.

Feinarbeit

Probieren Sie unterschiedliche Winkel von Hüften und Knien aus, aber gehen Sie nicht über 90° hinaus. Halten Sie die seitlich abgesenkten Knie in der Endposition bis zu 3 Atemzüge lang.

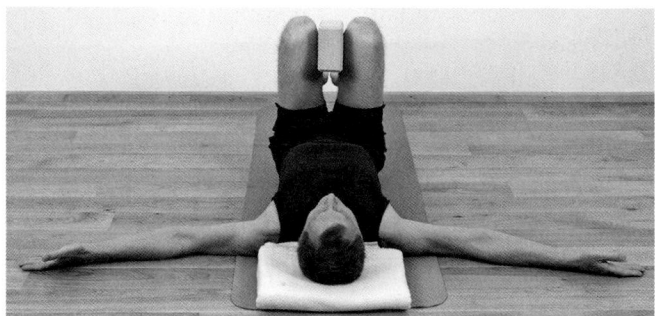

Abb. 6.5

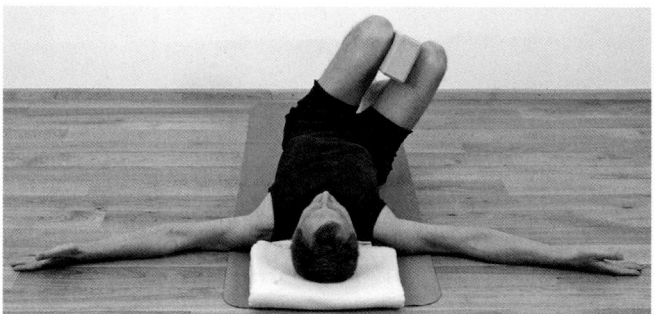

Abb. 6.6

Hinweis

Wenn Sie sehr beweglich sind, wollen Sie die Drehbewegungen vielleicht lieber beim Einatmen statt beim Ausatmen machen.

Übung 1.5: Seitbeuge mit angezogenen Knien

Ziele: Mobilisierung der Lendenwirbelsäule durch seitliche Beugung, Kräftigung der Rumpfmuskulatur

1. Ziehen Sie die Knie so zur Brust, dass der untere Rücken bequem auf dem Boden liegt (➤ Abb. 6.4). Um Hüften und Knie richtig zu positionieren, kann es hilfreich sein, einen Klotz zwischen den Knien zu halten (➤ Abb. 6.5).
2. Breiten Sie seitlich die Arme so aus, dass sie in einer Linie mit dem Schultergürtel auf dem Boden liegen. Die Handflächen zeigen nach unten; Sie können die Übung aber auch mit nach oben gedrehten Handflächen versuchen (➤ Abb. 6.5).
3. Halten Sie die Unterschenkel waagrecht, während Sie die Knie langsam von der Brust wegbewegen. Gehen Sie so weit, wie Sie das Becken stabil halten können, aber nicht weiter, als bis die Oberschenkel im rechten Winkel zum Boden sind.
4. Lassen Sie die Unterschenkel ausatmend langsam nach rechts schwingen, wodurch die linke Hüfte sich von den unteren Rippen weg bewegt. Das führt zu einer seitlichen Beugung der Lendenwirbelsäule (➤ Abb. 6.7).
5. Bringen Sie die Unterschenkel einatmend zur Mitte zurück.
6. Machen Sie die Bewegungen der Punkte 4 und 5 nach links.
7. Wiederholen Sie die Punkte 4–6 insgesamt 5- bis 10-mal.
8. Entspannen Sie sich abschließend einige Atemzüge lang mit angezogenen Knien und lassen Sie den Bauch dabei ganz weich werden.

Übung 1.6: Den Rücken abrollen

Ziele: Mobilisierung der Lendenwirbelsäule durch Beugung, Kräftigung der Vorderseite

1. Setzen Sie sich auf den Boden und stellen Sie die Füße auf (➤ Abb. 6.8).
2. Lehnen Sie sich zurück, erst auf die Hände, dann auf die Ellbogen gestützt (➤ Abb. 6.9).
3. Kippen Sie das Becken ausatmend nach hinten und legen Sie seine Rückseite auf den Boden ab.

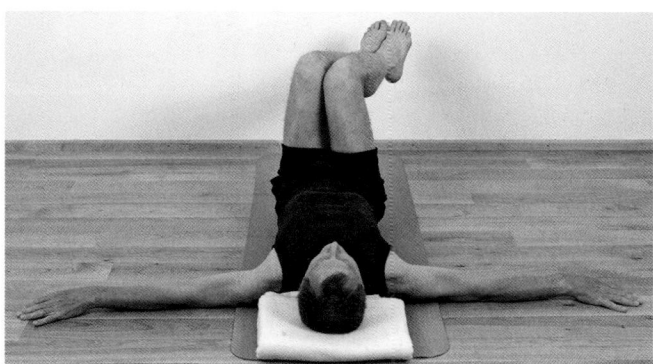

Abb. 6.7

6

4. Lassen Sie nun die Lendenwirbelsäule allmählich auf den Boden sinken, einen Wirbel nach dem anderen.

5. Bleiben Sie zum Abschluss auf dem Rücken liegen, um sich einige Atemzüge lang auszuruhen. Becken und Lendenwirbelsäule sind dabei in der neutralen Position (➤ Abb. 6.10).

6. Drehen Sie sich auf die Seite, auf der Sie sich wohler fühlen, und setzen Sie sich auf. Wiederholen Sie die Übung noch einmal.

Feinarbeit

Die folgende Übung ermöglicht eine detailliertere Mobilisierung der Lendenwirbel, indem die oben beschriebene Bewegung wiederholt leicht zurückgenommen wird, um weitere 1–2 Lendenwirbel abzulegen.

1. Setzen Sie sich auf den Boden und stellen Sie die Füße auf (➤ Abb. 6.8).

2. Lehnen Sie sich zurück, erst auf die Hände und dann auf die Ellbogen gestützt. Bleiben Sie bis Punkt 9 auf den Ellbogen (➤ Abb. 6.9).

3. Kippen Sie das Becken nach hinten und senken Sie seine Rückseite dann ausatmend auf den Boden ab.

4. Kippen Sie das Becken leicht nach vorne und heben Sie seine Rückseite einatmend wieder vom Boden ab.

5. Atem Sie aus und legen Sie die Rückseite des Beckens und die untersten 1–2 Lendenwirbel auf dem Boden ab. Eventuell müs-

sen sich die Ellbogen dabei mehr zur Seite bewegen, um die Schultern zu entlasten.

6. Heben Sie die abgelegten Wirbel und die Rückseite des Beckens einatmend wieder vom Boden ab. Das Gesäß bleibt auf dem Boden.

7. Legen Sie ausatmend die Rückseite des Beckens, die vorher abgelegten Wirbel und 1–2 weitere Lendenwirbel nacheinander auf dem Boden ab.

8. Atmen Sie ein und kommen Sie dabei in die neutrale Beckenposition zurück.

9. Legen Sie beim nächsten Ausatmen die Rückseite des Beckens und die gesamte Lendenwirbelsäule Stück für Stück auf dem Boden ab.

10. Bleiben Sie abschließend einige Atemzüge lang auf dem Rücken liegen. Bauch und Lendengegend sind dabei weich und entspannt (➤ Abb. 6.10).

11. Diese Übung sollte ein- bis zweimal ausgeführt werden.

Übung 1.7: Den Rücken abrollen auf einem Stuhl

Ziel: *Mobilisierung der Lendenwirbelsäule durch Beugung*

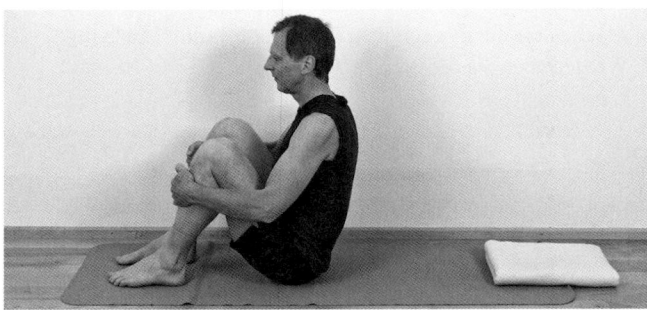

Abb. 6.8

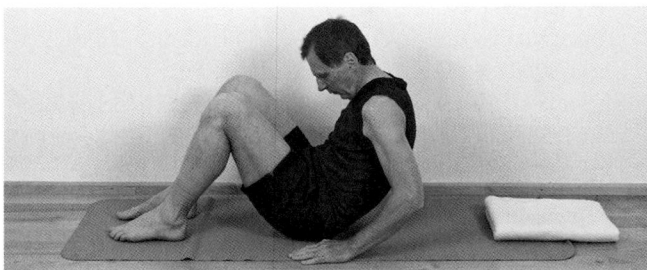

Abb. 6.9

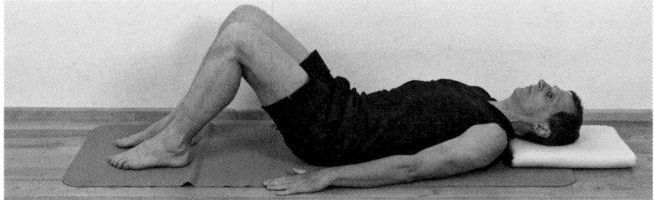

Abb. 6.10

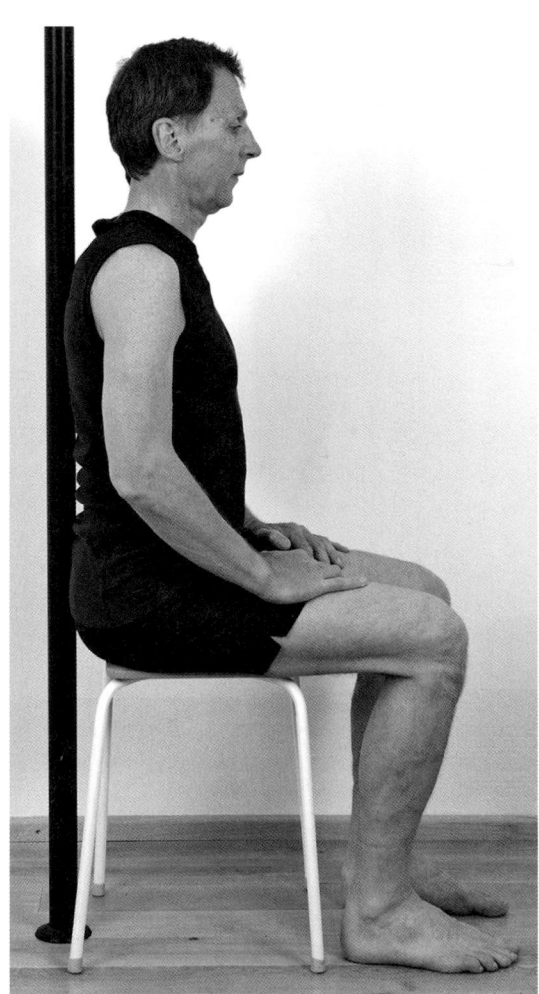

Abb. 6.11

1. Setzen Sie sich auf einen Stuhl mit gerader Lehne oder auf einen an der Wand stehenden Hocker und stellen Sie die Fußsohlen fest auf den Boden (➤ Abb. 6.11).
2. Der Rücken steht in bestmöglichem Kontakt mit Stuhllehne oder Wand.
3. Atmen Sie ein und richten Sie dabei die Wirbelsäule auf.
4. Neigen Sie ausatmend erst den Kopf und machen Sie dann langsam einen runden Rücken, wobei ein Wirbel nach dem anderen eingerollt wird. Nehmen Sie sich dafür mehrere Atemzüge lang Zeit (➤ Abb. 6.12).
5. Achten Sie besonders darauf, wie ein Lendenwirbel nach dem anderen sich von der Stuhllehne oder der Wand löst.
6. Lassen Sie den Oberkörper abschließend einige Atemzüge lang auf den Oberschenkeln ruhen; falls nötig, können Sie ein Kissen oder eine zusammengelegte Decke auf die Oberschenkel legen. Lassen Sie jeweils beim Einatmen die Wirbelsäule länger werden (➤ Abb. 6.13).
7. Schieben Sie die Rückseite des Beckens an die Stuhllehne oder die Wand.
8. Bringen Sie aufmerksam einen Lendenwirbel nach dem anderen in Kontakt mit Stuhllehne oder Wand und richten Sie sich dann ganz auf.
9. Bleiben Sie ein oder zwei Atemzüge lang aufrecht sitzen.
10. Diese Übung sollte ein- bis zweimal ausgeführt werden.

Übung 1.8: Kutscherhaltung

Ziel: Entspannung der Lendenwirbelsäule

1. Setzen Sie sich auf einen Stuhl oder Hocker und stellen Sie die Fußsohlen auf den Boden. Füße und Knie sind hüftbreit auseinander.
2. Legen Sie die Ellbogen auf die Knie (➤ Abb. 6.14).
3. Spüren Sie während einer Einatmung, wie Ihre Wirbelsäule länger wird.
4. Behalten Sie diese Länge bei, während Sie wieder ausatmen.
5. Spüren Sie beim nächsten Einatmen, wie die Lendengegend länger und breiter wird.
6. Entspannen Sie beim Ausatmen die Lendengegend und lassen Sie sie weich werden.
7. Bleiben Sie 3–5 Atemzüge lang oder länger in der Haltung sitzen.
8. Richten Sie sich zum Abschluss einatmend wieder auf.

Variante

1. Setzen Sie sich auf einen Stuhl oder Hocker und stellen Sie die Fußsohlen auf den Boden. Füße und Knie sind hüftbreit auseinander. Legen Sie eine zusammengefaltete Decke oder ein dünnes Kissen in Leistennähe auf die Oberschenkel.

6

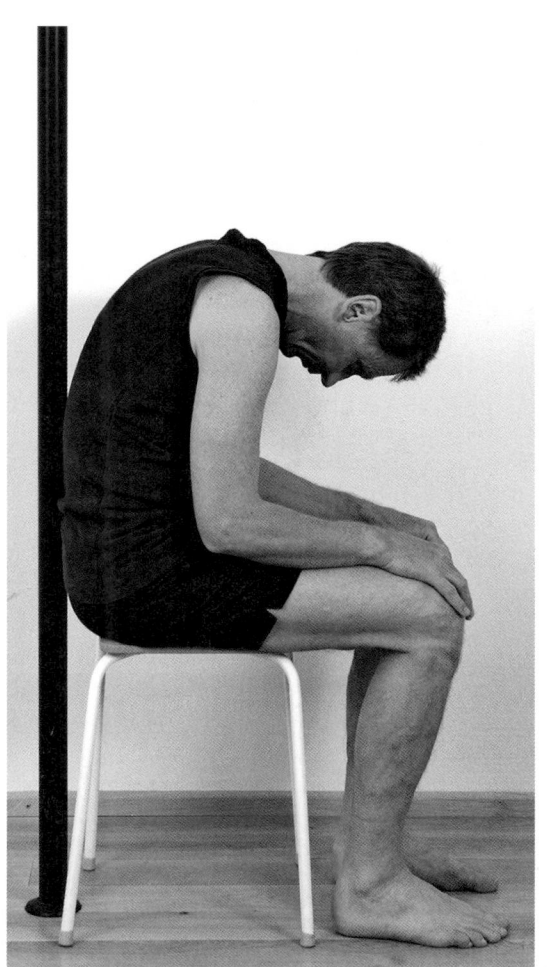

Abb. 6.12

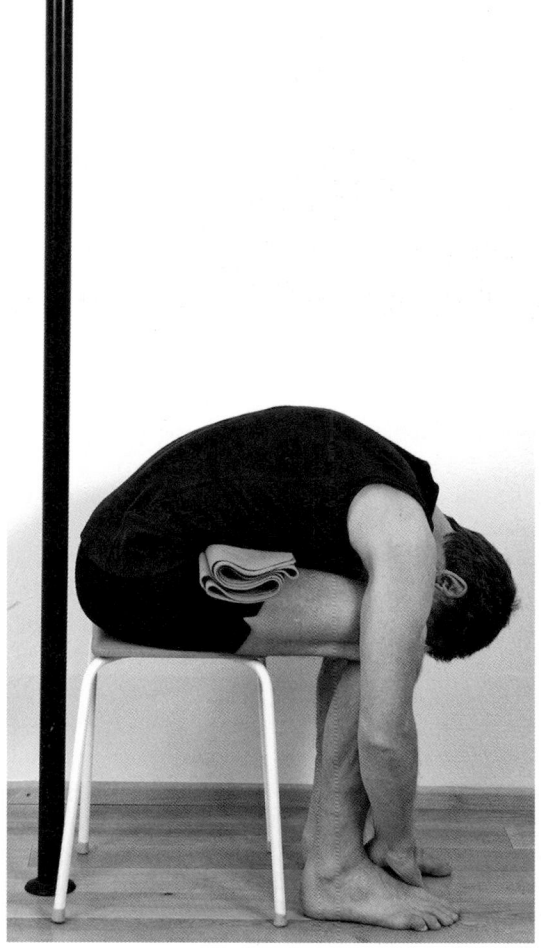

Abb. 6.13

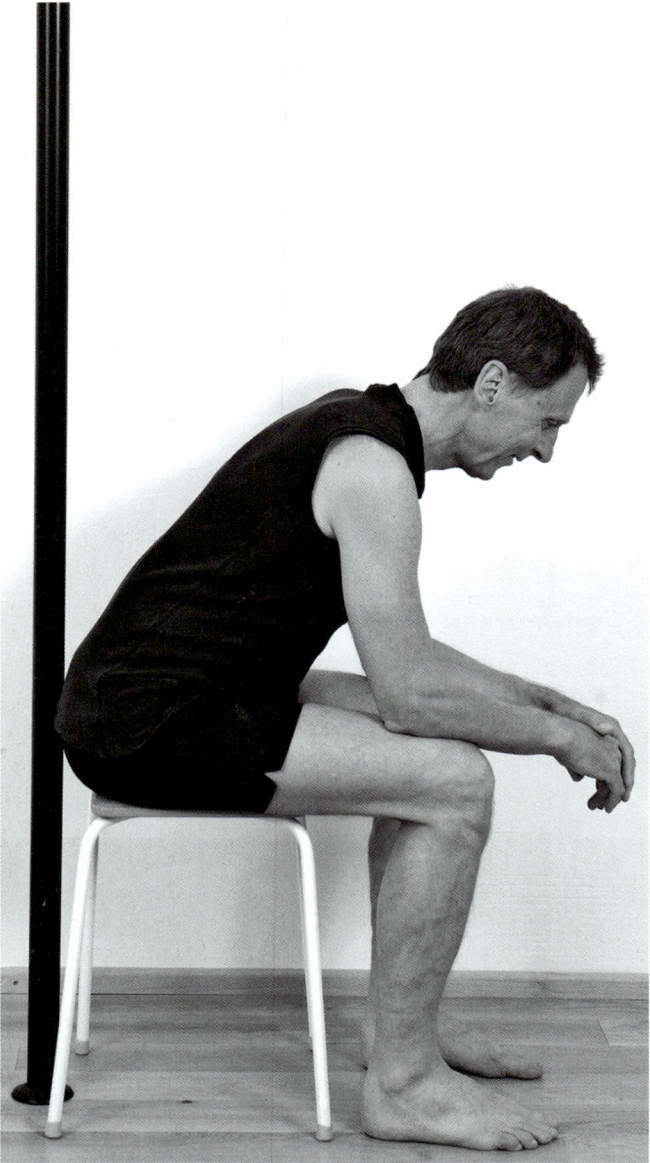

Abb. 6.14

2. Spüren Sie während einer Einatmung, wie die Wirbelsäule länger wird.
3. Behalten Sie diese Länge bei, während Sie sich vorbeugen und den Bauch auf Decke oder Kissen ablegen.
4. Lassen Sie Kopf und Arme natürlich herabhängen (➤ Abb. 6.13).
5. Spüren Sie beim Einatmen, wie die Lendengegend länger und breiter wird. Lassen Sie diesen Bereich beim Ausatmen weich werden.
6. Bleiben Sie 5–10 Atemzüge lang in der Haltung; mit zunehmender Übung können Sie die Zeitdauer allmählich steigern.
7. Legen Sie zum Zurückkommen die Handflächen auf die Oberschenkel oder auf die seitlichen Stuhlkanten. Drücken Sie sich mit den Händen ab, während Sie sich einatmend aufrichten.
8. Bleiben Sie abschließend einige Atemzüge lang aufrecht auf dem Stuhl sitzen.

Übung 1.9: Katzenbuckel mit Variationen

Ziele: *Mobilisierung der Lendenwirbelsäule, Koordination*

Vorbereitung: Rücken nach oben und unten wölben

1. Knien Sie sich im Vierfüßlerstand auf eine gefaltete Decke, damit die Knie abgepolstert und so hoch stehen, dass der Rücken annähernd waagrecht ist. Knie und Füße sind hüftbreit auseinander, die Oberschenkel stehen senkrecht zum Boden, die Hände werden so auf dem Boden platziert, dass die Handgelenke unter den Schultergelenken sind.
2. Kommen Sie in die neutrale Beckenposition.
3. Wölben Sie den Rücken ausatmend nach oben wie eine Katze und bleiben Sie, wenn es Ihnen gut tut, 1–2 Atemzüge lang in dieser Haltung (➤ Abb. 6.15).
4. Wölben Sie den Rücken dann einatmend nach unten.
5. Wiederholen Sie die Punkte 3 und 4 noch 2- bis 4-mal.
6. Kommen Sie am Ende wieder in die neutrale Beckenposition.
7. Senken Sie das Gesäß in Richtung Fersen, beugen Sie sich vor und bleiben Sie so ruhig einige Atemzüge lang liegen (➤ Abb. 6.16). Legen Sie, falls nötig, ein Kissen oder eine gefaltete Decke zwischen Gesäß und Fersen.

Feinarbeit

1. Knien Sie sich im Vierfüßlerstand auf eine gefaltete Decke, damit die Knie abgepolstert sind und so hoch stehen, dass der Rücken annähernd waagrecht ist. Knie und Füße sind hüftbreit auseinander, die Oberschenkel sind senkrecht zum Boden, die Hände werden so auf dem Boden platziert, dass die Handgelenke unter den Schultergelenken sind.
2. Kommen Sie in die neutrale Beckenposition.
3. Wölben Sie den Rücken ausatmend nach oben wie eine Katze und bleiben Sie, wenn es Ihnen gut tut, 1–2 Atemzüge lang in dieser Haltung (➤ Abb. 6.15).
4. Wölben Sie einatmend den Rücken nach unten und beugen Sie den Oberkörper nach links, sodass Sie zur linken Hüfte blicken. Schieben Sie dabei die rechte Hüfte nach hinten (➤ Abb. 6.17).
5. Bringen Sie Kopf und Becken wieder in die Mitte und wölben Sie ausatmend den Rücken nach oben.
6. Wölben Sie mit der nächsten Einatmung den Rücken wieder nach unten, beugen Sie den Oberkörper jetzt nach rechts und blicken Sie zur rechten Hüfte. Schieben Sie dabei die linke Hüfte nach hinten.
7. Bringen Sie Kopf und Becken wieder in die Mitte.
8. Wiederholen Sie die Punkte 3–7 noch 2- bis 4-mal.
9. Kommen Sie am Ende in die neutrale Beckenposition.
10. Senken Sie das Gesäß in Richtung Fersen, beugen Sie sich vor und bleiben Sie so einige Atemzüge lang ruhig liegen (➤ Abb. 6.16). Legen Sie, falls nötig, ein Kissen oder eine gefaltete Decke zwischen Gesäß und Fersen.

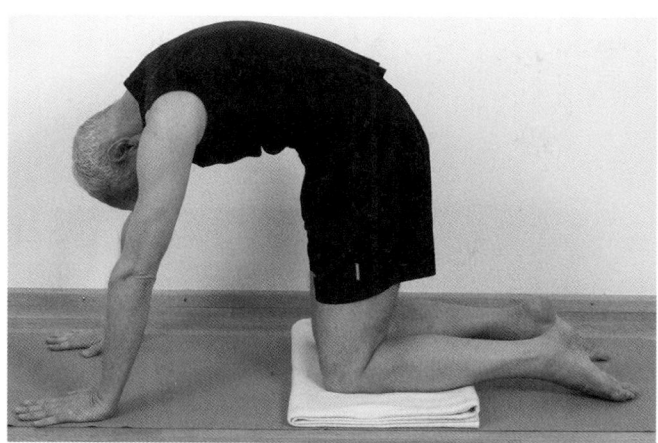

Abb. 6.15

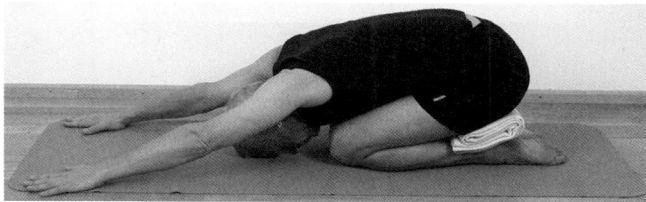

Abb. 6.16

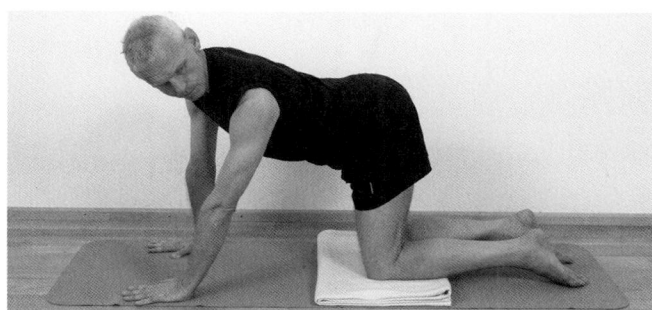

Abb. 6.17

Hinweise für Punkte 3 und 4

Wenn Sie feststellen, dass sich einer oder mehrere Abschnitte der Wirbelsäule zu stark runden, während Sie den Rücken nach oben wölben, und wenn sich das unangenehm anfühlt, nehmen Sie sich ein Stück zurück, indem Sie den gegenüberliegenden Bereich an der Vorderseite des Oberkörpers behutsam länger werden lassen. Die Wölbung nach unten sollten Sie in jenen Abschnitten leicht zurücknehmen, die schwach und überbeweglich sind.

Am Anfang müssen diese feinen Korrekturen sorgfältig von Lehrerin oder Therapeut überwacht werden.

Allgemeine Hinweise

Um ein Bewusstsein für die korrekte seitliche Beugung und die notwendige Koordination zu bekommen, kann ein Partner die Bewegung lenken, indem er Ihnen eine Hand auf das Kreuzbein und die andere zwischen die Schulterblätter legt.

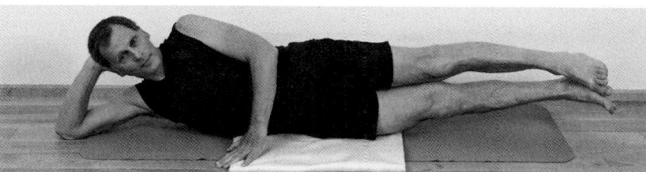

Abb. 6.18

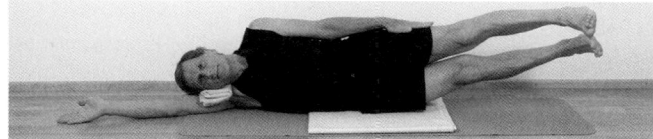

Abb. 6.19

Übung 1.10: Kräftigung durch Seitbeuge

Ziele: Mobilisierung und Kräftigung der Lendenwirbelsäule in der Seitbeuge, Gleichgewicht

1. Legen Sie sich auf die rechte Seite; Oberkörper und Beine bilden eine Linie. Polstern Sie Hüfte und Oberschenkel mit einer gefalteten Decke ab. Stützen Sie sich auf den rechten Ellbogen und legen Sie den Kopf in die rechte Hand. Stützen Sie die linke Hand vor sich auf den Boden, um im Gleichgewicht zu bleiben.
2. Heben Sie ausatmend gleichzeitig beide Beine (➤ Abb. 6.18) und lassen Sie sie einatmend wieder sinken.
3. Wiederholen Sie diese Bewegung noch 2- bis 4-mal.
4. Wenn Sie die Beine das letzte Mal gehoben haben, halten Sie sie 3–5 Atemzüge lang oben, bevor Sie sie kontrolliert wieder sinken lassen.
5. Legen Sie sich auf die rechte Seite, der Kopf ruht auf dem ausgestreckten rechten Arm.
6. Beugen Sie beide Hüften und Knie, bleiben Sie einige Atemzüge lang liegen und spüren Sie, wie Ihre linke Hüfte weich und entspannt wird.
7. Drehen Sie sich auf die linke Seite, um die Punkte 1–6 dort auszuführen.

Feinarbeit (besonders im Hinblick auf das Gleichgewicht)

1. Legen Sie sich auf die rechte Seite, der Kopf ruht auf dem ausgestreckten rechten Arm. Rechte Hüfte und rechter Oberschenkel ruhen auf einer gefalteten Decke, der linke Arm liegt auf der Seite des Oberkörpers. Legen Sie, falls nötig, ein dünnes Kissen oder ein gefaltetes Handtuch unter den Kopf.
2. Heben Sie ausatmend gleichzeitig beide Beine (➤ Abb. 6.19) und lassen Sie sie einatmend wieder sinken.
3. Wiederholen Sie diese Bewegung noch 2- bis 4-mal.
4. Wenn Sie die Beine das letzte Mal gehoben haben, halten Sie sie 3–5 Atemzüge lang dort, bevor Sie sie kontrolliert wieder sinken lassen.
5. Strecken Sie Ihren rechten Arm so aus, dass der Kopf bequem darauf ruhen kann.

6

6. Beugen Sie beide Hüften und Knie, bleiben Sie einige Atemzüge lang liegen und spüren Sie, wie Ihre linke Hüfte weich und entspannt wird.
7. Drehen Sie sich auf die linke Seite, um die Punkte 1–6 dort auszuführen.

Übung 1.11: Gleichgewicht im Seitstütz

Ziele: *Kräftigung der Lendenwirbelsäule, Gleichgewicht*
1. Legen Sie eine Decke oder eine weiche Matte auf den Boden, um Ellbogen und Knie abzupolstern.
2. Legen Sie sich auf die rechte Seite. Heben Sie den Oberkörper mit Hilfe der linken Hand so weit an, dass Sie den rechten Ellbogen unter der Schulter platzieren können. Die rechte Handfläche liegt mit nach vorne weisenden Fingern auf dem Boden. Legen Sie den linken Arm auf der linken Seite des Oberkörpers ab.
3. Beugen Sie das rechte Knie im 90°-Winkel, sodass es unterhalb des linken Knies bleibt. Der rechte Unterschenkel zeigt nach hinten.
4. Heben Sie ausatmend das Becken, sodass das linke Bein, die linke Hüfte und die linke Seite des Oberkörpers eine Linie bilden (➤ Abb. 6.20).
5. Bleiben Sie 3–5 Atemzüge lang in dieser Haltung.
6. Lassen Sie die rechte Hüfte ausatmend wieder auf den Boden sinken und bleiben Sie 1–2 Atemzüge in dieser Haltung.
7. Die Punkte 4–6 sollten ein- oder zweimal ausgeführt werden.
8. Legen Sie sich auf die rechte Seite, der Kopf ruht auf dem ausgestreckten rechten Arm.
9. Drehen Sie sich nach einer Pause auf die linke Seite, um die Punkte 2–8 entsprechend auszuführen.
10. Ziehen Sie am Ende in Seitenlage beide Knie an, drücken Sie sich mit den Händen vom Boden ab und bleiben Sie einige Atemzüge lang mit gekreuzten oder gestreckten Beinen sitzen.

Intensivere Variante

Mehr Anspruch an Kraft und Gleichgewichtssinn stellt die in ➤ Abb. 6.21 gezeigte Variante:
1. Legen Sie eine Decke oder eine weiche Matte auf den Boden, um Ellbogen und Knie abzupolstern.
2. Legen Sie sich auf die rechte Seite. Heben Sie den Oberkörper mit Hilfe der linken Hand so weit an, dass Sie den rechten Ellbogen unter der Schulter platzieren können. Die rechte Handfläche liegt mit nach vorne weisenden Fingern auf dem Boden. Legen Sie den linken Arm auf der linken Seite des Oberkörpers ab.
3. Beugen Sie das rechte Knie im 90°-Winkel, sodass es unterhalb des linken Knies bleibt. Der rechte Unterschenkel zeigt nach hinten.
4. Heben Sie ausatmend das Becken so weit an, dass das linke Bein, die linke Hüfte und linke Seite des Oberkörpers eine Linie bilden.
5. Strecken Sie den linken Arm senkrecht in Verlängerung des Schultergürtels nach oben.
6. Heben Sie das linke Bein rhythmisch 3- bis 5-mal an und senken Sie es wieder ab, bis der Fuß den Boden berührt. Halten Sie das gehobene Bein beim letzten Mal einige Atemzüge lang oben.

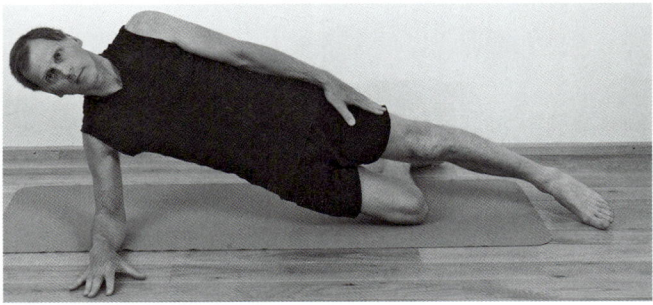

Abb. 6.20

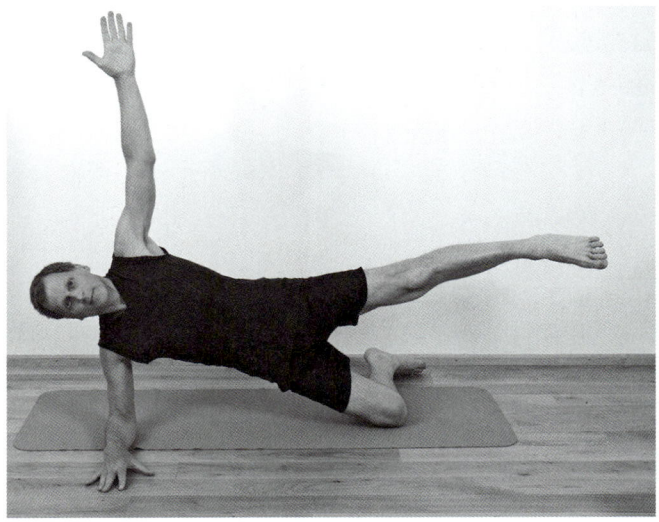

Abb. 6.21

7. Lassen Sie ausatmend den linken Fuß und die rechte Hüfte auf den Boden sinken und bleiben Sie 1–2 Atemzüge lang so.
8. Wiederholen Sie die Punkte 4–7 eventuell noch einmal.
9. Legen Sie sich auf die rechte Seite, der Kopf ruht auf dem ausgestreckten rechten Arm.
10. Drehen Sie sich nach einer Pause auf die linke Seite, um die Punkte 2–8 entsprechend auszuführen.
11. Legen Sie sich auf die linke Seite, der Kopf ruht auf dem ausgestreckten linken Arm.
12. Ziehen Sie am Ende auf der Seite liegend beide Knie an, drücken Sie sich mit den Händen vom Boden ab und bleiben Sie einige Atemzüge lang mit gekreuzten oder gestreckten Beinen sitzen.

Übung 1.12: Leichte Rückbeuge

Ziele: *Mobilisierung der Lendenwirbelsäule in der Rückbeuge, Kräftigung und Entspannung der Lendengegend*
1. Legen Sie sich auf den Bauch. Die Arme liegen neben dem Oberkörper, die Handflächen weisen nach oben. Legen Sie, falls nötig, eine gefaltete Decke unter die Hüften, um sie abzupolstern. Unterstützen Sie die Stirn mit einem dünnen Kissen oder einem gefalteten Handtuch, damit die Nase frei und der Nacken entspannt ist.
2. Ziehen Sie den Unterbauch leicht nach innen, so sanft, dass Sie normal weiteratmen können.
3. Spüren Sie, wie die Leisten sich dadurch auf den Boden zu bewegen.

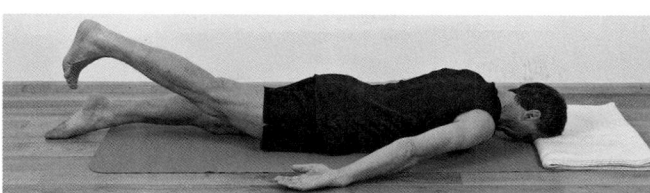

Abb. 6.22

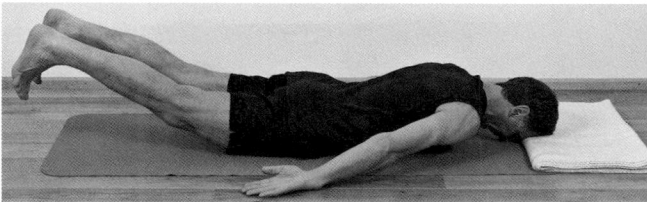

Abb. 6.23

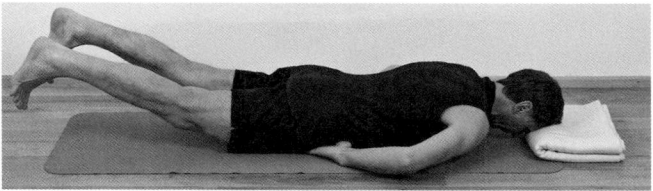

Abb. 6.24

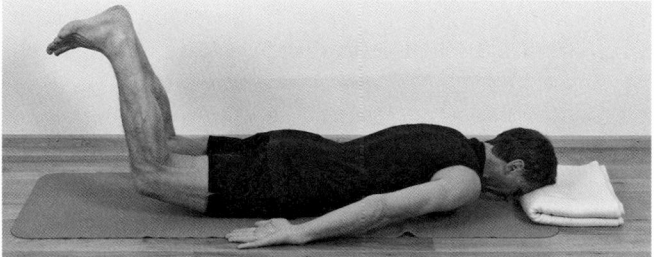

Abb. 6.25

Übung 1.13: Stab auf vier Wurzeln

Ziele: *Kräftigung der Lendenwirbelsäule, Gleichgewicht*

1. Beginnen Sie in einem modifizierten Vierfüßlerstand: Knie und Füße sind geschlossen, die Ellbogen stehen gebeugt unter den Schultergelenken, die Unterarme liegen parallel zueinander. Polstern Sie die Ellbogen, falls nötig, mit einer gefalteten Decke ab.
2. Strecken Sie nacheinander beide Beine so nach hinten, dass die Knie sich vom Boden lösen. Nun berühren nur noch die Zehen den Boden; Beine, Oberkörper und Kopf bilden eine Linie (➤ Abb. 6.26).
3. Spannen Sie das Gesäß an und saugen Sie leicht den Unterbauch ein.
4. Bleiben Sie 1–3 Atemzüge lang in der Haltung.
5. Lassen Sie Ellbogen und Schultern an Ort und Stelle, während Sie die Knie nacheinander zum Boden absenken. Sollten sich die Hände dabei aufeinander zu bewegen, dann kann man das verhindern, indem man einen Klotz oder ein Buch dazwischen legt.
6. Führen Sie die Punkte 2–5 insgesamt 3- bis 5-mal aus. Strecken Sie mal das rechte, mal das linke Bein zuerst, gleiches gilt für die Knie.
7. Verweilen Sie abschließend einige Atemzüge lang in der Ausgangsposition. Legen Sie dann das Gesäß auf den Fersen ab, eventuell mit einer gefalteten Decke dazwischen (➤ Abb. 6.16), und entspannen Sie sich einige Atemzüge lang.

4. Behalten Sie die leichte Kontraktion des Unterbauchs bei, während Sie ausatmend das rechte Bein heben. Das Knie ist gestreckt, der Fuß in Dorsalflexion, d. h. angezogen (➤ Abb. 6.22).
5. Bleiben Sie 2–3 Atemzüge lang so. Sobald Sie die leichte Kontraktion des Unterbauchs verlieren, lassen Sie das Bein sinken, um von neuem zu beginnen.
6. Legen Sie das Bein ausatmend ab. Spüren Sie die Entspannung in der Lendengegend und entspannen Sie auch den Bauch.
7. Bleiben Sie so 1–2 Atemzüge lang liegen.
8. Führen Sie die Punkte 2–7 mit dem linken Bein aus.
9. Der gesamte Zyklus kann bis zu 5-mal geübt werden, aber nur so lange ein natürliches Atmen möglich ist.
10. Strecken Sie nach dem letzten Mal den rechten Arm neben dem Kopf nach vorne aus, drücken Sie sich mit der linken Hand ab und drehen Sie sich so auf die rechte Seite, dass der Kopf auf dem Arm liegt. Ziehen Sie beide Knie an und bleiben Sie entspannt einige Atemzüge lang auf der Seite liegen. Während Sie sich anschließend mit der linken Hand zum Sitzen hochdrücken, ist das linke Bein leicht gebeugt. Natürlich können Sie sich am Übungsende auch auf die linke Seite legen, wenn Ihnen das angenehmer ist.

Intensivere Varianten

a. Heben Sie bei Punkt 4 gleichzeitig beide Beine an (➤ Abb. 6.23). Sie können vorher die Hände flach unter die vorderen Hüftknochen schieben (➤ Abb. 6.24).
b. Beugen Sie bei Punkt 4 beide Beine (Füße in Dorsalflexion) und heben Sie sie gemeinsam an (➤ Abb. 6.25). Bei korrekter Ausführung der Übung lösen sich die Knie nur wenig vom Boden.

Intensivere Variante

1. Beginnen Sie wie in den Punkten 1–3 beschrieben (➤ Abb. 6.26).
2. Behalten Sie die neutrale Beckenposition bei. Heben Sie nun das rechte Bein so hoch, dass die Hüften auf einer Ebene stehen und das Becken sich nicht verdreht (➤ Abb. 6.27).
3. Lassen Sie das Bein 1–3 Atemzüge lang gehoben.
4. Kehren Sie in die Ausgangsposition zurück.
5. Heben Sie nun auf gleiche Weise das linke Bein und kehren Sie dann in die Ausgangsposition zurück.
6. Führen Sie die Punkte 2–5 insgesamt 3- bis 5-mal aus.
7. Legen Sie abschließend das Gesäß auf den Fersen ab, eventuell mit einer gefalteten Decke dazwischen (➤ Abb. 6.16), und entspannen Sie sich einige Atemzüge lang.

6

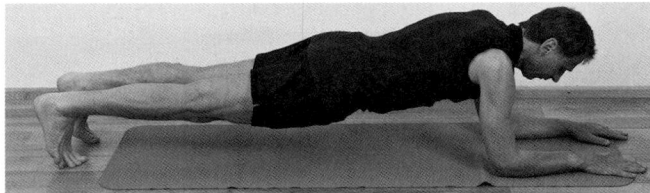

Abb. 6.26

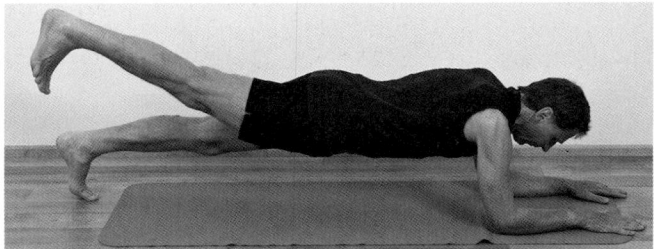

Abb. 6.27

Übung 1.14: Vierfüßlerstand mit Varianten

Ziele: Integration von Stabilität der Lendenwirbelsäule und Gleichgewicht, Koordination und Synchronisation von Arm- und Beinbewegungen

1. Knien Sie sich im Vierfüßlerstand auf eine gefaltete Decke, damit die Knie abgepolstert sind und so hoch stehen, dass der Rücken annähernd waagrecht ist. Die Knie sind hüftbreit auseinander, die Oberschenkel sind senkrecht zum Boden, die Unterschenkel sind parallel zueinander und die Fußrücken liegen auf dem Boden auf. Die Hände werden so auf dem Boden platziert, dass die Handgelenke unter den Schultergelenken liegen (➤ Abb. 6.28).
2. Bringen Sie das Becken in die neutrale Position.
3. Behalten Sie diese Beckenposition bei, den linken Oberschenkel senkrecht und die Arme unverändert, während Sie nun das rechte Bein nach hinten ausstrecken. Der Fuß ist in Dorsalflexion, die Zehen zeigen also zum Boden. Wie hoch das Bein kommt, ist unwichtig; wichtig sind die Stabilität der Lendenwirbelsäule sowie die Position des linken Oberschenkels und der Arme. Achten Sie besonders darauf, dass sich der linke Ellbogen nicht beugt (➤ Abb. 6.29).
4. Bleiben Sie bis zu 3 Atemzüge lang in der Haltung, sofern Sie die neutrale Beckenposition beibehalten und normal weiteratmen können.
5. Kommen Sie in die Ausgangsposition (Punkt 1) zurück.
6. Führen Sie die Punkte 2–5 mit dem linken Bein aus.
7. Nehmen Sie sich beide Seiten insgesamt 2- bis 3-mal vor.
8. Legen Sie abschließend das Gesäß auf den Fersen ab, eventuell mit einer gefalteten Decke dazwischen (➤ Abb. 6.16), und entspannen Sie sich einige Atemzüge lang.

Hinweis

Um die Wahrnehmung der Position von Becken und Lendengegend zu verbessern, kann ein Partner Ihnen die Hände auf die Hüften legen und Ihnen eine verbale Rückmeldung geben. Alter-

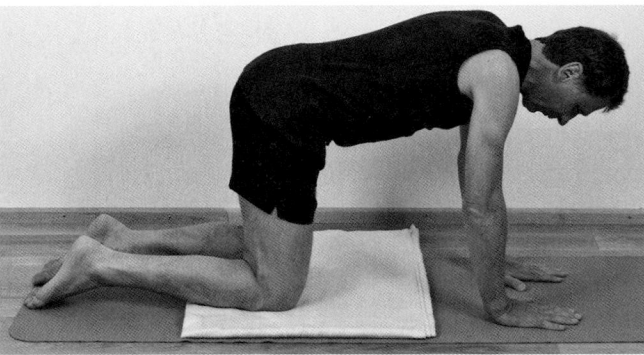

Abb. 6.28

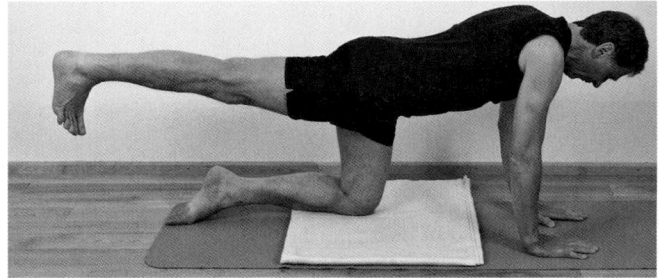

Abb. 6.29

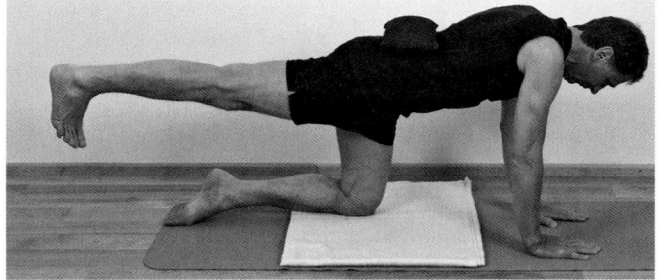

Abb. 6.30

nativ können Sie einen Sandsack in der Lendengegend platzieren (➤ Abb. 6.30). Sie werden während der Übung spüren, ob der Sandsack seine Lage verändert und wie sich sein Gewicht verteilt. Bemühen Sie sich, das Becken stabil zu lassen, sodass der Sandsack sich nicht bewegt.

Feinarbeit

1. Knien Sie sich im Vierfüßlerstand auf eine gefaltete Decke, damit die Knie abgepolstert sind und so hoch kommen, dass der Rücken annähernd waagrecht ist. Die Knie sind hüftbreit auseinander, die Oberschenkel sind senkrecht zum Boden, die Unterschenkel sind parallel, und die Fußrücken liegen auf dem Boden auf. Die Hände werden so auf dem Boden platziert, dass die Handgelenke unter den Schultergelenken sind (➤ Abb. 6.28).
2. Kommen Sie in die neutrale Beckenposition.
3. Behalten Sie diese Beckenposition bei, das linke Bein senkrecht und den rechten Arm unverändert, während Sie das rechte Bein nach hinten strecken. Der Fuß ist in Dorsalflexion. Strecken Sie nun den linken Arm waagrecht nach vorne (➤ Abb. 6.31).

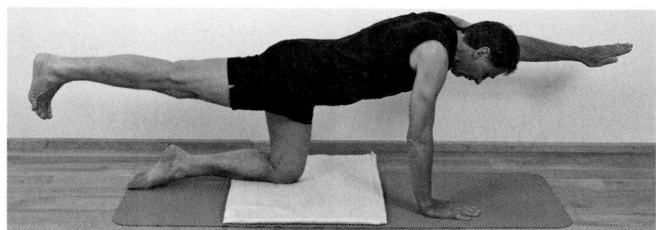

Abb. 6.31

4. Bleiben Sie 2–3 Atemzüge lang so und halten Sie dabei konstant das Gleichgewicht zwischen der Spannung im Bauch und im unteren Rücken aufrecht.
5. Wiederholen Sie die Übung mit der anderen Seite.
6. Nehmen Sie sich beide Seiten 2- bis 3-mal vor.
7. Legen Sie abschließend das Gesäß auf den Fersen ab, eventuell mit einer gefalteten Decke dazwischen (➤ Abb. 6.16), und entspannen Sie sich einige Atemzüge lang.

Variante

Wenn man einen Arm und das gegenüberliegende Bein mehrmals im raschen Wechsel hebt, verbessert sich die Koordination. Um die Bewegung mit dem Atemrhythmus zu verbinden, hebt man die beiden Glieder sinnvollerweise beim Einatmen und senkt sie ausatmend wieder ab. Erfahrene Übende können unterschiedliche Rhythmen ausprobieren, sollten jedoch immer darauf achten, die Arm- und Beinbewegungen zu synchronisieren.

Übung 1.15: Schulterbrücke mit Varianten

Ziele: Kräftigung und Mobilisierung der Lendenwirbelsäule
1. Legen Sie sich auf den Rücken.
2. Lassen Sie Hals und Kehle während der ganzen Übung entspannt.
3. Halten Sie das Becken in der neutralen Position, während Sie die Füße eine Fußlänge vom Gesäß entfernt parallel aufstellen. Knie und Füße sind hüftbreit auseinander; die Arme liegen neben dem Oberkörper; die Handflächen zeigen nach oben.
4. Heben Sie ausatmend das Becken, lassen Sie es dabei jedoch in der neutralen Position. Spannen Sie die Gesäßmuskeln an.
5. Legen Sie sich nun im Lauf von einem oder zwei Atemzügen langsam ab und spüren Sie, wie die Wirbelsäule sich wie eine Perlenkette zu Boden senkt, eine Perle nach der anderen.
6. Führen Sie die Punkte 4 und 5 insgesamt 3- bis 5-mal in einer langsamen, rhythmischen Bewegung aus.
7. Heben Sie das Becken dann noch einmal und lassen Sie es 3–5 Atemzüge lang angehoben. Achten Sie dabei auf eine ausgewogene Aktivität von Gesäß- und Bauchmuskeln. Legen Sie sich wie in Punkt 5 beschrieben ab.
8. Bleiben Sie mehrere Atemzüge lang mit aufgestellten Füßen oder gestreckten Beinen auf dem Rücken liegen und spüren Sie die Entspannung in der Lendengegend und im Bauch.

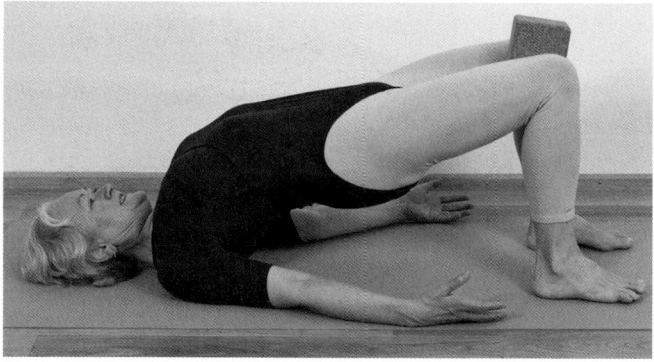

Abb. 6.32

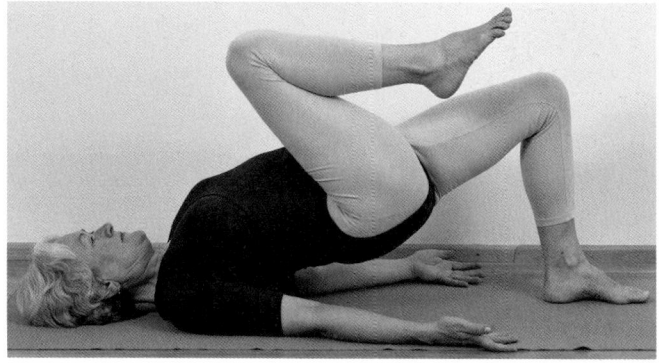

Abb. 6.33

Hinweis

Um präziser zu üben, können Sie einen Klotz oder ein Kissen zwischen den Knien halten (➤ Abb. 6.32). Halten Sie Knie und Füße im selben Abstand, während Sie die obigen Bewegungen ausführen. Mit zunehmender Übung können Sie den Klotz weglassen und den Abstand von Knien und Füßen reduzieren.

Variante a

Weiteres Ziel: Gleichgewicht
1. Legen Sie sich auf den Rücken.
2. Lassen Sie Hals und Kehle während der ganzen Übung entspannt.
3. Stellen Sie die Füße eine Fußlänge vom Gesäß entfernt parallel auf. Die Fersen sind unter den Knien; die Arme liegen neben dem Oberkörper; die Handflächen sind nach oben gewandt. Das Becken ist in der neutralen Position.
4. Behalten Sie diese Beckenposition bei, während Sie das Becken ausatmend anheben und dabei die Gesäßmuskeln kontrahieren.
5. Behalten Sie die Ausrichtung der Hüften bei, eventuell mit Hilfe der Hände, während Sie ausatmend das rechte Bein heben und das Knie auf die Brust zu bewegen (➤ Abb. 6.33).
6. Bleiben Sie 1–3 Atemzüge lang so, bevor Sie das rechte Bein in die Ausgangsposition zurückführen (Punkt 4).
7. Führen Sie Punkte 5 und 6 mit dem linken Bein aus.
8. Spüren Sie, während Sie sich nun ausatmend ablegen, wie die Lendenwirbelsäule sich wie eine Perlenkette zum Boden senkt, eine Perle nach der anderen.

6

9. Die Punkte 4–8 sollten 3- bis 5-mal ausgeführt werden.
10. Bleiben Sie nach dem letzten Mal mehrere Atemzüge lang mit aufgestellten Füßen oder gestreckten Beinen auf dem Rücken liegen und spüren Sie die Entspannung in der Lendengegend und im Bauch.

Variante zum Üben von Koordination, Synchronisation und Ausdauer

Heben Sie rhythmisch abwechselnd das rechte und linke Bein; steigern Sie allmählich das Tempo.

Variante b

1. Legen Sie sich auf den Rücken.
2. Lassen Sie Hals und Kehle während der ganzen Übung entspannt.
3. Stellen Sie die Füße parallel zueinander eine Fußlänge vom Gesäß entfernt auf und halten Sie einen Klotz zwischen den Knien. Die Fersen sind unter den Knien; die Arme liegen neben dem Oberkörper; die Handflächen zeigen nach oben. Das Becken ist in der neutralen Position.
4. Behalten Sie diese Beckenposition bei, während Sie das Becken ausatmend anheben und dabei die Gesäßmuskeln anspannen.
5. Strecken Sie mit der nächsten Ausatmung das rechte Bein und bringen Sie es in eine schräge Linie. Der Fuß ist in leichter Dorsalflexion (➤ Abb. 6.34).
6. Bleiben Sie 1–3 Atemzüge lang so, bevor Sie das rechte Bein in die Ausgangsposition zurückführen (Punkt 4).
7. Führen Sie die Punkte 5 und 6 mit dem linken Bein aus.
8. Spüren Sie, während Sie sich ausatmend ablegen, wie die Lendenwirbelsäule sich wie eine Perlenkette zum Boden senkt, eine Perle nach der anderen.
9. Die Punkte 4–8 sollten 3- bis 5-mal ausgeführt werden.
10. Bleiben Sie nach dem letzten Mal mehrere Atemzüge lang mit aufgestellten Füßen oder gestreckten Beinen auf dem Rücken liegen und spüren Sie die Entspannung in der Lendengegend und im Bauch.

Variante c

1. Legen Sie sich auf den Rücken.
2. Lassen Sie Hals und Kehle während der ganzen Übung entspannt.
3. Stellen Sie die Füße parallel zueinander eine Fußlänge vom Gesäß entfernt auf. Knie und Füße sind hüftbreit; die Arme liegen neben dem Oberkörper; die Handflächen zeigen nach oben. Das Becken ist in der neutralen Position.
4. Behalten Sie diese Beckenposition bei, während Sie das Becken ausatmend anheben und dabei die Gesäßmuskeln kontrahieren.
5. Führen Sie ausatmend das rechte Knie auf die Brust zu und strecken Sie das Bein dann senkrecht nach oben. Der Fuß ist in leichter Dorsalflexion (➤ Abb. 6.35).
6. Bleiben Sie 1–3 Atemzüge lang so, bevor Sie das rechte Bein in die Ausgangsposition (Punkt 4) zurückführen.
7. Führen Sie die Punkte 5 und 6 mit dem linken Bein aus.

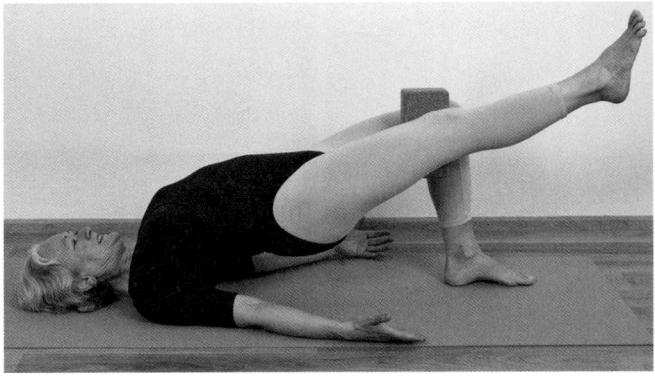

Abb. 6.34

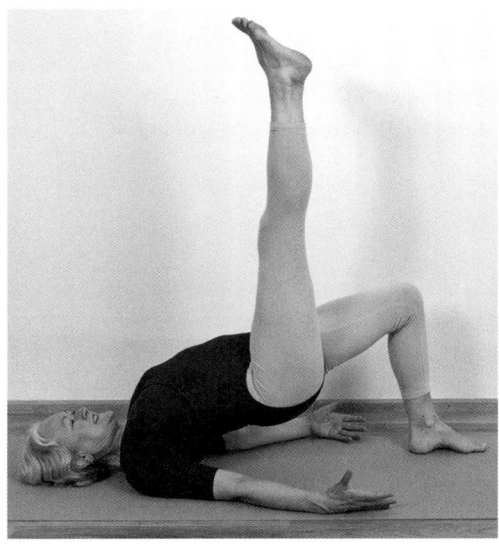

Abb. 6.35

8. Spüren Sie, während Sie sich ausatmend ablegen, dass die Lendenwirbelsäule sich wie eine Perlenkette zum Boden senkt, eine Perle nach der anderen.
9. Die Punkte 4–8 sollten 3- bis 5-mal ausgeführt werden.
10. Bleiben Sie nach dem letzten Mal mehrere Atemzüge lang mit aufgestellten Füßen oder gestreckten Beinen auf dem Rücken liegen und spüren Sie die Entspannung in der Lendengegend und im Bauch.

2. Übungen für Brustkorb und Rippen

Der Mensch besitzt 12 Rippenpaare. Die obersten sieben werden als echte Rippen bezeichnet, das achte, neunte und zehnte Paar als unechte Rippen, und das elfte und zwölfte nennt man freie Rippen. Sämtliche Rippen sind mit den gleichzahligen Brustwirbeln gelenkig verbunden. Die Knorpel der echten Rippen sind mit dem Brustbein, die Knorpel der unechten Rippen miteinander und mit dem Knorpel der siebten Rippe verbunden. Mit dem Brustbein stehen sie daher nur in einer indirekten Verbindung. Gar keine Verbindung zum Brustbein haben die freien Rippen. Die Rippenknorpel sind von Bedeutung für die Beweglichkeit des Brustkorbs, weshalb es wichtig ist, den Brustbein und Rippen verbindenden M. transversus thoracis zu dehnen.

Beim Atmen bewegen sich die Rippen auf spezifische Weise. Wenn wir einatmen, bewegen sich die obersten beiden Rippen vorwärts und aufwärts, während die unteren Rippen sich weiten bzw. auseinandergezogen werden. Bei den mittleren Rippen kombinieren sich diese Bewegungen. Das obere Brustbein bewegt sich aufwärts und vorwärts, das unter Brustbein hauptsächlich aufwärts. Während des Ausatmens laufen diese Bewegungen passiv in umgekehrter Richtung ab.

Unsere Bausteinübungen sind so ausgewählt, dass damit alle genannten Strukturen mobilisiert werden können. Besonders die unterstützten Vor-, Rück- und Seitbeugen dehnen die Zwischenrippenmuskeln und verbessern die Beweglichkeit der Rippen-Wirbel-Gelenke. Wichtig ist auch, die Vorderseite des oberen Brustkorbs zu dehnen, da die Muskulatur hier in vielen Fällen verkürzt ist (Roth 2009). Selbst in zunehmendem Alter können die Beweglichkeit des Brustkorbs und die Qualität der Atmung aufrechterhalten oder sogar verbessert werden. Ist der Brustkorb gedehnt, so können sich auch mehr Alveolen in der Lunge ausdehnen. Damit vergrößert sich die für den Austausch von Sauerstoff und Kohlendioxid zur Verfügung stehende Oberfläche, wodurch sämtliche Körpersysteme besser mit Sauerstoff versorgt werden.

Einschränkungen der Rippenbewegung können Schulterprobleme verursachen. Damit die Bewegungen beim Üben spezifisch auf die Rippen zielen und nicht in die Lendenwirbelsäule gelenkt werden, und um die Übungen wirksamer zu gestalten, muss unbedingt die neutrale Beckenposition beibehalten werden. Viele Rippenübungen können problemlos so modifiziert werden, dass sie auf die Brustwirbelsäule wirken. Auch auf das Zwerchfell wirken die Rippenübungen ein, vor allem, wenn dabei gut geatmet wird. Eine der besten Übungen für das Zwerchfell ist allerdings das Lachen. Positiv wirkt das Lachen unter anderem, weil

- sich dadurch Verspannungen der Muskulatur lösen,
- die Gehirnaktivität stimuliert wird,
- sich die Blutzirkulation verbessert,
- die Herzschlagfrequenz zwar kurzfristig ansteigt, sich aber langfristig reduziert,
- das damit verbundene tiefe Atmen einen besseren Sauerstoffaustausch bewirkt (Titze u. Eschenröder 2003).

Bei chronischem Brustschmerz muss an Herzprobleme gedacht werden; bei Schmerzen in den Rippen-Wirbel-Gelenken kann es sich um Probleme in der Lunge handeln. Abgesehen davon reagiert der Brustkorb besonders empfindlich auf emotionalen Stress. Im therapeutischen Kontext sollten sich Patienten, bei denen beim Üben kritische emotionale Reaktionen auftreten, daher einer psychotherapeutischen Untersuchung und, falls angebracht, einer entsprechenden Behandlung unterziehen.

Übung 2.1: Mit dem Atem kommunizieren

Ziele: *Wahrnehmung der Atembewegung, Mobilisierung von Rippen-Wirbel-Gelenken und Brustbein-Rippen-Gelenken*
1. Legen Sie sich in einer angenehmen Position auf den Rücken.
2. Unterlagern Sie, falls nötig, die Beine, damit Bauch und Lendengegend entspannt sind. Legen Sie den Kopf so, dass Hals und Nacken entspannt sind.
3. Legen Sie die Hände auf die Rippenbögen (➤ Abb. 6.36).

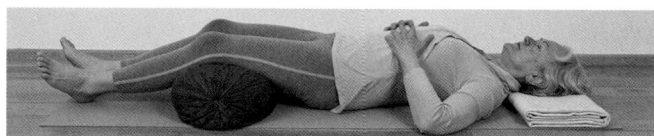

Abb. 6.36

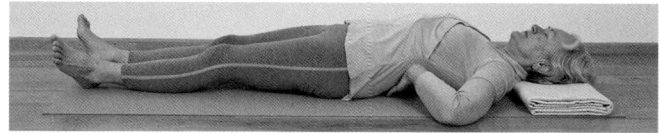

Abb. 6.37

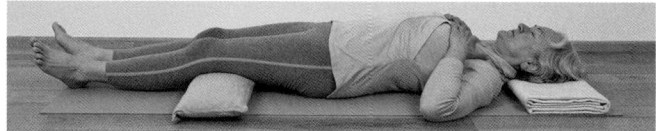

Abb. 6.38

4. Die Atmung sollte ganz leicht und fein sein, ohne jeden Widerstand. Nehmen Sie 3–5 Atemzüge lang die beim Ein- und Ausatmen auftretenden Bewegungen wahr, die von den Händen nur gespürt, nicht beeinflusst werden sollten.
5. Lösen Sie die Hände am Ende einer Einatmung vom Körper.
6. Legen Sie die Hände nun so in die obere Lendengegend, dass diese entweder von den Handrücken oder den Fingern berührt wird (➤ Abb. 6.37).
7. Wiederholen Sie die Punkte 4 und 5 mit dieser Handhaltung.
8. Lösen Sie die Hände und legen Sie sie unterhalb der Schlüsselbeine auf die oberen Rippen (➤ Abb. 6.38).
9. Wiederholen Sie die Punkte 4 und 5 mit dieser Handhaltung.
10. Legen Sie die Arme entspannt neben den Körper und nehmen Sie die Bereiche war, die Sie berührt haben. Bleiben Sie einige Atemzüge lang ruhig liegen.

Übung 2.2: Rippenwelle

Ziele: *Mobilisierung der Rippen-Wirbel-Gelenke, Entspannung der Zwischenrippenmuskulatur*
1. Nehmen Sie eine bequeme Sitzhaltung ein und erspüren Sie die Bewegung des Brustkorbs beim Ein- und Ausatmen mit den Händen. Legen Sie diese dabei auf verschiedene Bereiche auf, um den eingeschränkten Bereich zu entdecken. Anfänger müssen entsprechend angeleitet werden.
2. Legen Sie sich nun auf den Rücken und legen Sie ein zusammengerolltes Handtuch dort unter den Rücken, wo Sie die Einschränkung festgestellt haben. Die Füße stehen hüftbreit auseinander, die Knie berühren sich.
3. Legen Sie, falls nötig, eine passende Unterlage unter den Kopf.
4. Überkreuzen Sie die Arme über der Brust. Der rechte Arm liegt oben, die Ellbogen sind übereinander, die Hände kommen nah an das jeweils gegenüberliegende Schulterblatt (➤ Abb. 6.39).
5. Schwingen Sie die Ellbogen 3–5 Atemzüge lang mit einer langsamen, rhythmischen Bewegung von einer Seite zur anderen. Der Brustkorb dreht sich dabei leicht, während der Kopf der

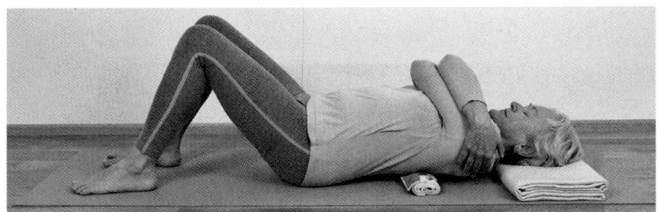

Abb. 6.39

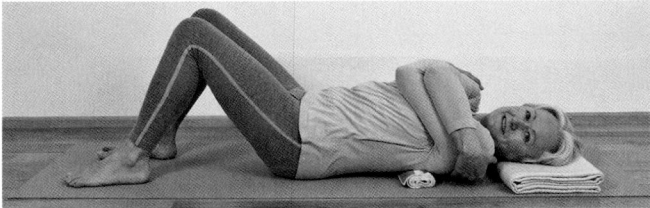

Abb. 6.40

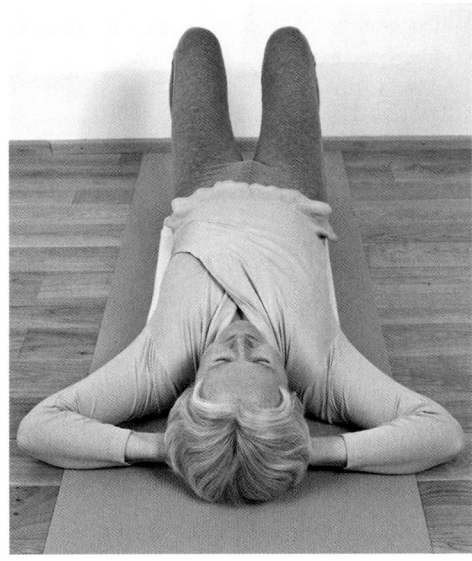

Abb. 6.41

Bewegung folgt. Die Haltung von Becken und Knien bleibt stabil (➤ Abb. 6.40).

6. Wechseln Sie die Arme, sodass nun der linke Arm oben liegt, und wiederholen Sie Punkt 5.

7. Legen Sie die Arme entspannt neben den Körper und spüren Sie die Bewegung des Atems in Ihrer Brust.

8. Wenn Sie sich mit einer bestimmten Rippe oder einem Rippenpaar beschäftigen wollen, legen Sie das zusammengerollte Handtuch unter die entsprechende Stelle und führen Sie die Punkte 4–6 insgesamt 2- bis 3-mal aus.

9. Wenn Sie verschiedene Abschnitte mobilisieren wollen, führen Sie die Punkte 4–6 einmal für jeden Abschnitt aus.

Hinweise

Diese Übung eignet sich für alle Rippen, funktioniert jedoch am besten bei der 5. bis 9. Rippe. Wer unbeweglich ist, kann versuchen, die rhythmische Bewegung nur beim Ausatmen zu machen; überbewegliche Personen finden es hingegen womöglich hilfreich, sie nur beim Einatmen zu machen. Die Bewegung kann auch beim Ein- und Ausatmen ausgeführt werden. Wer die Arme nicht überkreuzen kann, verschränkt sie stattdessen. Die Dicke des zusammengerollten Handtuchs muss sorgfältig angepasst werden.

Feinarbeit

Um sich noch stärker auf einen bestimmten Abschnitt zu konzentrieren, können Sie sich leicht zu einer Seite beugen und in dieser Haltung die Ellbogen hin und her bewegen. Während Sie diese leicht gedrehte und zur Seite gebeugte Position einige Atemzüge beibehalten, können Sie außerdem die Ellbogen fassen und die Arme hinter den Kopf heben, statt sie zu überkreuzen.

Übung 2.3: Raupenbewegung

Ziele: Mobilisierung von Rippen-Wirbel- und Brustbein-Rippen-Gelenken, Entspannung der Zwischenrippenmuskulatur.

1. Sie benötigen eine 3–5 cm hohe Unterlage, die lang genug sein muss, um sich mit dem gesamten Rücken darauf zu legen. Geeignet sind eine Schaumstoffmatte oder eine bzw. mehrere gefaltete Decken.

2. Legen Sie sich nur mit dem Rücken auf die Unterlage. Die Füße stehen hüftbreit auseinander. Legen Sie den Kopf in beide Hände, die Finger sind verschränkt (➤ Abb. 6.41).

3. Lassen Sie den Kopf in den Händen liegen, während Sie mit beiden Daumen einen leichten Zug auf die untere Schädelkante ausüben.

4. Lassen Sie die Knie unverändert, während Sie langsame, rhythmische Seitbeugen in beide Richtungen machen. Die Ellbogen bewegen sich dabei von den Achselhöhlen weg, als würde man damit paddeln. Gleiten Sie während dieser Bewegung langsam in Kopfrichtung von der Unterlage herunter, eine Rippe nach der anderen und abwechselnd mit der rechten und linken Seite. Nehmen Sie sich für jede Rippenbewegung bis zu einem Atemzug Zeit (➤ Abb. 6.42).

5. Wenn Sie einen Bereich entdecken, der sich nicht gut bewegt, bleiben Sie einige Atemzüge lang in dieser passiven Rückbeuge über der Kante der Unterlage liegen. Legen Sie die Arme dabei entspannt zur Seite neben den Kopf und die Schultern. Sollte sich auch so nach 3–5 Atemzügen nichts lösen, versuchen Sie es mit einer dünneren Unterlage.

6. Schieben Sie sich, nachdem der gesamte Brustkorb von der Unterlage gerutscht ist, noch ein wenig weiter, bleiben Sie mit dem Becken jedoch auf der Unterlage. Kommen Sie in eine symmetrische Position und spüren Sie die Atembewegung in Ihren Rippen. Heben Sie das Becken an, um die Unterlage mit den Händen zu entfernen, und lassen Sie langsam Brustkorb und Becken auf den Boden sinken. Schließen Sie die Knie und bleiben Sie einige Atemzüge lang ruhig liegen.

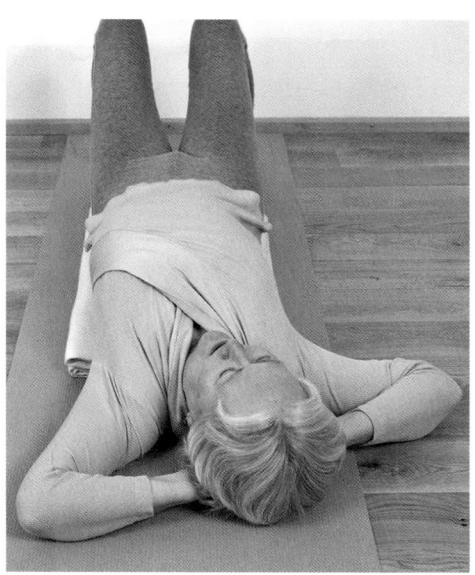

Abb. 6.42

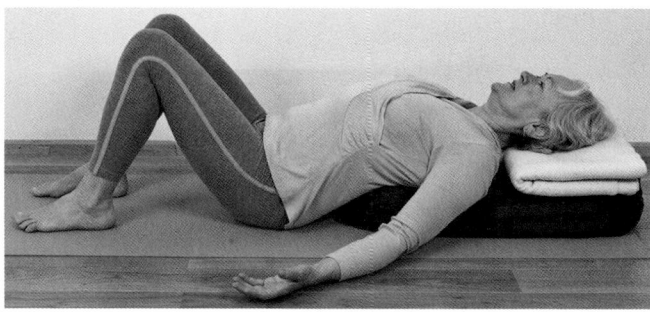

Abb. 6.43

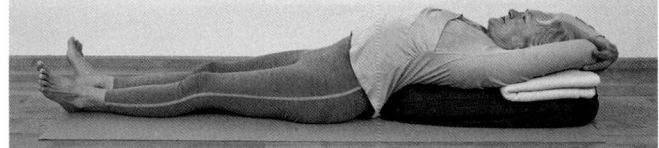

Abb. 6.44

Übung 2.4: Unterstützte Rückenlage

Ziele: Entlasten von Brustbein-Rippen- und Brustbein-Schlüssel-bein-Gelenken, Entspannung des Bereichs zwischen den Rippen und zwischen der ersten Rippe und den Schlüsselbeinen.

1. Bereiten Sie eine Kissenrolle für den Rücken vor und legen Sie darauf eine gefaltete Decke für den Kopf (➤ Abb. 6.43).
2. Setzen Sie sich mit aufgestellten Füßen vor die Schmalseite des Kissens.
3. Stützen Sie sich mit den Händen ab und beugen Sie langsam die Ellbogen, um sich auf dem Kissen niederzulassen. Wählen Sie den Abstand zwischen Becken und Kissen so, dass Sie die neutrale Beckenposition beibehalten und den Bauch entspannen können. Ziehen Sie den Brustkorb leicht vom Bauch weg.
4. Legen Sie sich auf das Kissen und unterlagern Sie den Kopf so, dass Kehle und Nacken entspannt sind. Wenn Sie die neutrale Beckenposition beibehalten und den Bauch entspannen können, können Sie die Beine strecken; falls nicht, lassen Sie die Beine aufgestellt.
5. Legen Sie die Arme so neben den Körper, dass Sie spüren können, wie sich der Raum vom Brustbein in die Schlüsselbeine und die oberen Rippen hinein weitet (➤ Abb. 6.43).
6. Falls Sie die Arme in dieser Haltung nicht entspannen können, legen Sie sie auf Kissen oder gefaltete Decken. Sie können aber auch die Hände auf die Rippenbögen legen.
7. Spüren Sie, wie der Brustkorb sich beim Einatmen weitet und wie der ganze Bereich beim Ausatmen weich wird. Die Einatmung sollte so fein sein, dass kein Widerstand gegen dieses Weiten spürbar wird und der Hals entspannt bleibt.
8. Heben Sie die verschränkten Arme nun über den Kopf oder strecken Sie die Arme. Achten Sie beim Heben der Arme besonders darauf, die neutrale Beckenposition beizubehalten. Spüren Sie, während Sie die Arme über dem Kopf ablegen, wie sich beim Einatmen ein Gefühl des Dehnens von den seitlichen Rippen durch die Achselhöhlen bis in die Arme hinein ausbreitet (➤ Abb. 6.44). Spüren Sie beim Ausatmen, wie dieser Be-

reich weich wird. Falls Sie die Ellbogen halten, wechseln Sie den Griff nach einer Weile (➤ Abb. 6.44).
9. Am Anfang sind 5–10 Atemzüge für jede Armhaltung angemessen; erfahrene Übende können die Zeit allmählich bis auf mehrere Minuten ausdehnen. Wählen Sie eine Zeitspanne, die sich gut anfühlt.
10. Drehen Sie sich, um seitlich von der Kissenrolle herunterzukommen, schieben Sie diese dann weg und bleiben Sie abschließend einige Atemzüge lang flach auf dem Rücken liegen.

Hinweis

Wenn Sie Rücken und Bauch beim Liegen auf der beschriebenen Unterlage (Punkt 1) nicht entspannen können, legen Sie eine gefaltete Decke unter das Gesäß oder verwenden Sie ein dünneres Kissen.

Übung 2.5: Unterstützte Schulterbrücke

Ziel: Entspannung des Bereichs zwischen unteren und mittleren Rippen

1. Legen Sie eine Kissenrolle quer über eine Matte, setzen Sie sich darauf und stellen Sie die Füße auf. Knie und Füße sind hüftbreit auseinander.
2. Setzen Sie die Hände hinter dem Kissen auf dem Boden auf und schieben Sie das Becken in Richtung der Füße, bis die Rückseite des Beckens auf dem Kissen liegt. Beugen Sie nun langsam die Ellbogen, um den Oberkörper nach hinten sinken zu lassen, und legen Sie schließlich Schultern und Kopf auf den Boden. Die Kehle bleibt dabei entspannt.
3. Richten Sie sich so ein, dass das Becken in der neutralen Haltung auf dem Kissen liegt. Der Bauch ist weich, der Brustkorb gewölbt und entspannt.

6

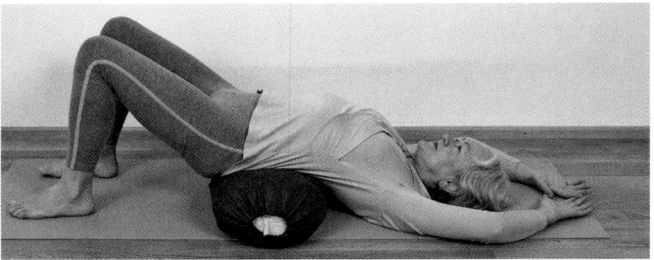

Abb. 6.45

4. Legen Sie die Arme mit leicht gebeugten Ellbogen um den Kopf (➤ Abb. 6.45).
5. Spüren Sie die Atembewegung im Bereich der Rippenbögen.
6. Bleiben Sie anfangs 5–10 Atemzüge lang in der Haltung. Mit zunehmender Übung können Sie die Zeit bis auf mehrere Minuten steigern.
7. Heben Sie abschließend das Becken an, schieben Sie das Kissen in die Kniekehlen und senken Sie Brustkorb, Lendengegend und Becken ganz sanft zum Boden. Lassen Sie die Kniekehlen auf dem Kissen ruhen, unterlagern Sie, falls nötig, den Kopf und entspannen Sie sich einige Atemzüge lang.

Übung 2.6: Unterstützte Seitbeuge

Ziele: *Entspannung der Zwischenrippenmuskulatur, Mobilisierung der Rippen-Wirbel-Gelenke*
1. Setzen Sie sich mit gestreckten Beinen neben eine Kissenrolle, die rechts von Ihrem Becken liegt.
2. Ziehen Sie die Knie an und lassen Sie sie nach rechts sinken. Die Füße kommen links neben das Becken, der linke Knöchel liegt im rechten Fußgewölbe.
3. Senken Sie die rechte Seite des Brustkorbs auf das Kissen, wobei die rechte Hüfte am Boden bleibt. Lassen Sie die rechte Seite des Oberkörpers beim Ablegen ein wenig länger werden (➤ Abb. 6.46). Sobald Sie seitlich auf dem Kissen liegen, ist sie allerdings die kürzere Seite. Legen Sie den rechten Arm gebeugt so aufs Kissen, dass er den Kopf angenehm unterlagert. Falls nötig, können Sie ein dünnes Kissen zwischen Arm und Kopf platzieren.
4. Legen Sie den linken Arm entspannt über den Kopf (➤ Abb. 6.47).
5. Spüren Sie, wie die linke Seite des Oberkörpers beim Einatmen länger und beim Ausatmen weicher wird.
6. Bleiben Sie anfangs 3–5 Atemzüge lang in der Haltung; später können Sie die Dauer steigern.
7. Setzen Sie zum Zurückkommen die linke Hand vor sich auf den Boden und drücken Sie sich mit ihr hoch. Das linke Bein gleitet dabei ein wenig vom Körper weg.
8. Setzen Sie sich aufrecht hin und strecken Sie die Beine. Atmen Sie ein wenig tiefer ein und spüren Sie den Unterschied zwischen links und rechts.
9. Führen Sie die Punkte 1–7 mit dem Kissen auf der linken Seite aus.
10. Bleiben Sie abschließend einige Atemzüge lang in einer symmetrischen Haltung ruhig sitzen.

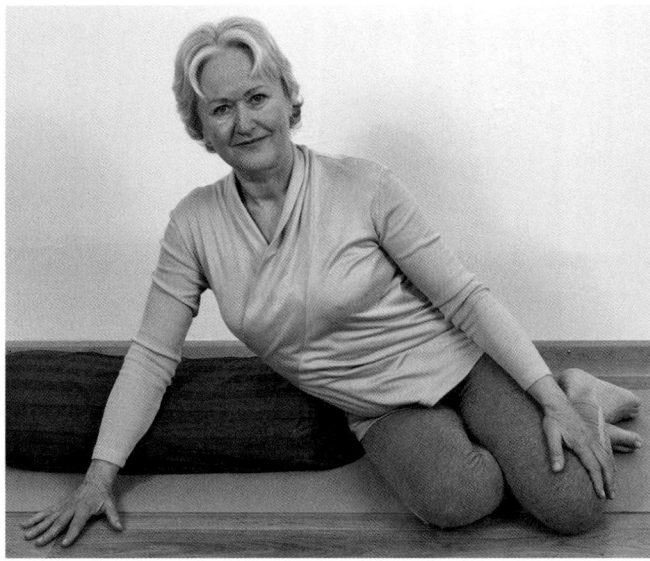

Abb. 6.46

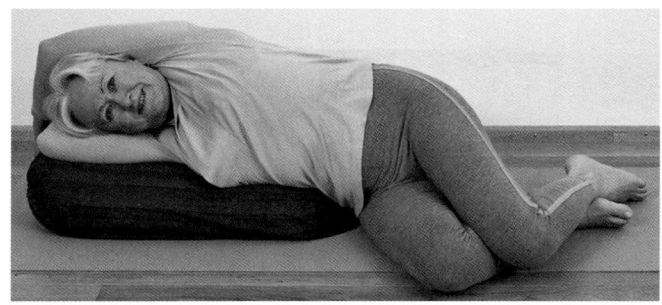

Abb. 6.47

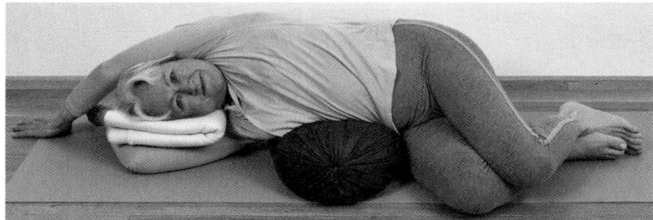

Abb. 6.48

Intensivere Variante

Für eine stärkere Seitbeuge können Sie die Kissenrolle quer auf die Matte legen und den Kopf mit einer gefalteten Decke unterlagern (➤ Abb. 6.48).

Übung 2.7: Unterstützte Vorbeuge

Ziele: *Entspannung der Muskulatur zwischen den unteren hinteren Rippen und des Bereichs zwischen den Schulterblättern*
1. Knien Sie sich auf eine weiche Unterlage, nehmen Sie die Oberschenkel nah zusammen und lassen Sie das Gesäß auf die Fersen sinken. Legen Sie eine gefaltete Decke auf die Oberschenkel, eine weitere vor die Knie auf den Boden.

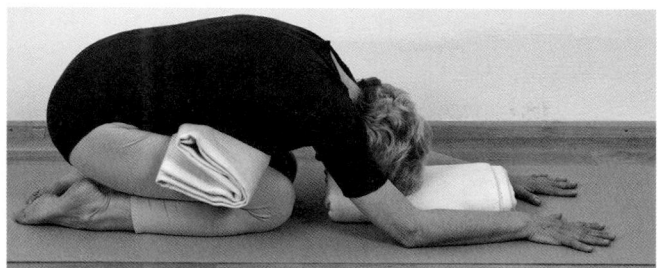

Abb. 6.49

2. Beugen Sie sich vor und rücken Sie die Decke auf den Oberschenkeln so zurecht, dass die Rippenbögen darauf liegen.
3. Legen Sie die Stirn so auf die Decke vor den Knien ab, dass der Nacken entspannt ist.
4. Legen Sie die Arme mit leicht gebeugten Ellbogen vor sich ab (➤ Abb. 6.49).
5. Spüren Sie, wie sich der mittlere Rücken und der Bereich zwischen und unterhalb von den Schulterblättern beim Einatmen weiten und beim Ausatmen weich werden.
6. Bleiben Sie anfangs 3–5 Atemzüge lang in der Haltung; später können Sie die Zeitspanne allmählich ausdehnen.
7. Setzen Sie die Hände zum Zurückkommen neben den Knien auf dem Boden auf und drücken Sie sich hoch, bis Sie aufrecht auf den Fersen sitzen.
8. Bleiben Sie einige Atemzüge lang ruhig sitzen.

Hinweis

Wenn Sie sich nicht auf den Boden knien können, setzen Sie sich wie bei der Kutscherhaltung (➤ Übung 1.8, ➤ Abb. 6.13) auf einen Stuhl und legen Sie eine gefaltete Decke auf die Oberschenkel, auf der Sie die Rippenbögen ablegen können.

Übung 2.8: Differenzierte Drehung

Ziele: *Mobilisierung und Kräftigung des Brustkorbs*
1. Setzen Sie sich mit gekreuzten Beinen auf den Boden oder setzen Sie sich kniend auf die Fersen. Im Knien können Sie die Füße auch auseinander nehmen und das Gesäß mit einer gefalteten Decke unterlagern (➤ Abb. 6.50). Sie können aber auch auf einem Stuhl sitzen; dann berühren sich die Knie (➤ Abb. 6.51).
2. Behalten Sie während der ganzen Übung die neutrale Beckenposition bei.
3. Richten Sie sich einatmend vom Unterbauch her auf, ohne die Position der Sitzhöcker zu verändern. Richten Sie die Wirbelsäule auf, heben Sie behutsam Brustbein und oberen Rücken. Schaffen Sie Länge zwischen Nacken und Hinterkopf, ohne die Haltung des Kinns zu verändern.
4. Bleiben Sie aufgerichtet, während Sie sich ausatmend so weit nach rechts drehen, wie es ohne Anstrengung möglich ist.
5. Legen Sie den linken Handrücken auf den rechten Oberschenkel und nehmen Sie den rechten Arm hinter den Rücken wie in ➤ Abb. 6.50 oder ➤ Abb. 6.51.

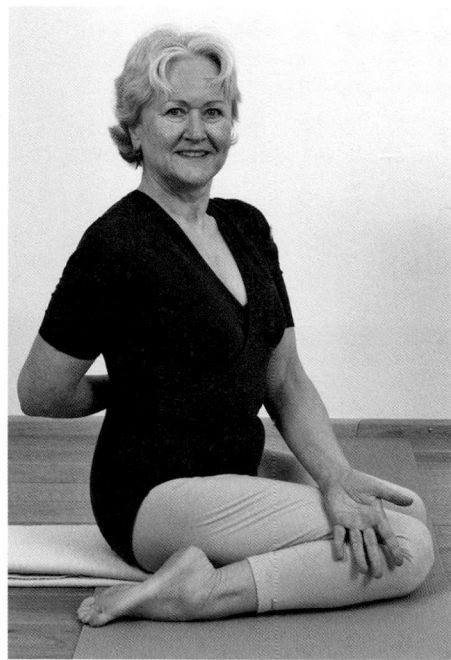

Abb. 6.50

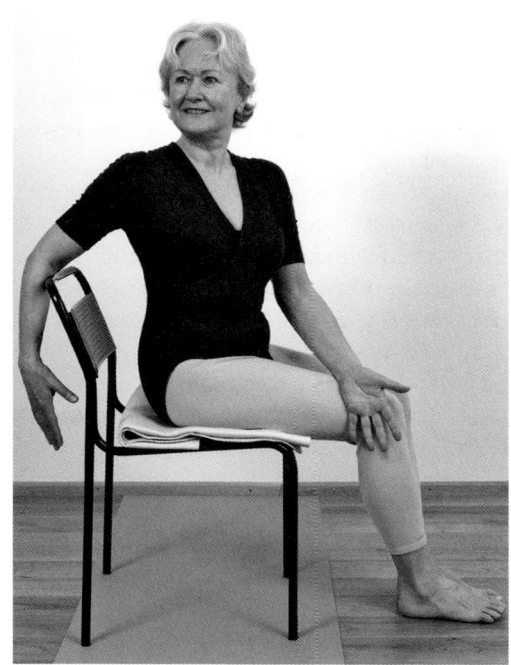

Abb. 6.51

6. Richten Sie sich jeweils beim Einatmen wie in Punkt 3 beschrieben auf.
7. Bleiben Sie jeweils beim Ausatmen aufgerichtet und verstärken Sie die Drehung ein wenig.
8. Beziehen Sie den Kopf behutsam in die Drehung ein.
9. Arbeiten Sie 3–5 Atemzüge lang in der Haltung wie in den Punkten 6 und 7 beschrieben. Der Kopf bleibt sanft gedreht.
10. Bleiben Sie dann 3–5 Atemzüge lang in der maximal gedrehten, aufgerichteten Haltung. Atmen Sie dabei ganz ruhig ein und aus.

11. Bleiben Sie aufgerichtet, während Sie erst die Kopfdrehung zurücknehmen und dann ausatmend wieder zur Mitte kommen.
12. Führen Sie die Punkte 3–11 nach der linken Seite aus.
13. Bleiben Sie abschließend einige Atemzüge lang ruhig sitzen.

Feinarbeit

1. Setzen Sie sich mit gekreuzten Beinen auf den Boden oder setzen Sie sich kniend auf die Fersen. Im Knien können Sie die Füße auch auseinander nehmen und das Gesäß mit einer gefalteten Decke unterlagern (➤ Abb. 6.50). Sie können aber auch auf einem Stuhl sitzen; dann berühren sich die Knie (➤ Abb. 6.51).
2. Behalten Sie während der ganzen Übung die neutrale Beckenposition bei.
3. Richten Sie sich einatmend vom Unterbauch her auf, ohne die Position der Sitzhöcker zu verändern. Richten Sie die Wirbelsäule auf, heben Sie behutsam Brustbein und oberen Rücken. Schaffen Sie Länge zwischen Nacken und Hinterkopf, ohne die Haltung des Kinns zu verändern. Legen Sie ausatmend die linke Hand auf den rechten Oberschenkel, nehmen Sie den rechten Arm hinter den Rücken und drehen Sie sich aufgerichtet nach rechts, bis Sie spüren, wie Sie an die Grenze der Drehbewegung kommen.
4. Nehmen Sie beim Einatmen die in Punkt 3 beschriebene Aufrichtung wahr.
5. Nehmen Sie die Drehung ganz am Ende der Einatmung ein klein wenig zurück.
6. Behalten Sie ausatmend die neutrale Beckenposition bei und bleiben Sie aufgerichtet, während Sie sich weiter nach rechts drehen, bis Sie eine neue Bewegungsgrenze spüren.
7. Der Kopf dreht sich nur ganz leicht mit, damit der Hals entspannt bleibt. Auch die Augen sind entspannt.
8. Führen Sie die Punkte 4–7 noch 2- bis 4-mal aus.
9. Bleiben Sie dann 3–5 Atemzüge lang in der maximal gedrehten, aufgerichteten Haltung. Atmen Sie dabei ganz ruhig ein und aus.
10. Bleiben Sie aufgerichtet, während Sie erst die Kopfdrehung zurücknehmen und dann ausatmend wieder zur Mitte kommen.
11. Führen Sie die Punkte 3–10 nach der linken Seite aus.
12. Bleiben Sie abschließend einige Atemzüge lang ruhig sitzen.

Übung 2.9: Vierfüßlerstand

Ziele: *Mobilisierung der oberen und mittleren Rippen, Gleichgewicht*
1. Knien Sie sich auf eine gefaltete Decke, um die Knie abzupolstern und den Rücken annähernd in die Waagrechte zu bringen. Die Knie sind hüftbreit auseinander, die Oberschenkel senkrecht zum Boden und die Unterschenkel parallel. Die Zehen zeigen nach hinten. Stellen Sie die Hände so auf den Boden, dass sich die Handgelenke unterhalb der Schultergelenke befinden.
2. Kommen Sie in die neutrale Beckenposition.

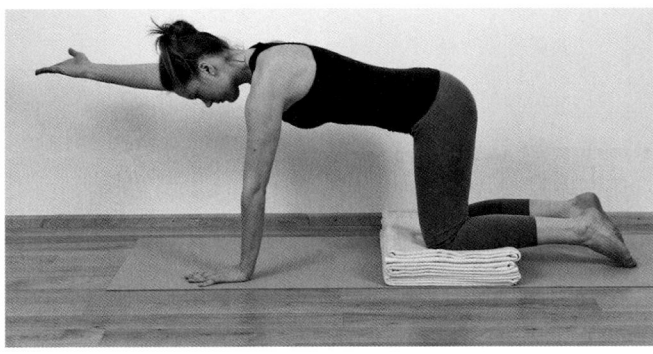

Abb. 6.52

3. Behalten Sie diese Position bei und kontrollieren Sie die Rippenbögen, indem Sie sie leicht an den Körper saugen.
4. Heben Sie waagrecht den rechten Arm und drehen Sie ihn so, dass die Handfläche zur Zimmerdecke weist (➤ Abb. 6.52).
5. Bleiben Sie 3–5 Atemzüge lang in der Haltung. Heben Sie den Arm dabei behutsam etwas höher, aber nur, solange Sie die neutrale Beckenposition beibehalten und die Rippenbögen kontrollieren können.
6. Führen Sie die rechte Hand in die Ausgangsposition zurück.
7. Wiederholen Sie die Punkte 2–6 mit dem linken Arm.
8. Bringen Sie abschließend das Becken so nah wie möglich an die Fersen, legen Sie den Oberkörper ab und bleiben Sie einige Atemzüge lang ruhig liegen.

Feinarbeit

Führen Sie mit dem gehobenen Arm unterschiedliche Drehungen aus und spüren Sie die verschiedenen Bereiche des Brustkorbs, die Sie damit ansprechen.

3. Übungen für die Brustwirbelsäule

Die Brustwirbelsäule hat die während der Embryonalphase entstandene Krümmung nach hinten beibehalten. Diese kyphotische Ausprägung hilft, den Inhalt des Brustkorbs zu schützen. Daher muss sie stabil, aber auch beweglich sein, um eine gute Atembewegung zu gewährleisten. Beim Einatmen bewegt sich der Brustkorb so, dass die Brustwirbelsäule sich leicht zurückbeugt. Zudem vergrößert sich der Abstand zwischen den einzelnen Wirbeln. Beim Ausatmen ist die Bewegung des Brustkorbs mit einer leichten Vorbeuge der Brustwirbelsäule verbunden (➤ Kap. 5). Eine gute Beweglichkeit der unteren Brustwirbelsäule sowie der oberen Lendenwirbelsäule erleichtert die Funktion des Zwerchfells.

Wichtigste Bewegung der Brustwirbelsäule ist die Drehung. Je nach der Drehrichtung wird diese Bewegung entweder vom vorderen oder, falls sie mit einer Seitbeuge kombiniert wird, vom hinteren Teil des Wirbelsäulensegments kontrolliert. Daher sollten abrupte Seitbeugen und Drehbewegungen vermieden werden (Kingston 2001). Falls beim Üben Reaktionen wie Schwitzen, Zittern oder Veränderungen der Atmung auftreten, sollte die Intensität der Übung reduziert werden. Einige der Übungen für die Brustwirbelsäule ähneln jenen für die Rippen, jedoch ist der Fokus ein

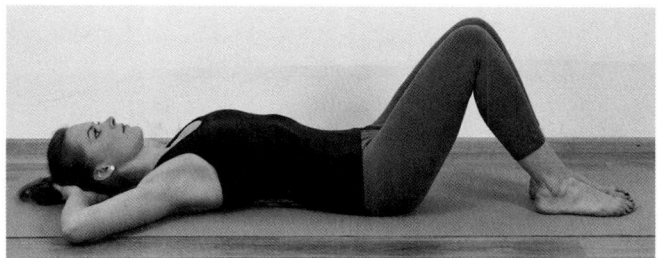

Abb. 6.53

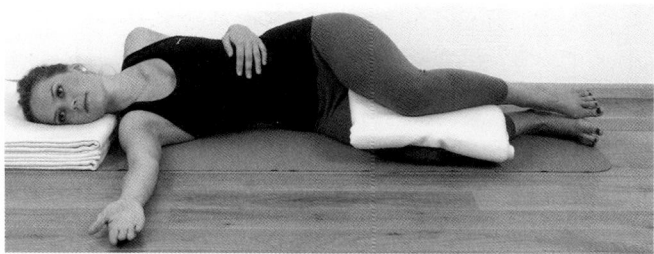

Abb. 6.54

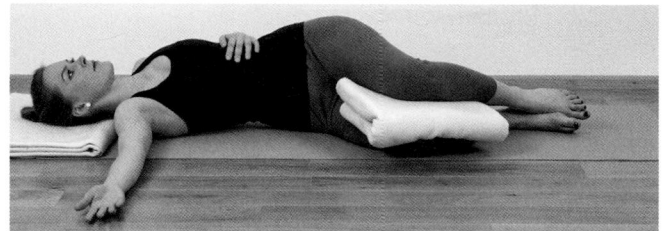

Abb. 6.55

anderer. Sowohl bei Rippen- als auch bei Brustkorbübungen ist es wichtig, die neutrale Beckenposition beizubehalten, um die Wirkung auf die gewünschte Region zu erzielen.

Übung 3.1: Angedeutete Rückbeuge

Ziel: *Mobilisierung einzelner Bereiche der Brustwirbelsäule*
1. Rollen Sie ein Handtuch so zusammen, dass es etwa denselben Durchmesser hat wie Ihr Handgelenk und legen Sie sich so darauf, dass es Ihre Wirbelsäule bis zu dem Segment unterstützt, an dem Sie arbeiten wollen. Dieses Segment ist über das Ende der Rolle zurückgebeugt.
2. Wenn sich die Rolle unter der Wirbelsäule unangenehm anfühlt, muss man sie dünner machen; wenn sie hingegen keine Wirkung hat, sollte sie dicker sein. Unterlagern Sie, falls nötig, den Kopf.
3. Legen Sie den Hinterkopf so in die Hände, dass die Daumen an der hinteren Schädelkante liegen. Ziehen Sie sanft am Kopf, bis Sie die Wirkung an dem über dem Ende der Handtuchrolle liegenden Wirbelsäulensegment spüren (> Abb. 6.53).
4. Bleiben Sie 3–5 Atemzüge lang in der Haltung.
5. Je nach der Wirkung können Sie auch ein paar Atemzüge länger in der Haltung bleiben.
6. Lösen Sie die Hände vom Kopf.
7. Drehen Sie sich zur Seite und setzten Sie sich auf. Bleiben Sie einige Atemzüge lang in einer neutralen Position sitzen und spüren Sie die Atembewegung in dem Bereich, den Sie bearbeitet haben.

Übung 3.2: Drehung in der Seitenlage

Ziel: *Mobilisierung der Brustwirbelsäule durch Drehung*
1. Legen Sie sich auf die rechte Seite und ziehen Sie die Knie so an, dass diese etwa 90° gebeugt sind. Das Becken liegt im rechten Winkel zum Boden, das linke Knie liegt genau auf dem rechten. Eventuell ist es sinnvoll, eine gefaltete Decke zwischen die Knie zu legen.
2. Legen Sie, falls nötig, eine Unterlage unter den Kopf. Sie muss so breit sein, dass der Kopf bei der Drehung darauf liegen bleibt. Wenn sie die richtige Höhe für den Hinterkopf hat, ist sie womöglich zu niedrig für die Seitenlage, die jedoch nur kurz eingenommen wird.
3. Schieben Sie den rechten Arm und die rechte Schulter in Verlängerung des Schultergürtels nach vorne, um die Drehung einzuleiten (> Abb. 6.54).

4. Legen Sie die linke Hand auf den linken Rippenbogen.
5. Lassen Sie Hüften und Knie ausgerichtet wie in Punkt 1 beschrieben, während Sie den linken Oberarm und die Schulter nach hinten auf den Boden zu bewegen. Kombinieren Sie diese Drehung mit der Ausatmung und bleiben Sie beim Einatmen ruhig liegen.
6. Behalten Sie die Position von Hüften und Knien weiterhin bei, während Sie den linken Oberarm und die Schulter ausatmend mehrere Male weiter absenken, bis die Grenze der Drehung erreicht ist (> Abb. 6.55).
7. Drehen Sie den Kopf behutsam nach links, aber nur so weit, dass Hals und Nacken entspannt bleiben.
8. Spüren Sie, wie die Kopfdrehung sich mit der Drehung der oberen Brustwirbel verbindet.
9. Bleiben Sie 3–5 Atemzüge lang in dieser Endhaltung und beobachten Sie, ob Sie beim Ausatmen irgendwelche weiteren Veränderungen wahrnehmen. Spüren Sie, ob die Kopfhaltung noch stimmig ist.
10. Legen Sie sich wieder auf die rechte Seite wie in Punkt 1 beschrieben und bleiben Sie 1–2 Atemzüge lang liegen.
11. Drehen Sie sich auf die linke Seite und führen Sie die Punkte 1–10 dort aus.
12. Drehen Sie sich abschließend auf den Rücken und bleiben Sie einige Atemzüge lang ruhig liegen.

Übung 3.3: Seitbeuge für die Brustwirbelsäule

Ziele: *Mobilisierung der Brustwirbelsäule durch Seitbeuge, Kräftigung der Seiten, Gleichgewicht*
1. Legen Sie sich so auf die rechte Seite, dass die rechte Hüfte mit einer Matte oder Decke abgepolstert ist. Der linke Arm liegt auf der linken Seite, der rechte wird im rechten Winkel zum Körper nach vorne ausgestreckt. Der Kopf liegt auf einer Unterlage.
2. Heben Sie den Kopf in die Seitbeuge und schieben Sie ausatmend die linke Hand am Oberschenkel entlang auf den linken Fuß zu. Bleiben Sie dabei mit der rechten Hüfte auf der Seite lie-

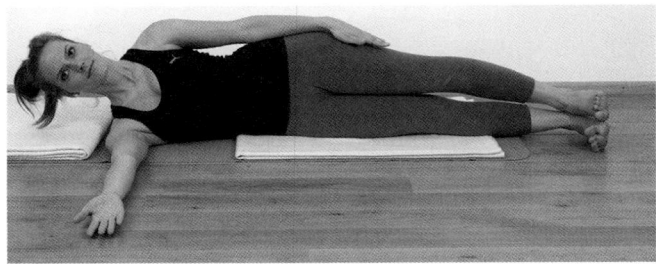

Abb. 6.56

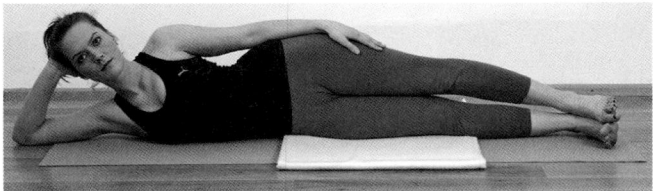

Abb. 6.57

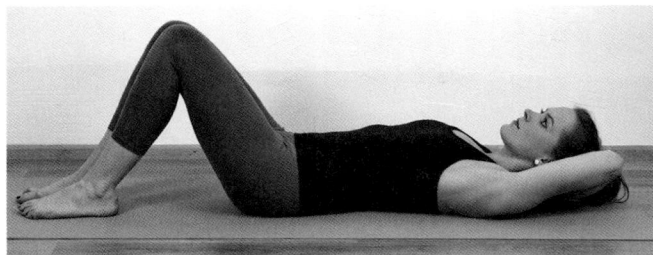

Abb. 6.58

gen (➤ Abb. 6.56). Bleiben Sie 1–2 Atemzüge lang so, bevor Sie einatmend in die Ausgangsposition zurückkommen. Erfahrene Übende können bis zu 3 Atemzüge lang in der Haltung bleiben.

3. Wiederholen Sie diese Bewegung noch 2- bis 4-mal und ruhen Sie sich dann einige Atemzüge lang auf der rechten Seite aus. Wenn es Ihnen gut tut, können Sie dabei die Knie anziehen.
4. Drehen Sie sich auf die linke Seite in die in Punkt 1 beschriebene Position und führen Sie so die Punkte 2 und 3 aus.
5. Legen Sie sich abschließend einige Atemzüge lang auf den Rücken.

Intensivere, unterstützte Seitbeuge

1. Legen Sie sich auf die rechte Seite. Der Kopf liegt auf dem in Verlängerung des Körpers ausgestreckten rechten Arm.
2. Lassen Sie den rechten Arm genau in Verlängerung der rechten Seite des Oberkörpers und behalten Sie die Seitenlage auf der rechten Hüfte bei, während Sie den Kopf heben und den rechten Arm so anwinkeln, dass der Kopf in der Hand ruhen kann. Die Hand ist oberhalb des Ohrs, die Finger weisen zum Hinterkopf (➤ Abb. 6.57). Wenn diese Seitbeuge für die Halswirbelsäule zu stark ist, setzen Sie die linke Hand vor der Brust auf den Boden auf und stützen Sie sich leicht damit ab.
3. Bleiben Sie 3–5 Atemzüge lang in der Haltung, legen Sie dann den rechten Arm wieder auf dem Boden ab und lassen Sie den Kopf einige Atemzüge lang darauf ruhen. Wenn es Ihnen gut tut, können Sie die Knie anziehen.
4. Drehen Sie sich auf die linke Seite, um die Punkte 1–3 dort auszuführen.

Übung 3.4: Kleines Boot

Ziele: *Mobilisierung und Kräftigung des oberen Rückens durch Vorbeuge*

1. Legen Sie sich auf den Rücken und stellen Sie die Füße auf. Füße und Knie sind hüftbreit auseinander. Sie können die

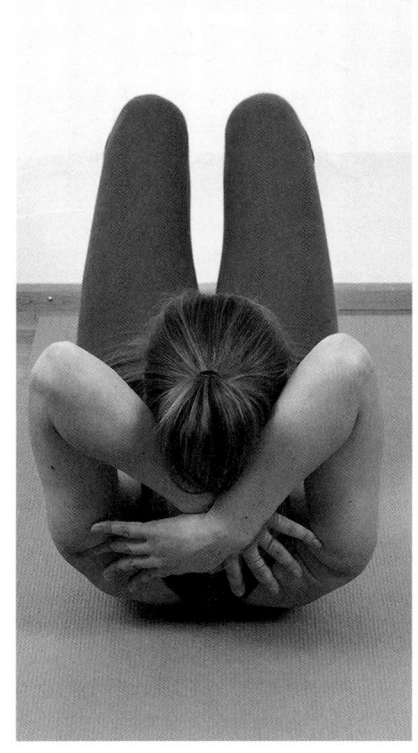

Abb. 6.59

Unterschenkel aber auch auf einen Stuhl legen. Nehmen Sie die Hände hinter den Kopf, entweder mit gekreuzten Handgelenken oder mit aufeinander liegenden Händen. Die Fingerspitzen bewegen Sie so weit wie möglich auf die gegenüberliegende Schulter zu. Durch diese Armhaltung können Sie Kehle und Nacken entspannen und sich auf die aktiven Bewegungen der Brustwirbelsäule konzentrieren (➤ Abb. 6.58 und ➤ Abb. 6.59).

2. Heben Sie ausatmend den rechten Arm und die rechte Schulter (➤ Abb. 6.60) an und senken Sie beides einatmend wieder ab.
3. Heben Sie ausatmend den linken Arm und die linke Schulter an und senken Sie beides einatmend wieder ab.
4. Wiederholen Sie die Punkte 2 und 3 noch 2- bis 4-mal und wechseln Sie dabei die Position der Hände.
5. Heben Sie ausatmend den rechten Arm und die rechte Schulter, bleiben Sie 2–3 Atemzüge lang in der Haltung und lassen Sie Arm und Schulter einatmend wieder sinken (➤ Abb. 6.60).
6. Führen Sie Punkt 5 mit dem linken Arm aus.
7. Wiederholen Sie die Punkte 5 und 6 mit gewechselter Handhaltung.

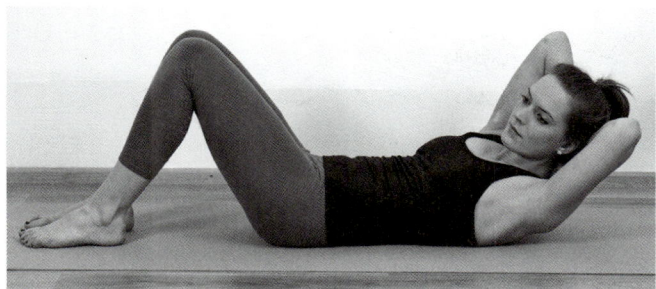

Abb. 6.60

8. Heben Sie ausatmend den Kopf, beide Schultern und Schulterblätter vom Boden ab (➤ Abb. 6.59):
   a. 3- bis 5-mal mit einer langsamen rhythmischen Bewegung,
      wobei Sie einatmend wieder ablegen.
   b. Bleiben Sie 3–5 Atemzüge lang in der Endhaltung und legen
      Sie einatmend wieder ab.
   c. Wiederholen Sie a und b mit gewechselter Armhaltung.
9. Bringen Sie die Arme neben den Körper und bleiben Sie einige
   Atemzüge lang auf dem Rücken liegen.

Übung 3.5 Sanfte Rückbeugen

Ziele: *Mobilisierung der Brustwirbelsäule durch Rückbeugen, Kräftigung des oberen Rückens*
1. Legen Sie sich auf eine gefaltete Decke, um Hüftknochen und
   Knie zu unterlagern. Unterlagern Sie auch die Stirn, damit die
   Nase frei und der Nacken entspannt ist.
2. Die Arme liegen neben dem Körper, die Handflächen weisen
   zur Zimmerdecke (➤ Abb. 6.61).
3. Ziehen Sie leicht den Unterbauch ein und heben Sie einatmend
   Arme und Schultern. Die Stirn bleibt auf der Unterlage. Senken
   Sie Arme und Schultern ausatmend wieder und entspannen Sie
   Rücken und Bauch. Bleiben Sie, falls nötig, 1–2 Atemzüge lang
   ruhig liegen.
4. Wiederholen Sie Punkt 3 noch 2- bis 4-mal.
5. Ziehen Sie leicht den Unterbauch ein und heben Sie einatmend
   Arme und Schultern ab. Die Stirn bleibt auf der Unterlage. Bleiben Sie 3–5 Atemzüge lang in dieser Haltung und atmen Sie
   dabei ganz normal weiter. Senken Sie Arme und Schultern ausatmend wieder ab, bleiben Sie einige Atemzüge lang liegen und
   nehmen Sie das weiche Gefühl zwischen den Schulterblättern
   wahr.
6. Falls Nacken und Kopf sich dabei wirklich gut anfühlen, können Sie bei den Punkten 3–5 auch den Kopf anheben (➤ Abb.
   6.62).
7. Strecken Sie abschließend den rechten Arm in Verlängerung
   des Körpers vor sich auf dem Boden aus, drehen Sie sich mit
   Hilfe der linken Hand auf die rechte Seite und legen Sie den
   Kopf auf dem rechten Arm ab. Ziehen Sie die Knie an und bleiben Sie in der neutralen Beckenposition einige Atemzüge lang
   liegen, bevor Sie sich aufsetzen. Wenn Sie sich lieber auf die
   linke Seite legen, strecken Sie am Anfang den linken Arm aus.

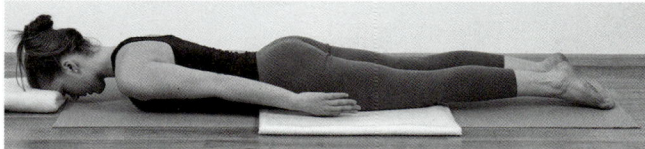

Abb. 6.61

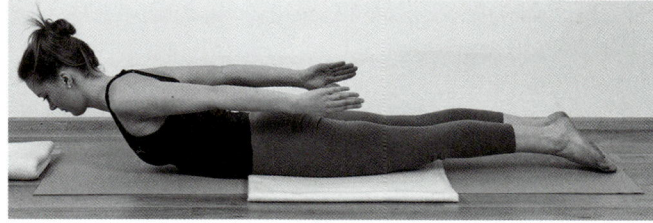

Abb. 6.62

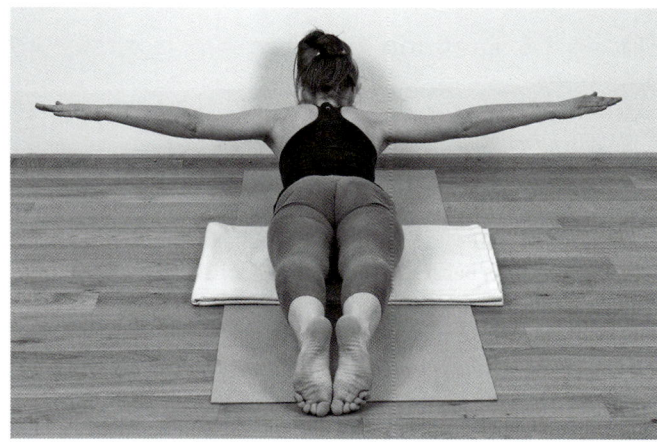

Abb. 6.63

Feinarbeit

Die Übung kann mit unterschiedlichen Armdrehungen ausgeführt
werden, indem die Handflächen zueinander, zum Boden oder zur
Zimmerdecke gewandt sind. Fangen Sie so an, wie es sich am na-
türlichsten anfühlt, und probieren Sie dann allmählich die anderen Varianten aus.

Varianten für die Armhaltung

Variante a

Strecken Sie die Arme seitlich in Verlängerung des Schultergürtels
aus, während Sie die Punkte 3–7 ausführen (➤ Abb. 6.63). Differenzieren Sie diese Variante durch eine unterschiedliche Drehung
der Arme, sodass die Handflächen zum Beispiel zum Boden oder
zur Zimmerdecke weisen.

Variante b

Strecken Sie die Arme über den Kopf aus, während Sie die Punkte
3–7 ausführen (➤ Abb. 6.64). Differenzieren Sie die Haltung durch

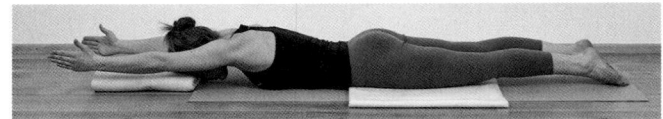

Abb. 6.64

eine unterschiedliche Drehung der Arme: mit den Handflächen zueinander, zum Boden oder zur Zimmerdecke gewandt. Nehmen Sie, während Sie die Armdrehung verändern, die Wirkung auf die Schulterblätter, den Bereich dazwischen und die Brustwirbelsäule wahr.

Folgende Variante ist weniger anstrengend und schult die Wahrnehmung: Heben Sie nur den rechten Arm und prüfen Sie, bei welcher minimalsten Bewegung Sie eine Wirkung auf den oberen Rückenbereich spüren. Probieren Sie unterschiedliche Armdrehungen aus, bevor Sie die Bewegung mit dem linken Arm ausführen.

Übung 3.6: Drehung im Sitzen

Ziele: *Ausgewogene Mobilisierung und Kräftigung der Brustwirbelsäule durch Drehung*

1. Setzen Sie sich mit gekreuzten Beinen auf den Boden oder auf eine geeignete Unterlage. Sie können sich auch auf einen Stuhl setzen; dann Füße und Knie zusammenhalten.
2. Bringen Sie das Becken in die neutrale Position, sodass die Wirbelsäule in eine natürliche, aufrechte Haltung kommt. Legen Sie die Hände auf die Oberschenkel.
3. Richten Sie sich einatmend vom Beckenboden aus in Richtung Brust weiter auf. Dehnen Sie den Hinterkopf vom Nacken weg, ohne die Haltung des Kinns zu verändern, und entspannen Sie die Schultern.
4. Bleiben Sie fest auf den Sitzhöckern sitzen und behalten Sie die oben beschriebene Aufrichtung bei, während Sie sich einatmend nach rechts drehen. Die linke Hand bleibt am rechten Oberschenkel, die rechten Fingerspitzen kommen auf den Boden, den Stuhl oder einen Klotz (➤ Abb. 6.65). Der rechte Arm kann aber auch um den Rücken gelegt werden, wobei der Handrücken den Körper berührt.
5. Richten Sie sich einatmend wie in Punkt 3 beschrieben auf und drehen Sie sich bei jeder Ausatmung behutsam ein Stück weiter. Tun Sie das 3–5 Atemzüge lang und behalten Sie die erreichte Drehung beim Einatmen bei.
6. Drehen Sie den Kopf nach rechts, aber nur so weit, wie Nacken und Kehle sich gut anfühlen. Lassen Sie die Augen entspannt. Verweilen Sie 1–2 Atemzüge lang in dieser Haltung und spüren Sie, wie die Kopfdrehung sich mit der Drehung der oberen Brustwirbel verbindet.
7. Behalten Sie die Aufrichtung bei, während Sie zur Mitte zurückkommen.
8. Führen Sie die Punkte 3–7 nach links aus.
9. Bleiben Sie abschließend einige Atemzüge lang aufrecht sitzen.

Feinarbeit

Nehmen Sie die beschriebene Haltung ein und visualisieren Sie nacheinander die Drehung jedes einzelnen Wirbels. Beginnen Sie

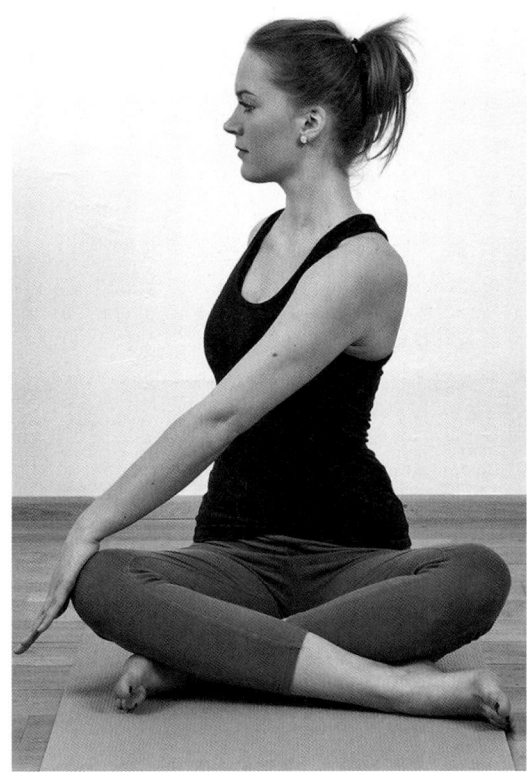

Abb. 6.65

oberhalb des Beckens und enden Sie unterhalb des Halses. Während einer Ausatmung können so 2–4 Wirbel wahrgenommen werden. Spüren Sie, wie die Kopfdrehung sich mit dem Bereich zwischen den Schulterblättern verbindet.

Übung 3.7: Rückbeuge über eine Stuhllehne

Ziel: *Mobilisierung der Brustwirbelsäule durch Rückbeuge*

1. Nehmen Sie einen Stuhl, dessen Lehne die untere Hälfte Ihres Rückens stützt.
2. Legen Sie eine Decke über die Lehne, um sie abzupolstern.
3. Setzen Sie sich auf den Stuhl und rutschen Sie vor und zurück, bis das Segment der Brustwirbelsäule, an dem Sie arbeiten wollen, sich am oberen Ende der Lehne befindet. Eventuell müssen Sie dazu das Gesäß unterlagern (➤ Abb. 6.66).
4. Behalten Sie die neutrale Beckenposition während der ganzen Übung bei. Verschränken Sie die Finger und legen Sie den Hinterkopf in die Hände, sodass die Daumen sich unter der hinteren Schädelkante befinden. Bringen Sie den Kopf in eine Haltung, in der der Hals entspannt bleibt.
5. Setzen Sie Kopf und Arme als Hebel ein und ziehen Sie sanft, um das gewünschte Segment der Brustwirbelsäule zu erreichen. Lassen Sie dieses Segment am oberen Rand der Stuhllehne, während Sie die folgenden Bewegungen ausführen und jeweils 2–3 Atemzüge lang halten:
   a. Lehnen Sie sich etwas weiter zurück.
   b. Beugen Sie sich seitlich nach links und rechts.

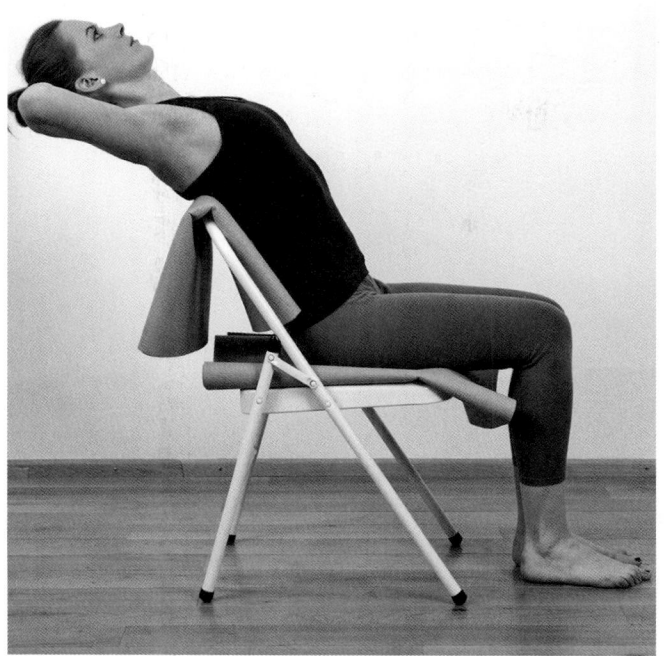

Abb. 6.66

c. Drehen Sie sich nach links und rechts.

d. Kombinieren Sie behutsam diese Bewegungen.

6. Je nach Wirkung können Sie die Punkte 4 und 5 1- bis 2-mal wiederholen und dabei die Finger jeweils andersherum verschränken.

7. Wenn Sie an einem tieferen Segment der Brustwirbelsäule arbeiten wollen, setzen Sie sich näher an die Stuhllehne oder unterlagern Sie das Gesäß stärker.

8. Um ein höheres Segment zu erreichen, rutschen Sie weiter von der Lehne weg.

9. Bleiben Sie abschließend einige Atemzüge lang sitzen und spüren Sie die Atembewegung in dem Bereich, den Sie bearbeitet haben.

Hinweis

Mit zunehmender Übung können Sie die in den Punkten 4 und 5 beschriebenen Bewegungen verfeinern und variieren, um eine stärkere Wirkung mit geringerem Kraftaufwand zu erreichen.

Übung 3.8: Starker Rücken

Ziel: Kräftigung des oberen Rückens

1. Setzen Sie sich auf einen Stuhl, ein wenig von der Lehne entfernt. Wenn Sie einen Hocker nehmen, setzen Sie sich an eine Wand.

2. Winkeln Sie die Arme an und bewegen Sie die Ellbogen nach hinten, bis diese sich einige Zentimeter hinter dem Körper befinden. Behalten Sie die neutrale Beckenposition bei, während Sie den Brustkorb anheben (➤ Abb. 6.67).

3. Korrigieren Sie den Abstand von der Stuhllehne oder der Wand so, dass die Ellbogen Lehne oder Wand berühren.

4. Behalten Sie die neutrale Beckenposition und die Aufrichtung des Brustkorbs bei, während Sie sich mit einem Drittel Ihrer vollen Kraft von Lehne oder Wand abdrücken. Halten Sie 2–3 Atemzüge lang diese Position.

5. Legen Sie die Hände auf den Oberschenkeln ab und entspannen Sie 2–3 Atemzüge lang die Arme.

6. Rutschen Sie auf der Sitzfläche 2–3 cm vorwärts oder beugen Sie sich aus der Hüfte heraus leicht nach vorne.

7. Bringen Sie die angewinkelten Ellbogen wieder nach hinten. Diese berühren Lehne oder Wand nun an einer etwas höheren Stelle als vorher (➤ Abb. 6.68).

8. Wiederholen Sie die Punkte 4 und 5.

9. Wenn Sie die Ellbogen noch etwas weiter zurück und höher bringen können, tun Sie das. Rutschen Sie wieder 2–3 cm vorwärts oder beugen Sie sich aus der Hüfte heraus weiter vor (➤ Abb. 6.69) und wiederholen Sie die Punkte 4 und 5. Falls die Ellbogen nicht weiter zurückkommen, wiederholen Sie die Punkte 4 und 5 mit der vorherigen Armhaltung (➤ Abb. 6.68).

10. Legen Sie die Hände auf den Oberschenkeln ab, entspannen Sie die Arme und spüren Sie einige Atemzüge lang die Atembewegung zwischen den Schulterblättern.

Feinarbeit

Experimentieren Sie mit unterschiedlichen Abständen der Ellbogen zu Lehne oder Wand, unterschiedlichen Richtungen und Abständen der Ellbogen sowie unterschiedlich starkem Druck, um herauszufinden, was die beste Wirkung hat.

Übung 3.9: Schulterbrücke

Ziele: Mobilisierung der Brustwirbelsäule durch Rückbeuge, Kräftigung des oberen Rückens gegen die Schwerkraft

1. Legen Sie sich auf den Rücken und stellen Sie die Füße eine Fußlänge vom Gesäß entfernt auf. Knie und Füße sind hüftbreit auseinander. Winkeln Sie die Ellbogen möglichst nah am Oberkörper so an, dass die Unterarme senkrecht nach oben stehen. Die Finger weisen zur Zimmerdecke.

2. Lassen Sie den Hals entspannt, während Sie das Becken anheben, aber nur, solange Sie die neutrale Beckenposition beibehalten können (➤ Abb. 6.70). Bewegen Sie das Kinn minimal vom Brustbein weg, um den Hals besser entspannen zu können.

3. Lassen Sie den Hals entspannt, während Sie die Ellbogen auf den Boden drücken, um sich weiter anzuheben. Nehmen Sie die Hände weiter auseinander und die Ellbogen näher zusammen. Das führt zu einer Außenrotation der Arme, die die Wirkung verstärkt.

4. Bleiben Sie 3–5 Atemzüge lang in der Haltung.

5. Legen Sie den Rücken nun Wirbel für Wirbel ab, beginnend mit dem ersten Brustwirbel und endend mit dem Becken.

6. Wiederholen Sie die Punkte 2–5 ein- oder zweimal.

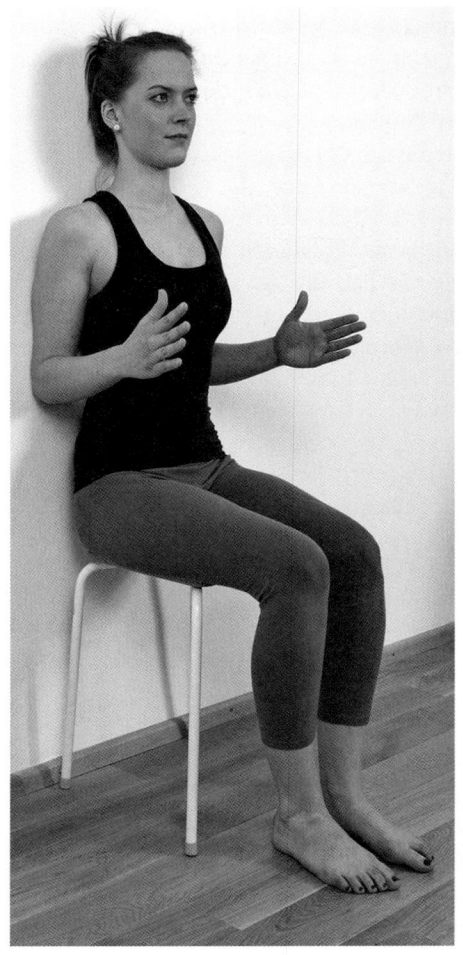

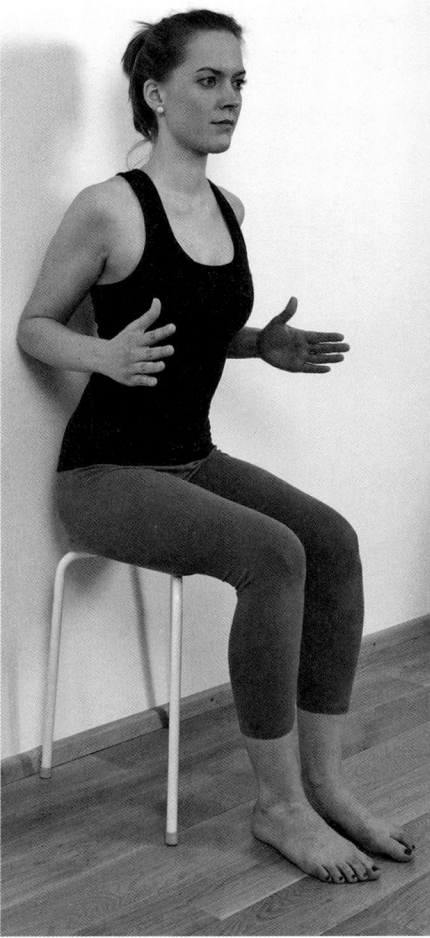

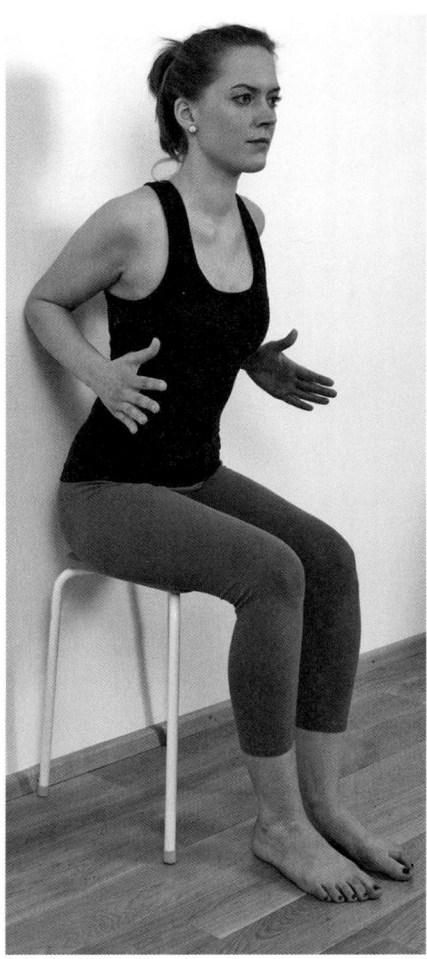

Abb. 6.67   Abb. 6.68   Abb. 6.69

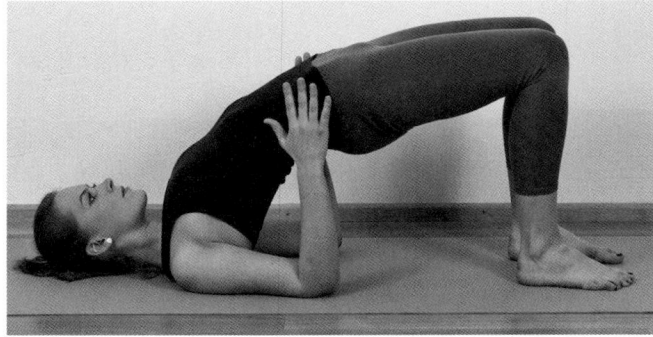

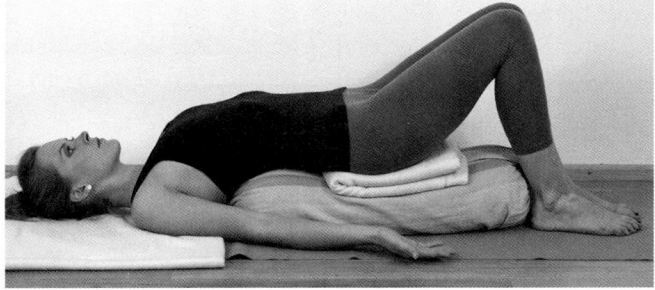

Abb. 6.71

Abb. 6.70

Feinarbeit

Um die Übung zu verfeinern, können Sie die Kraft reduzieren, mit der Sie sich mit den Ellbogen abdrücken. Heben Sie stattdessen bewusst nacheinander die Wirbel an. Beginnen Sie mit dem untersten Lendenwirbel und arbeiten Sie sich bis zu den Brustwirbeln vor. Mit zunehmender Praxis können Sie die Übung immer weiter verfeinern, um eine stärkere Wirkung zu erzielen.

Ruhehaltung

Ziel: *Entspannung des oberen Rückens*

Legen Sie sich mit Becken und mittlerem Rücken längs so auf eine Kissenrolle, dass die Schultern und der Hinterkopf auf dem Boden liegen (➤ Abb. 6.71). Wählen Sie die Höhe der Unterlage so, dass Bauch und Rücken entspannt sind. Wenn das verfügbare Kissen zu hoch ist, können Sie stattdessen eine gefaltete Decke nehmen und deren Höhe exakt Ihren Bedürfnissen anpassen. Korrigieren Sie Ihre Position im Liegen so, dass der Hals weich ist und Sie die Entspannung in Bauch und Rücken spüren.

Mit zunehmender Übung können Sie die Unterlage allmählich erhöhen, solange die Haltung entspannt bleibt. Bleiben Sie anfangs 5–10 Atemzüge lang liegen und steigern Sie die Zeitspanne allmählich auf mehrere Minuten. Die Arme können entweder neben dem Körper, in Verlängerung des Schultergürtels oder locker um den Kopf liegen.

Heben Sie abschließend das Becken leicht an, um die Unterlage mit den Händen wegschieben zu können. Lassen Sie die Wirbelsäule dann wie eine Perlenkette zu Boden sinken, einen Wirbel nach dem anderen. Bleiben Sie einige Atemzüge lang auf dem Rücken liegen.

Übung 3.10: Vierfüßlerstand

Ziele: *Mobilisierung der Brustwirbelsäule, Kräftigung des oberen Rückens, Gleichgewicht*
1. Knien Sie sich auf eine gefaltete Decke, damit die Knie abgepolstert sind und der Rücken annähernd in die Waagrechte kommt. Die Knie sind hüftbreit auseinander, die Oberschenkel senkrecht, die Unterschenkel parallel, die Zehen weisen nach hinten. Setzen Sie die Hände so auf dem Boden auf, dass die Handgelenke unterhalb der Schultergelenke sind (➤ Abb. 6.72).
2. Kommen Sie in die neutrale Beckenposition.
3. Behalten Sie diese Position bei, während Sie den rechten Arm einatmend waagrecht in Verlängerung des Oberkörpers anheben (➤ Abb. 6.73).

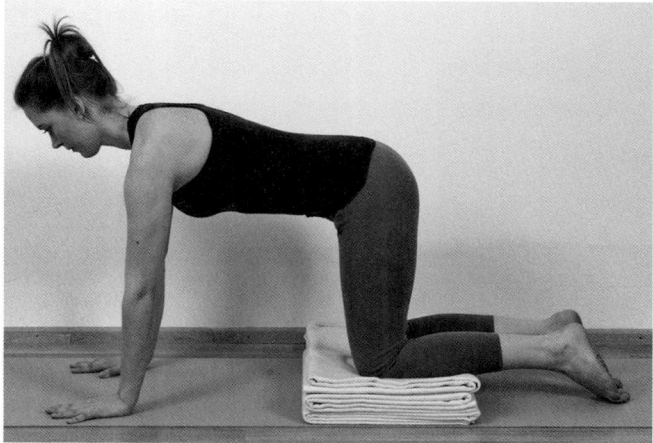

Abb. 6.72

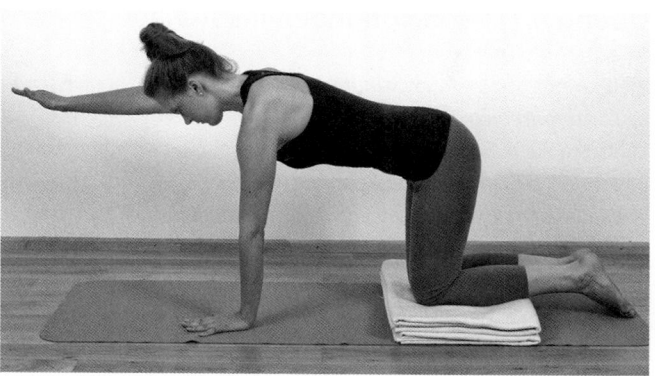

Abb. 6.73

4. Drehen Sie die Handfläche erst zum Boden, dann mit dem Daumen senkrecht nach oben und schließlich so, dass sie zur Zimmerdecke weist. Bleiben Sie etwa einen Atemzug in jeder Haltung.
5. Führen Sie die rechte Hand ausatmend in die Ausgangsposition zurück und bleiben Sie 1–2 Atemzüge lang in dieser Haltung.
6. Führen Sie die Punkte 3–5 mit dem linken Arm aus.
7. Üben Sie die Punkte 3–6 insgesamt 2- bis 3-mal.
8. Lassen Sie abschließend das Becken so weit, wie es für Sie angenehm ist, zu den Fersen sinken. Beugen Sie den Oberkörper, legen Sie Kopf und Arme entspannt ab und bleiben Sie einige Atemzüge lang liegen (➤ Abb. 6.16).

Feinarbeit

Heben Sie zusätzlich zum Arm das gegenüberliegende Bein, um den Gleichgewichtssinn stärker zu fordern (➤ Abb. 6.31). Heben Sie den Arm so hoch wie möglich, aber behalten Sie die neutrale Beckenposition bei.

Übung 3.11: Katzendehnung

Ziel: *Mobilisierung der Brustwirbelsäule*
1. Beginnen Sie im Vierfüßlerstand mit den Knien auf einer weichen Unterlage.
2. Die Oberschenkel sind senkrecht zum Boden. Behalten Sie die neutrale Beckenposition bei, während Sie mit den Händen nach vorne krabbeln, bis Oberkörper und Arme in einer Linie sind (➤ Abb. 6.74).
3. Legen Sie die Stirn auf dem Boden oder, falls das nicht geht, auf einer Unterlage ab.
4. Bleiben Sie 3–5 Atemzüge lang in dieser Haltung.
5. Bringen Sie die Arme ein wenig näher zu den Knien, sodass Sie die Ellbogen einige Atemzüge lang auf dem Boden ablegen können. Lassen Sie die Unterarme parallel zueinander.
6. Strecken Sie die Arme wieder wie in Punkt 2 beschrieben.
7. Behalten Sie die Beckenposition bei, während Sie ausatmend den rechten Ellbogen zum Boden beugen und den Kopf leicht nach links drehen, soweit das für Hals und Nacken angenehm ist (➤ Abb. 6.75).
8. Bleiben Sie 2–3 Atemzüge lang in der Haltung und spüren Sie die Atembewegung im Brustkorb.
9. Strecken Sie den rechten Arm, drehen Sie den Kopf wieder in die Mitte und bleiben Sie 1–2 Atemzüge lang in dieser Haltung.
10. Führen Sie die Punkte 7–9 mit dem linken Ellbogen in Richtung Boden aus. Der Kopf dreht sich nach rechts.

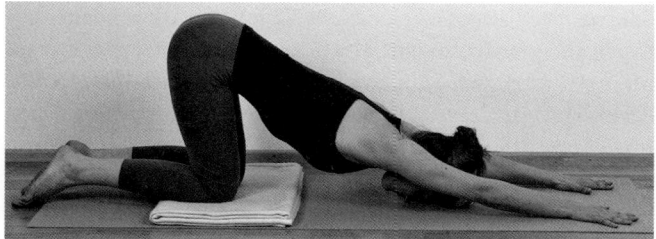

Abb. 6.74

6

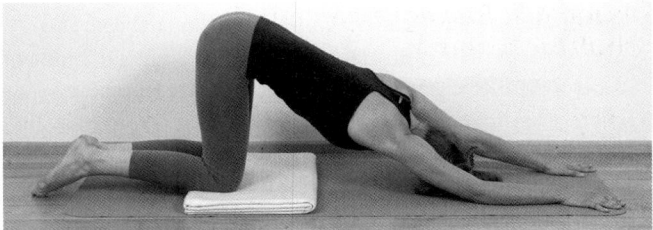

Abb. 6.75

11. Wiederholen Sie die Punkte 7–10 noch 1- bis 2-mal.
12. Lassen Sie abschließend das Becken so weit, wie es für Sie angenehm ist, zu den Fersen sinken. Beugen Sie den Oberkörper, legen Sie Kopf und Arme entspannt ab und verweilen Sie einige Atemzüge lang ruhig in dieser Haltung (➤ Abb. 6.16).

4. Übungen für den Schultergürtel und den Übergang zwischen Hals- und Brustwirbelsäule

Der Schultergürtel besteht aus den beiden Schlüsselbeinen und den Schulterblättern. Die Schultergelenke verbinden als Kugelgelenke die Schulterblätter mit den Oberarmknochen. Sie sind die beweglichsten und instabilsten Gelenke des menschlichen Körpers. Bevor im therapeutischen Kontext ein spezifisches Übungsprogramm zusammengestellt wird, sollte im Rahmen einer gründlichen Diagnose geprüft werden, ob eine vorhandene Einschränkung zwischen Schulterblatt und Brustkorb besteht oder ob es sich um eine kompensierte Schwäche oder Überbeweglichkeit im Schultergelenk handelt. In letzterem Falle würde eine Mobilisierung des Schultergelenks weitere Schmerzen verursachen, obgleich es oft hilfreich ist, die Beweglichkeit der Schulterblätter zu verbessern. Stabile Schulterblätter tragen zum Schutz bei Belastung bei. In den meisten Schulterübungen werden auch die Schlüsselbeine bewegt.

Der Schultergürtel ist mit vielen anderen Strukturen, vom Schädel bis zum Becken, verbunden. Es ist sinnvoll, sich bei Problemen auch mit diesen Bereichen zu beschäftigen, vor allem, wenn die Arbeit am Schultergürtel allein keine Verbesserung mit sich bringt. Eine häufige Ursache von Schulterproblemen ist eine Einschränkung in den oberen Rippen. In solchen Fällen ist es zweckmäßig, Übungen zur Mobilisierung der Rippen einzuschließen. Da die anatomischen Strukturen und Funktionen des Übergangs von Hals- zu Brustwirbelsäule in engem Zusammenhang mit dem Schultergürtel stehen, haben wir diese beiden Bereiche hier zusammengefasst.

Der Schultergürtel verfügt über ein breites Spektrum an Bewegungsmöglichkeiten. Bei den von uns vorgeschlagenen Bewegungen liegt der Schwerpunkt entweder auf den Schultergelenken oder auf der Beweglichkeit der Schulterblätter. Diese können gehoben und gesenkt, auseinander und zueinander bewegt, nach innen und nach außen gedreht werden. Die Arme lassen sich in den Schultergelenken nach vorne, nach hinten und zu beiden Seiten bewegen sowie nach innen und außen drehen (Calais-Germain 2005). Beim Heben der Arme gibt es eine Besonderheit. Beginnt man eine Übung zum Beispiel mit nach unten hängenden Armen und zu den Oberschenkeln weisenden Handflächen und hebt dann die Arme, indem man sie nach vorne und aufwärts bewegt, dann

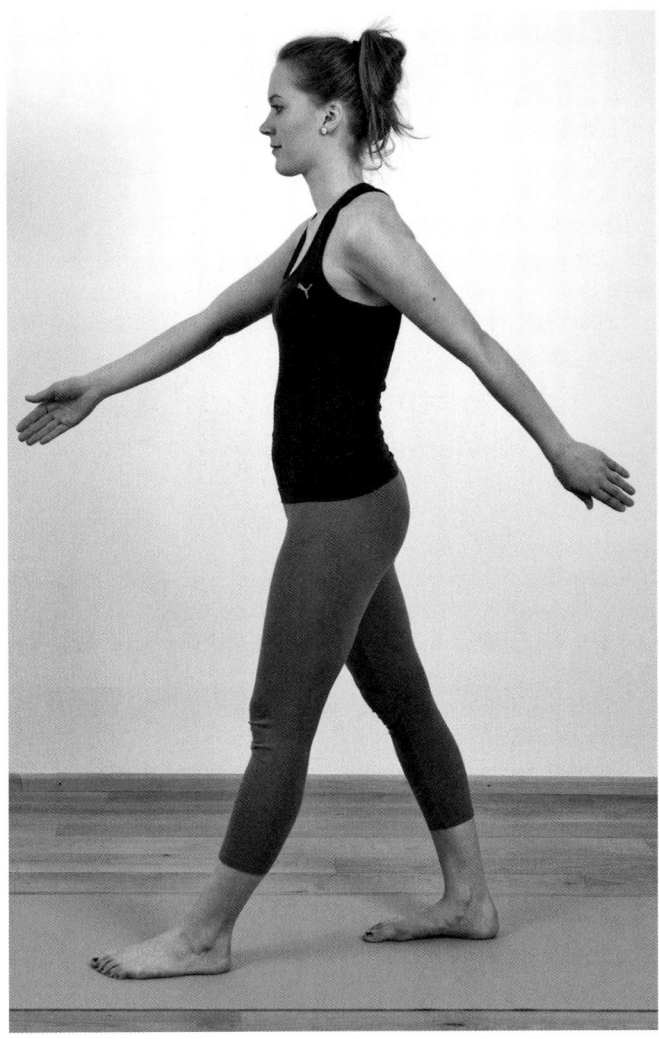

Abb. 6.76

weisen die Handflächen zueinander (siehe Codman's paradox, Magee 1997). Hebt man die Arme hingegen seitlich nach oben, so weisen die Handrücken zueinander. Die letzte Phase des Hebens erfordert eine zusätzliche Bewegung des Übergangs von Hals- zu Brustwirbelsäule und der oberen Brustwirbelsäule. Sind beide Arme gehoben, tritt eine leichte Rückbeuge auf; hebt man hingegen nur einen Arm, dann ergibt sich in diesem Bereich eine Seitbeuge.

Übung 4.1: Pendelübungen im Stehen

Ziele: Mobilisierung der Schultergelenke, um speziell den Flüssigkeitstransport anzuregen

1. Stehen Sie in Schrittposition. Das vordere Bein ist leicht gebeugt.
2. Bringen Sie das Becken in eine neutrale Haltung.
3. Lassen Sie die Arme etwa eine Minute lang gegenläufig in einem natürlichen Rhythmus schwingen. Nehmen Sie dabei das Gewicht der Arme wahr (➤ Abb. 6.76).
4. Stellen Sie den anderen Fuß nach vorne und wiederholen Sie die Bewegung.

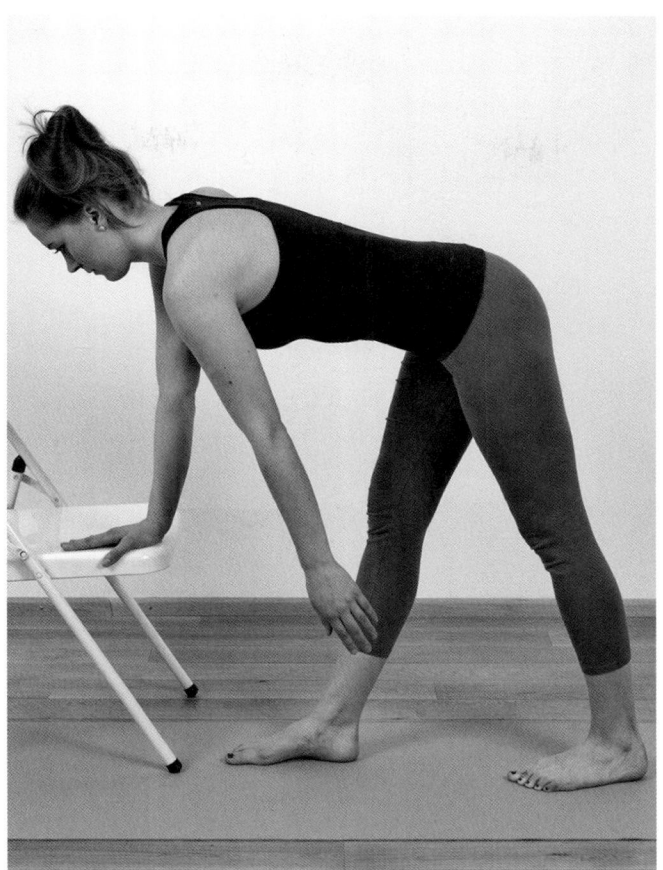

Abb. 6.77

Varianten

Üben Sie die Pendelbewegungen im Gehen. Üben Sie, die Arme gemeinsam in der gleichen Richtung zu schwingen.

Feinarbeit

1. Stellen Sie sich seitlich so neben einen Tisch oder Stuhl, dass Sie die rechte Hand darauf ablegen können. Die Füße stehen bis zu einer Beinlänge auseinander, der rechte Fuß steht vorne.
2. Beugen Sie sich vor und legen Sie entweder die rechte Hand oder den Ellbogen auf Tisch oder Stuhl so ab, dass die Haltung angenehm ist (➤ Abb. 6.77).
3. Lassen Sie den linken Arm 1–2 Minuten lang so schwingen, dass er sich in unterschiedlichen Richtungen und im Kreis bewegen kann. Probieren Sie verschiedene Armdrehungen aus, zum Beispiel so, dass die Handfläche nach vorne, zum Körper oder nach hinten weist.
4. Richten Sie sich auf und drehen Sie sich um.
5. Nun stehen Tisch oder Stuhl links neben Ihnen.
6. Stellen Sie die Füße wieder bis zu einer Beinlänge auseinander. Der linke Fuß steht vorne.
7. Beugen Sie sich wie in Punkt 2 beschrieben vor und lassen Sie den rechten Arm schwingen.

Übung 4.2: Bewegungen mit den Schulterblättern

Ziele: Mobilisierung der Schulterblätter, Entspannung der Schultermuskulatur, Koordination

1. Setzen Sie sich mit gekreuzten Beinen auf den Boden. Sie können sich auch auf einen Stuhl setzen, dann sind Knie und Füße hüftbreit auseinander. Kommen Sie in die neutrale Beckenposition.
2. Behalten Sie die Beckenposition bei und lassen Sie den Kopf gut ausbalanciert, während Sie jeweils 3–5 Atemzüge lang die Schulterblätter in unterschiedliche Richtungen bewegen:
   a. vorwärts (auseinander) und rückwärts (näher zusammen)
   b. aufwärts und abwärts
   c. kreisförmig (im und gegen den Uhrzeigersinn). Halten Sie nach jeder Bewegungsabfolge einige Atemzüge lang inne, um die Atembewegung zwischen den Schultern und deren Entspannung zu spüren.

Hinweise

- Die Schultern gegenläufig und in einer Richtung zu bewegen, schult die Koordination.
- Sie können die Bewegung besser wahrnehmen, wenn ein Partner Ihnen die Hände auf die Schulterblätter legt und damit Ihren Bewegungen folgt.
- Die Wahrnehmung kann auch verfeinert werden, wenn man sich bei der Bewegung der Schulterblätter an eine Wand lehnt.

Übung 4.3: Bewegliche Schultern 1

Ziel: sanfte Mobilisierung des Schultergürtels

1. Setzen Sie sich auf einen Klotz und nehmen Sie die Knie zusammen. Die Füße liegen neben den Hüften. Sie können sich auch auf einen Stuhl setzen; dann sind Knie und Füße hüftbreit auseinander. Bringen Sie das Becken in die neutrale Position.
2. Entspannen Sie Nacken, Kehle und Schultern.
3. Strecken Sie den rechten Arm und drehen Sie ihn einwärts; beugen Sie ihn dann und führen Sie ihn so hinter den Rücken, dass Sie den linken Oberarm greifen können (➤ Abb. 6.78). Falls Sie den Oberarm so nicht erreichen, können Sie einen Gurt darum schlingen und diesen mit der rechten Hand fassen. Die linke Hand liegt an der Innenseite des linken oder, falls möglich, an der Außenseite des rechten Oberschenkels.
4. Behalten Sie den Griff mit der rechten Hand bei, während Sie den linken Arm so weit nach vorne bewegen, wie sich die rechte Schulter nach hinten bewegen kann.
5. Drehen Sie den Kopf ganz sanft nach links.
6. Bleiben Sie 3–5 Atemzüge lang in der Haltung.
7. Lösen Sie die Drehung auf und legen Sie die Hände 1–2 Atemzüge lang auf den Oberschenkeln ab, je nach Belieben mit den Handflächen nach oben oder unten gewandt.
8. Führen die Drehung nach links aus.

6

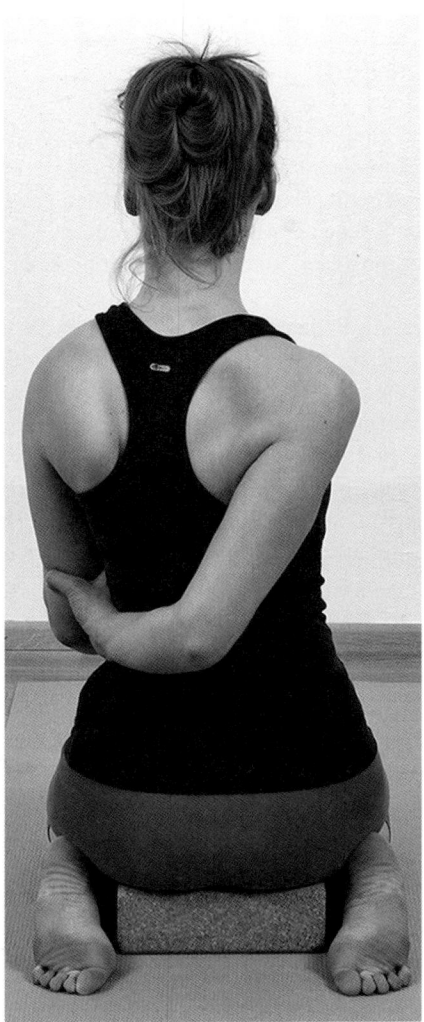

Abb. 6.78

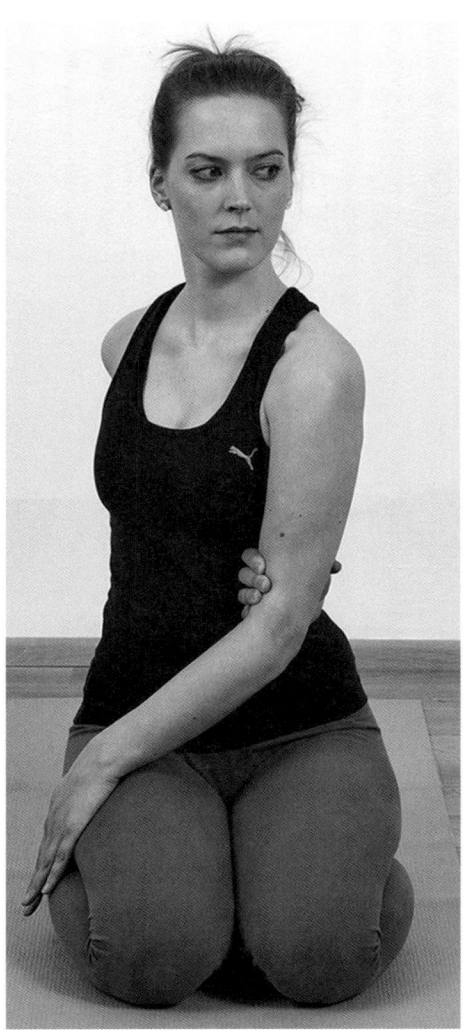

Abb. 6.79

Übung 4.4: Bewegliche Schultern 2

Ziele: Mobilisierung des Schultergürtels und des Übergangs von der Hals- zur Brustwirbelsäule

1. Setzen Sie sich auf einen Klotz oder einen Stuhl wie in Punkt 1 von ➤ Übung 4.3 beschrieben.
2. Entspannen Sie Nacken, Kehle und Schultern.
3. Strecken Sie den rechten Arm und drehen Sie ihn einwärts; beugen Sie ihn dann und führen Sie ihn so hinter den Rücken, dass Sie den linken Oberarm greifen können (➤ Abb. 6.78). Falls Sie den Oberarm so nicht erreichen, können Sie einen Gurt darum schlingen und diesen mit der rechten Hand fassen. Die linke Hand liegt an der Außenseite des rechten Oberschenkels (➤ Abb. 6.79).
4. Behalten Sie den Griff mit der rechten Hand bei, während Sie den linken Arm und die Schulter so weit nach vorne bewegen, wie sich die rechte Schulter nach hinten bewegen kann.
5. Spüren Sie einatmend die Länge der Wirbelsäule; drehen Sie ausatmend den Brustkorb nach rechts.
6. Halten Sie die rechte Schulter so gut wie möglich zurück und das Brustbein angehoben, während Sie den Kopf entgegen der Drehung des Brustkorbs nach links drehen, so weit das für Nacken und Hals angenehm ist.

7. Bleiben Sie 3–5 Atemzüge lang in der Haltung.
8. Behalten Sie die Länge der Wirbelsäule bei und lassen Sie das Brustbein angehoben, während Sie zur Mitte zurückkommen, die Arme lösen und 1–2 Atemzüge lang so sitzen bleiben.
9. Führen Sie die Drehung nach links aus.

Übung 4.5: Kopfdrehung

Ziel: Mobilisierung des Übergangs von der Hals- zur Brustwirbelsäule

1. Setzen Sie sich mit gekreuzten Beinen auf eine passende Unterlage. Sie können sich auch auf einen Stuhl setzen, dann sind Knie und Füße zusammen.
2. Bringen Sie das Becken in die neutrale Position, damit die Wirbelsäule in eine natürliche Aufrichtung kommt.
3. Richten Sie sich einatmend vom Beckenboden zum Brustkorb auf. Dehnen Sie den Hinterkopf behutsam vom Nacken weg, ohne die Position des Kinns zu verändern. Die Schultern sind entspannt.
4. Bleiben Sie fest auf beiden Sitzhöckern sitzen und behalten Sie die Aufrichtung bei, während Sie sich ausatmend nach rechts drehen. Der linke Handrücken kommt außen an den rechten

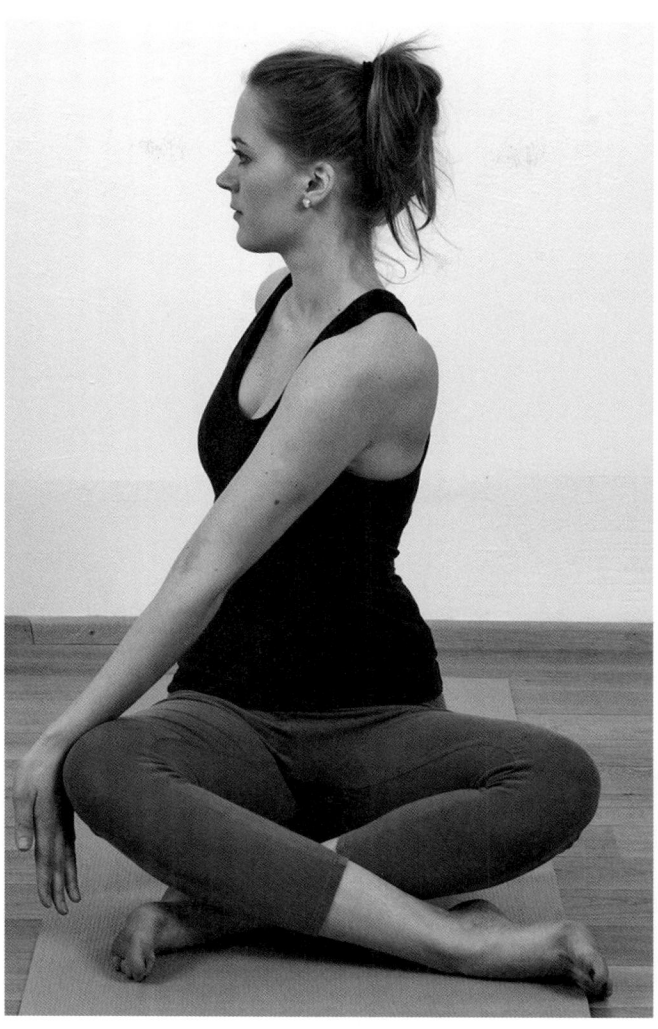

Abb. 6.80

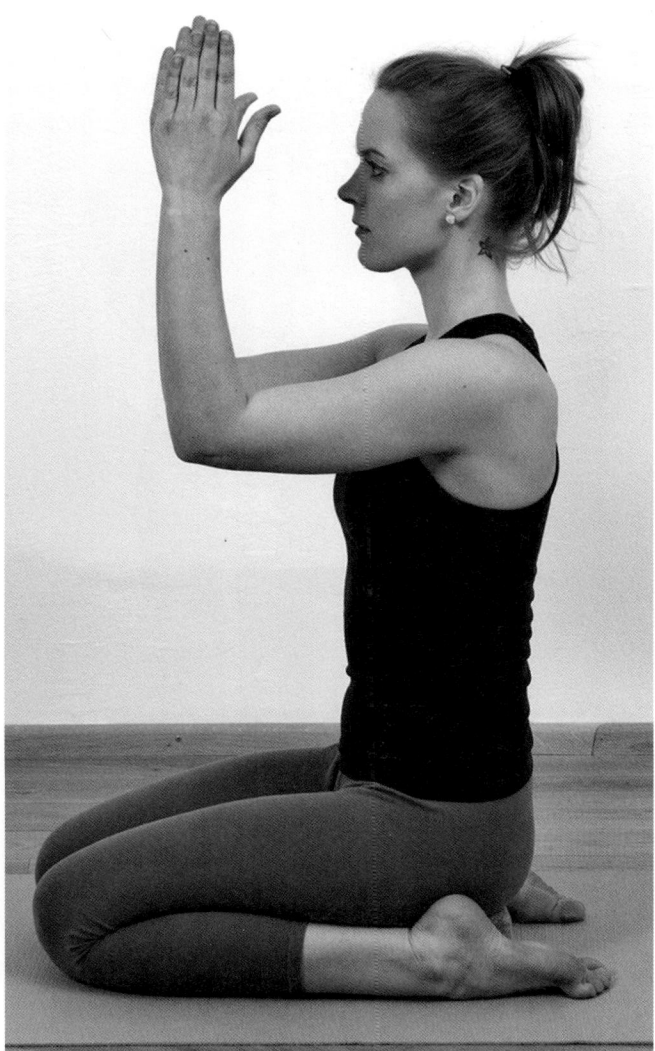

Abb. 6.81

Oberschenkel, die rechte Hand hinter das Becken
(➤ Abb. 6.80).

5. Behalten Sie einatmend die in Punkt 3 beschriebene Aufrichtung bei und intensivieren Sie ausatmend behutsam die Drehung. Tun Sie das 2- bis 3-mal. Bewegen Sie die rechte Schulter dabei rückwärts und lassen Sie sie etwas absinken.

6. Drehen Sie den Kopf behutsam nach rechts.

7. Halten Sie die rechte Schulter zurück und abgesunken, während Sie den Kopf nach links drehen, so weit das für Nacken und Hals angenehm ist. Lassen Sie den Scheitelpunkt in der Mitte und die Augen entspannt. Bleiben Sie 2–3 Atemzüge.

8. Behalten Sie die Aufrichtung bei, während Sie in die Mitte zurückkommen.

9. Führen Sie die Drehung nach links aus.

Hinweis

Wenn die oberflächlichen Halsmuskeln während der Kopfdrehung weich bleiben, kräftigt das die tiefe, die Halswirbelsäule stabilisierende Muskulatur.

Übung 4.6: Die Arme verschlingen

Ziele: *Mobilisierung der Schulterblätter, Dehnung des Bereichs zwischen den Schulterblättern, Koordination*

1. Setzen Sie sich auf einen Klotz und nehmen Sie die Knie zusammen. Die Füße liegen neben den Hüften. Sie können sich auch auf einen Stuhl setzen; dann sind Knie und Füße hüftbreit auseinander. Bringen Sie das Becken in die neutrale Position und halten Sie den Kopf gerade, als würden Sie auf dem Scheitelpunkt ein Buch balancieren.

2. Lassen Sie das Becken stabil, während Sie die Arme heben, bis die Ellbogen auf Höhe des Brustbeins sind (➤ Abb. 6.81).

3. Führen Sie den rechten Ellbogen vor die Körpermitte, bringen Sie den linken Ellbogen direkt darunter und legen Sie die linke Hand um die rechte (➤ Abb. 6.82).

4. Falls das nicht möglich ist, halten Sie einen Gurt zwischen den beiden Händen (➤ Abb. 6.83).

5. Heben Sie die Ellbogen behutsam mehrere Zentimeter, um die Dehnung zu verstärken. Behalten Sie dabei die Aufrichtung der Wirbelsäule und die Kopfhaltung bei.

6

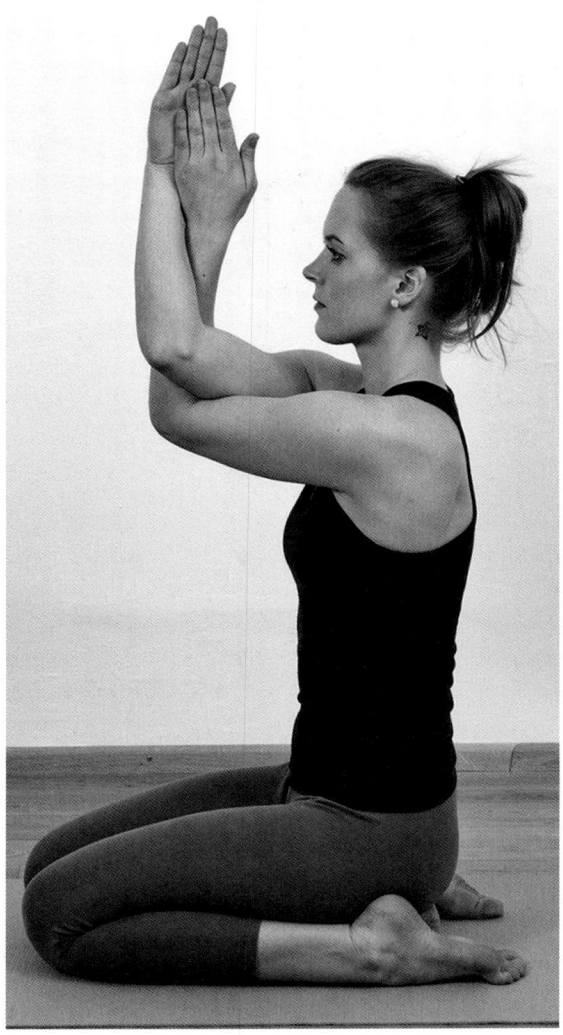

Abb. 6.82

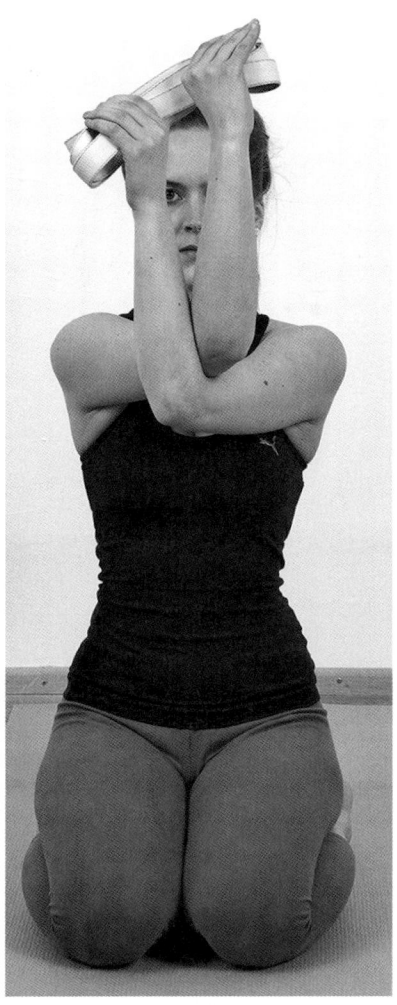

Abb. 6.83

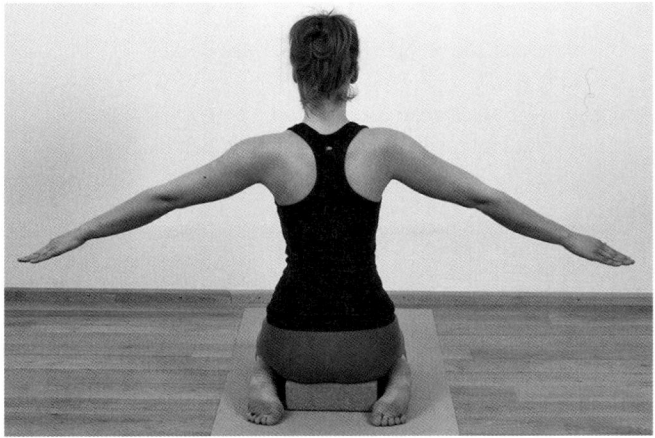

Abb. 6.84

6. Atmen Sie ganz normal weiter, auch wenn der obere Brustbereich zusammengedrückt wird.
7. Spüren Sie einatmend die Dehnung und ausatmend die Entspannung zwischen den Schulterblättern.
8. Bleiben Sie 3–5 Atemzüge lang in der Haltung.
9. Lösen Sie mit einer Ausatmung die Arme und spüren Sie, wie sich die obere Brust bei der nächsten Einatmung weitet.
10. Wiederholen Sie die Punkte 2–9, diesmal ist der rechte Ellbogen unter dem linken.

Übung 4.7: Armhebung in drei Schritten

Ziele: *Mobilisierung des Schultergürtels und des Übergangs von Hals- zu Brustwirbelsäule*
1. Setzen Sie sich auf einen Klotz und nehmen Sie die Knie zusammen. Die Füße liegen neben den Hüften. Sie können sich auch auf einen Stuhl setzen; dann sind Knie und Füße hüftbreit auseinander und parallel. Bringen Sie das Becken in die neutrale Position und halten Sie den Kopf gerade, als würden Sie auf dem Scheitelpunkt ein Buch balancieren.

2. Behalten Sie während der gesamten Übung die neutrale Beckenposition bei.
3. Heben Sie die Arme seitlich, aber nur so weit, dass die Schultern sich nicht heben (➤ Abb. 6.84).
4. Lassen Sie die Schulterblätter auch nach oben kommen, um die Arme einatmend höher anzuheben (➤ Abb. 6.85).
5. Drehen Sie die Arme so, dass die Handflächen zueinander weisen, und heben Sie die Arme mit der nächsten Einatmung noch

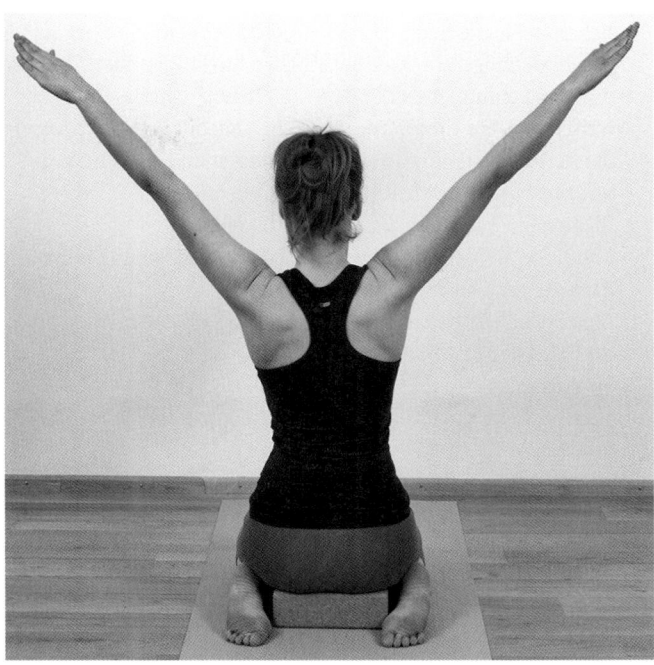

Abb. 6.85

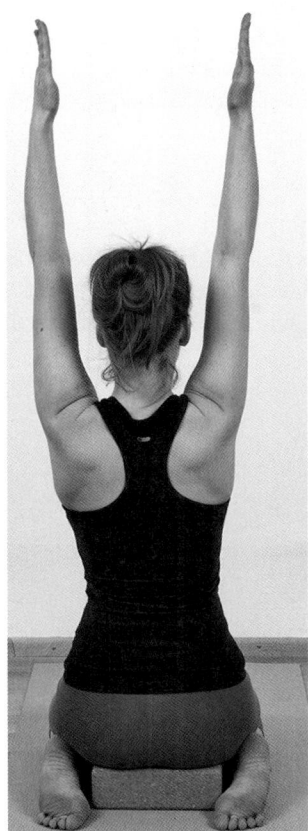

Abb. 6.86

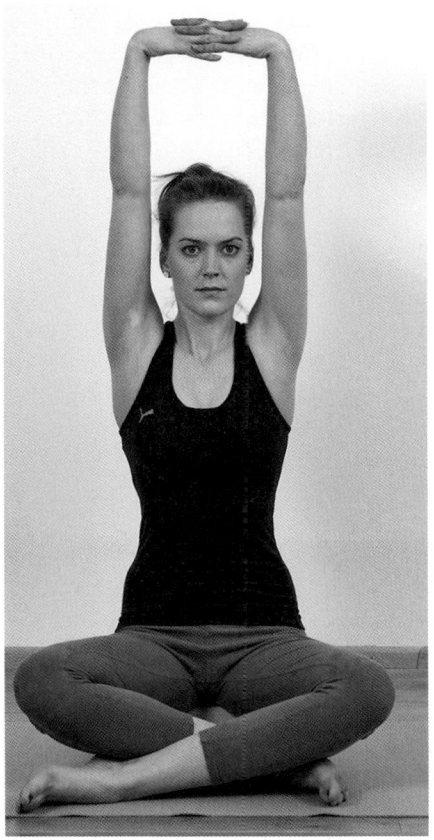

Abb. 6.87

6. Strecken Sie nun die Arme noch weiter nach oben, bis Sie Ihre Grenze erreicht haben.
7. Bleiben Sie 2–3 Atemzüge lang in der Haltung und lassen Sie die Arme dann ausatmend wieder sinken. Legen Sie die Hände auf den Oberschenkeln ab und entspannen Sie die Schultern.
8. Führen Sie die Punkte 2–7 insgesamt 2- bis 3-mal aus.

Übung 4.8: Armhebung

Ziele: *Mobilisierung des Schultergürtels und des Übergangs von der Hals- zur Brustwirbelsäule*

1. Setzen Sie sich mit gekreuzten Beinen auf einen Klotz oder setzen Sie sich auf einen Stuhl. Dann sind Knie und Füße hüftbreit auseinander und parallel.
2. Verschränken Sie die Finger, strecken Sie die Ellbogen und beugen Sie die Handgelenke, sodass die Handflächen in Ihre Richtung weisen.
3. Behalten Sie die neutrale Beckenposition bei und halten Sie die Rippenbögen in ihrer natürlichen Stellung, während Sie die Arme einatmend über den Kopf heben.
4. Sobald die Grenze erreicht ist, behalten Sie die neutrale Beckenposition bei und heben das Brustbein, um die Arme vollständig anheben zu können.
5. Lassen Sie die Ellbogen gestreckt und die Handgelenke vollständig gebeugt. Saugen Sie die Schulterblätter an die Rippen (➤ Abb. 6.87).
6. Verweilen Sie 3–5 Atemzüge lang in der Haltung.

höher. Sobald Sie die Grenze dieser Bewegung erreicht haben, heben Sie das obere Brustbein, lassen das Becken jedoch neutral. Das bewirkt eine leichte Rückbeuge am Übergang von Hals- zu Brustwirbelsäule und in der oberen Brustwirbelsäule. Sie ist nötig, um die Arme vollständig heben zu können (➤ Abb. 6.86).

7. Senken Sie die Arme in die Waagrechte und drehen Sie die Hände mit leicht gebeugten Ellbogen so, dass die Handflächen nun von Ihnen weg weisen. Die Daumen sind gestreckt, ihre Kuppen berühren sich leicht (➤ Abb. 6.88).

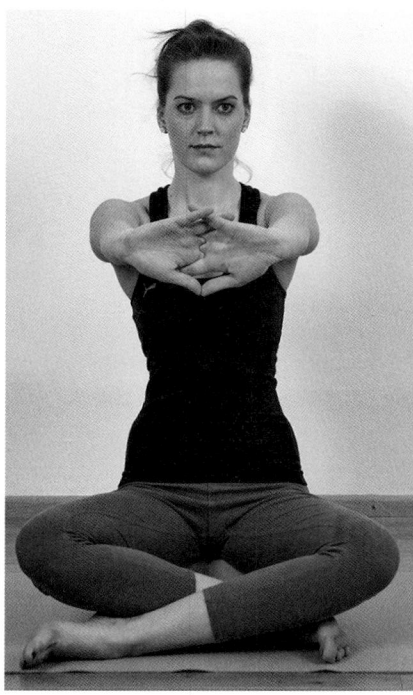

Abb. 6.88

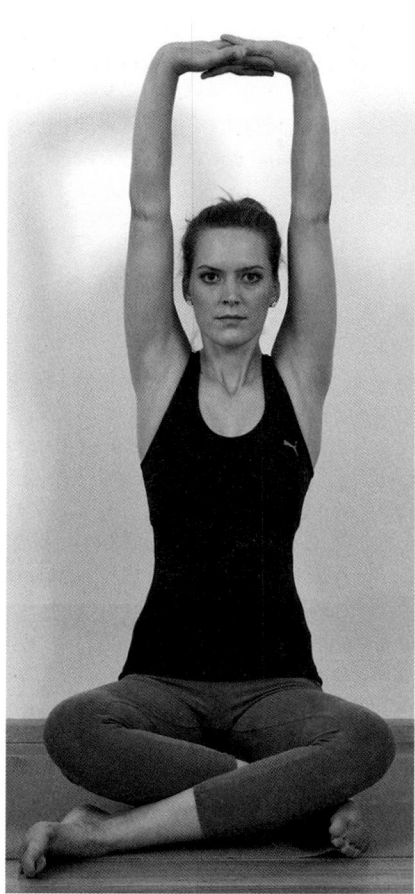

Abb. 6.89

8. Behalten Sie die neutrale Beckenposition bei und halten Sie die Rippenbögen in ihrer natürlichen Stellung, während Sie die Arme einatmend über den Kopf heben. Die Handflächen weisen nun zur Zimmerdecke. Heben Sie das Brustbein, um die Arme vollständig anheben zu können und saugen Sie die Schulterblätter an die Rippen (➤ Abb. 6.89).

9. Bleiben Sie 3–5 Atemzüge lang in der Haltung.

10. Lösen Sie die Verschränkung der Hände und lassen Sie die Arme seitlich nach unten sinken.

11. Bleiben Sie einige Atemzüge lang sitzen und entspannen Sie die Schultern.

12. Verschränken Sie die Finger anders herum (das ist wahrscheinlich die ungewohnte Weise) und wiederholen Sie die Punkte 2–11.

Übung 4.9: Starke Schultern

Ziel: *Kräftigung aller Strukturen des Schultergürtels*

Bei allen Teilen dieser Übungsfolge ist es wesentlich, die neutrale Beckenposition beizubehalten und die Rippenbögen in einer natürlichen Stellung zu belassen, um die beste Wirkung auf den Schultergürtel zu erzielen.

Wenn es um eine allgemeine Kräftigung geht, wird die gesamte Übungsfolge empfohlen. Will man sich hingegen auf einen bestimmten Bereich konzentrieren, kann man die relevanten Teile auswählen.

1. Teil

1. Setzen Sie sich auf einen Klotz und nehmen Sie die Knie zusammen. Die Füße liegen neben den Hüften. Sie können sich auch auf einen Stuhl setzen; dann sind Knie und Füße hüftbreit

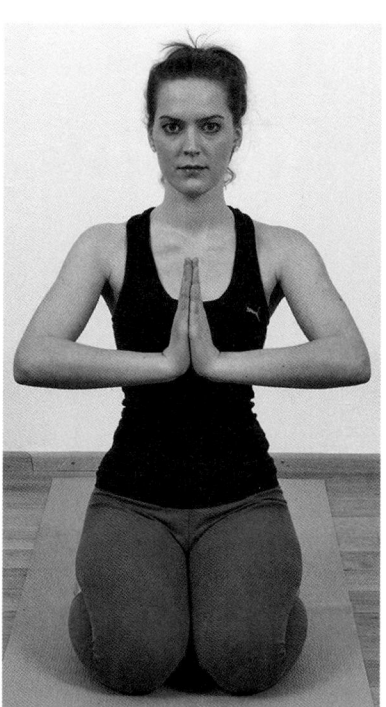

Abb. 6.90

auseinander und parallel. Bringen Sie das Becken in die neutrale Position und halten Sie den Kopf gerade, als würden Sie auf dem Scheitelpunkt ein Buch balancieren.

2. Lassen Sie die Schultern leicht gesenkt und den Kopf in einer Haltung, in der Nacken und Kehle entspannt bleiben. Legen Sie die Handinnenflächen auf Brustbeinhöhe zusammen und spüren Sie den Kontakt von Handflächen, Daumen und Fingern. Lassen Sie Finger und Daumen gestreckt (➤ Abb. 6.90).
3. Drücken Sie die Handflächen mit einem Drittel Ihrer vollen Kraft 2–3 Atemzüge lang zusammen, ohne die Schultern zu heben. Lassen Sie die Handflächen zusammen, wenn Sie dann den Druck lösen.
4. Wiederholen Sie Punkt 3 noch 2- bis 4-mal.
5. Lösen Sie die Handstellung auf und legen Sie die Hände einige Atemzüge lang auf den Oberschenkeln ab.

2. Teil

1. Setzen Sie sich auf einen Klotz oder Stuhl wie im 1. Teil, Punkt 1, beschrieben.
2. Legen Sie knapp über den Ellbogen einen Gurt so um die Oberarme, dass die Ellbogen schulterbreit voneinander entfernt sind.
3. Heben Sie die Ellbogen auf Schulterhöhe. Die Finger weisen dabei zur Zimmerdecke (➤ Abb. 6.91).
4. Drücken Sie die Oberarme mit einem Drittel Ihrer vollen Kraft 2–3 Atemzüge lang gegen den Gurt und lassen Sie die Haltung unverändert, wenn Sie dann den Druck lösen.

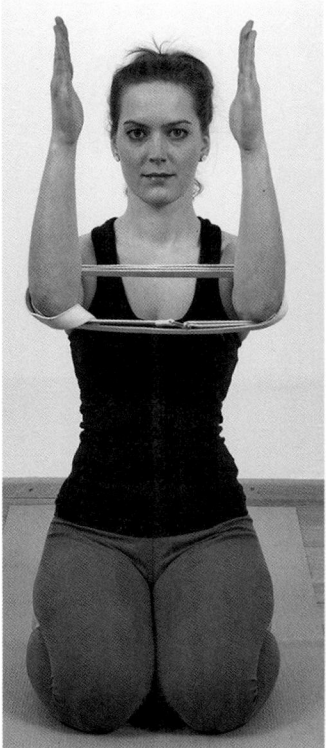 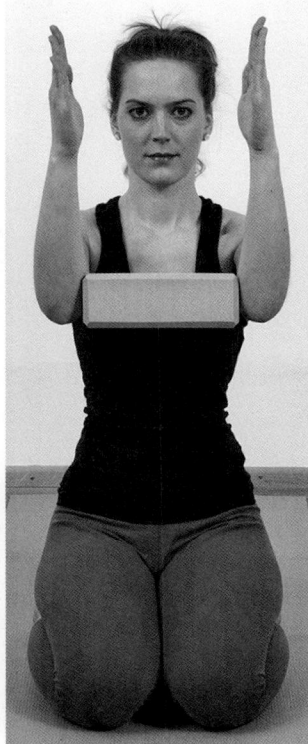

Abb. 6.91   Abb. 6.92

5. Wiederholen Sie Punkt 4 noch 2- bis 4-mal und heben Sie die Ellbogen dabei jedes Mal auf eine andere Höhe, ober- und unterhalb der Schulterhöhe.
6. Lösen Sie die Haltung auf.

3. Teil

1. Setzen Sie sich auf einen Klotz oder Stuhl wie im 1. Teil, Punkt 1, beschrieben.
2. Halten Sie einen Klotz oder ein Buch zwischen den Ellbogen.
3. Heben Sie die Ellbogen auf Schulterhöhe. Die Finger weisen dabei zur Zimmerdecke (➤ Abb. 6.92).
4. Drücken Sie die Ellbogen mit einem Drittel Ihrer vollen Kraft 2–3 Atemzüge lang gegen Klotz oder Buch. Halten Sie Klotz oder Buch weiter fest, wenn Sie dann den Druck lösen.
5. Wiederholen Sie Punkt 4 noch 2- bis 4-mal, jedes Mal mit einer unterschiedlichen Höhe der Ellbogen, oberhalb und unterhalb 90° zum Oberkörper.
6. Senken Sie achtsam die Ellbogen ab, um Klotz oder Buch abzulegen.

4. Teil

1. Stellen oder setzen Sie sich vor eine Wand und bewegen Sie die gebeugten Ellbogen rückwärts. Halten Sie die Ellbogen dabei so dicht wie möglich zusammen und die Unterarme parallel.
2. Behalten Sie die neutrale Beckenposition bei, lassen Sie das Brustbein leicht gehoben und die Schultern abgesenkt, während Sie die Ellbogen mit einem Drittel Ihrer vollen Kraft an die Wand drücken. Tun Sie das 2–3 Atemzüge lang in jeder der folgenden Varianten (dies ist eine komplexe Bewegung, da die Ellbogen sich sowohl rückwärts als auch aufeinander zu bewegen):
   a. Die Ellbogen sind nur ein kleines Stück weiter hinten als der Rücken (➤ Abb. 6.93).
   b. Der Oberkörper bewegt sich weiter von der Wand weg, damit die Ellbogen etwas weiter zurück und etwas höher kommen (➤ Abb. 6.94).
   c. Der Oberkörper entfernt sich noch weiter von der Wand, damit die Ellbogen noch weiter zurück und noch höher kommen (➤ Abb. 6.95).
3. Kommen Sie mit dem Oberkörper wieder nah an die Wand und heben Sie die Ellbogen seitlich auf Schulterhöhe. Drücken Sie sie dann mit einem Drittel Ihrer vollen Kraft 2–3 Atemzüge lang an die Wand (➤ Abb. 6.96).
4. Wiederholen Sie Punkt 3 noch 1- bis 2-mal und verändern Sie dabei die Armdrehung so, dass die Hände höher und näher an die Wand kommen.

Hinweis

Noch differenzierter wird die Übung, wenn statt einer Wand ein Partner zur Verfügung steht, um Widerstand gegen die Bewegung der Ellbogen zu leisten.

6

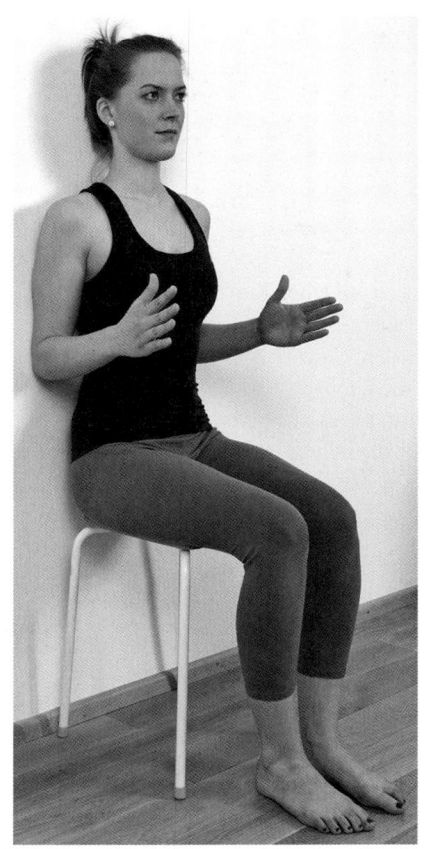

Abb. 6.93

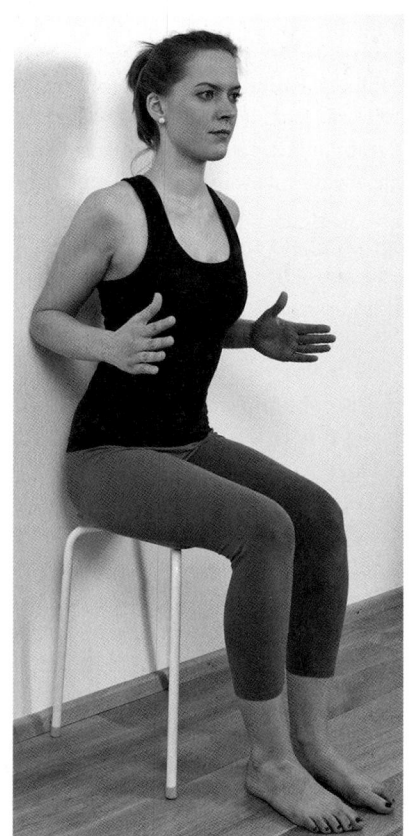

Abb. 6.94

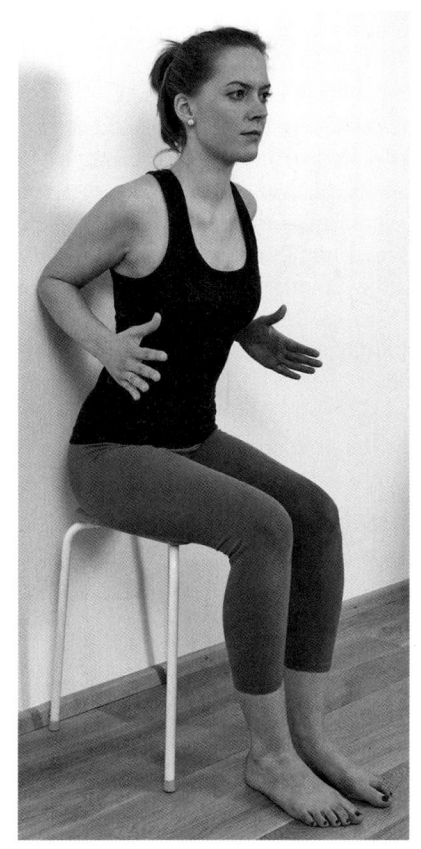

Abb. 6.95

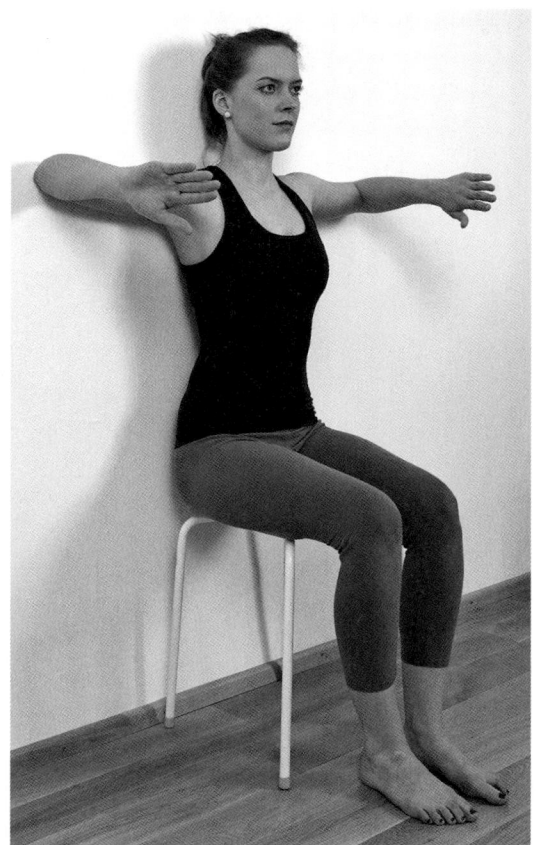

Abb. 6.96

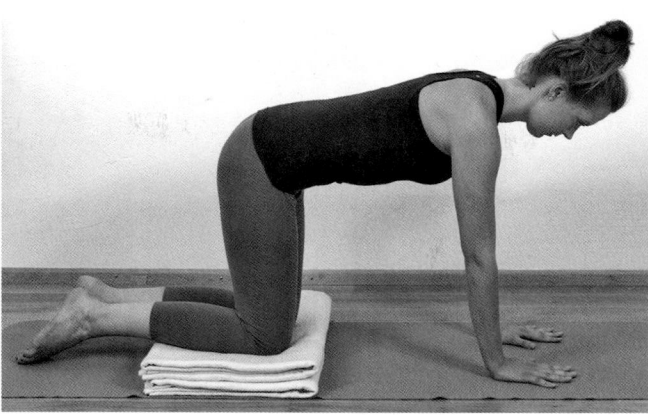

Abb. 6.97

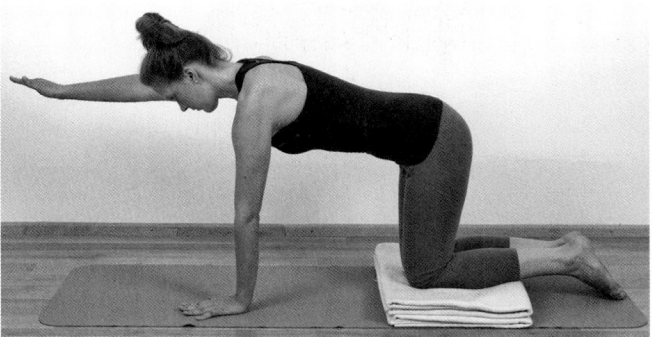

Abb. 6.98

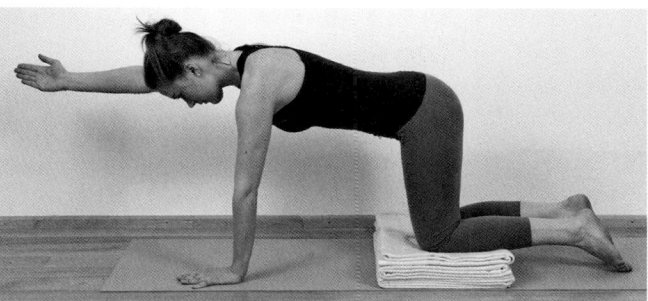

Abb. 6.99

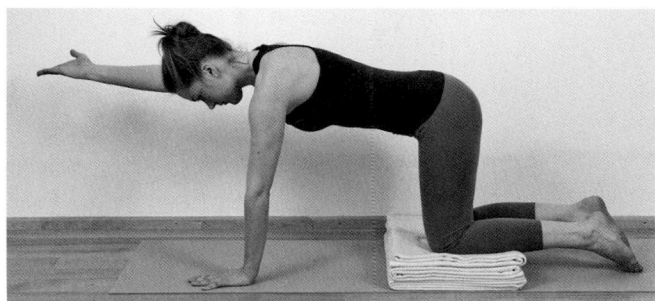

Abb. 6.100

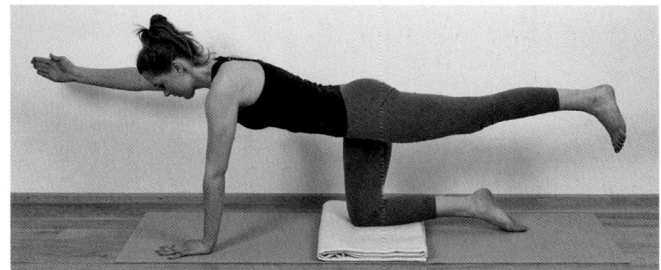

Abb. 6.101

Übung 4.10: Vierfüßlerstand

Ziele: *Mobilisierung der Schultergelenke, Kräftigung der Rotatoren-manschette und der die Schulterblätter bewegenden Muskeln, Gleichgewicht, Koordination, Synchronisation*

1. Knien Sie sich im Vierfüßlerstand auf eine gefaltete Decke, damit die Knie abgepolstert und so hoch sind, dass der Rücken annähernd waagrecht ist. Die Knie sind hüftbreit auseinander, die Oberschenkel stehen senkrecht zum Boden und die Unterschenkel sind parallel. Die Hände werden so auf dem Boden aufgesetzt, dass die Handgelenke unterhalb der Schultergelenke sind (➤ Abb. 6.97).
2. Kommen Sie in die neutrale Beckenposition.
3. Heben Sie einatmend den rechten Arm mit der Handfläche nach unten in der neutralen Beckenposition so hoch wie möglich. Halten Sie die Rippenbögen dabei in einer natürlichen Position, beide Schultern gleich hoch und den Kopf in Verlängerung der Wirbelsäule (➤ Abb. 6.98).
4. Bleiben Sie 2–3 Atemzüge lang in der Haltung und verfeinern Sie die Bewegung, indem Sie den Arm ein wenig höher heben. Setzen Sie die rechte Hand dann ausatmend wieder auf dem Boden auf.
5. Führen Sie die Punkte 2–4 mit dem linken Arm aus.
6. Wiederholen Sie die Punkte 2–5 zweimal mit den folgenden Varianten:
   a. Der Daumen des gehobenen Armes weist zur Zimmerdecke (➤ Abb. 6.99).
   b. Die Handfläche des gehobenen Armes weist zur Zimmerdecke (➤ Abb. 6.100).

7. Lassen Sie das Gesäß zum Abschluss so weit wie möglich zu den Fersen sinken, beugen Sie sich vor und legen Sie die Arme so auf dem Boden ab, dass die Schultern entspannt sind. Verweilen Sie einige Atemzüge lang ruhig in dieser Haltung.

Feinarbeit

Heben Sie zusätzlich zum gehobenen Arm das gegenüberliegende Bein in die Waagrechte (➤ Abb. 6.101). Kombinieren und synchronisieren Sie die Arm- und Beinbewegungen in unterschiedlichen Geschwindigkeiten.

Übung 4.11: Umfassende Schulterarbeit

Ziele: *Mobilisierung des Übergangs von Hals- zu Brustwirbelsäule und Entspannung der Muskeln in diesem Bereich, Kombinieren verschiedener Bewegungen der Schultergelenke und Schulterblätter, Koordination, Synchronisation*

1. Setzen Sie sich auf einen Klotz und nehmen Sie die Knie zusammen. Die Füße liegen neben den Hüften. Sie können sich auch auf einen Stuhl setzen; dann sind Knie und Füße hüftbreit

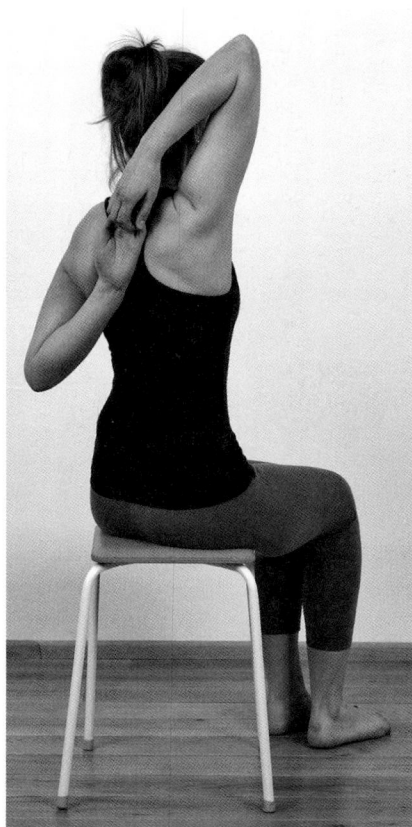

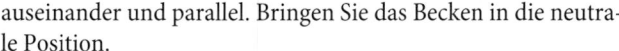

Abb. 6.102

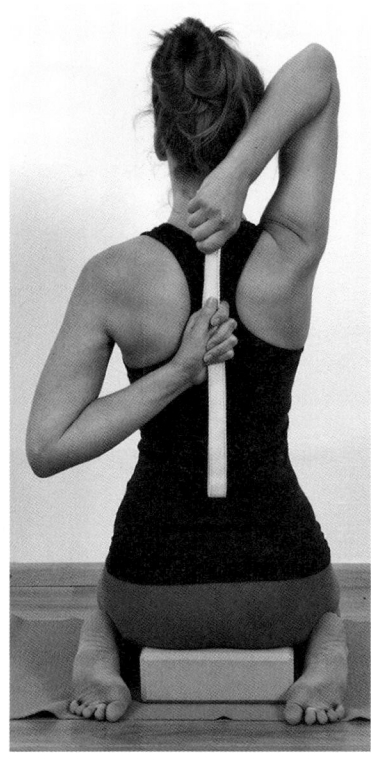

Abb. 6.103

auseinander und parallel. Bringen Sie das Becken in die neutrale Position.

2. Strecken Sie den rechten Arm waagrecht nach vorne, drehen Sie ihn nach außen, beugen Sie den Ellbogen und heben Sie ihn dann, sodass die rechte Hand sich an den Übergang von Halszu Brustwirbelsäule oder zwischen die Schulterblätter legen kann.

3. Fassen Sie den rechten Ellbogen mit der linken Hand, um ihn noch höher zu bringen. Die rechte Hand gleitet dabei weiter an der Brustwirbelsäule entlang nach unten.

4. Strecken Sie den linken Arm nach unten, drehen Sie ihn nach innen, beugen Sie den Ellbogen und legen Sie den linken Handrücken so hoch wie möglich an den Rücken.

5. Behalten Sie die neutrale Beckenposition bei, während sich die beiden Hände fassen. Bleiben Sie 3–5 Atemzüge lang in der Haltung (➤ Abb. 6.102).

6. Wenn sich die Hände nicht fassen können oder wenn der Versuch Schmerzen in den Schultern hervorruft, können Sie mit den Händen einen Gurt fassen. Es ist sinnvoll, den Gurt gleich am Anfang über die rechte Schulter zu legen (➤ Abb. 6.103).

7. Lösen Sie die Arme und bleiben Sie 1–2 Atemzüge lang sitzen. Entspannen Sie die Schultern.

8. Wiederholen Sie die Punkte 2–7 und wechseln Sie die Armhaltung.

9. Üben Sie Punkt 1–8 ein- oder zweimal.

Feinarbeit

Diese Bewegungen können immer weiter verfeinert werden.

- Wird der gehobene Arm etwas höher gehoben, so entsteht eine leichte Seitbeuge am Übergang von Hals- zu Brustwirbelsäule und in der oberen Brustwirbelsäule. Erspüren Sie das mit der Hand, die an diesem Bereich liegt.

- Werden der gehobene Arm und die gegenüberliegende Schulter leicht rückwärts bewegt, entsteht eine leichte Rückbeuge am Übergang von Hals- zu Brustwirbelsäule und in der oberen Brustwirbelsäule. Erspüren Sie das mit der Hand, die an diesem Bereich liegt.

- Bleiben Sie in der Haltung, während Sie feine, langsame Bewegungen mit den Schulterblättern ausführen.

Übung 4.12: Mobilisierung durch die Atmung

Ziele: Sanfte Mobilisierung des Übergangs von Hals- zu Brustwirbelsäule und des oberen Brustbeinbereichs

1. Legen Sie die Fingerspitzen der einen Hand von oben an den ersten Brustwirbel und die Fingerspitzen der anderen Hand links und rechts des oberen Brustbeins, unterhalb der Schlüsselbeine, auf den Brustkorb (➤ Abb. 6.104).

2. Spüren Sie die Bewegung, die beim Ein- und Ausatmen unter den Fingerspitzen entsteht. Beim Einatmen ergibt sich eine leichte segmentale Rückbeuge in der oberen Brustwirbelsäule; die oberen Rippen und das Brustbein heben sich an.

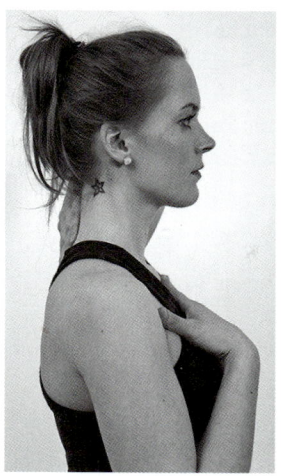

Abb. 6.104

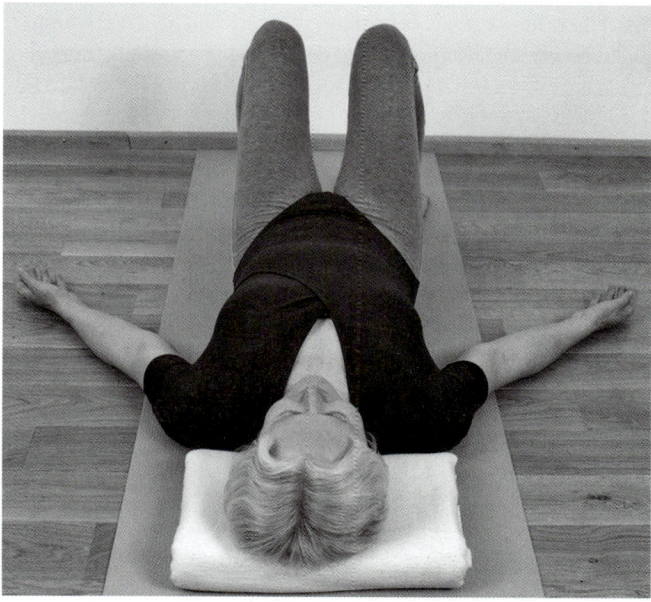

Abb. 6.105

Hinweis

Diese Übung ist eine gute Ergänzung zu ➤ Übung 3.1, der angedeuteten Rückbeuge, wenn das zusammengerollte Handtuch auf Höhe des ersten Brustwirbels endet.

Wenn Sie den Schulterstand üben, kann die Übung zur Vorbereitung dienen.

5. Übungen für Halswirbelsäule, Kopf und Kiefergelenk

Diese drei Bereiche werden hier zusammengefasst, da ein enger Zusammenhang zwischen ihnen besteht. Kopf, Hals und Kiefer werden auch als stomatognathes System bezeichnet. Alle diese Bereiche verbindenden Muskeln sowie der Schultergürtel befinden sich in einem konstanten, dynamischen Zusammenspiel. Dazu Stone (1999, S. 227): „Die Effizienz dieses ausgleichenden Systems trägt zu einer wirksamen Funktion von Mund, Hals, Halswirbelsäule und Kopf sowie von Brustkorb und Armen bei." Eine zentrale Rolle in diesem System spielt das Zungenbein, das eine Verbindung zwischen Schultergürtel, Unterkiefer und Schädel darstellt.

Bei Kiefergelenkproblemen ist zuerst eine zahnärztliche Untersuchung angezeigt. Abgesehen davon können Spannungen oft durch eine sanfte lokale Mobilisierung gelöst werden. Häufig sind Haltung und Bewegungsmuster anderer Körperbereiche für die Probleme ursächlich und müssen korrigiert werden. Andererseits können Kiefergelenkprobleme auch andere Bereiche des Körpers beeinflussen. Der Unterkiefer lässt sich aufwärts und abwärts, vorwärts und rückwärts sowie nach beiden Seiten bewegen. All diese Bewegungen werden beim Kauen kombiniert. Öffnet man den Mund, so bewegt der Unterkiefer sich vorwärts, während er sich beim Schließen des Munds rückwärts bewegt.

Diese komplexen Zusammenhänge erfordern eine besondere Achtsamkeit, was die Haltung und die Bewegungen des Kopfs angeht. Der Kopf sollte so gut wie möglich in der Mittellinie gehalten sowie sanft und achtsam bewegt werden. Besonders empfindliche Bereiche der oberen Halswirbelsäule sind dort vorhandene Bänder und die A. vertebralis (Wirbelarterie). Falls beim Üben Schwindel-

gefühle oder neurologische Symptome auftreten, muss die Übung sofort abgebrochen werden. Wenn die Symptome anhalten, sollte man sie sobald wie möglich ärztlich abklären lassen. Um diesen empfindlichen Bereich beim Üben zu schützen, empfehlen wir, jede Übung besonders achtsam auszuführen und auf eine präzise Kopfhaltung zu achten, vor allem bei Rückbeugen, Drehungen, Umkehrhaltungen und Übungen zur Kräftigung der Halsmuskulatur (Roth 2009). Wenn die Kopfbewegungen, insbesondere Drehungen, so ausgeführt werden, dass die oberflächlichen Halsmuskeln entspannt und weich bleiben, wird die tiefe, stabilisierende Muskulatur gekräftigt und die Halswirbelsäule geschützt.

Übung 5.1: Atlas und Axis

Ziel: *Mobilisierung der oberen Halswirbelsäule; Atlas und Axis nennt man den 1. und 2. Halswirbel*

1. Legen Sie sich auf den Rücken. Bauch, Lendengegend und Schultern sind entspannt, der Kopf liegt in einer angenehmen Haltung, falls nötig, auf einer geeigneten Unterlage (➤ Abb. 6.105).
2. Drehen Sie ausatmend den Kopf behutsam nach rechts und führen Sie ihn einatmend in die Mitte zurück. Lassen Sie den Nacken dabei sanft länger werden (➤ Abb. 6.106).
3. Führen Sie dieselbe sanfte Bewegung nach links aus.
4. Wiederholen Sie die Punkte 2 und 3 noch 2- bis 4-mal und ruhen Sie sich dann einige Atemzüge lang aus.

Feinarbeit

1. Legen Sie sich auf den Rücken. Bauch, Lendengegend und Schultern sind entspannt, der Kopf liegt in einer angenehmen Haltung, falls nötig, auf einer geeigneten Unterlage.
2. Heben Sie ausatmend den Kopf so weit an, wie es angenehm für Sie ist (➤ Abb. 6.107).

3. Bleiben Sie während der nächsten Einatmung in der Haltung.
4. Drehen Sie den Kopf während der nächsten Ausatmung erst nach rechts, dann nach links und schließlich wieder in die Mitte. Lassen Sie den Scheitelpunkt dabei zentriert (➤ Abb. 6.108).

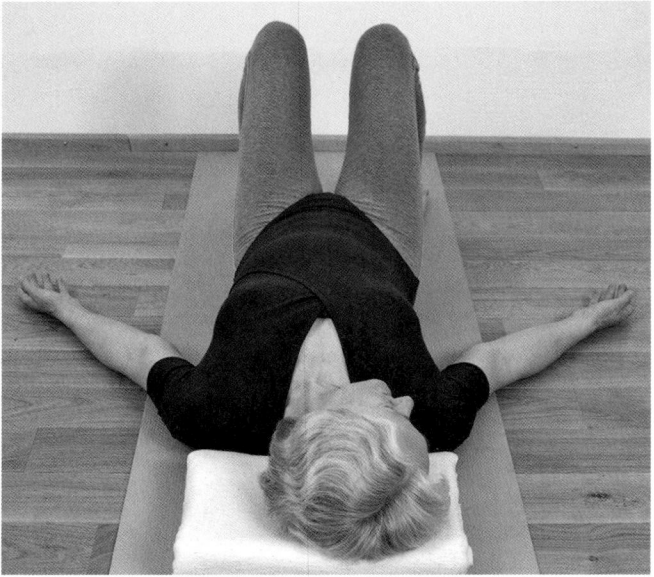

Abb. 6.106

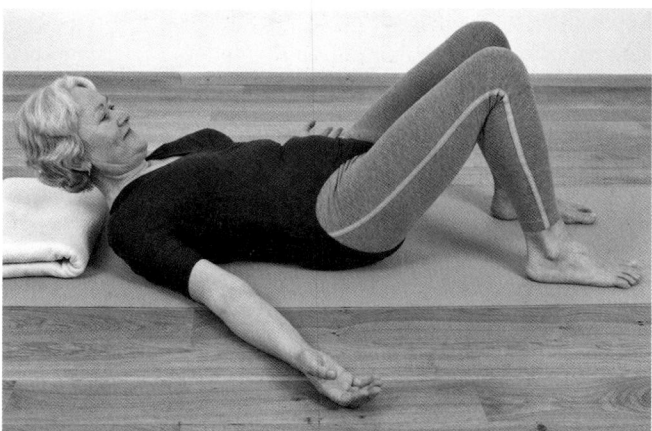

Abb. 6.107

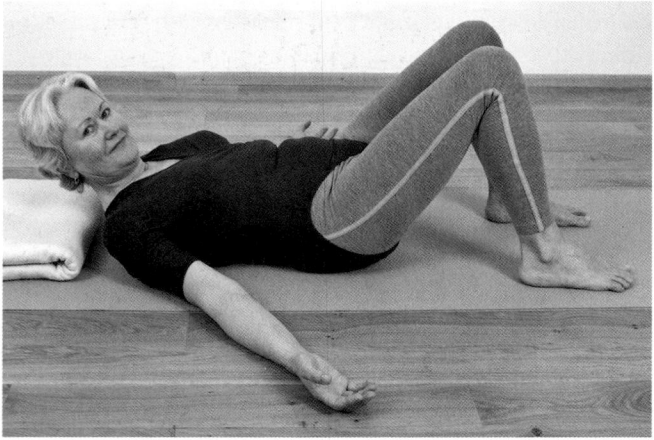

Abb. 6.108

5. Lassen Sie den Kopf mit der nächsten Einatmung auf die Unterlage sinken und die Halswirbelsäule dabei sanft länger werden. Entspannen Sie sich 1–2 Atemzüge lang.
6. Wiederholen Sie die Punkte 2–5 noch 2- bis 4-mal.
7. Entspannen Sie sich einige Atemzüge lang, der Kopf liegt dabei in der Mitte.

Übung 5.2: Langer Nacken

Ziel: *die Halswirbelsäule gegen die Schwerkraft aufrichten*
1. Setzen Sie sich aufrecht auf den Boden oder auf einen Stuhl und legen Sie ein Buch, ein mit Mehl oder Reis gefülltes Säckchen oder einen anderen geeigneten Gegenstand auf den Scheitelpunkt des Kopfes (➤ Abb. 6.109).
2. Spüren Sie, wie Hals und Nacken sich beim Einatmen aufrichten und länger werden, so als würden Sie den Gegenstand auf dem Kopf höher heben. Behalten Sie diese Aufrichtung beim Ausatmen bei.
3. Lassen Sie das Becken in der neutralen Position und die Schultern entspannt, während Sie die Kopfhaltung kontinuierlich verfeinern, wobei das Gewicht auf dem Scheitel stabil bleibt.

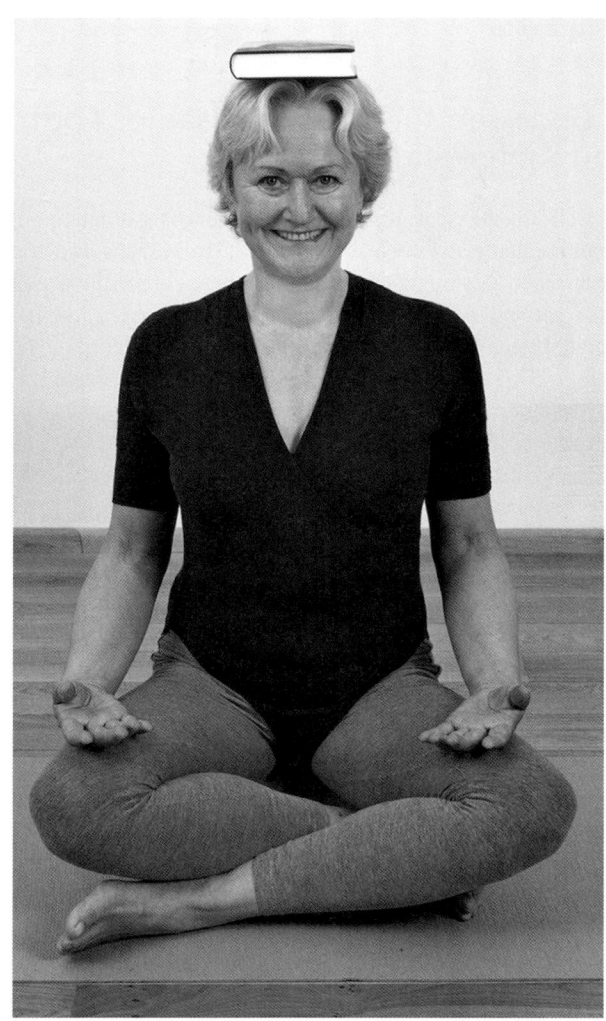

Abb. 6.109

4. Bleiben Sie 3–5 Atemzüge lang in dieser aufrechten Haltung oder auch länger, wenn es sich gut anfühlt.

Übung 5.3: Beweglicher Kopf

Ziele: *Mobilisierung des Atlantookzipitalgelenks (zwischen erstem Halswirbel und Hinterhauptbein), Schaffen von Raum zwischen dem ersten Halswirbel und der Schädelbasis*

1. Setzen Sie sich aufrecht auf den Boden oder auf einen Stuhl.
2. Balancieren Sie den Kopf auf der Halswirbelsäule.
3. Bewegen Sie den Kopf mit einer langsamen, rhythmischen Bewegung sanft 3- bis 5-mal vor und zurück. Lassen Sie das Kinn dabei immer in derselben Höhe und fixieren Sie in Augenhöhe einen Punkt (➤ Abb. 6.110 und ➤ Abb. 6.111).

4. Lassen Sie die Schultern entspannt, während Sie den Kopf ein wenig nach vorne neigen und gleichzeitig sanft zur Seite beugen, so als würden Sie das Ohr leicht von der Seite des Halses wegbewegen. Üben Sie das 3- bis 5-mal auf beiden Seiten (➤ Abb. 6.112).
5. Legen Sie einen Zeigefinger ans Zungenbein, genau zwischen Kinn und Hals (➤ Abb. 6.113).
6. Benutzen Sie den Zeigefinger als Drehachse, während Sie den Kopf behutsam vorwärts und rückwärts neigen. Suchen Sie einen Rhythmus und eine Qualität der Bewegung, mit der diese sich angenehm anfühlt. Wiederholen Sie die Bewegung 3- bis 5-mal.
7. Halten Sie den Kopf so mit beiden Händen, dass die Daumen den Unterkiefer stützen, während Zeige- und Mittelfinger an der hinteren unteren Schädelkante liegen (➤ Abb. 6.114). Drücken Sie diese Schädelkante einatmend behutsam an die Finger, ohne die Kinnhaltung zu verändern. Spüren Sie, wie der obere Nacken ein wenig länger wird, als wäre die Schädelkante mit einem kleinen, weichen Kissen unterlagert. Lösen Sie die Haltung ausatmend wieder auf. Üben Sie das 3- bis 5-mal.

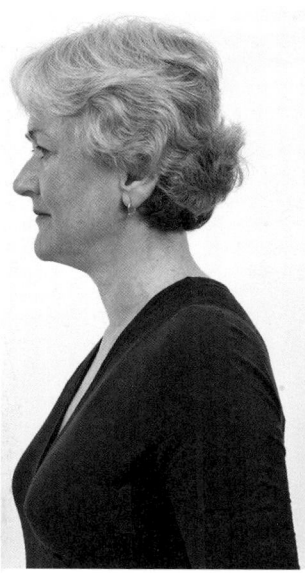

Abb. 6.110

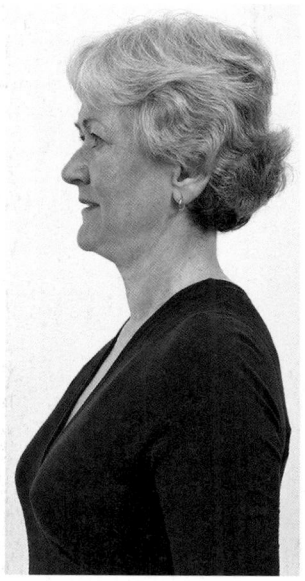

Abb. 6.111

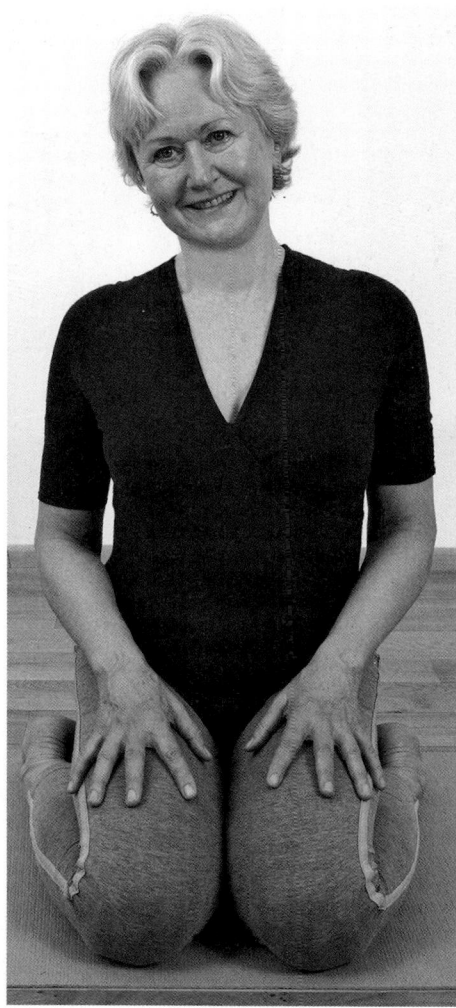

Abb. 6.112

6

8. Beobachten Sie auch, welche Wirkung die Bewegung auf den oberen Brustkorb hat. Dort heben sich Brustbein und obere Rippen leicht.
9. Legen Sie die Hände ab.
10. Bleiben Sie einige Atemzüge lang ruhig sitzen und stellen Sie sich vor, die Schädelbasis würde auf einem kleinen, weichen Kissen liegen.

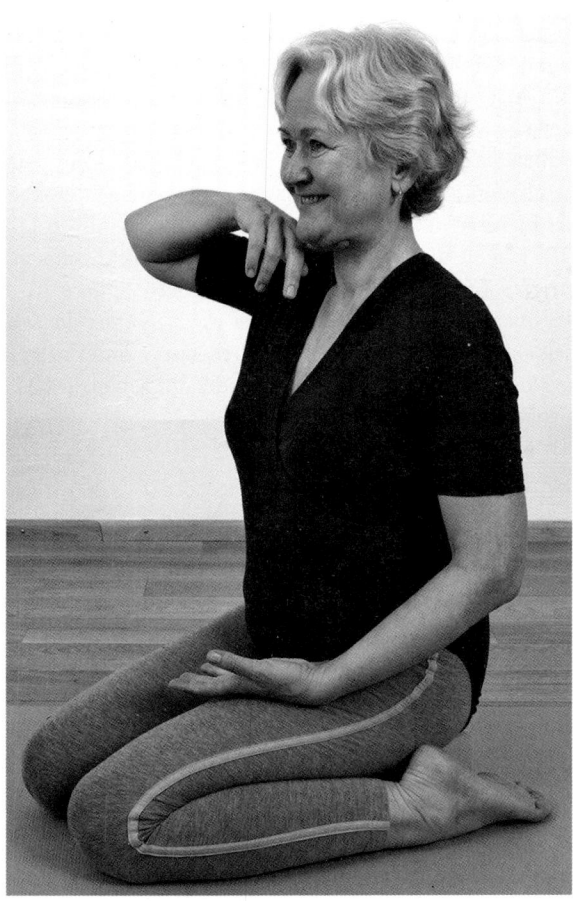

Abb. 6.113

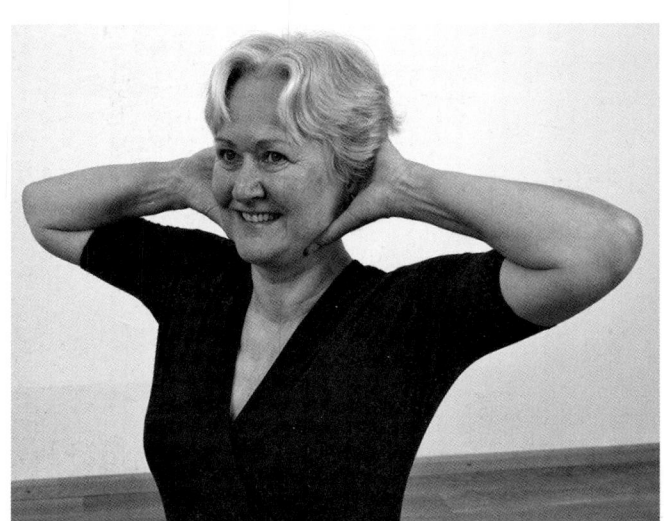

Abb. 6.114

Übung 5.4: Drehen und Neigen

Ziel: *Mobilisierung des Atlantookzipitalgelenks*
1. Stellen oder setzen Sie sich aufrecht hin.
2. Spüren Sie beim Einatmen, wie die Halswirbelsäule länger wird.
3. Richten Sie sich vom Unterbauch her auf, während Sie seitlich die Arme heben, bis diese parallel zum Boden sind.
4. Drehen Sie ausatmend den Kopf nach rechts. Behalten Sie die Länge in der Halswirbelsäule währenddessen bei.
5. Lassen Sie die Schultern unten, während Sie die Arme weiter strecken und die Schulterblätter auseinander ziehen. Neigen Sie mit der nächsten Ausatmung behutsam den Kopf vorwärts

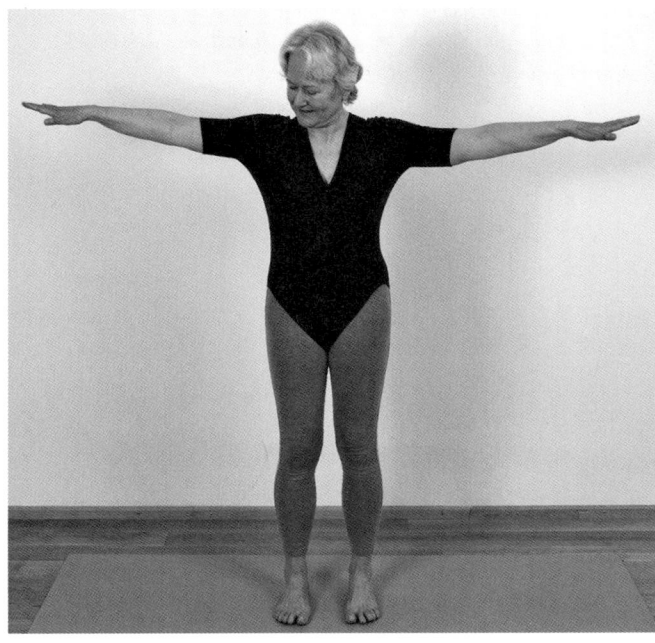

Abb. 6.115

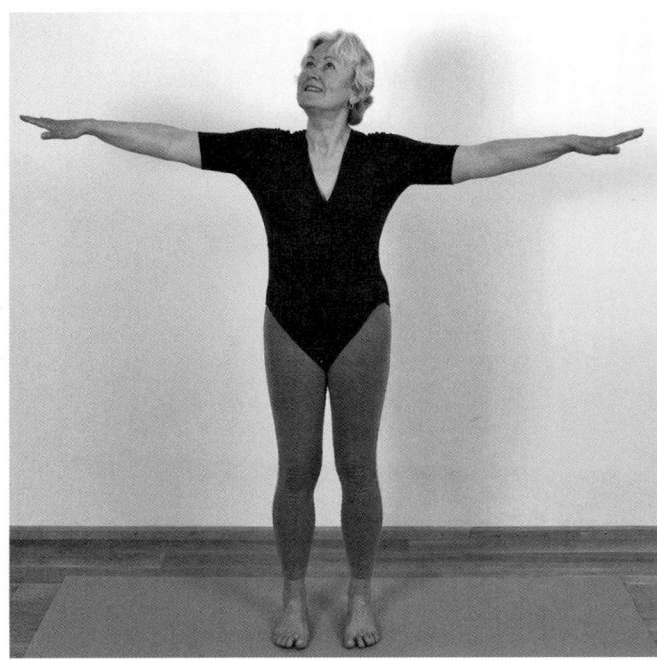

Abb. 6.116

und rückwärts. Die Halswirbelsäule bleibt dabei aufgerichtet und stabil (➤ Abb. 6.115 und ➤ Abb. 6.116). Kontrollieren Sie während des folgenden Einatmens diese Stabilität und halten Sie den Kopf aufrecht.

6. Wiederholen Sie Punkt 5 noch 2- bis 4-mal.
7. Drehen Sie ausatmend den Kopf nach links. Behalten Sie die Länge in der Halswirbelsäule bei.
8. Wiederholen Sie die Punkte 5 und 6 mit dieser Kopfdrehung.
9. Drehen Sie den Kopf zur Mitte zurück, entspannen Sie die Arme und bleiben Sie einige Atemzüge lang ruhig stehen oder sitzen.

Übung 5.5: Sanfte Seitbeuge

Ziel: *Mobilisierung der Halswirbelsäule*
1. Setzen Sie sich aufrecht auf den Boden oder auf einen Stuhl (➤ Abb. 6.117).
2. Spüren Sie den Raum zwischen der oberen Halswirbelsäule und der Schädelbasis, so als würde ein kleines Kissen Ihren Kopf unterstützen.
3. Lassen Sie Schultern und Arme entspannt. Neigen Sie ganz leicht den Kopf nach vorne und neigen Sie ihn dann ausatmend behutsam nach rechts, sodass das rechte Ohr sich auf die rechte Schulter zu bewegt. Spüren Sie dabei eine sanfte Dehnung vom linken Ohr zur linken Schulter. Sie ist besonders beim Ausatmen wahrnehmbar. (➤ Abb. 6.118).
4. Bleiben Sie 2–3 Atemzüge lang in dieser Haltung.
5. Führen Sie den Kopf in die Mitte zurück und wiederholen Sie die Punkte 3 und 4 nach links geneigt.
6. Nehmen Sie sich beide Seiten insgesamt 2- bis 3-mal vor.
7. Lassen Sie den Kopf 1–2 Atemzüge lang in der Mitte.

8. Lassen Sie die Schultern entspannt, während Sie den Kopf ausatmend wieder nach rechts neigen, sodass das rechte Ohr sich auf die rechte Schulter zu bewegt.
9. Wenn Sie die sanfte Dehnung vom linken Ohr zur linken Schulter spüren, drehen Sie den Kopf in Richtung der rechten Achselhöhle. Spüren Sie, dass die sanfte Dehnung sich nun ein wenig weiter nach hinten verlagert hat (➤ Abb. 6.119).
10. Bleiben Sie 2–3 Atemzüge lang in der Haltung.
11. Lassen Sie den Kopf beim Zurückkommen geneigt und führen Sie ihn erst in die Mitte zurück, bevor Sie ihn heben.
12. Führen Sie die Punkte 8–11 nach links geneigt aus.
13. Nehmen Sie sich beide Seiten insgesamt 2- bis 3-mal vor.
14. Bleiben Sie zum Abschluss mit dem Kopf in der Mitte einige Atemzüge lang ruhig sitzen.

Übung 5.6: Starker Nacken

Ziel: *allgemeine Kräftigung der Halswirbelsäule*
1. Setzen Sie sich aufrecht auf den Boden oder auf einen Stuhl.
2. Legen Sie eine Hand an die Stirn, um damit Widerstand gegen die Vorneigung des Kopfes zu leisten (➤ Abb. 6.120).
3. Wenden Sie nicht mehr als 10–30 % Ihrer vollen Kraft auf, damit Sie normal weiteratmen können, während Sie die Stirn gegen die Hand drücken. Bleiben Sie 2–3 Atemzüge lang in der Haltung, bevor Sie die Hand wegnehmen, die Arme 2–3 Atemzüge lang entspannen und dabei die Halswirbelsäule aufrichten.
4. Führen Sie die Punkte 2 und 3 jeweils 2- bis 3-mal aus und nehmen Sie bei der Wiederholung die andere Hand an die Stirn.

6

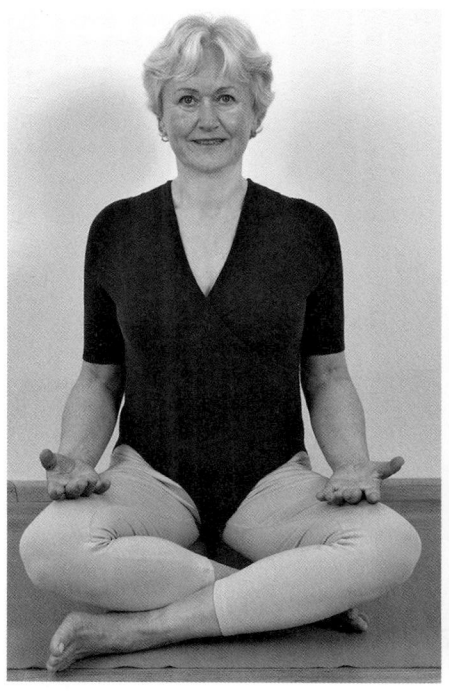

Abb. 6.117

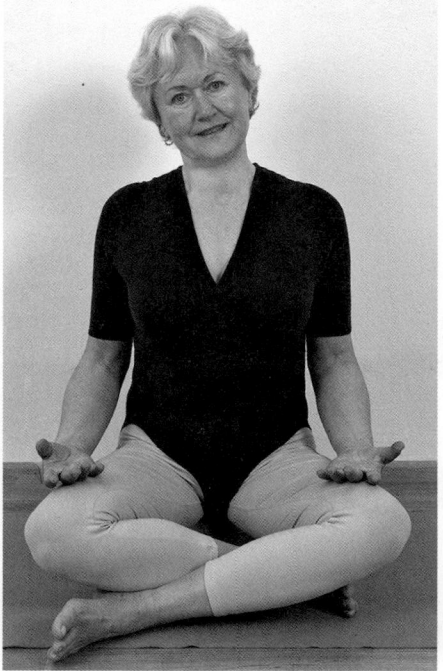

Abb. 6.118

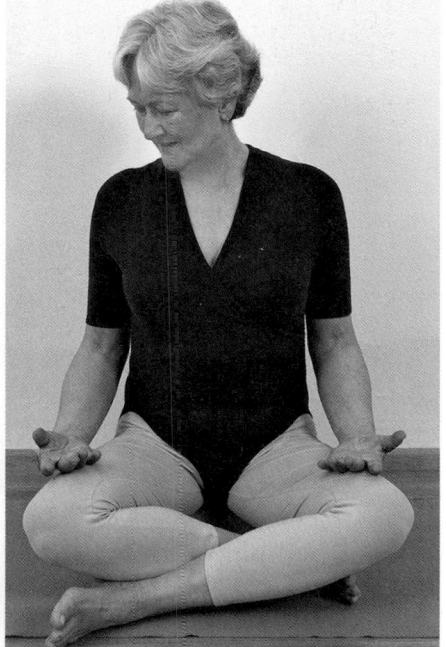

Abb. 6.119

6

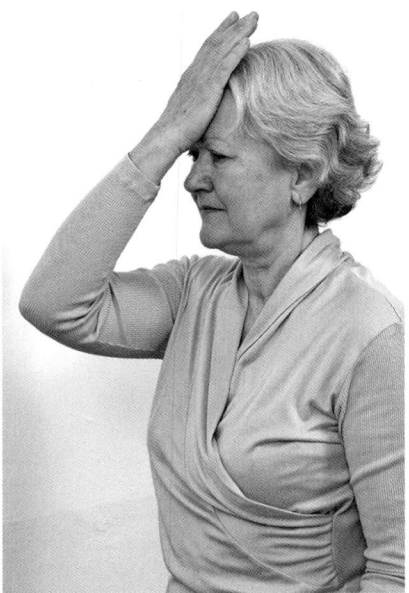

Abb. 6.120

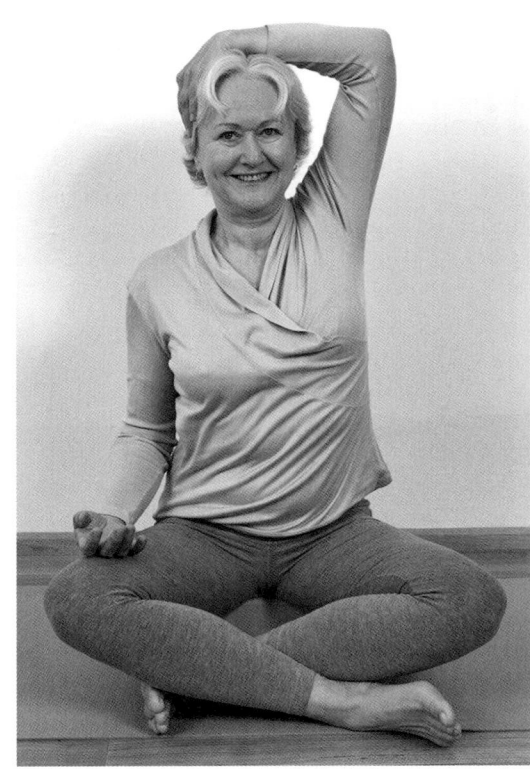

Abb. 6.122

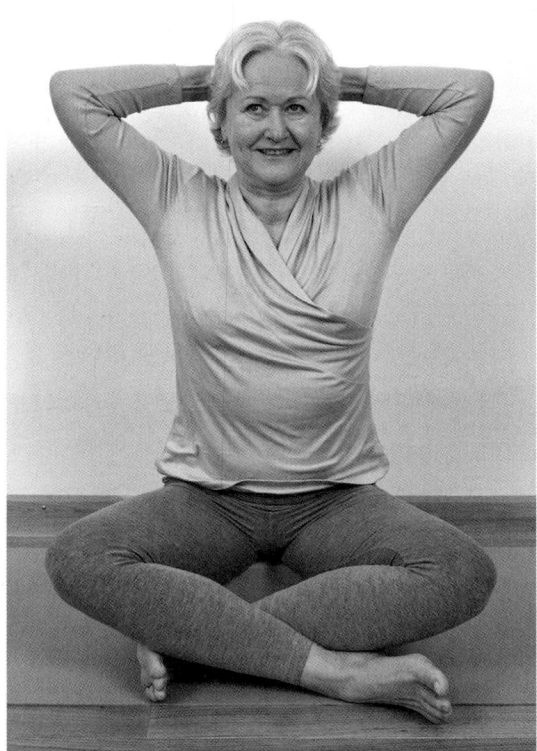

Abb. 6.121

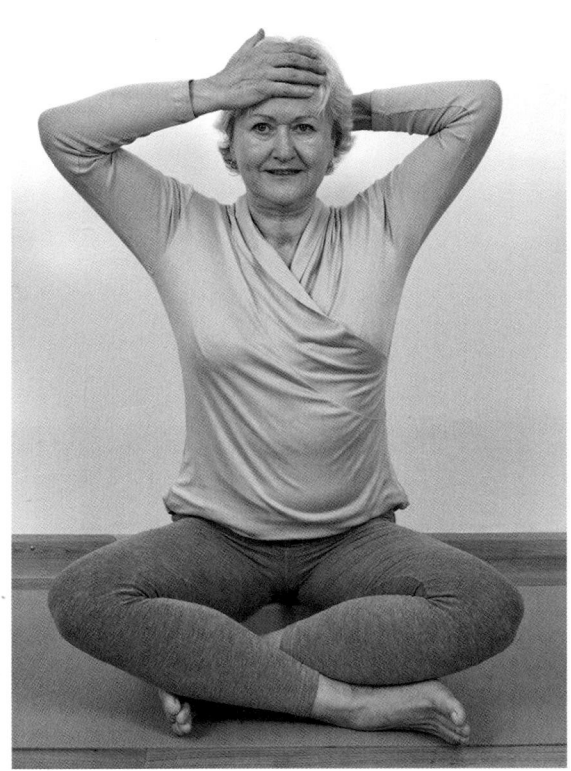

Abb. 6.123

5. Verschränken Sie die Hände und legen Sie sie an den Hinterkopf, um damit Widerstand gegen die Rückwärtsneigung des Kopfes zu leisten (➤ Abb. 6.121).
6. Wenden Sie nicht mehr als 10–30 % Ihrer vollen Kraft auf, damit Sie normal weiteratmen können, während Sie den Hinterkopf gegen die Hände drücken. Bleiben Sie 2–3 Atemzüge lang in der Haltung, bevor Sie die Hände wegnehmen, die Arme 2–3 Atemzüge lang entspannen und dabei die Halswirbelsäule aufrichten.

7. Wiederholen Sie die Punkte 5 und 6 mit umgekehrt verschränkten Händen.
8. Legen Sie die linke Hand oberhalb des rechten Ohrs an den Kopf (➤ Abb. 6.122).

9. Wenden Sie nicht mehr als 10–30 % Ihrer vollen Kraft auf, damit Sie normal weiteratmen können, während Sie den Kopf seitlich gegen die Hand drücken. Bleiben Sie 2–3 Atemzüge lang in der Haltung, bevor Sie die Hand wegnehmen, die Arme 2–3 Atemzüge lang entspannen und dabei die Halswirbelsäule aufrichten.
10. Wiederholen Sie die Punkte 8 und 9 noch 1- bis 2-mal.
11. Wiederholen Sie die Punkte 8–10 zur anderen Seite hin.
12. Legen Sie die rechte Hand an die Stirn und die linke Hand an den Hinterkopf. Leisten Sie mit den Handflächen Widerstand, während Sie den Kopf ein wenig nach rechts drehen (➤ Abb. 6.123).
13. Bleiben Sie 2–3 Atemzüge lang in der Haltung, bevor Sie die Hände lösen.
14. Wiederholen Sie die Punkte 12 und 13 noch 1- bis 2-mal.
15. Wechseln Sie die Hände um und führen Sie die Punkte 12–14 mit der Drehung in der anderen Richtung aus.
16. Bleiben Sie zum Abschluss einige Atemzüge lang ruhig sitzen.

Übung 5.7: Entspannter Kiefer

Ziel: Mobilisierung des Kiefergelenks
Atmen Sie während der gesamten Übung ganz normal durch die Nase.
1. Setzen Sie sich aufrecht auf den Boden oder auf einen Stuhl.
2. Die Zunge ruht entspannt im Unterkiefer.
3. Öffnen Sie leicht den Mund.
4. Lassen Sie die Schultern entspannt und den Kopf aufgerichtet, während Sie das Kinn 3- bis 5-mal behutsam vor und zurück bewegen.
5. Schließen Sie den Mund.
6. Führen Sie die folgenden Bewegungen so aus, dass sie sich angenehm und rund anfühlen: Kinn leicht nach vorne, Kinn nach unten und Mund öffnen; Kinn zurück; Kinn heben und Mund schließen. Atmen Sie dabei immer normal weiter.
7. Wiederholen Sie Punkt 6 noch 2- bis 4-mal.
8. Schließen Sie am Ende den Mund, entspannen Sie die Zunge, bleiben Sie einige Atemzüge lang ruhig sitzen und spüren Sie, wie Ihr Kiefer sich entspannt.

Variante

Um die Wahrnehmung der Kieferbewegung zu verbessern, können Sie die Fingerkuppen vor den Ohren flach auflegen und damit die Bewegungen der Gelenkfortsätze Ihres Unterkiefers erspüren. Verfeinern Sie die obigen Bewegungen so, dass sie geschmeidig werden und dass beide Fortsätze sich gleichzeitig bewegen. Noch intensiver wird die Wahrnehmung, wenn Sie die Zeigefingerkuppen leicht in den äußeren Gehörgang legen.

Feinarbeit

1. Setzen Sie sich aufrecht auf den Boden oder auf einen Stuhl.
2. Die Zunge ruht entspannt im Unterkiefer.

3. Lassen Sie den Mund geschlossen, während Sie die obere Zahnreihe leicht von der unteren wegbewegen. Spüren Sie ausatmend, wie sich der Raum zwischen Zunge und Gaumen vergrößert und wie Kiefer, Zunge und Ohren sich entspannen.
4. Bleiben Sie 3–5 Atemzüge lang in der Haltung.
5. Sitzen Sie abschließend einige Atemzüge lang ruhig da.

Hinweis

Diese achtsame Form der Feinabstimmung kann in viele Haltungen und Übungen integriert werden.

Übung 5.8: Die Zunge bewegen

Ziele: allgemeine Mobilisierung und Entspannung von Kiefer und Zunge

Variante a

1. Setzen Sie sich aufrecht hin.
2. Lassen Sie den Mund geschlossen oder leicht geöffnet, während Sie mit der Zunge in beiden Richtungen Kreis- und Achterbewegungen machen, etwa eine Bewegung pro Atemzug.
3. Tun Sie das 5–10 Atemzüge lang.
4. Legen Sie die Zunge entspannt in ihrer natürlichen Haltung auf dem Unterkiefer ab und atmen Sie normal weiter.
5. Tippen Sie 3–5 Atemzüge lang mit der Zungenspitze an sämtliche Zähne. Die Zunge wandert dabei an der oberen und unteren Zahnreihe entlang.

Variante b

1. Setzen Sie sich aufrecht hin.
2. Öffnen Sie den Mund und strecken Sie die Zunge ausatmend so weit wie möglich heraus und nach unten. Halten Sie die Zunge 3 Atemzüge lang in dieser Stellung, während Sie normal durch die Nase weiteratmen.
3. Legen Sie die Zunge entspannt in ihrer natürlichen Haltung auf dem Unterkiefer ab.
4. Wiederholen Sie die Bewegung noch ein- bis zweimal.

Variante c

1. Setzen Sie sich aufrecht hin.
2. Schieben Sie die gerollte Zunge am Ende einer Ausatmung zwischen den Lippen hervor (➤ Abb. 6.124).
3. Atmen Sie durch die gerollte Zunge sanft ein; der Luftstrom soll so fein sein, dass die Zunge nicht trocken wird.
4. Legen Sie die Zunge am Ende der Einatmung wieder in ihrer natürlichen Position auf dem Unterkiefer ab.
5. Machen Sie, wenn es Ihnen gut tut, 1–2 normale Atemzüge, bevor Sie wieder durch die gerollte Zunge einatmen.
6. Wiederholen Sie die Punkte 2–5 noch 4- bis 5-mal.

6

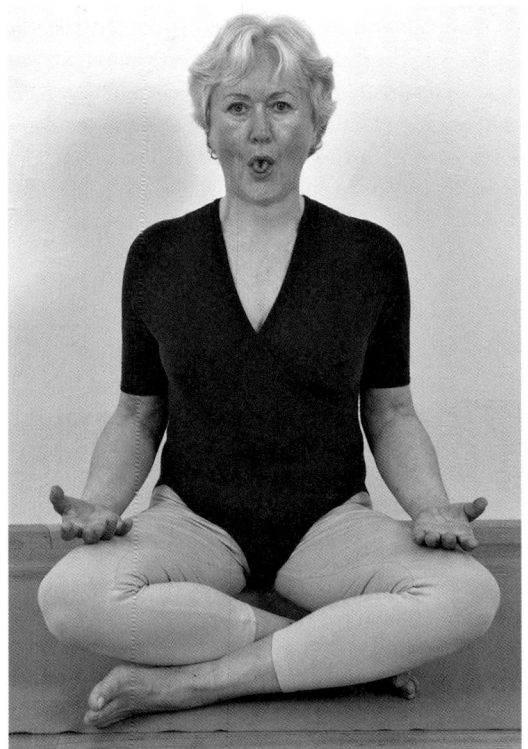

Abb. 6.124

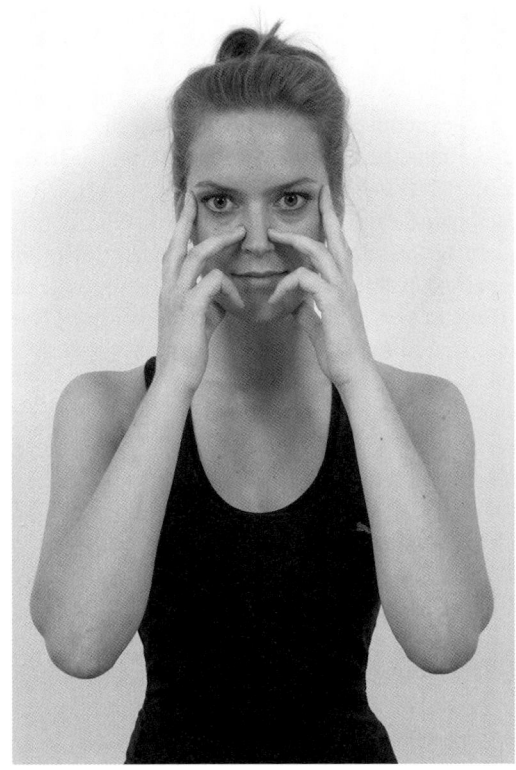

Abb. 6.125

7. Bleiben Sie abschließend einige Atemzüge lang ruhig sitzen und spüren Sie, wie Kiefer, Zunge, Ohren und oberer Nacken sich entspannen.

Hinweis

Wenn es Ihnen nicht gelingt, die Zunge zu rollen, können Sie sie flach zwischen der Lippen hervorschieben.

Empfehlung

Lachen ist eine sehr gute Übung für das gesamte Gesicht. Kombinieren Sie Lachen und Zungenübung vor dem Spiegel oder in der Gruppe.

Übung 5.9: Den Luftstrom spüren

1. Setzen Sie sich aufrecht auf den Boden oder auf einen Stuhl.
2. Lehnen Sie sich, falls nötig, mit dem Rücken an.
3. Nehmen Sie die Ellbogen ein wenig nach vorne, um die Daumen unter den Unterkiefer und die Kuppen der Ringfinger in die Vertiefungen an den Seiten der Nase unterhalb des Nasenbeins zu legen (➤ Abb. 6.125).
4. Finden Sie heraus, wie Sie durch einen ganz leichten Kontakt der Ringfingerkuppen zur Nase deren Gänge minimal verengen können, sodass der Atemfluss feiner wird.
5. Lassen Sie die Fingerkuppen 5–10 Atemzüge lang an der Nase.

6. Lösen Sie die Finger am Ende einer Einatmung und legen Sie die Hände einige Atemzüge lang auf den Oberschenkeln ab. Spüren Sie, was die Ein- und Ausatmung im Innern der Nase bewirkt.

Übung 5.10: Die Augen bewegen (➤ Abb. 6.126)

1. Sitzen Sie so, dass Sie den Kopf aufrecht halten können. Er bleibt bei allen Augenbewegungen unbeweglich.
2. Richten Sie ausatmend den Blick so weit wie möglich nach rechts und schauen Sie einatmend wieder geradeaus.
3. Richten Sie den Blick beim nächsten Ausatmen so weit wie möglich nach links und schauen Sie einatmend wieder geradeaus.
4. Wiederholen Sie beide Bewegungen noch 2- bis 4-mal.
5. Richten Sie ausatmend den Blick nach unten und schauen Sie einatmend wieder geradeaus.
6. Richten Sie ausatmend den Blick nach oben und schauen Sie einatmend wieder geradeaus.
7. Wiederholen Sie die Bewegung nach unten und oben noch 2- bis 4-mal.
8. Bewegen Sie die Augen auf dieselbe Weise diagonal in alle Richtungen.
9. Machen Sie mit den Augen abschließend 3- bis 5-mal eine Achterbewegung in beiden Richtungen.
10. Bleiben Sie einige Atemzüge lang sitzen und entspannen Sie die Augen.

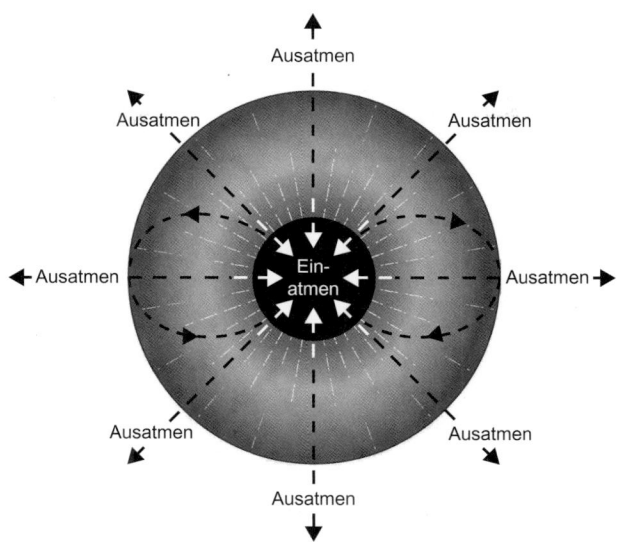

Abb. 6.126 Augenübungen

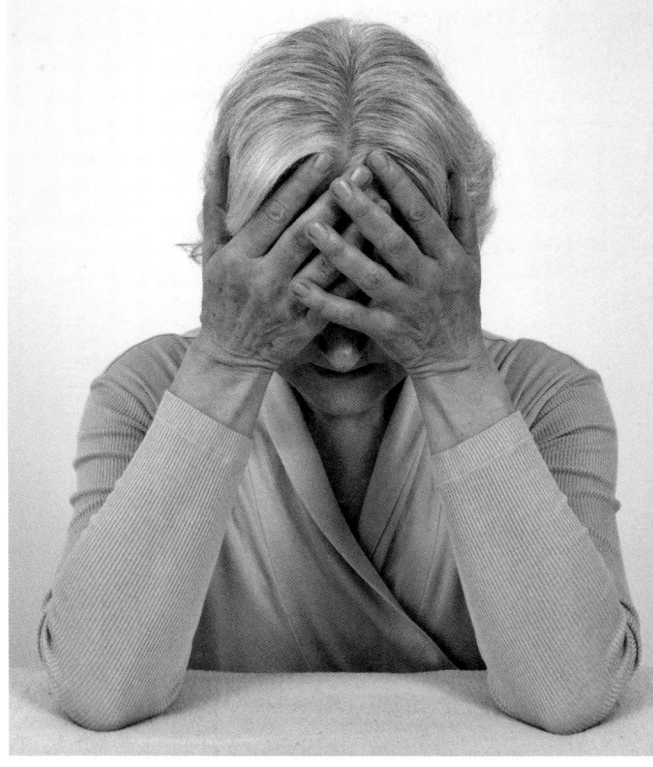

Abb. 6.127

Übung 5.11: Palmieren

Ziel: *Entspannung der Augen*
1. Legen Sie eine gefaltete Decke auf einen Tisch und setzen Sie sich davor.
2. Stützen Sie die Ellbogen auf die Decke. Die Handflächen befinden sich auf Augenhöhe.
3. Beugen Sie sich von den Hüften aus leicht nach vorne, aber lassen Sie den Oberkörper gerade.

4. Schließen Sie die Augen und legen Sie die rechte Handfläche auf das rechte und die linke Handfläche auf das linke Auge. Die Handballen liegen auf den Wangenknochen unterhalb der Augen; die Finger überkreuzen sich auf der Stirn (➤ Abb. 6.127).
5. Blicken Sie in die Dunkelheit.
6. Bleiben Sie 1–3 Minuten so sitzen; mit zunehmender Übung können Sie die Haltung bis zu 10 Minuten lang einnehmen.
7. Lassen Sie die Augen geschlossen, während Sie sich wieder aufrichten und die Unterarme und Hände auf dem Tisch ablegen.
8. Bleiben Sie einige Atemzüge lang ruhig sitzen.
9. Spüren Sie die Ruhe in den Augen auch dann noch, wenn Sie sie öffnen.

Übung 5.12: Aufmerksame Ohren

Die Übungen für das Kiefergelenk wirken auch auf die Ohren, eine separate Übung für die Ohren gibt es jedoch nicht. Wir schlagen daher eine manuelle Behandlungstechnik vor, die Sie selbstständig ausführen können.
1. Nehmen Sie eine aufrechte, angenehme Sitzhaltung ein.
2. Bewegen Sie die angewinkelten Arme aus den Schultergelenken heraus behutsam vorwärts und aufwärts, bis die Ellbogen auf Schulterhöhe sind.
3. Legen Sie Zeige-, Mittel- und Ringfinger oder die Handfläche jeder Hand flach außen ans jeweilige Ohr und üben Sie damit so viel sanften Druck aus, wie es für Sie angenehm ist.
4. Bewegen Sie die Ohren mit den Fingern oder Handflächen sanft im Kreis, jeweils 5- bis 10-mal im und gegen den Uhrzeigersinn.
5. Legen Sie Arme und Hände einige Atemzüge lang entspannt ab.
6. Heben Sie die Arme seitlich, bis die Ellbogen auf Schulterhöhe sind.
7. Legen Sie die Zeigefinger in den äußeren Gehörgang des jeweiligen Ohrs und massieren Sie die Wand des Gehörgangs sanft. Beschreiben Sie dabei je 3–5 Kreise in jeder Richtung.
8. Legen Sie die Handflächen behutsam von außen auf die Ohren, um diese zu schließen und nehmen Sie die Hände dann rasch weg. Tun Sie das nur einmal.
9. Entspannen Sie einige Atemzüge lang die Arme.
10. Bewegen Sie die angewinkelten Arme aus den Schultergelenken heraus behutsam vorwärts und aufwärts, bis die Ellbogen auf Schulterhöhe sind.
11. Bedecken Sie die Ohren mit den Handflächen und lauschen Sie einige Atemzüge lang dem inneren Ton.
12. Legen Sie die Arme entspannt ab und bleiben Sie einige Atemzüge lang sitzen. Spüren Sie, wie imaginäre Finger in den äußeren Gehörgängen Sie leicht nach oben ziehen.

6. Übungen für Ellbogen, Handgelenke und Hände

Ellbogen und Handgelenk stehen hinsichtlich Gelenkmechanik und Weichgeweben in einer engen Verbindung. Das Ellbogengelenk ist wie ein Scharnier konstruiert, weist aber zudem eine Rotationsbeweglichkeit auf. Es besteht eigentlich aus drei Gelenken.

Die Verbindung zwischen Oberarmknochen und Elle bzw. Speiche ermöglicht ein Beugen und Strecken, während die Verbindung zwischen Elle und Speiche eine Supination (Auswärtsdrehung) und Pronation (Einwärtsdrehung) des Unterarms ermöglicht. Es handelt sich um eine Rotation der Speiche innerhalb des ringförmigen Speichenbands. Die Form aller Knochen, die das Ellbogengelenk bilden, stabilisiert den Ellbogen. Eine häufige Fehlstellung am Ellbogengelenk ist der Valgus, der bei Frauen im Allgemeinen häufiger auftritt als bei Männern. Um das Gelenk zu stabilisieren, wird empfohlen, die volle Streckung wieder leicht zurückzunehmen oder bei Übungen mit Gewichtsbelastung einen Gurt um die Ellbogen zu legen (➤ Abb. 7.89). Beides trägt dazu bei, die Beuge- und Streckmuskeln zu kräftigen und ausgewogen mit den Ellbogengelenken zu arbeiten.

„Das Handgelenk ist ein höchst kompliziertes Gebilde, das sowohl Mobilität als auch Stabilität erfordert", schreibt Hartman (1998, S. 302). Die Handwurzelknochen mit ihren vielen Gelenkverbindungen ermöglichen ein breites Spektrum an Handbewegungen und Fertigkeiten. Viel Nützliches und Schönes wurde von Menschenhand geschaffen, wir können vieles mit den Händen ausdrücken, sie sind Mittel zur Kommunikation und zum Tasten. Im indischen Tanz hat man Übungen für die Hände zu einer Kunstform entwickelt.

Ziel der Übungen in diesem Kapitel ist es, die Funktionen der Hände aufrechtzuerhalten oder zu verbessern sowie den Händen genügend Beweglichkeit zu verleihen. Es geht aber auch darum, zu lernen, wie wir die Muskeln der Arme, Hände und Finger ausgewogen einsetzen können. Das ist von besonderer Bedeutung, da das Handgelenk nicht durch Muskeln stabilisiert wird – keine der 10 Sehnen am Handgelenk ist an einem der Handwurzelknochen befestigt. Ist man auf das Handgelenk gefallen und spürt danach anhaltende Schmerzen, so muss abgeklärt werden, ob eine Fraktur im Bereich der Handwurzelknochen vorliegt.

Bei Problemen an den Händen oder Handgelenken können Beeinträchtigungen an Ellbogen, Schultergürtel oder Halswirbelsäule ursächlich sein. Probleme an den Ellbogen wiederum können ihren Ursprung in Schultergürtel und Halswirbelsäule haben.

Übung 6.1: Händeschütteln

Ziele: *Mobilisierung und Entspannung von Handgelenken und Händen*
1. Setzen Sie sich aufrecht auf den Boden oder auf einen Stuhl.
2. Beugen Sie den rechten Ellbogen und führen Sie die rechte Hand vor den Bauch.
3. Greifen Sie das rechte Handgelenk von unten mit der linken Hand (➤ Abb. 6.128) und schütteln Sie die rechte Hand 3–5 Atemzüge lang in einem natürlichen Rhythmus. Die rechte Hand bleibt dabei völlig passiv.
4. Greifen Sie die Kleinfingerseite der rechten Hand mit der linken Hand (➤ Abb. 6.129) und schütteln Sie die rechte Hand wieder 3–5 Atemzüge lang in einem natürlichen Rhythmus. Auch jetzt bleibt die rechte Hand dabei völlig passiv.
5. Schütteln Sie nun die linke Hand wie in den Punkten 2–4 beschrieben.

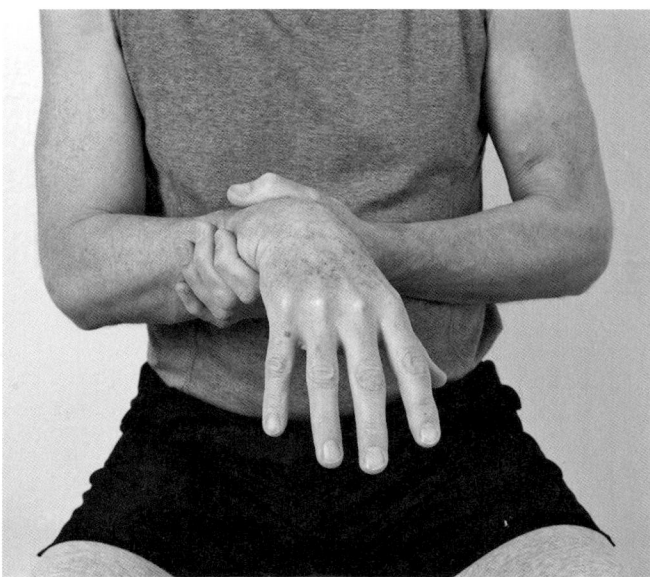

Abb. 6.128

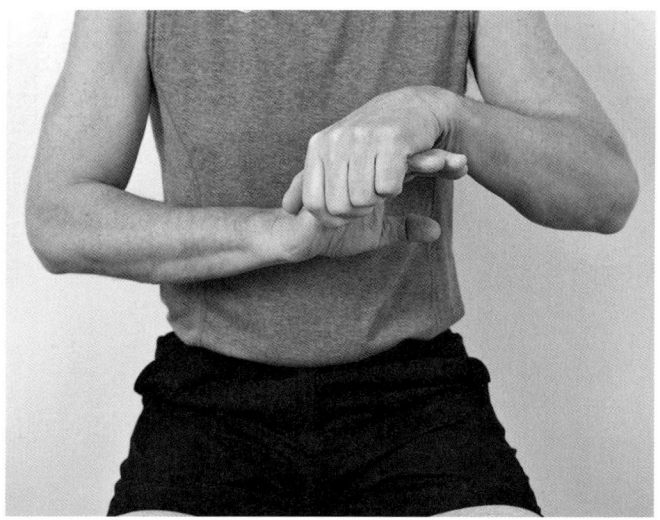

Abb. 6.129

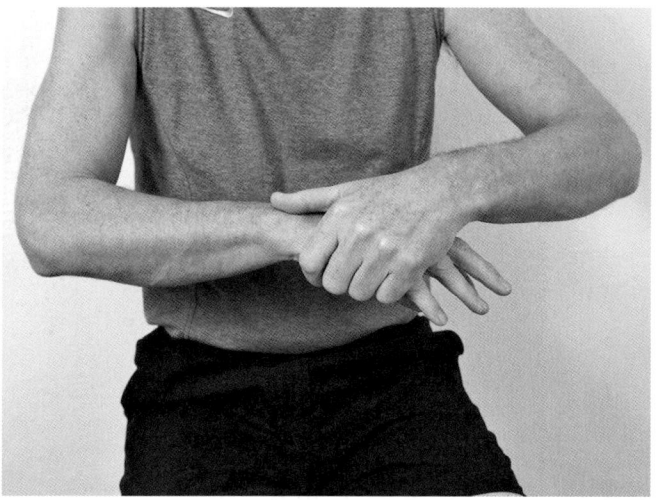

Abb. 6.130

6

Feinarbeit

- Greifen Sie das Handgelenk bzw. die Kleinfingerseite an unterschiedlichen Stellen, um beim Schütteln verschiedene Teile des Gelenks bzw. der Hand zu erreichen (➤ Abb. 6.129 und ➤ Abb. 6.130).

Übung 6.2: Die Handgelenke kreisen lassen

Ziel: *Mobilisierung der Handgelenke*
1. Setzen Sie sich aufrecht auf den Boden oder auf einen Stuhl.
2. Legen Sie den rechten Oberarm und Ellbogen an die rechten Rippen, sodass die rechte Hand sich vor (aber nicht auf) dem Bauch befindet.
3. Verschränken Sie die Finger beider Hände (➤ Abb. 6.131).
4. Lassen Sie den rechten Ellbogen an den Rippen und den rechten Unterarm immer auf derselben Höhe, während die linke

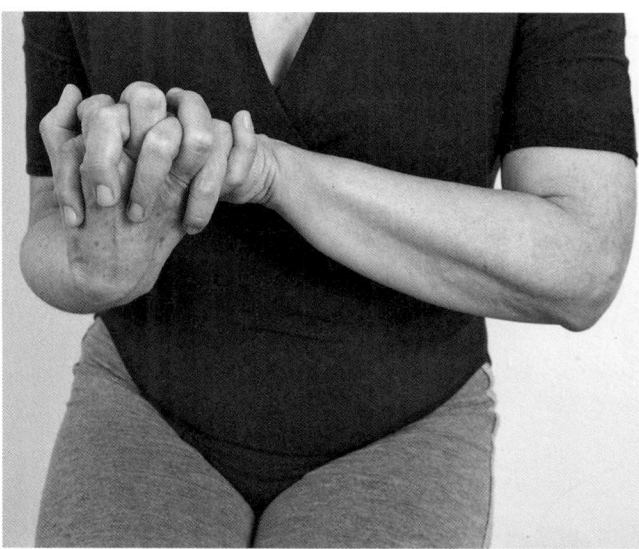

Abb. 6.131

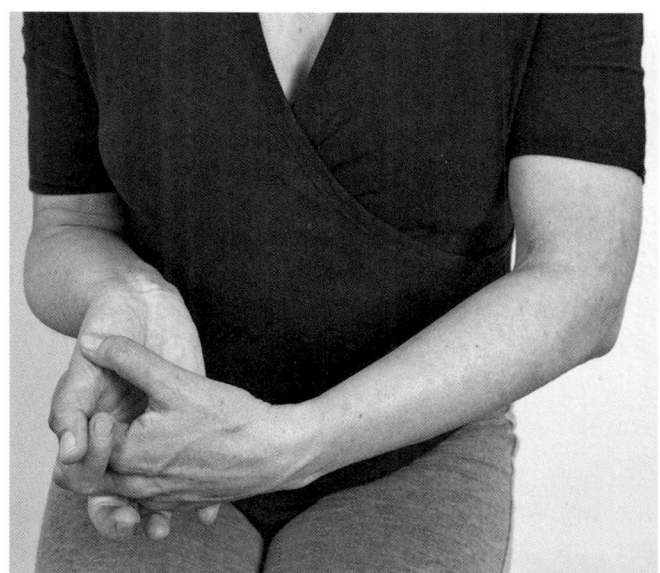

Abb. 6.132

Hand die rechte kreisförmig bewegt. Diese Bewegungen sollten rund und gleichmäßig sein (➤ Abb. 6.132).
5. Wiederholen Sie die Punkte 2–4 mit dem linken Oberarm an den linken Rippen. Nun bewegt die rechte Hand die linke im Kreis.
6. Legen Sie zum Schluss die Handrücken auf den Oberschenkeln ab und bleiben Sie einige Atemzüge lang ruhig sitzen.

Variante

7. Halten Sie die verschränkten Hände 20–30 cm vor dem Bauch und lassen Sie die Hände gemeinsam rotieren, sodass beide Handgelenke gleichzeitig eine kreisende Bewegung machen, jeweils 3–5 Atemzüge lang im und gegen den Uhrzeigersinn.

Übung 6.3: Karpaltunneldehnung

Ziel: *Dehnung des Karpaltunnels*
1. Setzen Sie sich aufrecht auf den Boden oder auf einen Stuhl.
2. Legen Sie den rechten Oberarm und Ellbogen an die rechten Rippen, sodass die rechte Hand sich vor (aber nicht auf) dem Bauch befindet. Die Handfläche weist nach vorne.
3. Greifen Sie die rechte Hand mit der linken Hand, sodass deren Daumen auf dem rechten Handrücken liegt. Dehnen Sie das rechte Handgelenk bis zur Grenze (➤ Abb. 6.133). Falls Schmerzen, Kribbeln oder Taubheitsgefühle auftreten, nehmen Sie die Dehnung zurück, bis diese Erscheinungen verschwinden.
4. Halten Sie die Dehnung 3–5 Atemzüge lang und lösen Sie dann behutsam.
5. Um die Beugung des Handgelenks und die Dehnung des Karpaltunnels zu verstärken, legen Sie nun den linken Daumen ans rechte Handgelenk statt an den Handrücken (➤ Abb. 6.134), während Sie die Dehnung wiederholen.
6. Entspannen Sie abschließend 2–3 Atemzüge lang beide Hände.
7. Dehnen Sie das linke Handgelenk wie in den Punkten 2–6 beschrieben.

6

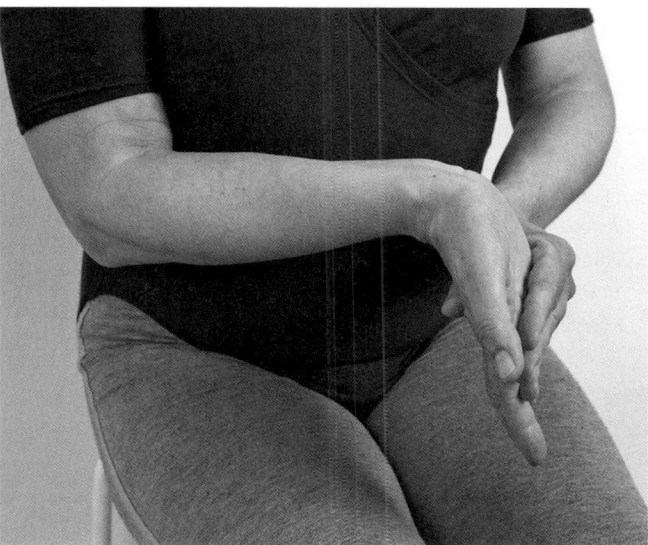

Abb. 6.133

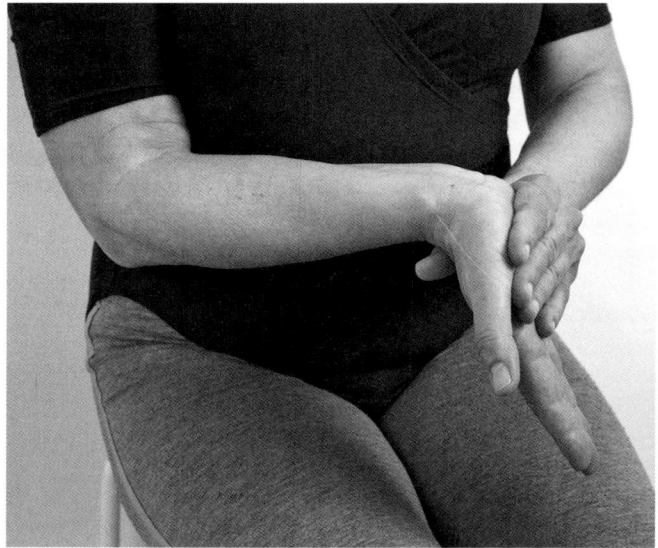

Abb. 6.134

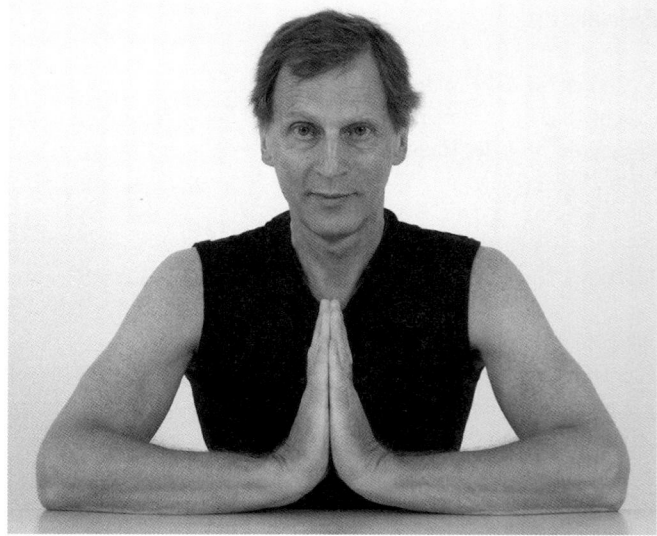

Abb. 6.135

Übung 6.4: Starke, bewegliche Handgelenke

Ziele: Mobilisierung und Kräftigung der Handgelenke, Dehnung des Karpaltunnels

1. Setzen Sie sich aufrecht an einen Tisch und legen Sie die Unterarme auf die Tischplatte (➤ Abb. 6.135). Alternativ können Sie sich mit aufgestellten Füßen aufrecht auf den Boden setzen und die Ellbogen auf die Knie legen (➤ Abb. 6.136).
2. Legen Sie die Handflächen aneinander. Handflächen und Finger beider Hände sind gerade und in Kontakt miteinander. Senken Sie die Handgelenke nun so weit wie möglich ab und nehmen Sie die Dehnung wieder ein wenig zurück, sobald sie deren Grenze erreicht haben.
3. Behalten Sie den Kontakt zwischen Handflächen, Fingern und Daumen bei, lassen Sie Ellbogen und Handgelenke auf derselben Höhe und entspannen Sie die Schultern, während Sie ausatmend beide Hände gemeinsam ein wenig nach rechts kippen, bis die Bewegungsgrenze im rechten Handgelenk erreicht ist. Dieses dient während der Bewegung als Drehachse. Bringen Sie die Hände mit der nächsten Einatmung in die Mitte zurück. Führen Sie die Dehnung nun ausatmend nach links aus, um die Hände einatmend wieder in die Mitte zu bringen.
4. Wiederholen Sie Punkt 3 noch 2- bis 4-mal.
5. Lassen Sie Ellbogen und Handgelenke auf derselben Höhe und entspannen Sie die Schultern, während Sie ausatmend beide Hände nach rechts kippen, bis die Bewegungsgrenze erreicht ist. Üben Sie dabei einen angemessenen Druck mit der linken Hand aus. Bleiben Sie in der Haltung und drücken Sie nun mit einem Drittel Ihrer vollen Kraft mit der rechten gegen die linke Hand. Halten Sie diesen Gegendruck 3 Atemzüge lang. Wenn Sie ihn anschließend lösen, werden Sie wahrscheinlich in der Lage sein, beide Hände weiter nach rechts bis zu einer neuen Grenze zu bewegen. Üben Sie wieder 3 Atemzüge lang mit der rechten Hand Druck auf die linke aus, bevor Sie den Druck lösen und erneut die neue Grenze suchen. Je nach erzieltem Ergebnis wollen Sie die Übung vielleicht noch einmal wiederholen.

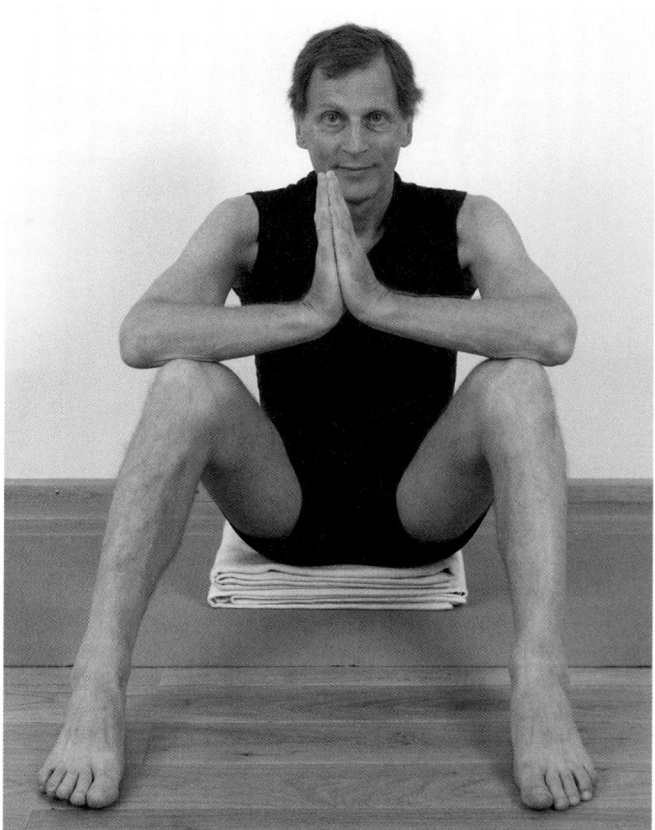

Abb. 6.136

6. Entspannen Sie einige Atemzüge lang beide Hände.
7. Führen Sie die Punkte 5 und 6 nach links aus.

Übung 6.5: Integrierte Mobilisierung der Handgelenke

Ziel: Mobilisierung der Handgelenke durch vollständige Beugung und Streckung

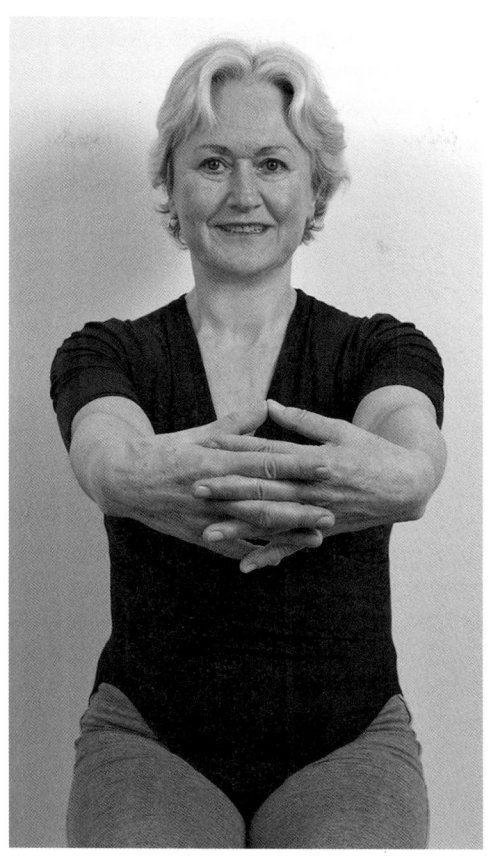

Abb. 6.137

1. Setzen Sie sich aufrecht auf den Boden oder auf einen Stuhl.
2. Verschränken Sie die Finger. Halten Sie die Arme zuerst waagrecht und mit den Handflächen zum Körper gewandt. Die Handgelenke sind vollständig gebeugt, die Daumenspitzen berühren sich (➤ Abb. 6.137).
3. Behalten Sie die neutrale Beckenhaltung bei, während Sie die Arme heben (➤ Abb. 6.138).
4. Wenn Sie die Grenze erreicht haben, wölben Sie die obere Brustwirbelsäule leicht nach innen, um das Brustbein zu heben. Dadurch heben sich die Arme noch weiter bis zum Maximum. Bleiben Sie 3–5 Atemzüge lang in dieser Haltung.
5. Führen Sie die Arme in die Waagrechte zurück und drehen Sie die Hände so, dass die Handflächen nun vom Körper weg weisen. Lassen Sie die Daumenspitzen zusammen, während Sie die Daumen von den Zeigefingern weg dehnen, um die Handflächen und Karpaltunnel zu dehnen (➤ Abb. 6.139).
6. Lassen Sie das Becken in der neutralen Position, während Sie die Arme wieder heben, sodass die Handflächen nun zur Zimmerdecke weisen. Strecken Sie die Ellbogen vollständig.
7. Wenn Sie die Grenze erreicht haben, wölben Sie die obere Brustwirbelsäule leicht nach innen, um das Brustbein zu heben. Dadurch heben sich die Arme noch weiter bis zum Maximum (➤ Abb. 6.140). Bleiben Sie 3–5 Atemzüge lang in dieser Haltung.
8. Lösen Sie die Verschränkung der Finger, bevor Sie die Arme zur Seite und dann nach unten absenken.

6

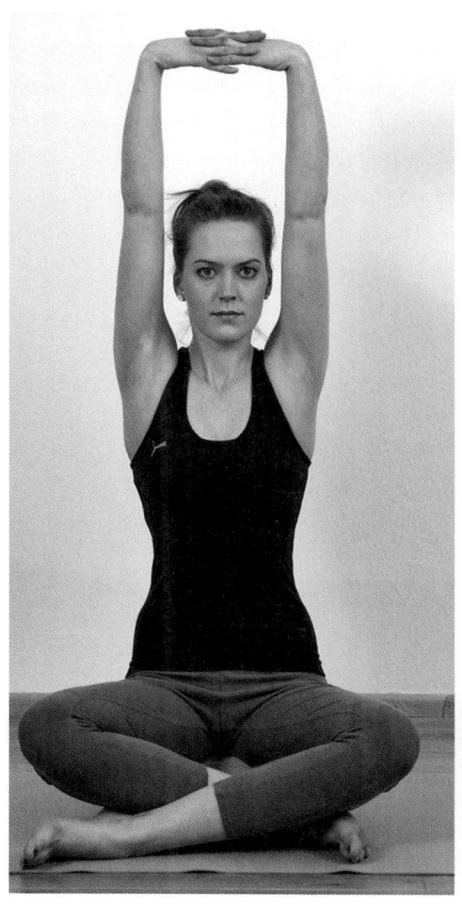

Abb. 6.138

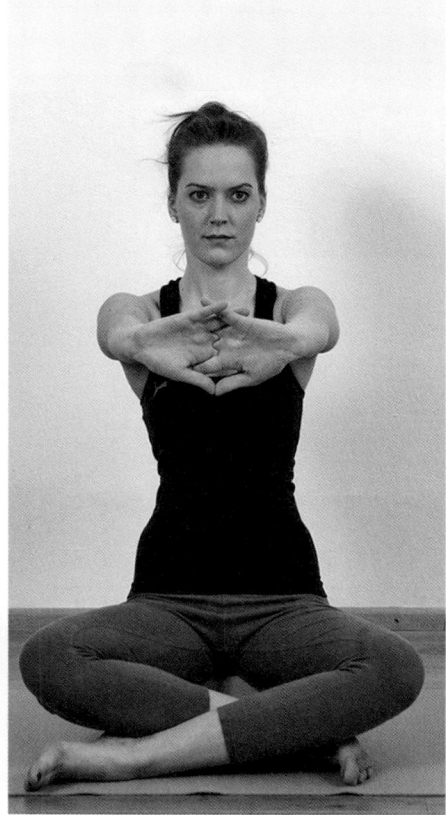

Abb. 6.139

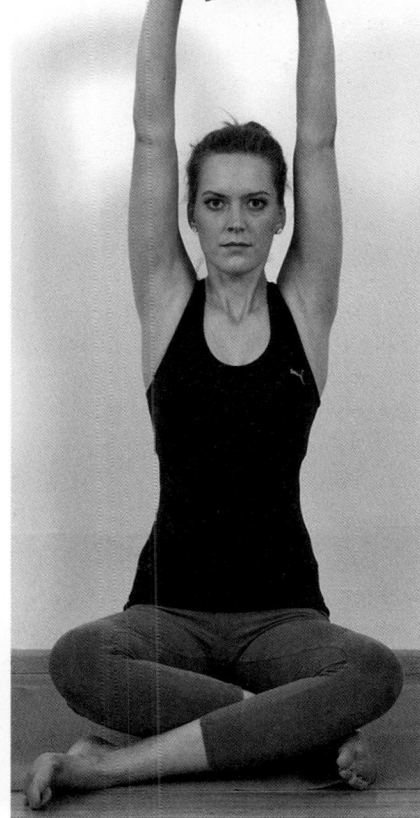

Abb. 6.140

9. Bleiben Sie einige Atemzüge lang ruhig sitzen und entspannen Sie Arme und Handgelenke.

10. Verschränken Sie die Finger anders herum und wiederholen Sie die Punkte 2–9.

Hinweis

Beobachten Sie genau, wie Sie die Finger verschränken. Wahrscheinlich liegt gewohnheitsmäßig immer derselbe Zeigefinger oben. Üben Sie in beiden Positionen, vor allem in der ungewohnten.

Übung 6.6: Beweglichkeit für den Ellbogen

Ziele: *Mobilisierung des Ellbogengelenks, Koordination*

Diese Übung besteht aus drei Bewegungsfolgen mit einem Spektrum, das vom vollständig gebeugten bis zum vollständig gestreckten Ellbogen reicht. Während der Bewegung innerhalb eines Bereichs wechselt die Haltung mehrfach zwischen Supination und Pronation (Auswärts- und Einwärtsdrehung). Auch die Handhaltung kann verändert werden. Dargestellt werden die Faust mit gestrecktem und gebeugtem Handgelenk sowie die gestreckte Hand mit leicht gestrecktem Handgelenk. Jedes Beispiel wird in Supination und Pronation gezeigt. Je nach individuell vorliegenden Einschränkungen können beide Handhaltungen mit unterschiedlich angewinkelten Handgelenken geübt werden. Demonstriert werden zudem unterschiedlich angewinkelte Ellbogen, wobei jedes Foto nur einen Teil der gesamten Bewegung zeigt.

1. Setzen Sie sich aufrecht auf den Boden oder auf einen Stuhl.
2. Beugen Sie den rechten Ellbogen und unterstützen Sie den rechten Arm nahe am Ellbogen mit der linken Hand.
3. Ballen Sie die rechte Hand zu einer lockeren Faust und strecken Sie leicht das Handgelenk (später können Sie mit anderen Streckungswinkeln üben).
4. Wechseln Sie zwischen Supination und Pronation ab, indem Sie den Unterarm abwechselnd so drehen, dass der Daumen mal nach auswärts (➤ Abb. 6.141), mal nach einwärts zeigt

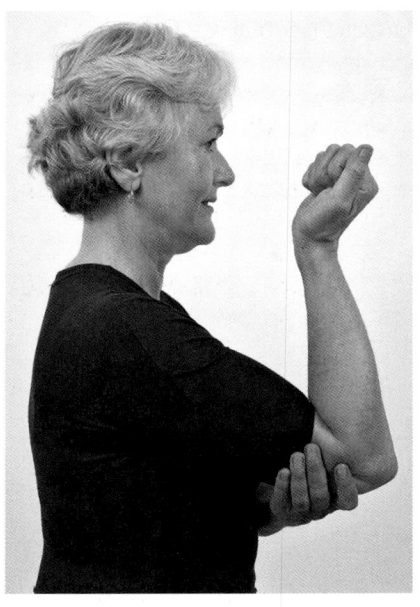
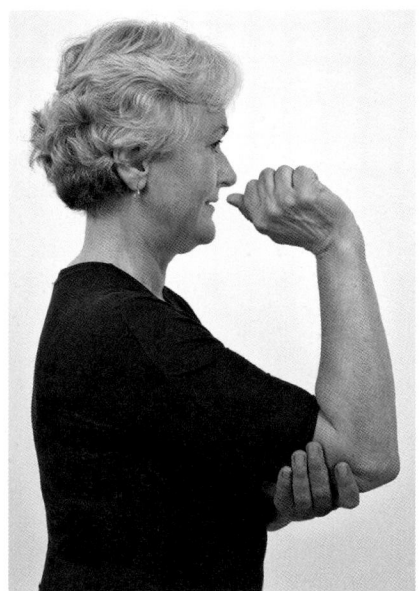

Abb. 6.141 und **Abb. 6.142**

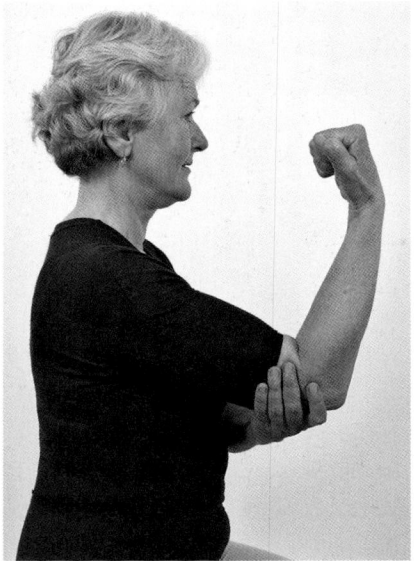
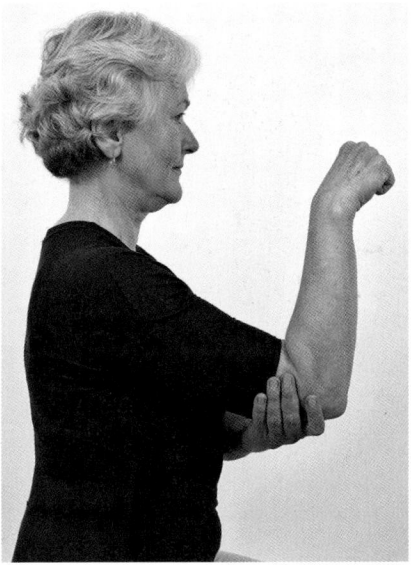

Abb. 6.143 und **Abb. 6.144**

(➤ Abb. 6.142). Vergrößern allmählich Sie den Winkel des Ellbogens, während Sie die Auswärts- und Einwärtsdrehung

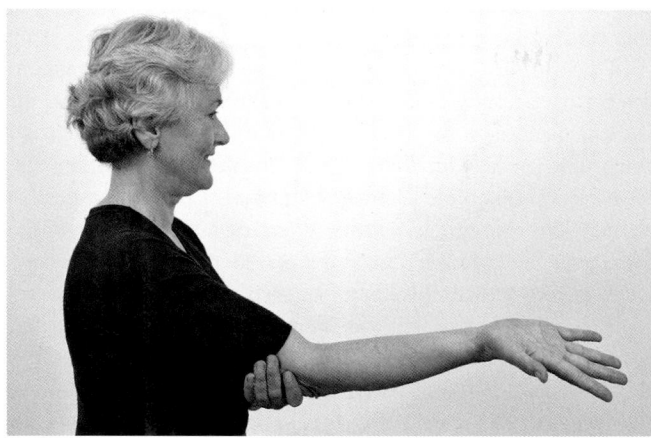

Abb. 6.145

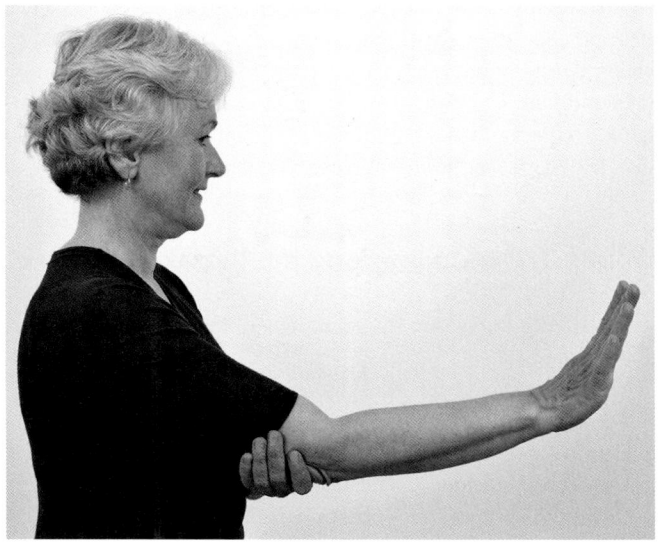

Abb. 6.146

mehrfach wiederholen, bis der Ellbogen schließlich ganz gestreckt ist.

5. Kehren Sie die Bewegung des Unterarms um und setzen Sie die Drehungen fort, bis der Ellbogen wieder ganz gebeugt ist.
6. Wiederholen Sie die Punkte 4 und 5 mit gebeugtem Handgelenk (➤ Abb. 6.143 und ➤ Abb. 6.144).
7. Strecken Sie alle Finger und den Daumen und wiederholen Sie die Punkte 4 und 5 (➤ Abb. 6.145 und ➤ Abb. 6.146). Auch dies kann mit unterschiedlich gebeugtem oder gestrecktem Handgelenk geübt werden.
8. Führen Sie die Punkte Punkt 2–7 mit dem linken Arm aus.

Varianten

- Machen Sie die Übung mit beiden Armen gleichzeitig.
- Probieren Sie die Bewegungen in unterschiedlicher Geschwindigkeit.

Übung 6.7: Vierfüßlerstand mit Varianten

Ziele: Kräftigung von Händen, Handgelenken und Ellbogen, Koordination, Mobilisierung der Fingergelenke
1. Gehen Sie in den Vierfüßlerstand (siehe ➤ Übung 1.14).
2. Überstrecken und beugen Sie die Ellbogen leicht, um die ausgewogenste Position für die Arme zu finden.
3. Bleiben Sie 3–5 Atemzüge lang in dieser Haltung.
4. Lassen Sie die Ellbogen unverändert und die Handflächen auf dem Boden, während Sie alle Finger überstrecken, auch die Daumen (➤ Abb. 6.147).
5. Bleiben Sie 1–2 Atemzüge lang in der Haltung und spüren Sie deren Wirkung auf Handgelenke und Arme.
6. Entspannen Sie alle Finger 1–2 Atemzüge lang auf dem Boden.
7. Wiederholen Sie die Punkte 4–6 noch 2- bis 4-mal.

6

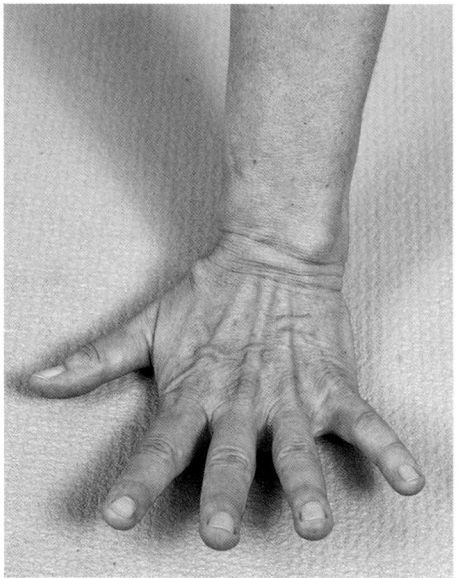

Abb. 6.147

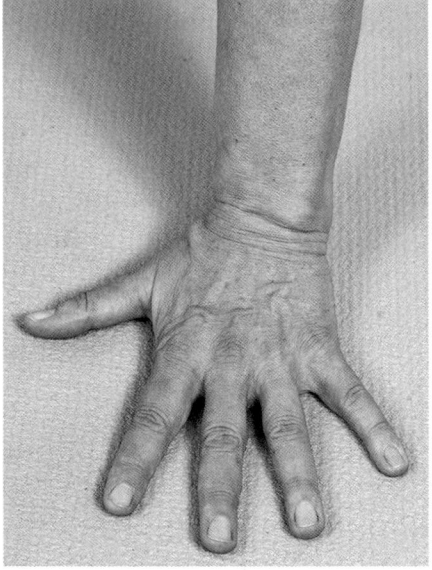

Abb. 6.148

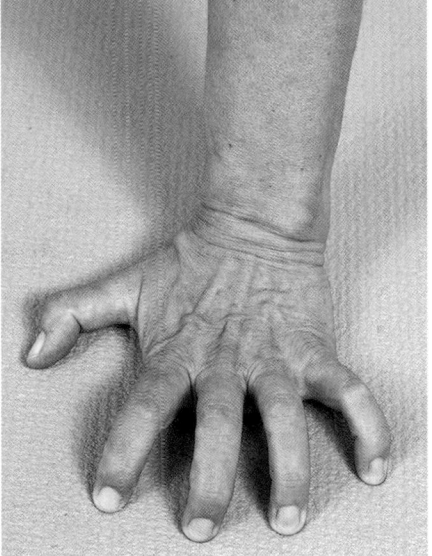

Abb. 6.149

8. Lassen Sie die Ellbogen unverändert und die Handflächen auf dem Boden, während Sie alle Finger gestreckt auf den Boden drücken (➤ Abb. 6.148).
9. Bleiben Sie 1–2 Atemzüge lang in dieser Haltung und spüren Sie deren Wirkung auf Handgelenke und Arme.
10. Entspannen Sie alle Finger 1–2 Atemzüge lang auf dem Boden.
11. Wiederholen Sie die Punkte 8–10 noch 2- bis 4-mal.
12. Lassen Sie die Ellbogen unverändert und die Handflächen auf dem Boden, während Sie die Fingergelenke leicht beugen und die Fingerkuppen an den Boden drücken, um eine leichte isometrische Kontraktion von Handflächen und Fingern zu erreichen (➤ Abb. 6.149). Halten Sie die Hände 3–5 Atemzüge lang in dieser Position, entspannen Sie sie und wiederholen Sie die Bewegung 1- oder 2-mal.

Hinweis

Wenn Ihre Ellbogen schwach sind, können Sie einen Gurt darum legen und mit den Ellbogen dagegen drücken.

Feinarbeit

Üben Sie die Fingerbewegungen mit jedem Finger einzeln oder mit zwei nebeneinander liegenden Fingern gleichzeitig. Experimentieren Sie mit unterschiedlichen Geschwindigkeiten und versuchen Sie dabei auch sehr schnelle Bewegungsfolgen.

7. Übungen für das Becken

Das Becken besteht aus den beiden Hüftbeinen, die wiederum aus drei miteinander verschmolzenen Anteilen bestehen: Darmbein, Sitzbein und Schambein. Zusammen mit einem komplexen System aus Weichgeweben schützt es die Becken- und Bauchorgane. Bei der Frau hat es zudem eine wichtige Funktion in der Schwangerschaft und während der Geburt. Das Becken muss die von den Beinen ausgehenden komplexen, asymmetrischen Kräfte absorbieren und das von oben lastende Gewicht tragen. Die Gelenke des Beckens sind die Schambeinfuge und die Sakroiliakal- bzw. Iliosakralgelenke, je nachdem, welcher Knochen als stabil und welcher als beweglich betrachtet wird.

Über wohl keinen anderen Teil des Körpers hat man so viel diskutiert wie über das Kreuzbein und seine Gelenkverbindungen mit den Darmbeinen. Die Gelenkflächen und Bewegungen des Kreuzbeins sind höchst vielfältig (Kapandji 2009). Die Beweglichkeit vermindert sich mit zunehmendem Alter. Ursächlich ist vermutlich eine zunehmende Verkalkung der Bänder. Im Allgemeinen sind Männer im Beckenbereich weniger beweglich als Frauen. Bei Frauen beeinflussen hormonelle Veränderungen auch die Stabilität der Bänder. Sowohl die Hüftknochen als auch das Kreuzbein können passiv und aktiv bewegt werden. Um aktive Bewegungen zu ermöglichen, sind Muskeln an Hüftknochen und Kreuzbein befestigt. Ferner kann das Kreuzbein in viele unterschiedliche Richtungen bewegt werden. Der anteroposteriore Winkel steht in Be-

ziehung zu den Krümmungen der Wirbelsäule. Ist die Wirbelsäule stärker gekrümmt, so ist sie häufig beweglicher als eine weniger gekrümmte Wirbelsäule auf einem nahezu vertikalen Kreuzbein, aber beides kann gut funktionieren.

In diesem Abschnitt finden sich mehrere Mobilisierungsübungen für die Beckengelenke und eine Stabilisierungsübung für die Hüften, die zudem die Iliosakralgelenke stabilisiert. Wegen der empfindlichen strukturellen und funktionalen Beschaffenheit dieses Bereichs sollten die Übungen besonders behutsam ausgeführt werden. Um eine stabile Haltung zu erzielen, bringt man das Becken in die neutrale Position, in der es weder vor- noch zurückgekippt ist. Bei den komplexeren Übungen muss unbedingt darauf geachtet werden, eine seitliche Verschiebung und eine Verdrehung des Beckens zu vermeiden. Das schützt auch die Iliosakralgelenke, was nötig ist, wenn diese überbeweglich sind. Ein Hinweis: Die Ideen für ➤ Übung 7.2, ➤ Übung 7.3 und ➤ Übung 7.6 verdanken wir dem Buch *Yoga für den Rücken* von Mary Pullig Schatz (1992).

Auf spezifische Beckenbodenübungen wurde verzichtet, da der Beckenboden in praktisch allen klassischen Yoga-Āsanas und in vielen Bausteinübungen angesprochen wird. Wie die Bauchmuskeln und sämtliche andere Muskelgruppen muss auch die Muskulatur des Beckenbodens gekräftigt, gedehnt und entspannt werden. Durch eine ausgewogene Yoga-Praxis wird das erreicht.

Übung 7.1: Mobilisierung der Iliosakralgelenke

Ziele: Mobilisierung der Iliosakralgelenke, Kippen des Darmbeins nach hinten
1. Legen Sie sich auf den Rücken und unterstützen Sie den Kopf mit einer passenden Unterlage, wenn Sie eine benötigen.
2. Lassen Sie das linke Bein gestreckt, während Sie mit beiden Händen den rechten Oberschenkel fassen und das Knie in Richtung Brust ziehen, wobei sich die Hüfte vom Boden hebt (➤ Abb. 6.150).

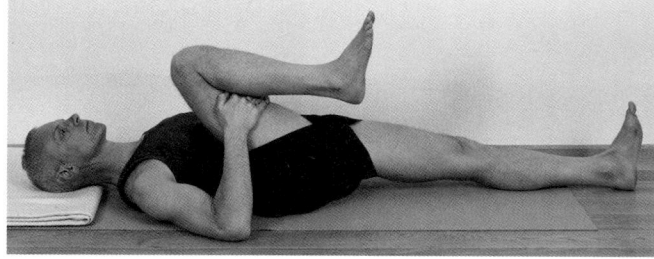

Abb. 6.150

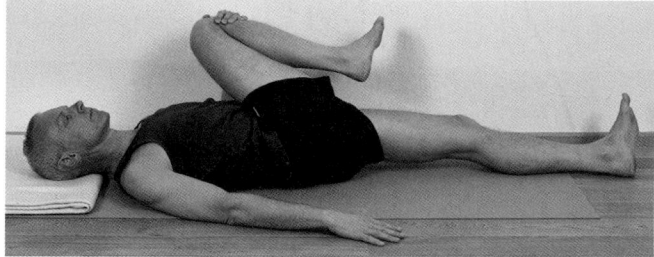

Abb. 6.151

3. Bleiben Sie 2–3 Atemzüge lang in dieser Haltung. Geben Sie nun ein wenig nach, ohne dabei die Position der Hände zu verändern, und bleiben Sie 1–2 Atemzüge lang in der neuen Haltung.
4. Legen Sie den rechten Arm auf dem Boden ab. Die linke Schulter ist entspannt, während Sie mit der linken Hand entweder den rechten Oberschenkel in Knienähe oder das Schienbein knapp unterhalb des Knies greifen. Bringen Sie das Knie näher zur Brust, wobei Sie es leicht nach links ziehen. Die rechte Hüfte entfernt sich dadurch weiter vom Boden (➤ Abb. 6.151).
5. Halten Sie das Bein 2–3 Atemzüge lang und lassen Sie dann leicht nach, ohne die Position der linken Hand zu verändern. Bleiben Sie 1–2 Atemzüge lang.
6. Bringen Sie das rechte Knie wieder näher zur Brust, wobei Sie es mehr in Richtung der linken Schulter ziehen. Die rechte Hüfte entfernt sich noch weiter vom Boden.
7. Halten Sie das Bein 2–3 Atemzüge lang, bevor Sie es loslassen und in eine symmetrische Position zurückkehren, entweder mit aufgestellten Füßen oder mit gestreckten Beinen, je nachdem, was sich angenehmer anfühlt. Spüren Sie, ob linke und rechte Hüfte unterschiedlich auf dem Boden liegen.
8. Führen Sie die Punkte 2–7 mit dem linken Bein aus.

Feinarbeit für Punkt 2 bis 6

Um die Wirkung auf das Becken zu verstärken, kann das Schienbein ein wenig in Richtung Kopf bewegt werden.

Übung 7.2: Allgemeine Mobilisierung der Iliosakralgelenke

Ziel: *allgemeine Mobilisierung der Iliosakralgelenke*
1. Legen Sie sich auf den Rücken und unterstützen Sie den Kopf mit einer passenden Unterlage, falls Sie eine benötigen.
2. Stellen Sie beide Füße auf. Die Fersen sind etwa eine Fußlänge vom Gesäß entfernt, so, wie es für die Knie angenehm ist.
3. Stellen Sie den linken Fuß mittig vor dem Körper ab und legen Sie das rechte Bein über den linken Oberschenkel (➤ Abb. 6.152).

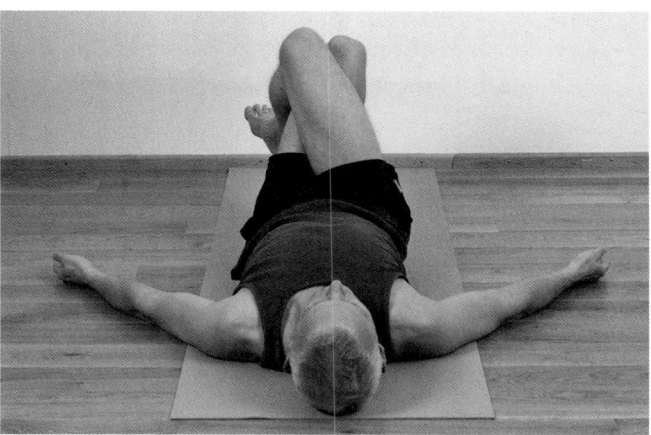

Abb. 6.152

4. Lassen Sie Kopf und Schultern auf dem Boden ruhen, während Sie die Beine so nach rechts und links bewegen, dass die Bewegung das Iliosakralgelenk mit einbezieht. Fahren Sie damit 3–5 Atemzüge lang fort, wobei auf eine Ein- und Ausatmung 1–2 Hin- und Herbewegungen kommen (➤ Abb. 6.153).
5. Stellen Sie beide Füße wieder auf wie in Punkt 2 beschrieben.
6. Stellen Sie den rechten Fuß mittig vor den Körper und legen Sie das linke Bein über den rechten Oberschenkel. Führen Sie die Punkte 4 und 5 in dieser Haltung aus.
7. Bleiben Sie abschließend mit aufgestellten Füßen oder ausgestreckten Beinen einige Atemzüge lang ruhig liegen.

Übung 7.3: Komplexere Mobilisierung der Iliosakralgelenke

Ziel: *allgemeine Mobilisierung der Iliosakralgelenke*
1. Legen Sie sich auf den Rücken und stellen Sie die Füße auf.
2. Bringen Sie die Fußsohlen zusammen und lassen Sie die Knie auseinander sinken (➤ Abb. 6.154).
3. Ziehen Sie die Fersen so nah wie möglich ans Becken, aber nur so weit, wie es Hüften und Knien gut tut. Lassen Sie Schultern und Kopf entspannt.
4. Lassen Sie das ganze Becken horizontal auf dem Boden kreisen, als würden Sie es auf einer Kreisbahn rund ums Kreuzbein bewegen.
5. Machen Sie 3- bis 5-mal jeweils 2–3 Kreise im und gegen den Uhrzeigersinn.

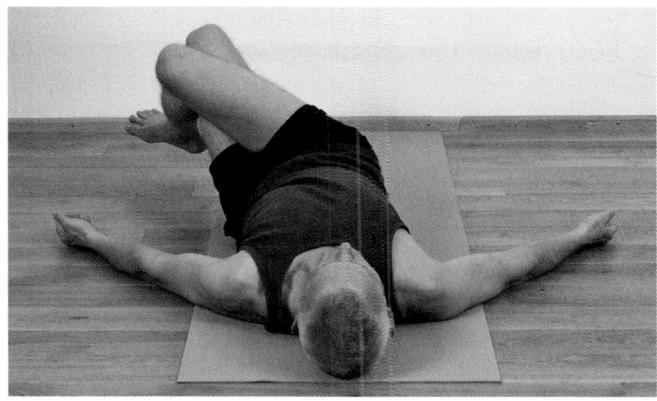

Abb. 6.153

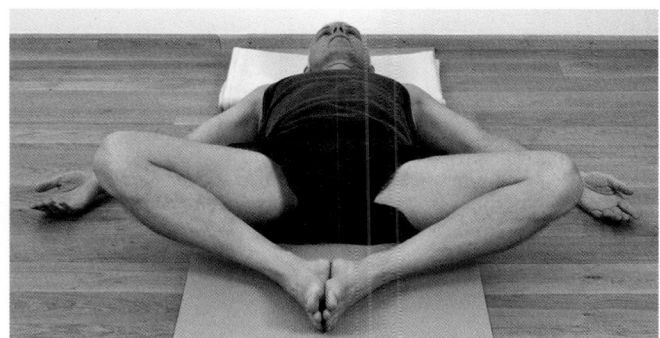

Abb. 6.154

6

6. Bringen Sie abschließend die Knie zusammen, stellen Sie die Füße hüftbreit auseinander und bleiben Sie einige Atemzüge lang ruhig liegen.

Hinweis

Wenn Sie diese Übung einige Monate lang regelmäßig machen, können Sie damit möglicherweise falsche Haltungs- und Bewegungsmuster korrigieren.

Übung 7.4: Auf dem Kreuzbein liegen

Ziele: *Mobilisierung der Iliosakralgelenke, Kippen der Darmbeine nach vorne, Gleichgewicht*

1. Rollen Sie ein Handtuch fest zusammen, sodass es etwa so dick wie Ihr Handgelenk ist. Eine stärkere Wirkung erzielt, wenn statt des Handtuchs ein Klotz verwendet wird.
2. Legen Sie sich auf den Rücken und stellen Sie die Füße auf.
3. Heben Sie das Becken an und platzieren Sie das zusammengerollte Handtuch oder den Klotz unterhalb des Kreuzbeins, genau in Linie mit der Wirbelsäule.
4. Legen Sie das Kreuzbein auf Handtuch oder Klotz ab. Bauch und Lendengegend bleiben weich und entspannt.
5. Lassen Sie das linke Bein gebeugt und das Kreuzbein unverändert auf der Unterlage, und schieben Sie nun die rechte Ferse von sich weg, um das rechte Bein zu strecken, aber nur so weit, wie es der Rückseite des Beckens und der Lendengegend gut tut (➤ Abb. 6.155). Falls das mit dieser Unterlage nicht möglich ist, reduzieren Sie deren Höhe.
6. Bleiben Sie 3–5 Atemzüge lang in der Haltung.
7. Ziehen Sie den rechten Fuß wieder heran, bis beide Füße in der Ausgangsposition auf dem Boden stehen. Entspannen Sie den Bauch.
8. Führen Sie die Punkte 5–7 mit dem linken Bein aus.
9. Wiederholen Sie die Punkte 5–8 noch ein- bis zweimal.
10. Heben Sie abschließend das Becken an, schieben Sie die Unterlage zur Seite und legen Sie den Rücken behutsam ab. Bleiben Sie einige Atemzüge lang ruhig liegen.

Übung 7.5: Psoasdehnung

Ziele: *Stabilisierung des Beckens, Dehnung von Psoas* (großem Lendenmuskel) *und Leisten*

1. Rollen Sie ein Handtuch fest zusammen, sodass es etwa so dick wie Ihr Handgelenk ist. Eine stärkere Wirkung wird erzielt, wenn statt des Handtuchs ein Klotz verwendet wird.
2. Legen Sie sich auf den Rücken und stellen Sie die Füße auf.
3. Heben Sie das Becken an und platzieren Sie das zusammengerollte Handtuch oder den Klotz unterhalb des Kreuzbeins, genau in Linie mit der Wirbelsäule.
4. Legen Sie das Kreuzbein auf der Unterlage ab. Bauch und Lendengegend bleiben weich und entspannt.
5. Ziehen Sie das rechte Knie in Richtung Brust. Fassen Sie unterhalb des Knies mit beiden Händen das Schienbein und lassen Sie das Kreuzbein unverändert auf der Unterlage, während Sie das linke Bein strecken (➤ Abb. 6.156). Ziehen Sie das rechte Knie näher zur Brust. Sobald das linke Knie sich beugen will, schieben Sie die linke Ferse weiter von sich weg, solange das der Rückseite des Beckens und der Lendengegend gut tut. Richten Sie den Abstand von rechtem Knie und Brust so ein, dass Sie das linke Bein strecken können.
6. Bleiben Sie 3–5 Atemzüge lang in der Haltung.
7. Stellen Sie den rechten Fuß wieder auf den Boden.
8. Ziehen Sie das linke Knie in Richtung Brust. Fassen Sie mit beiden Händen das Schienbein unterhalb des Knies und lassen Sie das Kreuzbein unverändert auf der Unterlage, während Sie das rechte Bein strecken. Ziehen Sie das linke Knie näher zur Brust. Sobald das rechte Knie sich beugen will, schieben Sie die rechte Ferse weiter von sich weg, solange das der Rückseite des Beckens und der Lendengegend gut tut. Richten Sie den Abstand von linkem Knie und Brust so ein, dass Sie das rechte Bein strecken können.
9. Bleiben Sie 3–5 Atemzüge lang in der Haltung.
10. Bringen Sie den linken Fuß wieder auf den Boden und stellen Sie den rechten Fuß daneben. Die Füße dürfen maximal hüftbreit auseinander stehen.
11. Lassen Sie das Kreuzbein unverändert auf der Unterlage, während Sie beide Fersen von sich weg schieben, um die Beine zu strecken. Kippen Sie das Becken dabei leicht nach hinten. Falls Schmerzen in der Rückseite des Beckens oder der Lendengegend auftreten, stellen Sie die Füße wieder auf.
12. Bleiben Sie 3–5 Atemzüge lang in der Haltung.
13. Stellen Sie beide Füße wieder auf, heben Sie das Becken so weit an, dass Sie die Unterlage wegschieben können und lassen Sie Ihre Rückseite auf den Boden sinken. Wenn Bauch und Lendengegend dabei weich bleiben, können Sie die Beine strecken und entspannen, sonst lassen Sie die Füße aufgestellt, während Sie einige Atemzüge lang ruhig liegen bleiben.

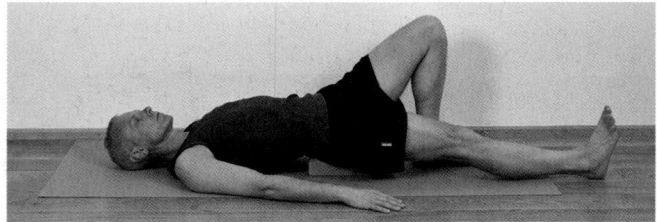

Abb. 6.155

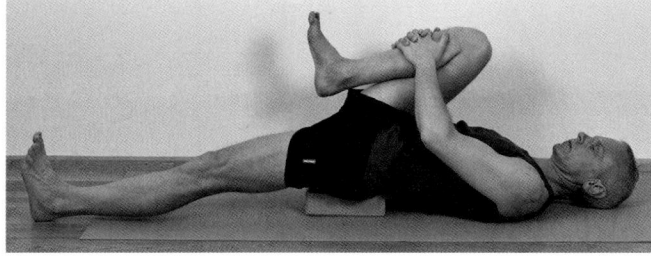

Abb. 6.156

Übung 7.6: Korrektur einer Beckentorsion

Ziel: Derotation des Beckens

Um herauszufinden, zu welcher Seite das Becken rotiert ist, dient folgender Test:

1. Legen Sie sich auf den Rücken.
2. Stellen Sie beide Füße auf. Knie und Füße sind zusammen.
3. Lassen Sie die Knie in einem langsamen Rhythmus hin und her schaukeln.
4. Wenn beim Schaukeln nach rechts mehr Gewicht in der rechten Hüfte spürbar ist, als Sie beim Schaukeln nach links in der linken Hüfte spüren, ist die rechte Hüfte nach hinten verschoben. Im umgekehrten Fall ist die linke Hüfte nach hinten verschoben.

Die folgende Übung gilt für den Fall, dass die rechte Hüfte nach hinten verschoben ist. Tauschen Sie im anderen Fall links und rechts.

1. Legen Sie sich auf den Rücken, falls nötig, mit einer geeigneten Unterlage für den Kopf.
2. Ziehen Sie das rechte Bein in Richtung Brust und fassen Sie mit beiden Händen das Schienbein. Wenn das dem Knie nicht gut tut, fassen Sie die Rückseite des Oberschenkels.
3. Lassen Sie die Schultern entspannt auf dem Boden liegen, während Sie das rechte Bein näher zur Brust ziehen.
4. Heben Sie das linke Bein, drehen Sie es auswärts und führen Sie es etwa eine Fußbreite nach links. Lassen Sie es dann langsam in Richtung Boden sinken. Nun dreht das Gewicht des linken Beins das Becken nach links, also gegen die diagnostizierte Rotation des Beckens (➤ Abb. 6.157).
5. Führen Sie das linke Bein in die Ausgangsposition in Verlängerung der linken Körperseite zurück.
6. Ziehen Sie das rechte Bein noch näher zur Brust und wiederholen Sie die Punkte 4 und 5.
7. Wiederholen Sie den oben beschriebenen Test.
8. Falls sich eine Verbesserung eingestellt hat, wiederholen Sie die Punkte 2–7 1- oder 2-mal, je nach Ergebnis.
9. Entspannen Sie sich nach dem letzten Test einige Atemzüge lang in einer symmetrischen Haltung.

Hinweise

Falls keine Verbesserung spürbar ist, können Sie statt dieser Übung mit ➤ Übung 7.2 und ➤ Übung 7.3 weiterarbeiten.

Die Übung kann nicht nur zur Korrektur einer Beckentorsion verwendet werden, sondern auch zur Mobilisierung und Kräftigung der Hüften. Zu diesem Zweck wird sie beidseitig ausgeführt.

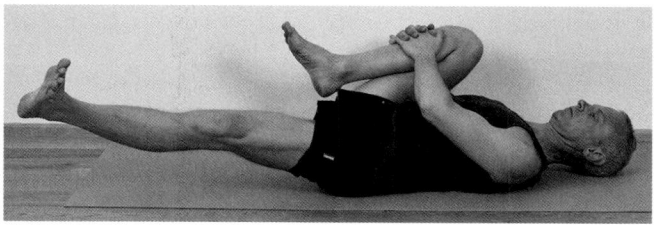

Abb. 6.157

Übung 7.7: Mobilisierung der Schambeinfuge

Ziele: ausgewogene Aktivität der Adduktoren, Mobilisierung der Schambeinfuge

1. Legen Sie sich auf den Rücken. Unterlagern Sie den Kopf, falls das nötig ist, um den Nacken zu entspannen.
2. Stellen Sie die Füße auf. Die Fersen sind etwa eine Fußlänge vom Gesäß entfernt.
3. Platzieren Sie einen Klotz oder eine zusammengerollte Decke zwischen den Knien und korrigieren Sie den Abstand der Füße, sodass er dem der Knie entspricht (➤ Abb. 6.158).
4. Drücken Sie Klotz oder Decke mit einem Drittel Ihrer vollen Kraft zusammen und spüren Sie dabei in die Innenseite der Oberschenkel hinein. Halten Sie den Druck 2–3 Atemzüge lang aufrecht und nehmen Sie ihn dann ausatmend zurück, ohne Klotz oder Decke fallen zu lassen.
5. Wiederholen Sie Punkt 4 noch 2-mal.
6. Nehmen Sie Klotz oder Decke heraus, legen Sie die Knie aneinander und bleiben Sie einige Atemzüge lang ruhig liegen. Entspannen Sie dabei Bauch und Oberschenkel.

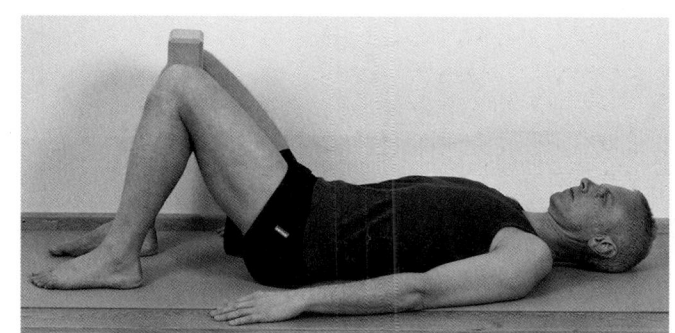

Abb. 6.158

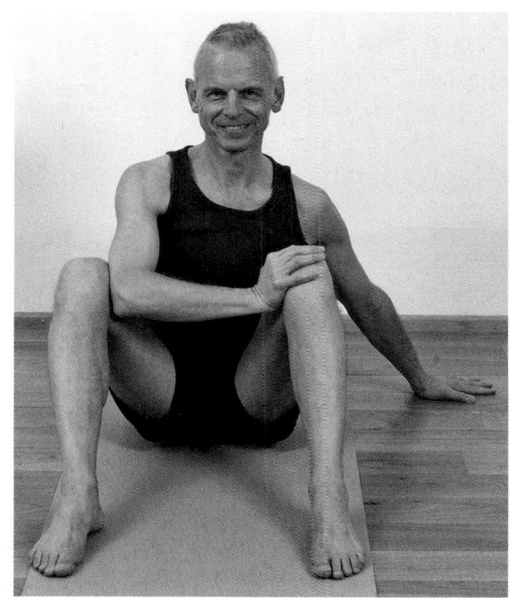

Abb. 6.159

Variante im Sitzen

1. Setzen Sie sich auf den Boden und stellen Sie die Füße auf. Lehnen Sie sich – falls nötig – mit dem Rücken an.
2. Nehmen Sie Füße und Knie so weit auseinander, dass Sie den rechten Unterarm und die Hand zwischen die Knie legen können.
3. Falls Sie sich nicht anlehnen, setzen Sie nun die linke Hand seitlich auf den Boden, um den Oberkörper zu stabilisieren.
4. Richten Sie sich vom Beckenboden her auf, während Sie die Knie mit einem Drittel Ihrer vollen Kraft gegen Ellbogen und Hand drücken (➤ Abb. 6.159).
5. Halten Sie den Druck 3 Atemzüge lang aufrecht und lösen Sie ihn ausatmend.
6. Setzen Sie beide Hände 1–2 Atemzüge lang hinter sich auf.
7. Legen Sie den linken Unterarm zwischen die Knie und wiederholen Sie die Punkte 3–6.
8. Wiederholen Sie die Punkte 2–7 noch einmal, wenn Sie möchten.
9. Bleiben Sie abschließend einige Atemzüge lang mit gekreuzten oder gestreckten Beinen sitzen.

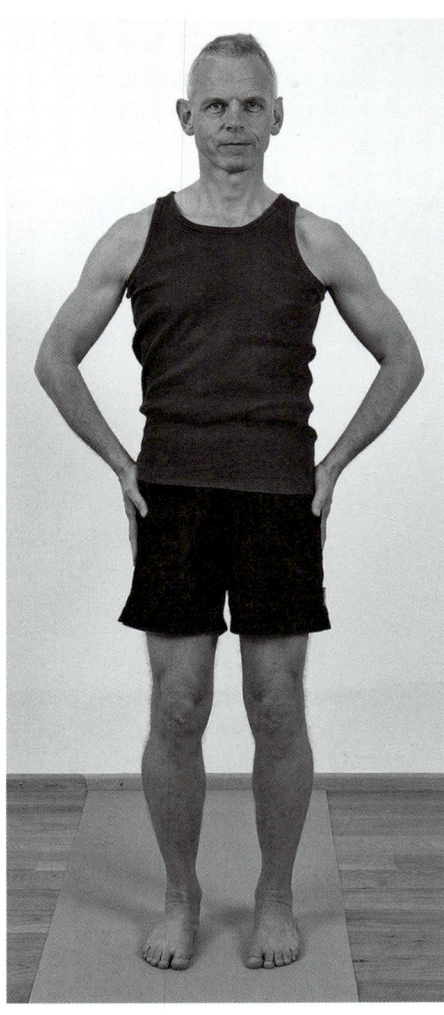

Abb. 6.160

Hinweis

Wenn man den Rücken nicht anlehnt und sich nicht mit der Hand abstützt, kräftigt die Übung besonders auch die Aufrichtung der Wirbelsäule.

Übung 7.8: Stabilisierung der Hüften

Ziele: *ausgewogene Kräftigung der Außenrotatoren, Stabilisierung von Hüften und Iliosakralgelenken*
1. Stehen Sie mit leicht geöffneten Füßen und leicht gebeugten Knien und bringen Sie das Becken in die neutrale Position.
2. Legen Sie die Hände seitlich an die oberen Oberschenkel und spüren Sie die Struktur des Knochens darunter. Hier befindet sich der große Rollhügel (Trochanter major) (➤ Abb. 6.160).
3. Lassen Sie die großen Zehen auf dem Boden, während Sie die Knie leicht auswärts drehen, bis Sie spüren, wie die Oberschenkelknochen sich nach hinten drehen. Bringen Sie die Knie dann in die Ausgangsposition zurück.
4. Machen Sie diese Bewegung bis zu 10-mal, jeweils während einer Ausatmung. Bleiben Sie beim letzten Mal 3–5 Atemzüge lang in der Endhaltung.
5. Lassen Sie abschließend die Arme sinken, strecken Sie die Knie und bleiben Sie einige Atemzüge lang aufrecht stehen.

8. Übungen für die Hüften

Das Hüftgelenk besteht aus dem Kopf des Oberschenkelknochens und der Hüftgelenkpfanne. An letzterer treffen Darmbein, Sitzbein und Schambein, drei miteinander verschmolzene Beckenknochen, aufeinander. Von vorne gesehen, liegt das Gelenk in der Mitte zwischen dem Tuberculum pubicum (einem Höcker des Schambeins) und dem großen vorderen Darmbeinstachel. Die Hüftgelenke und die durch sie führende Achse spielen eine wesentliche Rolle für das Gleichgewicht und für die Bewegungen des gesamten Körpers. Dazu Kingston (2001, S. 160): „Das Hüftgelenk ist ein Angelpunkt, um den sich der ganze Körper dreht."

Ein entscheidender Faktor für die Funktion der Hüften ist das Gleichgewicht zwischen Beweglichkeit und Stabilität, das durch ein gutes Zusammenspiel aller die Hüften bewegenden Muskeln erreicht wird. Besonders wichtig ist es, die Abduktoren zu kräftigen sowie den großen Lendenmuskel (M. psoas major) und die rückseitige Oberschenkelmuskulatur (die sogenannten Hamstrings) zu dehnen. Im Stehen ist der Oberschenkelkopf nicht ideal in die Gelenkpfanne „eingepasst". Am besten ist dies der Fall bei einer Beugung von 90° mit leichter Abduktion (Abspreizen) und Außenrotation. Um ein Gleichgewicht zwischen den Hüftmuskeln herzustellen und die Abduktoren zu kräftigen, sind die folgenden Punkte von besonderer Bedeutung:
- Stehen Sie symmetrisch.
- Machen Sie die Hüften kompakt, so als würden Sie sie zusammendrücken.

- Schaffen Sie Länge an den Hüftgelenken, indem Sie den unteren Bauch von den Leisten weg heben, insbesondere vor und während des Beugens.
- Behalten Sie die neutrale Beckenposition bei und lassen Sie die Beckenkämme waagrecht, wenn Sie auf einem Bein stehen.
- Halten Sie in den einbeinigen Varianten des Vierfüßlerstands den stehenden Oberschenkel senkrecht zum Boden und das Becken waagrecht.

Um sich die Bewegungen des Beckens klar zu machen und sie präziser auszuführen, sind die folgenden Übungen geeignet:

- Hüftbeuge im Liegen: Legen Sie sich auf den Rücken, ziehen Sie ein Knie an und fassen Sie mit beiden Händen das Schienbein. Wenn die Lage der rechten Hüfte sich nicht verändert, findet die Bewegung im Hüftgelenk statt. Bewegt sich hingegen die Beckenschaufel, sodass das Sitzbein sich vom Boden weg bewegt, ist das Iliosakralgelenk beteiligt. Wird das Knie noch näher zur Brust gezogen, sodass die Lendengegend flacher wird, ist auch die Lendenwirbelsäule beteiligt.
- Hüftstreckung im Stehen: Stehen Sie auf einem Bein und heben Sie das andere Bein gestreckt nach hinten. Ertasten Sie mit einer Hand die Bewegung des großen vorderen Darmbeinstachels auf der Seite des gehobenen Beins, mit der anderen Hand das Kreuzbein. Wenn Sie das gehobene Bein nach hinten bewegen und sich die Position des Darmbeinstachels dabei nicht verändert, findet die Bewegung im Hüftgelenk statt. Bewegt der Stachel sich vorwärts und nach unten, ohne dass das Kreuzbein sich bewegt, ist die Bewegung im Iliosakralgelenk. Kippt das Kreuzbein nach vorne, ist die Bewegung zwischen dem Kreuzbein und dem fünften Lendenwirbel, aber häufig auch höher in der Lendenwirbelsäule, vor allem in einem überbeweglichen Segment.

Aufgrund seiner vielfältigen Aufgaben neigt das Hüftgelenk zu Degeneration mit dem damit verbundenen Beweglichkeitsverlust. Bewegungseingeschränkte Hüftgelenke haben oft negative Auswirkungen auf Lendenwirbelsäule, Knie und Füße. In leichten Fällen schafft eine Mobilisierung Erleichterung, vor allem wenn sie rhythmisch ausgeführt wird. Dazu Hartman (1998, S. 313): „Ein Wiederherstellen der Mobilität, selbst in geringem Unfang, kann schon sehr erfolgreich viele Symptome der Hüftdysfunktion lindern, auch wenn des Fortschreiten des degenerativen Zustands sich damit nicht verändert." Bei stärkeren degenerativen Veränderungen wird ein künstliches Hüftgelenk eingesetzt, was die Lebensqualität vieler Patienten erheblich verbessert. Im Unterricht und in der therapeutischen Praxis haben wir beobachtet, dass Personen, die bereits vor einer solchen Operation regelmäßig Yoga geübt hatten, sich anschließend rasch erholten. Sie berichteten, dass ihre Chirurgen und Reha-Therapeuten sehr zufrieden mit der Entwicklung waren.

Übung 8.1: Rhythmische Außen- und Innenrotation

Ziele: *Mobilisierung der Hüftgelenke durch Außen- und Innenrotation*

1. Setzen Sie sich mit gestreckten Beinen auf den Boden. Die Füße sind mindestens zwei Fußlängen voneinander entfernt. Lehnen Sie sich dabei entweder mit dem Rücken an oder stützen Sie sich mit den Händen hinter dem Körper ab. Lassen Sie die Oberschenkel entspannt, während Sie die Beine nun 1–2 Minuten rhythmisch auswärts und einwärts drehen (➤ Abb. 6.161 und ➤ Abb. 6.162).
2. Bleiben Sie abschließend einige Atemzüge lang ruhig sitzen.

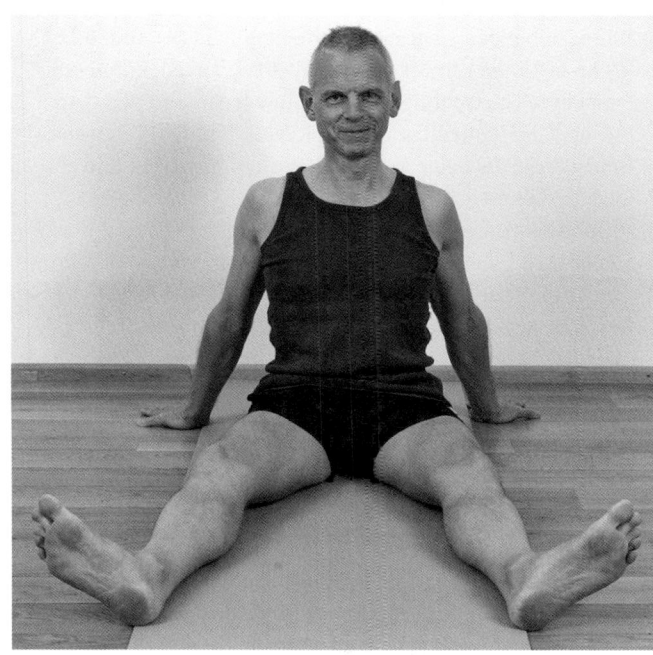

Abb. 6.161

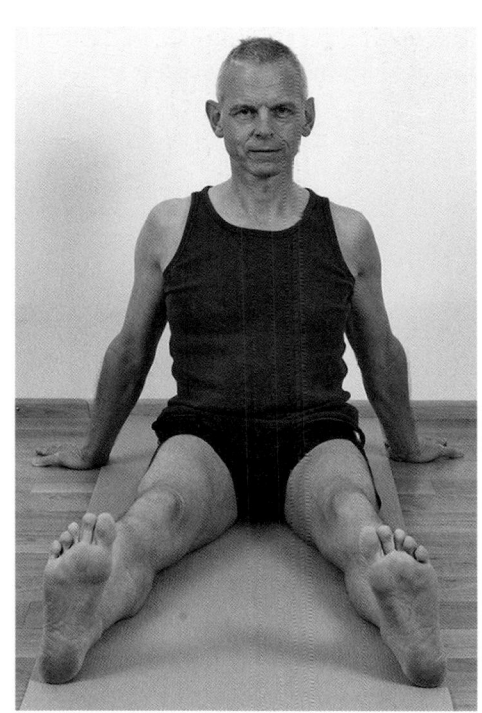

Abb. 6.162

Varianten für die Außen- und Innenrotation in verschiedenen Ebenen

Variante im Sitzen

1. Setzen Sie sich auf eine gefaltete Decke.
2. Beugen Sie die Knie und bringen Sie die Fußsohlen zusammen.
3. Fassen Sie mit den Händen die Füße oder Fußgelenke. Die Ellbogen bleiben so gestreckt wie möglich (➤ Abb. 6.163). Wenn es Ihnen schwer fällt, aufrecht zu sitzen, können Sie eine kurze Gurtschlinge um die Füße legen und den Gurt mit beiden Händen fassen (➤ Kap. 7, Baddha Koṇāsana).
4. Bewegen Sie die Beine 1–2 Minuten rhythmisch auf und ab wie die Flügel eines Schmetterlings.
5. Bleiben Sie einige Atemzüge lang ruhig in der Haltung sitzen.
6. Schieben Sie die Füße ein wenig weiter vom Körper weg, bringen Sie die Knie zusammen und strecken Sie die Beine so, dass Kniescheiben und Zehen zur Zimmerdecke weisen.

Variante im Liegen

1. Legen Sie sich auf den Rücken und strecken Sie die Beine. Der Kopf ist so unterlagert, wie es für ihn angenehm ist.
2. Die Füße sind mindestens zwei Fußlängen voneinander entfernt.
3. Falls es Ihnen schwer fällt, im Liegen die Beine zu strecken, können Sie eine geeignete Unterlage unter die Knie legen.
4. Lassen Sie die Beine entspannt, während Sie die Beine 1–2 Minuten rhythmisch auswärts und einwärts drehen. Um leichter in die Bewegung zu kommen, können Sie anfangs die Hände rhythmisch außen an die Oberschenkel drücken.
5. Bleiben Sie abschließend einige Atemzüge lang ruhig liegen.

Übung 8.2: Hüftkreisen

Ziele: Mobilisierung der Hüftgelenke, Koordination
1. Legen Sie sich auf den Rücken und unterlagern Sie den Kopf so, wie es für ihn angenehm ist.
2. Stellen Sie die Füße auf, ziehen Sie dann die Knie in Richtung Brust und nehmen Sie die Knie auseinander. Die Rückseite des Beckens bleibt auf dem Boden.
3. Fassen Sie das rechte Knie mit der rechten und das linke Knie mit der linken Hand (➤ Abb. 6.164).
4. Lassen Sie beide Hüften rhythmisch gegenläufig kreisen. Führen Sie die Knie dabei mit den Händen und lassen Sie die Bewegungen rund und flüssig werden.
   a. Beginnen Sie die Kreisbewegung gleichzeitig mit dem linken und rechten Knie. Lassen Sie Hüften 5–10 Atemzüge lang kreisen und wechseln Sie zwischendurch die Richtung.

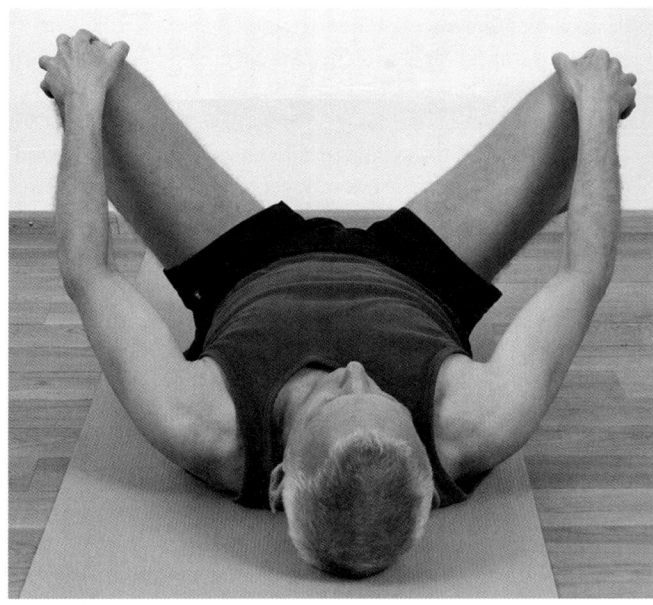

Abb. 6.164

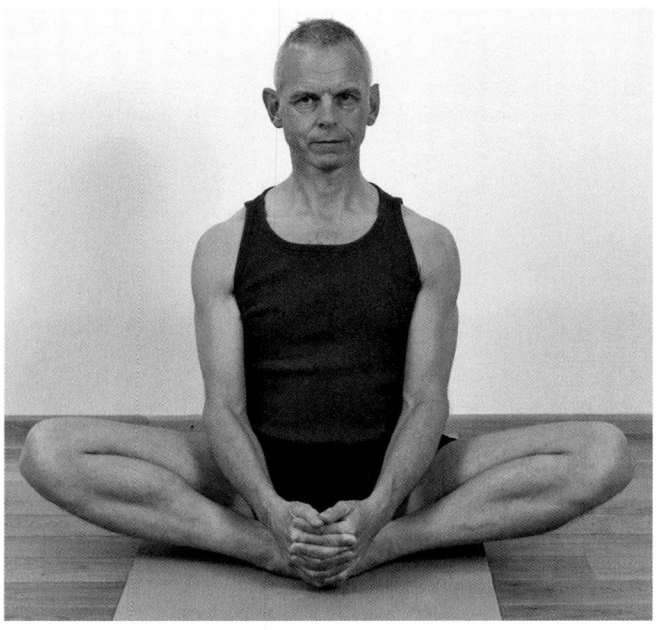

Abb. 6.163

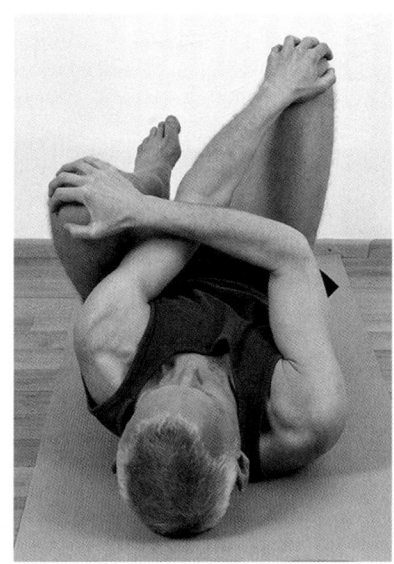

Abb. 6.165

b. Beginnen Sie die Bewegung erst mit einem Knie und nehmen Sie das andere dazu, sobald das erste einen Halbkreis beschrieben hat. Machen Sie die Bewegungen 5–10 Atemzüge lang und wechseln Sie zwischendurch die Richtung.

5. Fassen Sie das rechte Knie mit der linken und das linke Knie mit der rechten Hand, sodass der rechte Arm obenauf liegt (➤ Abb. 6.165).

6. Üben Sie Punkt 4b mit dieser Handhaltung.

7. Wechseln Sie die Armhaltung um und üben Sie noch einmal Punkt 4b.

8. Bleiben Sie abschließend einige Atemzüge lang in einer symmetrischen Haltung, die Sie als angenehm empfinden, ruhig liegen.

Übung 8.3: Starke Außen- und Innenrotation

Ziele: Kräftigung der Außen- und Innenrotatoren, Gleichgewicht, Koordination

1. Bereiten Sie eine weiche Unterlage vor, auf der Sie angenehm in Seitenlage liegen können.

2. Legen Sie sich auf die rechte Seite und stützen Sie den Kopf in die rechte Hand. Setzen Sie die linke Hand vor der Brust auf den Boden, um Ihre Haltung zu stabilisieren.

3. Bleiben Sie auf der Seite liegen, während Sie das linke Bein parallel zum Boden anheben. Beugen Sie jeweils rechtwinklig das Hüftgelenk und das Knie.

4. Atmen Sie normal weiter, während Sie das linke Bein im Hüftgelenk nach innen (➤ Abb. 6.166) und außen (➤ Abb. 6.167) rotieren. Machen Sie etwa eine Rotation pro Atemzug; als Drehachse dient der Oberschenkelknochen (Femur). Das Knie bleibt immer auf derselben Höhe. Bei der Außenrotation darf die linke große Zehe den Boden berühren.

5. Machen Sie die Bewegung insgesamt 3- bis 5-mal; mit zunehmender Übung wollen Sie vielleicht auch mehr Wiederholungen machen.

6. Kommen Sie einige Atemzüge lang in eine angenehme Seitenlage zurück.

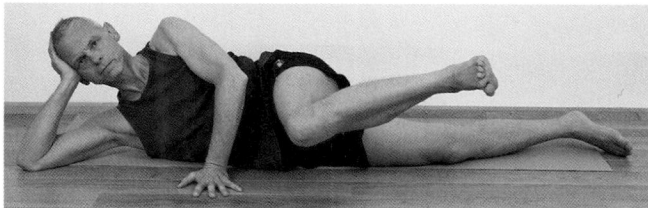

Abb. 6.166

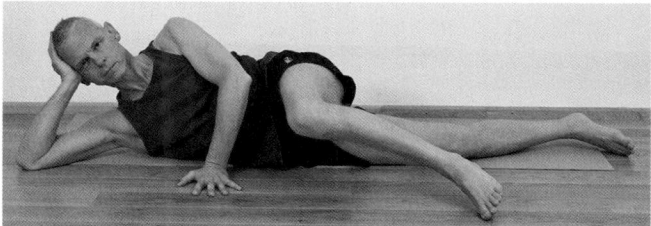

Abb. 6.167

7. Drehen Sie sich auf die linke Seite und führen Sie die Punkte 2–6 mit dem rechten Bein aus.

8. Legen Sie sich abschließend einige Atemzüge lang auf den Rücken und entspannen Sie die Hüften.

Variante: Schlafender Baum

1. Legen Sie sich auf die rechte Seite und strecken Sie den rechten Arm aus, damit Sie den Kopf darauf ablegen können. Setzen Sie die linke Hand vor der Brust auf den Boden, um Ihre Haltung zu stabilisieren.

2. Bleiben Sie in der Seitenlage, während Sie das linke Knie beugen und das Bein in der Hüfte nach außen drehen, um den linken Fuß auf die Innenseite des rechten Beins zu stellen.

3. Bleiben Sie 3–5 Atemzüge lang in der Haltung und verfeinern Sie dabei beständig die korrekte Seitenlage. Halten Sie den Körper vom rechten Arm bis zur rechten Ferse in einer geraden Linie.

4. Strecken Sie den linken Arm über den Kopf, um den Gleichgewichtssinn stärker zu fordern. Die linke Handfläche weist zur rechten, die Arme sind parallel zueinander (➤ Abb. 6.168).

5. Wenn Sie eine Stütze brauchen, legen Sie sich vor eine Wand, um den Rücken anzulehnen.

6. Legen Sie sich auf die linke Seite, um die Punkte 1–5 erneut auszuführen.

7. Legen Sie sich abschließend auf den Rücken, stellen Sie die Füße etwa eine Fußlänge vom Gesäß entfernt hüftbreit auf und lassen Sie die Knie zusammen kommen. Wenn Sie sich dabei wohlfühlen, können Sie die Beine auch strecken. Bleiben Sie einige Atemzüge lang ruhig liegen.

Übung 8.4: Hüftschaukel

Ziele: Stabilisierung und Mobilisierung der Hüften, Gleichgewicht

1. Stellen Sie sich mit dem linken Fuß auf einen Klotz oder ein Buch.

2. Das linke Hüftgelenk bleibt stabil, beide Hüften sind auf derselben Höhe.

3. Halten Sie den Oberkörper aufrecht und lassen Sie die Arme natürlich hängen, während Sie das rechte Bein 5–10 Atemzüge lang rhythmisch vor und zurück schwingen lassen (➤ Abb. 6.169 und ➤ Abb. 6.170).

4. Wenn die Haltung zu instabil ist, stellen Sie sich seitlich neben eine Wand oder einen Tisch, um sich mit der linken Hand abstützen zu können. Versuchen Sie, ein paar Pendelbewegungen

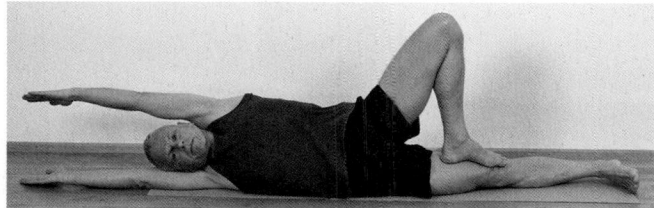

Abb. 6.168

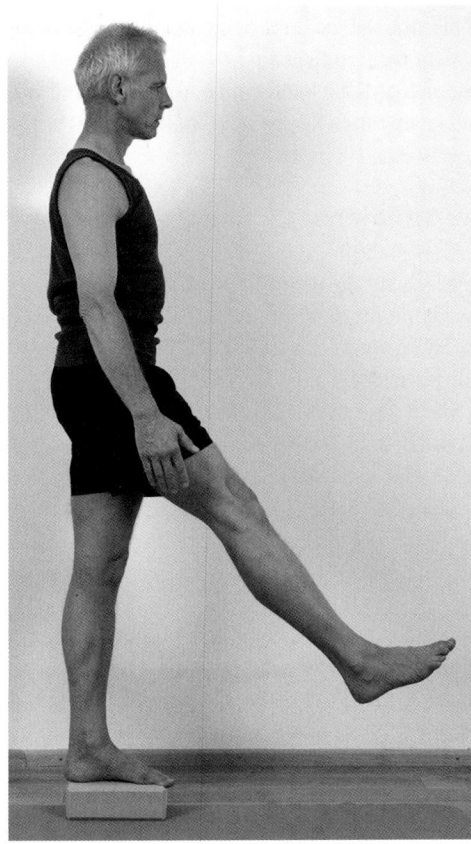

Abb. 6.169

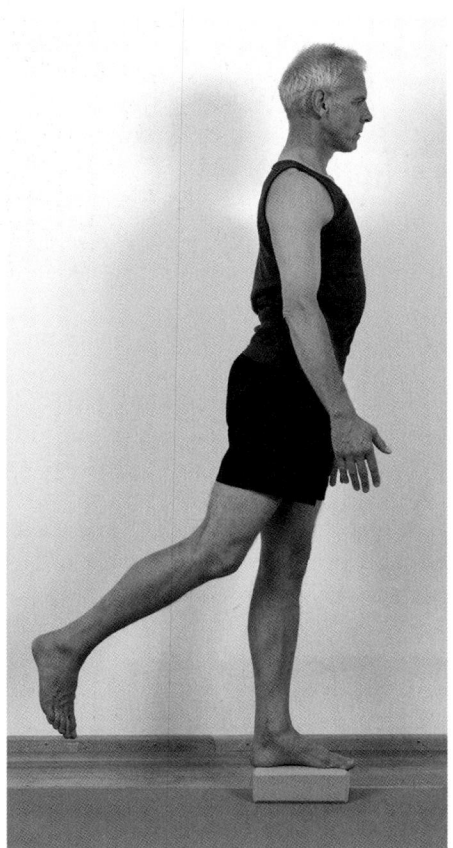

Abb. 6.170

ohne Stütze auszuführen und steigern Sie die Zahl der freistehenden Bewegungen allmählich.

5. Stellen Sie sich nun mit dem rechten Fuß auf die Unterlage, um das linke Bein schwingen zu lassen.

6. Stehen Sie abschließend einige Atemzüge lang mit beiden Füßen auf dem Boden. Richten Sie sich dabei vom Beckenboden und vom Unterbauch her auf.

Übung 8.5: Varianten im halben Lotussitz

Ziele: *Mobilisierung der Hüftgelenke, Koordination*

Variante a

1. Setzen Sie sich auf den Boden, beugen Sie das rechte Knie und ziehen Sie das Bein mit den Händen so nah heran, wie es noch angenehm ist. Stellen Sie die Fußsohle neben dem linken Bein auf den Boden.

2. Lassen Sie ausatmend das gebeugte Bein nach rechts sinken (➤ Abb. 6.171).

3. Lassen Sie das Bein während der nächsten 3–5 Atemzüge beim Ausatmen weiter absinken.

4. Legen Sie die rechte Hand auf den rechten Oberschenkel und üben Sie einen leichten Druck aus, um im Bein besser loslassen zu können.

5. Wenn Sie die Grenze erreicht haben, heben Sie das rechte Knie minimal wieder an, leisten Sie dagegen jedoch Widerstand mit der rechten Hand. Bleiben Sie aufgerichtet und zentriert 3 Atemzüge lang in dieser Haltung und lassen Sie das Bein dann ausatmend wieder sinken.

6. Je nach dem Ergebnis wollen Sie die Punkte 4 und 5 vielleicht noch 1- bis 2-mal wiederholen.

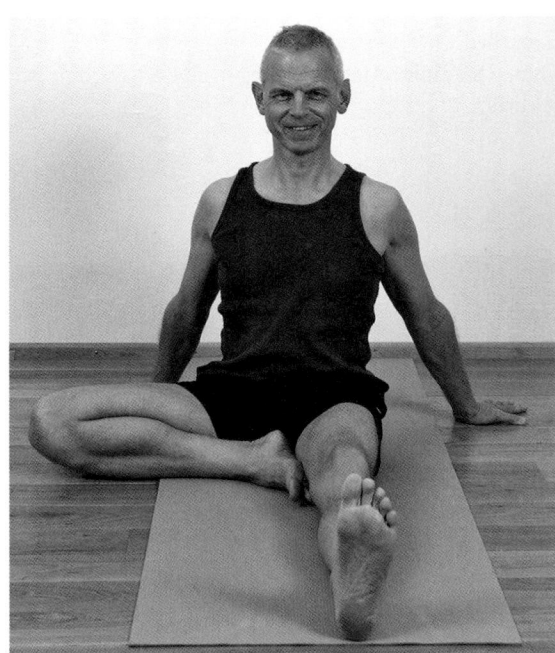

Abb. 6.171

7. Stellen Sie den rechten Fuß wieder am Boden auf strecken Sie dann das Bein. Kniescheibe und Fußspitze weisen zur Decke.
8. Stützen Sie sich mit den Händen ab, während Sie 1–2 Atemzüge lang ruhig sitzen bleiben.
9. Führen Sie die Punkte 1–7 mit dem linken Bein aus.
10. Bleiben Sie abschließend einige Atemzüge lang mit gestreckten, leicht nach innen gedrehten Beinen sitzen.

Variante b

Drücken Sie das abgesenkte Bein (➤ Abb. 6.171) leicht auf den Boden oder auf eine zusammengerollte Decke, falls es nicht bis zum Boden kommt. Halten Sie den Druck 3 Atemzüge lang aufrecht, lassen Sie los und spüren Sie, wie das gebeugte Bein sich entspannt.

Variante c

Legen Sie das gebeugte Bein auf den linken Oberschenkel (➤ Abb. 6.172). Wenn sich das nicht gut anfühlt, schieben Sie den rechten Fuß ein Stück weiter nach links und legen ihn auf einer Unterlage ab, die genauso hoch wie der Oberschenkel ist (➤ Abb. 6.173). Der Fuß bleibt dabei entspannt.

Modifizieren Sie die Punkte 2–10 von Variante a für diese Haltung.

Variante d

1. Setzen Sie sich auf den Boden und stützen sich mit den Händen hinter dem Körper ab.

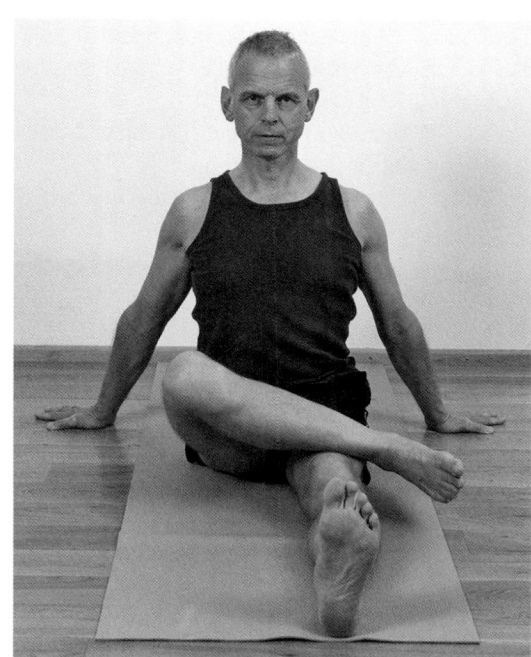

Abb. 6.172

2. Führen Sie die folgenden Schritte in einer langsamen, kontinuierlichen Bewegung aus.
3. Stellen Sie den rechten Fuß neben dem linken Bein auf und lassen Sie das Knie dann so dicht wie möglich zum Boden sinken. (➤ Abb. 6.174).
4. Heben Sie das gestreckte linke Bein nach rechts über das gebeugte rechte Bein (➤ Abb. 6.175).
5. Beugen Sie das linke Bein und führen Sie es zur Mitte zurück (➤ Abb. 6.176). Stellen Sie dann den linken Fuß neben den rechten auf den Boden und lassen Sie das Knie so weit wie möglich nach links in Richtung Boden sinken. Am Ende liegen beide Fußsohlen aneinander (➤ Abb. 6.177).
6. Strecken Sie nun das rechte Bein (➤ Abb. 6.174), und heben Sie es über das gebeugte linke Bein nach links (➤ Abb. 6.175).
7. Beugen Sie das rechte Bein und führen Sie es zur Mitte zurück (➤ Abb. 6.176). Stellen Sie dann den rechten Fuß neben den

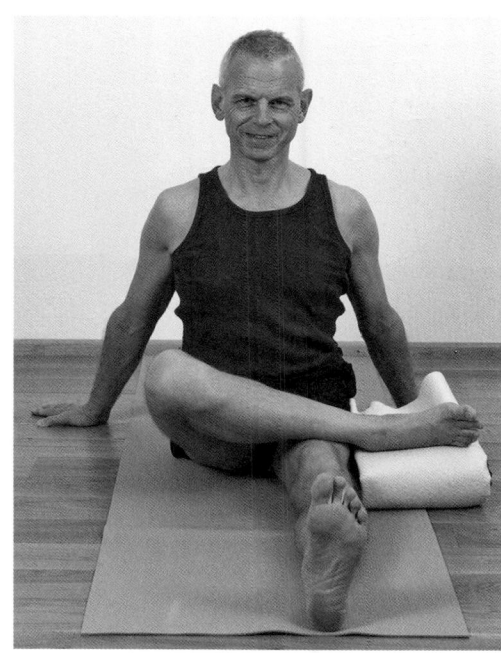

Abb. 6.173

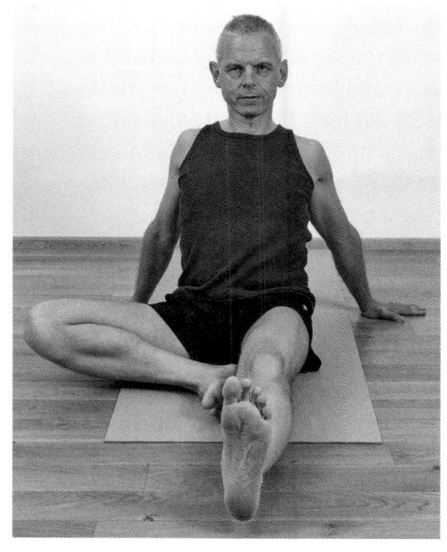

Abb. 6.174

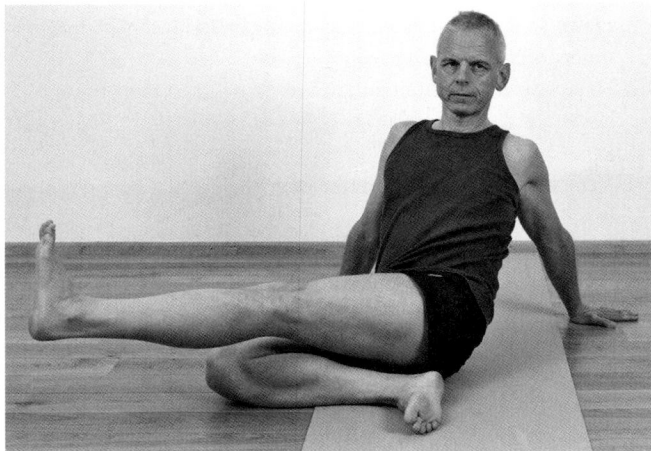

Abb. 6.175

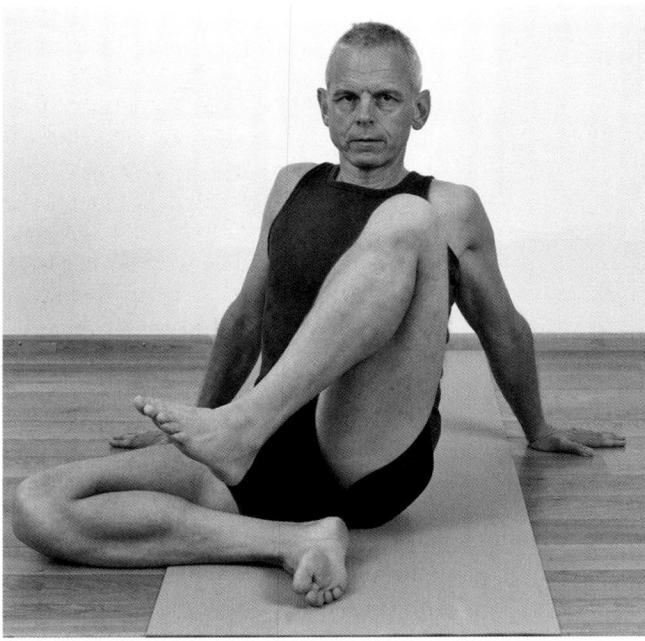

Abb. 6.176

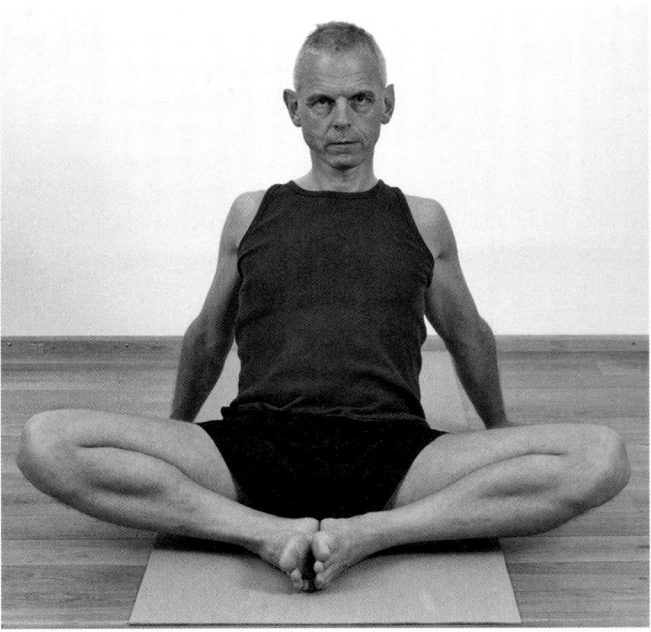

Abb. 6.177

linken auf den Boden und lassen Sie das Knie so weit wie möglich nach rechts in Richtung Boden sinken. Am Ende liegen beide Fußsohlen aneinander (➤ Abb. 6.177).
8. Strecken Sie das linke Bein und fahren Sie mit Punkt 4 fort.
9. Führen Sie 5–10 Zyklen in einer kontinuierlichen, geschmeidigen Bewegung aus.
10. Bleiben Sie abschließend einige Atemzüge lang mit gestreckten Beinen sitzen und richten Sie die Wahrnehmung auf die Hüften.

Hinweis

Man kann sich bei allen Varianten auch mit dem Rücken an eine Wand lehnen.

Die Varianten a, b und c können auch auf einem Stuhl geübt werden.

Übung 8.6: Vierfüßlerstand

Ziele: *Stabilisierung der Hüften, Gleichgewicht*
1. Nehmen Sie den Vierfüßlerstand ein, eventuell mit einer weichen Unterlage unter den Knien. Knie und Füße sind hüftbreit auseinander, die Oberschenkel stehen senkrecht zum Boden, die Unterschenkel sind parallel. Die Hände werden so auf dem Boden platziert, dass die Handgelenke unter den Schultergelenken sind.
2. Kommen Sie in die neutrale Beckenposition.
3. Strecken Sie das rechte Bein nach hinten und heben Sie es so hoch, wie Sie die neutrale Beckenposition beibehalten können. Der Fuß ist in Dorsalflexion, der linke Oberschenkel weiterhin senkrecht zum Boden (➤ Abb. 6.178).
4. Bleiben Sie 2–3 Atemzüge lang in der Haltung und verfeinern Sie dabei beständig die Beckenposition.
5. Lassen Sie das rechte Bein wieder sinken und kommen Sie in einen zentrierten Vierfüßlerstand.
6. Führen Sie die Punkte 2–5 mit dem linken Bein aus.
7. Wiederholen Sie die Punkte 2–6 mit den folgenden Varianten:
   a. Fuß in Plantarextension (➤ Abb. 6.179)
   b. Fuß in Dorsalflexion mit nach außen rotiertem Bein; die Rotation sollte an der Kniescheibe erkennbar sein (➤ Abb. 6.178)
   c. Fuß in Dorsalflexion mit nach innen rotiertem Bein; die Rotation sollte an der Kniescheibe erkennbar sein (➤ Abb. 6.180).
8. Um das Gleichgewicht noch besser zu trainieren, können Sie gleichzeitig mit dem Bein den gegenüberliegenden Arm heben.
9. Lassen Sie abschließend das Gesäß so weit wie möglich auf die Fersen sinken, beugen Sie sich vor und bleiben Sie einige Atemzüge lang ruhig in dieser Haltung liegen (➤ Abb. 6.16).

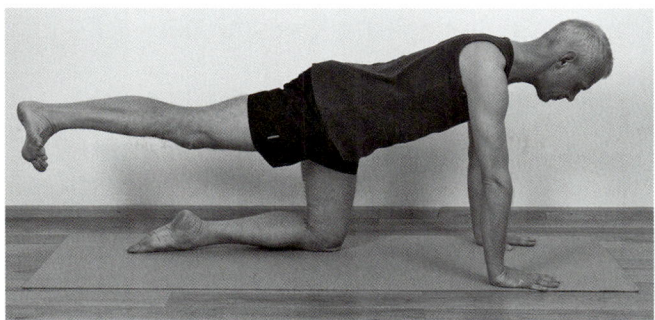

Abb. 6.178

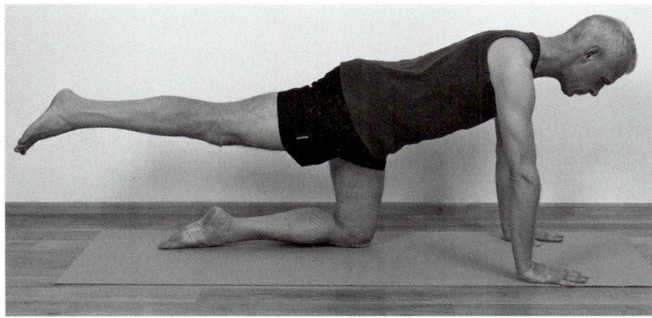

Abb. 6.179

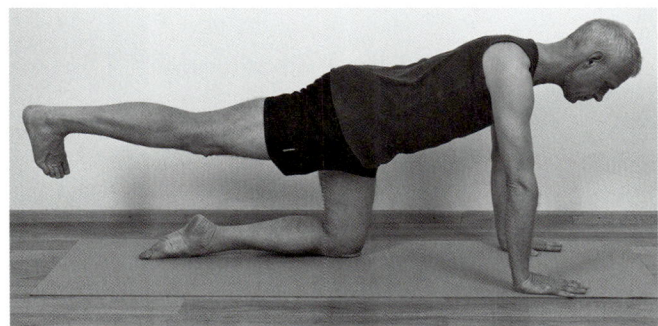

Abb. 6.180

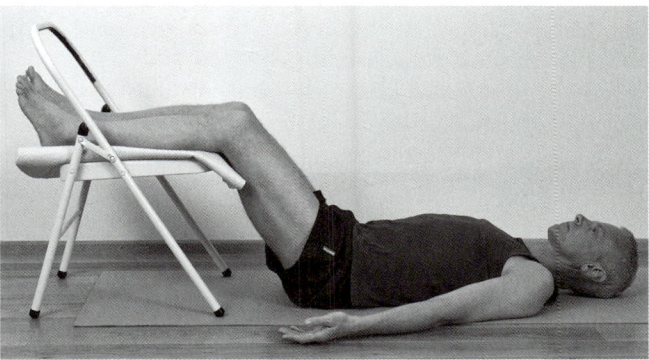

Abb. 6.181

9. Übungen für die Knie

Das Knie ist wahrscheinlich das komplexeste Gelenk des Körpers. Es ist das größte echte Gelenk. Echte Gelenke sind Gelenke, die von einer Kapsel umgeben sind. Eine innere Membran dieser Kapsel produziert die Gelenkschmiere. Wie die Hüfte muss das Knie mit einer Gewichtsbelastung von oben zurechtkommen und von unten kommende Kräfte absorbieren. Die Menisken vergrößern die Oberfläche für diese Funktionen und sorgen für eine bessere Stabilität. Für letztere sind auch die Bänder und Muskeln zuständig. Daher sollten Übungen fürs Knie nicht nur die Muskelkraft stärken, sondern auch die Koordination und das ausgewogene Zusammenspiel der verschiedenen Muskelgruppen verbessern. Wichtig bei jeder Übung ist es, die Kniescheiben und Füße sowie die Kniegelenke und Knöchel korrekt auszurichten. Um die Knorpel und Menisken bestmöglich mit Nährstoffen zu versorgen, muss das volle Bewegungsausmaß ausgeschöpft werden (Roth 2009).

Von großer Bedeutung ist die Stabilität. Die Hauptbewegungen des Knies sind Flexion und Extension (Beugung und Streckung). Sekundäre Bewegungen sind Innen- und Außenrotation, Abduktion und Adduktion, jeweils innerhalb eines beschränkten Bereichs. Zudem ist eine geringe Translation, ein kleines „Bewegungsspiel", möglich. Beim Strecken des Knies rotiert das Schienbein leicht nach außen. Das verbessert die Stabilität des Gelenks. Diese Rotation ist als leichte Auswärtsbewegung des Schienbeinvorsprungs sicht- und tastbar. Wird der Unterschenkel stabil gehalten, dreht sich der Oberschenkel leicht nach innen, wenn das Knie gestreckt wird. Beide Bewegungen verriegeln das vollständig gestreckte Knie.

Die ausgewählten Übungen sollen sowohl die Stabilität als auch die Beweglichkeit des Knies verbessern. Dabei wird die Wirkung nicht nur durch Bewegungen erzielt, sondern auch durch deren Qualität. Alle Bewegungen sollten geschmeidig ausgeführt werden. Indem man die Bewegung nach Erreichen des Machbaren leicht zurücknimmt, bleibt man innerhalb eines physiologisch sinnvollen Bereichs und setzt die Muskeln auf ausgewogene, koordinierte Weise ein. Beim vollständig gestreckten Knie bedeutet das, dass die Streckung mit einer minimalen Beugung kombiniert wird. Wird hingegen das Knie gebeugt, kann damit eine minimale Streckung einhergehen, so als würde man Widerstand gegen die Beugung leisten. Von besonderer Bedeutung sind diese Aspekte

Übung 8.7: Entspannung der Hüften

Ziele: *sanfte Traktion und Entspannung der Hüften*
1. Legen Sie sich vor einen Stuhl auf den Rücken und unterlagern Sie, falls nötig, den Kopf.
2. Legen Sie die Unterschenkel auf die Stuhlfläche und korrigieren Sie den Abstand zum Stuhl so, dass die Rückseite des Beckens auf dem Boden bleibt, während die Beine sanft von den Hüften weggezogen werden. Die Unterschenkel bleiben dabei locker auf dem Stuhl liegen, Knie und Oberschenkel sind entspannt (➤ Abb. 6.181).
3. Bleiben Sie anfangs 1–3 Minuten in dieser Haltung; mit zunehmender Übung können Sie das bis auf 10 Minuten steigern.

6

beim Stehen. Ganz allgemein geht es um eine ausgewogene Aktivität der Beuge- und Streckmuskeln.

Knieprobleme stehen häufig in Verbindung mit Füßen, Knöcheln und Hüften. Haltungs- und Bewegungsmuster müssen daher in einem größeren Zusammenhang betrachtet werden. Wenn sich zum Schutz instabiler Kniegelenke eine Muskelhypertonie (zu starke Spannung) entwickelt hat, ist eine korrekte Ausrichtung ganz besonders wichtig. Die Ursachen von Knieproblemen können in den Hüften, den Füßen, den Knöcheln und der gesamten Körperhaltung begründet sein. Eine von falscher Ausrichtung und falschen Bewegungsmustern hervorgerufene Veränderung der muskulären Kräfte trägt zur Degeneration und zu entzündlichen Vorgängen in den Kniestrukturen bei. Muskuläre Kräfte verändern zudem die Form der Knochen (Raman 2008). Aus all dem ist zu erkennen, wie wichtig es ist, zu üben und dabei vor allem zu lernen oder wieder zu erlernen, wie die Knie auf gesunde Weise positioniert und bewegt werden können. Im Falle einer starken Degeneration ist die Implantation einer Knieprothese inzwischen die Therapie der Wahl. Hier gilt dasselbe wie beim Einsetzen eines künstlichen Hüftgelenks: Personen, die schon vor der Operation Yoga geübt haben, erholen sich offenbar gut. Deshalb ist es ratsam, sowohl vor als auch nach einer solchen Operation daran zu arbeiten, die eigenen Haltungs- und Bewegungsmuster zu verbessern.

Übung 9.1: Rhythmische Kniebewegung

Ziele: *Mobilisierung der Kniegelenke, Verbesserung des Flüssigkeitstransports*
1. Setzen Sie sich auf einen Tisch.
2. Lassen Sie die Unterschenkel 1–3 Minuten rhythmisch vor und zurück schwingen.
3. Entspannen Sie einige Atemzüge lang die Unterschenkel.
4. Lassen Sie die Unterschenkel 1–3 Minuten kreisen, wobei sie locker herabhängen. Wechseln Sie zwischendurch die Richtung.
5. Entspannen Sie wieder einige Atemzüge lang die Unterschenkel.

Übung 9.2: Feinabstimmung der Kniestreckung

Ziele: *volle Streckung des Kniegelenks, Gleichgewicht von Beuge- und Streckmuskeln*
1. Setzen Sie sich auf den Boden und strecken Sie die Beine. Die Füße sind in Dorsalflexion (d. h. angezogen).
2. Falls nötig, können Sie sich mit dem Rücken an eine Wand anlehnen oder mit den Händen hinter dem Körper abstützen.
3. Überstrecken Sie beide Knie und beugen Sie sie dann minimal an, abwechselnd 3- bis 5-mal.
4. Bleiben Sie 3–5 Atemzüge lang in einer Kombination aus Kniestreckung und minimaler Beugung. Der Fuß bleibt in Dorsalflexion, die Zehen sind gestreckt.
5. Entspannen Sie Beine und Arme und bleiben Sie einige Atemzüge lang ruhig sitzen.

Übung 9.3: Bewegliche Kniescheiben

Ziele: *Mobilisierung der Kniescheiben, Koordination*
1. Setzen Sie sich auf den Boden und strecken Sie die Beine. Lehnen Sie sich mit dem Rücken, falls nötig, an die Wand. Die Füße sind in Dorsalflexion (d. h. angezogen). Legen Sie die Fingerkuppen um die Kniescheiben, um deren Bewegung zu spüren.
2. Atmen Sie normal weiter, während Sie die Oberschenkelmuskeln 5- bis 10-mal rhythmisch anspannen und entspannen, um die Kniescheiben zu bewegen. Kontrahieren Sie dabei beide Seiten genau gleichzeitig. Spannen Sie dann weitere 5- bis 10-mal abwechselnd links und rechts an.
3. Spannen Sie die Muskeln beider Oberschenkel an und behalten Sie die Kontraktion 3–5 Atemzüge lang bei. Die Kniegelenke sind minimal gebeugt.
4. Nehmen Sie die Anspannung in den Oberschenkeln langsam zurück und entspannen Sie sie 1–2 Atemzüge lang.
5. Wiederholen Sie die Punkte 3 und 4 noch 2- bis 4-mal.

Variante

Üben Sie die Punkte 2–5 im Stehen.

Übung 9.4: Bewegliche Kniegelenke

Ziele: *Mobilisierung der Kniegelenke, Entspannung der Knierückseite*
1. Setzen Sie sich auf eine Unterlage, die so hoch ist, dass Sie das rechte Bein beugen und den Unterschenkel mit nach hinten weisenden Zehen ablegen können. Beide Sitzhöcker ruhen gleichmäßig auf der Unterlage, die linken Zehen weisen zur Zimmerdecke (➤ Abb. 6.182).

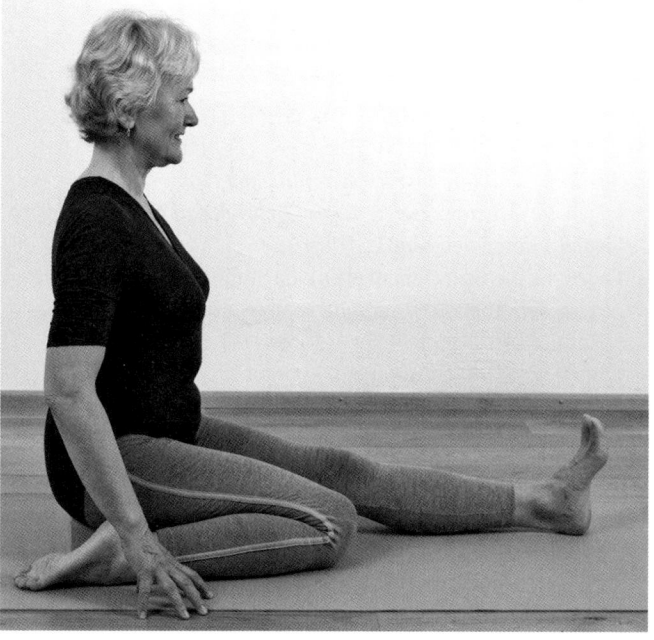

Abb. 6.182

2. Heben Sie die rechte Gesäßhälfte so weit an, dass Sie die rechte Hand flach auf die Wade legen können. Die Fingerspitzen berühren die Kniekehle.
3. Ziehen Sie den Wadenmuskel mit den Fingern leicht von der Kniekehle weg und außerdem zur Seite, während Sie die rechte Gesäßhälfte wieder ablegen. Nehmen Sie die Hand heraus.
4. Setzen Sie sich gleichmäßig auf beiden Gesäßhälften.
5. Legen Sie die rechte Handfläche auf den rechten und die linke Handfläche auf den linken Oberschenkel und bleiben Sie 3–5 Atemzüge lang in der Haltung.
6. Stellen Sie den rechten Fuß so auf, dass das Knie zur Zimmerdecke weist, und schieben Sie die rechte Ferse dann von sich weg, um das Bein zu strecken. Die Kniekehle bleibt dabei weich.
7. Führen Sie die Punkte 2–6 mit dem gebeugten linken Bein aus.
8. Bleiben Sie abschließend einige Atemzüge lang mit gestreckten Beinen sitzen. Kniescheiben und Zehen weisen zur Zimmerdecke.

Übung 9.5: Rotation des Unterschenkels

Ziele: *Stabilisierung der Kniegelenke sowie Mobilisierung durch Rotation*
1. Setzen Sie sich so auf einen Stuhl, dass Knie und Füße mehr als hüftbreit voneinander entfernt und die Schienbeine senkrecht zum Boden sind.
2. Beugen Sie sich vor, um den linken Ellbogen auf den linken Oberschenkel zu legen. Die linke Hand kommt auf den rechten Oberschenkel nahe zum Knie, sodass die Finger an der Außenseite des Oberschenkels liegen. Fassen Sie mit der rechten Hand das rechte Schienbein knapp unterhalb des Knies.
3. Nehmen Sie die rechte Ferse als Drehpunkt, um den rechten Fuß 5- bis 10-mal abwechselnd einwärts (➤ Abb. 6.183) und auswärts (➤ Abb. 6.184) zu drehen. Die linke Hand stabilisiert dabei den rechten Oberschenkel.

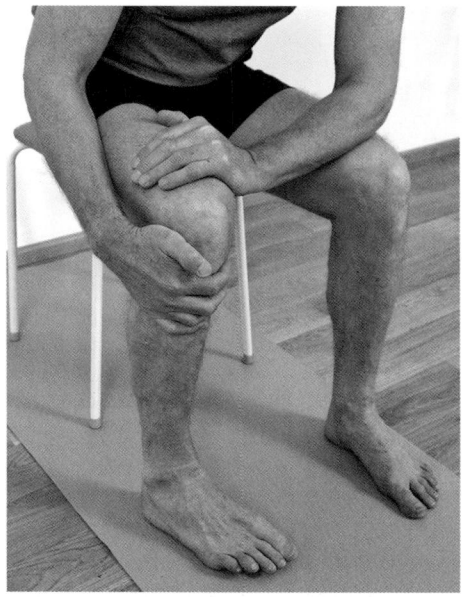

Abb. 6.183

4. Spüren Sie die Rotationsbewegung des Unterschenkels mit der an der Schienbeinkante liegenden rechten Hand.
5. Stabilisieren Sie den rechten Oberschenkel weiter mit der linken Hand, während Sie die in Punkt 3 beschriebene Bewegung des rechten Fußes wiederholen, nun jedoch mit der rechten Hand Widerstand dagegen leisten.
6. Führen Sie die Punkte 2–5 mit den Händen am linken Bein aus.
7. Bleiben Sie abschließend einige Atemzüge lang aufrecht sitzen. Knie und Füße sind dabei parallel, ein wenig voneinander entfernt und korrekt ausgerichtet.

Übung 9.6: Stabile Knie

Ziele: *Stabilisierung der Kniegelenke, Verbindung mit der Stabilität des Beckens*
1. Legen Sie sich mit einer geeigneten Kopfunterlage auf den Rücken, strecken Sie die Beine und entspannen Sie die Füße.
2. Kippen Sie das Becken so, dass die Lendenwirbelsäule näher zum Boden kommt. Diese Bewegung können Sie spüren, wenn Sie die Hände auf die vorderen Hüftknochen legen (➤ Abb. 6.185).
3. Kippen Sie das Becken weiter, sodass die Knie sich ganz leicht beugen.
4. Behalten Sie diese Beckenhaltung bei, während Sie beide Knie strecken.
5. Bleiben Sie 1–2 Atemzüge lang in dieser Haltung.

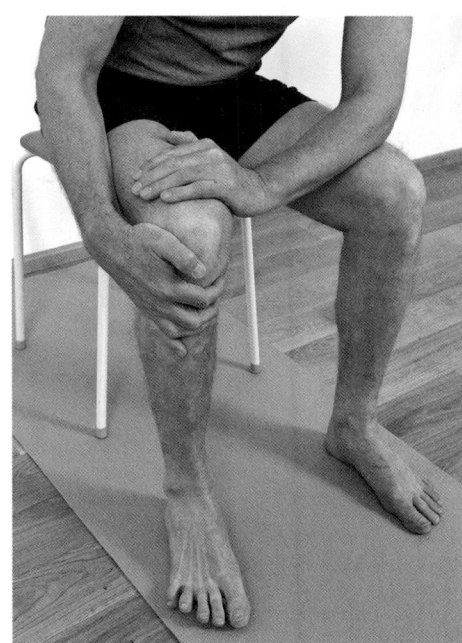

Abb. 6.184

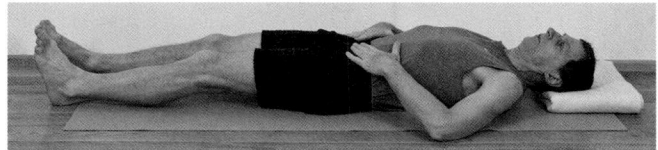

Abb. 6.185

6

6. Nehmen Sie das gekippte Becken ein wenig zurück, aber nur so weit, wie Lendengegend und Beckenrückseite entspannt bleiben. Entspannen Sie Beine und Füße.
7. Wiederholen Sie die Punkte 2–6 noch 2- bis 4-mal.
8. Führen Sie die Punkte 2–7 mit den Füßen in Dorsalflexion (d. h. angezogen) aus.
9. Bleiben Sie einige Atemzüge lang ruhig liegen und spüren Sie, wie die Rückseite des Becken und der Beine den Boden berührt.

Variante im Stehen

Stellen Sie die Füße dicht zusammen. Kippen Sie das Becken 3- bis 5-mal nach hinten und strecken Sie gleichzeitig die Knie. Beugen Sie jedes Mal minimal die Knie, wenn Sie das Becken wieder leicht nach vorne kippen lassen. Wenn Sie die Hände auf die Hüften legen, können Sie die Bewegung damit kontrollieren.

Übung 9.7: Tiefe Kniebeuge

Ziele: *Ausgewogene Stabilität und Mobilität der Knie*
1. Stellen Sie sich vor eine Wand (oder eine Stange). Die Füße stehen parallel zueinander und haben eine Fußbreite Abstand, die Zehen berühren fast die Wand.
2. Beugen Sie das rechte Knie und nehmen Sie den linken Fuß zwei Fußlängen zurück (➤ Abb. 6.186).

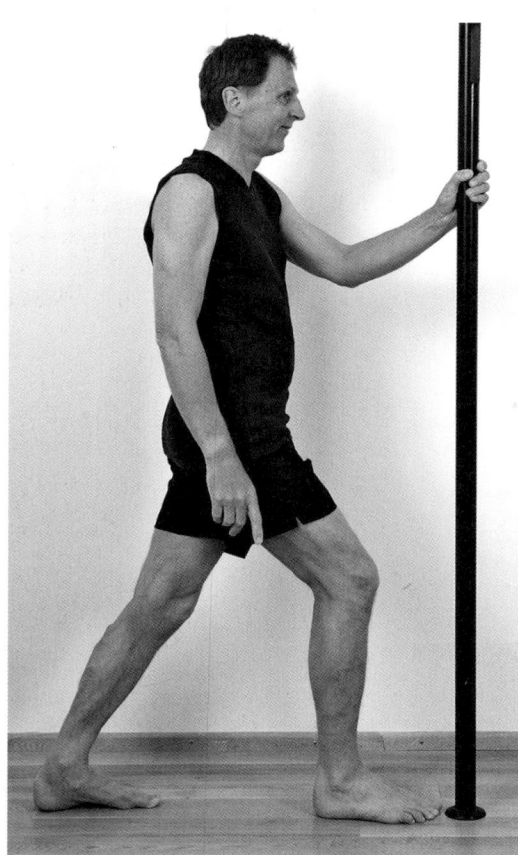

Abb. 6.186

3. Halten Sie den Oberkörper aufrecht, während Sie langsam beide Knie beugen. Die linke Ferse hebt sich dabei vom Boden, das rechte Knie bleibt genau in einer Linie mit dem rechten Fuß. Kniescheibe und Zehen des rechten Beins weisen exakt nach vorne. Das linke Knie nähert sich dem rechten Innenknöchel. Die Wand hilft dabei, den Winkel des rechten Knies zu kontrollieren (➤ Abb. 6.187).
4. Bleiben Sie präzise ausgerichtet, während Sie beide Knie strecken.
5. Üben Sie die Punkte 3 und 4 insgesamt 5- bis 10-mal. Jede Bewegung dauert einen Atemzug.
6. Führen Sie die Punkte 2–5 mit dem linken Bein vorne aus.
7. Bleiben Sie abschließend einige Atemzüge lang mit parallel ausgerichteten Füßen und gestreckten Knien stehen.

Übung 9.8: Stabilität im gebeugten Knie

Ziele: *Stabilisierung und präzise Ausrichtung der gebeugten Kniegelenke*
1. Stellen Sie die Füße parallel und hüftbreit auseinander.
2. Nehmen Sie die Füße etwa eine Beinlänge auseinander. Wählen Sie einen Abstand, in dem Sie sich stabil und gut gedehnt fühlen.
3. Legen Sie die Hände an die Hüften.
4. Halten Sie den Oberkörper aufrecht und verdrehen Sie ihn nicht, während Sie den linken Fuß auf der Ferse um 15° eindrehen. Das rechte Bein drehen Sie folgendermaßen um 90° aus: Heben Sie den Fuß vorne an, drehen Sie ihn auf der Ferse um 45°, setzen Sie ihn ab und heben Sie nun die Ferse an, um

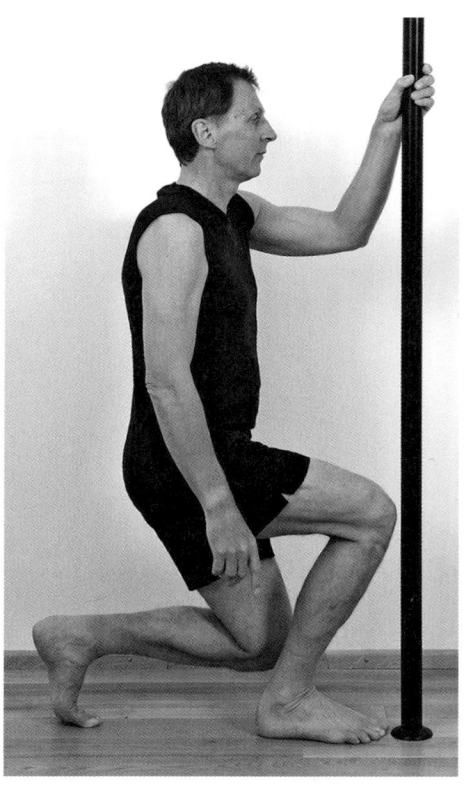

Abb. 6.187

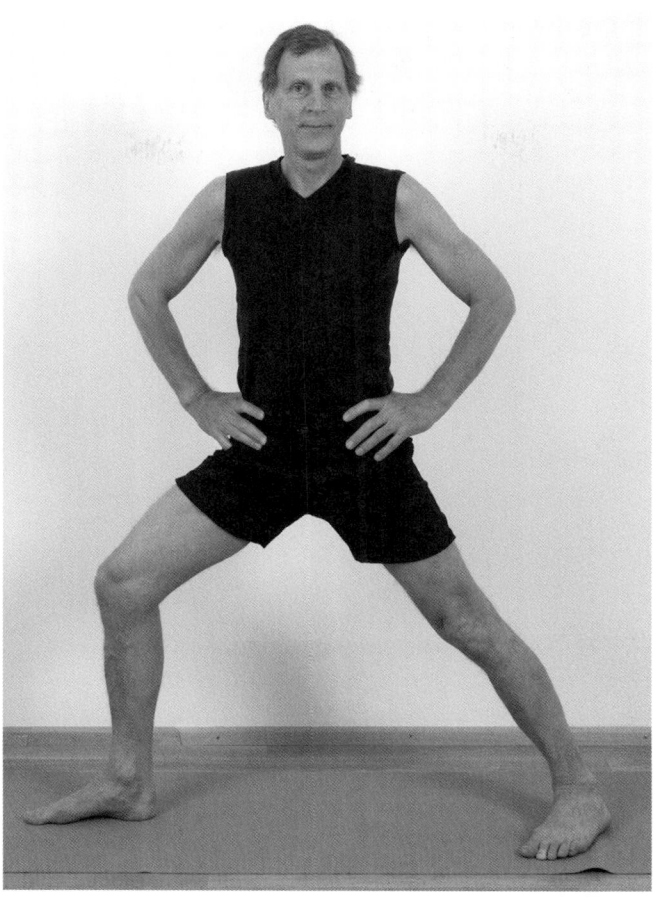

Abb. 6.188

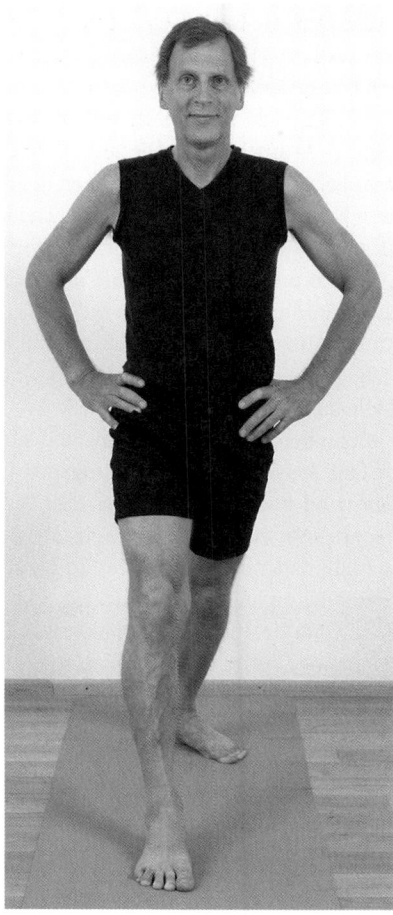

Abb. 6.189

den Fuß auf dem Ballen um weitere 45° zu drehen. Dadurch befindet sich die Mitte des linken Fußgewölbes genau in Verlängerung des rechten Fußes.

5. Lassen Sie das linke Bein gestreckt und drücken Sie die linke Fußaußenkante an den Boden, während Sie ausatmend das rechte Knie beugen, bis das rechte Schienbein senkrecht zum Boden ist. Das Knie bleibt in einer Linie mit der Ferse.
6. Halten Sie den Oberkörper aufrecht.
7. Drücken Sie die rechte große Zehe fest an den Boden, während Sie die Innenseite des rechten Oberschenkels behutsam zum Knie hin verlängern (➤ Abb. 6.188).
8. Lassen Sie die rechte Ferse fest am Boden, lassen Sie das rechte Knie genau darüber und das Schienbein senkrecht, während Sie die rechte Gesäßhälfte ein kleines Stück vorwärts bewegen.
9. Bleiben Sie 3–5 Atemzüge lang in der Haltung.
10. Strecken Sie das rechte Knie und stellen Sie die Füße parallel.
11. Führen Sie die Punkte 4–10 mit dem gebeugten linken Bein aus.
12. Nehmen Sie die Füße zusammen und bleiben Sie einige Atemzüge lang ruhig stehen.

Übung 9.9: Dreieck

Ziele: *Stabilität und korrekte Ausrichtung der gestreckten Knie*
1. Stellen Sie die Füße parallel hüftbreit und auseinander.
2. Nehmen Sie die Füße etwa eine Beinlänge auseinander.

3. Legen Sie die Hände an die Hüften.
4. Drehen Sie den rechten Fuß und das Bein um 90° auswärts, den linken Fuß und das Bein um 45–60° einwärts sowie Becken und Oberkörper um 90° nach rechts. Die linke Ferse befindet sich nun in Verlängerung des rechten Fußes; bei beiden Beinen weisen Oberschenkelvorderseite, Kniescheiben und Zehen jeweils in dieselbe Richtung (➤ Abb. 6.189).
5. Lassen Sie das linke Bein gestreckt, während Sie die Fußaußenkante an den Boden drücken.
6. Der rechte Fuß ist zentriert, die große Zehe liegt fest auf dem Boden.
7. Setzen Sie die Oberschenkelmuskulatur ein, um die rechte Kniescheibe so zu korrigieren, dass diese genau in dieselbe Richtung weist wie die Zehen.
8. Heben Sie leicht im rechten Außenknöchel an, während Sie den rechten Oberschenkel noch etwas weiter auswärts drehen.
9. Nehmen Sie die volle Streckung des rechten Knies minimal zurück und arbeiten Sie 3–5 Atemzüge lang daran, die Ausrichtung der Kniescheibe zu verfeinern.
10. Drehen Sie sich wieder zur Mitte und stellen Sie die Füße parallel zueinander.
11. Führen Sie die Punkte 4–10 nach links gedreht aus.
12. Nehmen Sie die Füße zusammen und bleiben Sie einige Atemzüge lang ruhig stehen.

6

10. Übungen für die Füße

Die Füße tragen das gesamte Körpergewicht und sind kontinuierlich damit beschäftigt, sich an unterschiedliche Richtungen und Bodenbeschaffenheiten anzupassen. Die 26 Knochen im Fuß – mit zahlreichen Gelenkebenen in unterschiedlichen Richtungen – sind bestens für diese Herausforderungen geeignet. Die Füße sind das Fundament für viele andere Bereiche, zum Beispiel für Knöchel, Knie, Hüften, Becken und Wirbelsäule. Sie unterstützen die Mechanik der Wirbelsäule. Die propriozeptiven Signale, die sie an die Wirbelsäulenmuskulatur senden, dienen dazu, den Körper aufgerichtet zu halten. Daher ist es ratsam, bei jedem neuromuskuloskeletalen Problem auch an die Füße zu denken.

Bei vielen Menschen sind die Fußgewölbe abgeflacht und schwach; auch die Muskeln zur Kräftigung der Gewölbe sind schwach. Zudem sind viele Menschen sich der Bedeutung ihrer Füße nicht besonders bewusst. Ein wichtiger Ausgangspunkt für Fußübungen besteht daher darin, eine bessere Wahrnehmung für die Füße und deren Bewegungen zu entwickeln. Die am häufigsten auftretende Deformität im Fuß ist der Hallux valgus, der oft mit einer Schiefstellung des Fußes, einem abgeflachten Längsgewölbe und einer schwachen Muskulatur zwischen den Mittelfußknochen einhergeht. Falls er nicht bereits weit fortgeschritten ist, kann die Entwicklung verbessert oder zumindest aufgehalten werden, indem man die hypotonen Muskeln kräftigt und die Haltung korrigiert. In vielen Fällen sind orthopädische Einlagen empfehlenswert. Wenn man sie verwendet, sollten die Veränderungen unter fachkundiger Beratung ganz allmählich und in kleinen Schritten vorgenommen werden. Bei allen Stehübungen sollte man barfuß sein.

Übung 10.1: Die Füße wahrnehmen

Ziel: *die Wahrnehmung für die Füße entwickeln*
1. Setzen Sie sich auf den Boden oder auf einen Stuhl.
2. Betasten und spüren Sie die verschiedenen Teile der Füße mit den Händen.
3. Stellen Sie die Füße auf den Boden und nehmen Sie den Bodenkontakt wahr.

Übung 10.2: Den Fuß schütteln

Ziele: *Mobilisierung und Entspannung des gesamten Fußes*
1. Setzen Sie sich auf den Boden oder einen Stuhl und lehnen Sie sich, falls nötig, an.
2. Bleiben Sie aufrecht sitzen und lassen Sie die Schultern entspannt, während Sie mit beiden Händen den rechten Unterschenkel knapp oberhalb des Knöchels fassen (➤ Abb. 6.190).
3. Schütteln Sie 3–5 Atemzüge lang rhythmisch den Fuß.
4. Legen Sie das rechte Bein ab und bleiben Sie 1–2 Atemzüge lang in der Ausgangsposition sitzen.
5. Spüren Sie den Unterschied zwischen den beiden Füßen. Sie können dazu auch aufstehen.
6. Führen Sie die Punkte 2–4 mit dem linken Fuß aus.

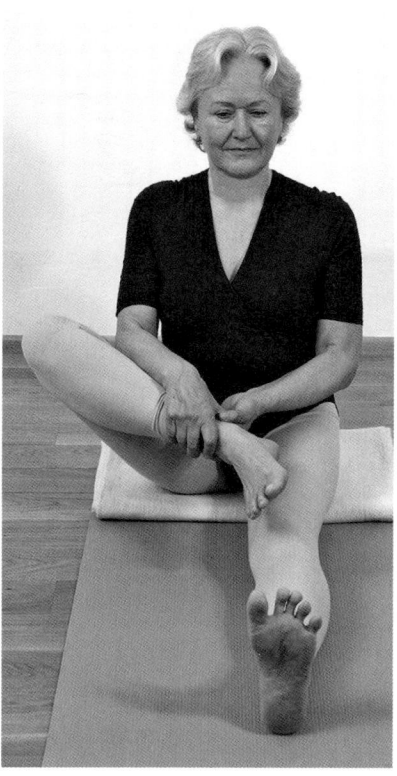

Abb. 6.190

7. Je nach dem Ergebnis wollen Sie die Punkte 2–6 vielleicht noch 1- bis 2-mal wiederholen und dabei das Tempo und die Weite der Bewegung variieren.
8. Stellen Sie sich abschließend einige Atemzüge lang hin, um den Kontakt der Füße zum Boden und die Aufwärtsbewegung der Fußgewölbe zu spüren.

Übung 10.3: Aktive Fußbewegungen ohne Gewichtsbelastung

Ziele: *Begreifen der aktiven Bewegungen von Füßen und Zehen, Koordination*
Nehmen Sie eine angenehme Sitzhaltung ein, in der Sie die Füße bewegen können.

Machen Sie jede der folgenden Bewegungen 10-mal, etwa eine Bewegung pro Atemzug oder etwas schneller.
1. Beugen und strecken Sie die Zehen. Tun Sie das einige Male abwechselnd links und rechts und dann einige Male mit beiden Füßen gleichzeitig (➤ Abb. 6.191).
2. Bewegen Sie die gestreckten Zehen in Richtung der Fußsohle und dann in Richtung des Fußrückens. Wiederholen Sie das einige Male abwechselnd links und rechts und dann einige Male gleichzeitig mit beiden Füßen (➤ Abb. 6.192).
3. Bewegen Sie die gestreckten Zehen rhythmisch gegenläufig wie eine Welle, die von der großen zur kleinen Zehe verläuft (➤ Abb. 6.193).
4. Bewegen Sie den ganzen Fuß:
   a. in Plantarextension (Wegstrecken) und in Dorsalflexion (Anziehen). Wiederholen Sie das einige Male abwechselnd

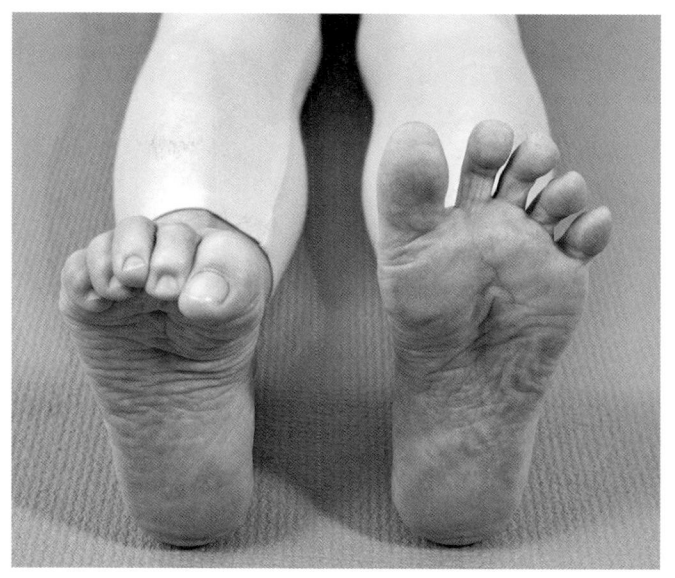

Abb. 6.191

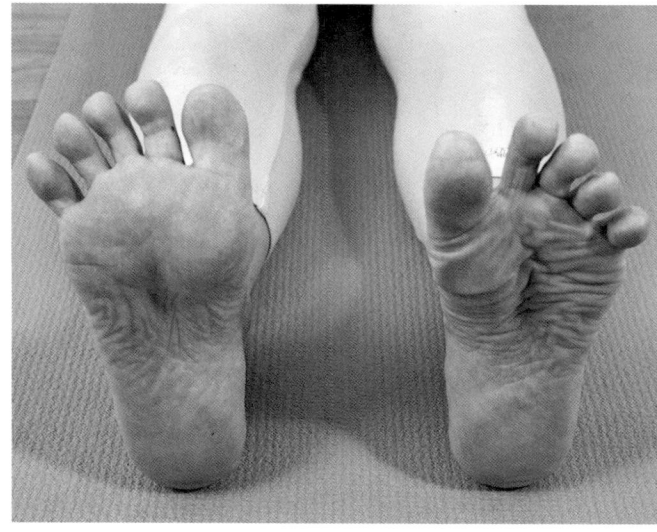

Abb. 6.192

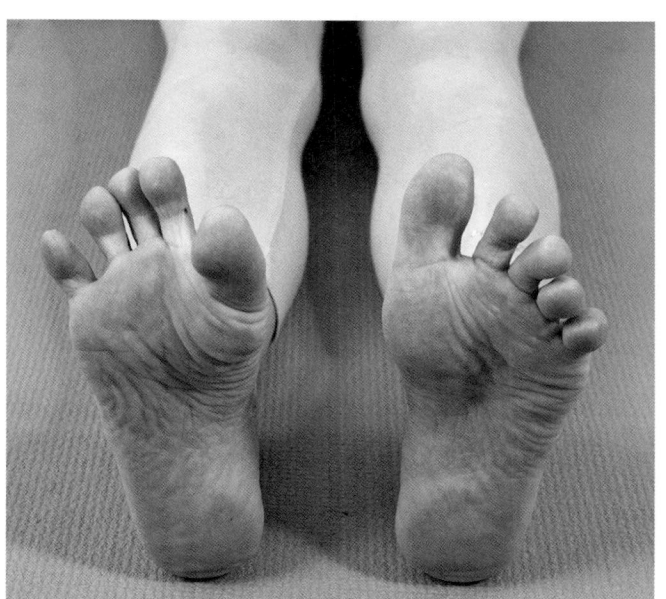

Abb. 6.193

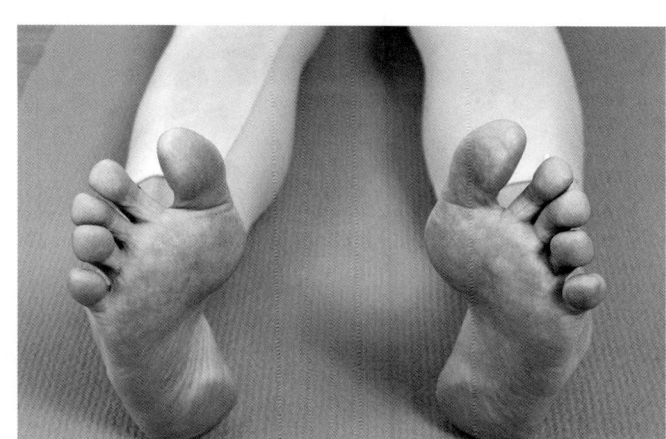

Abb. 6.194

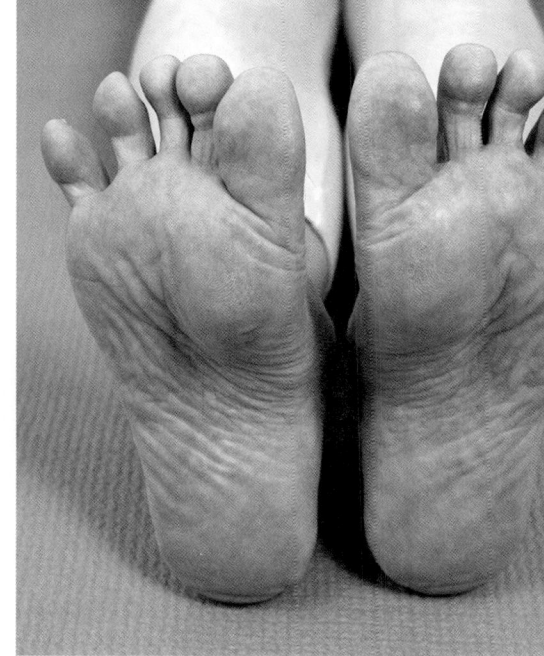

Abb. 6.195

Abb. 6.196

6

links und rechts und dann einige Male gleichzeitig mit beiden Füßen (➤ Abb. 6.194).

   b. in Inversion (➤ Abb. 6.195) und Eversion (➤ Abb. 6.196).

   c. in Zirkumduktion (kreisförmig) sowohl im als auch gegen den Uhrzeigersinn.

Übung 10.4: Die Fußgewölbe

Ziel: *verbesserte Wahrnehmung der Fußgewölbe*

1. Setzen Sie sich so auf den Boden oder auf einen Stuhl, dass die Fußsohlen auf dem Boden stehen.
2. Beugen Sie sich vor, um die Füße mit den Händen berühren zu können.
3. Drücken Sie sämtliche Zehen auf den Boden, um das vordere Quergewölbe zu heben, und spüren Sie dieses Heben mit den Fingern auf dem Fußrücken. Halten Sie den Druck etwa einen Atemzug aufrecht, bevor Sie ihn lösen. Wiederholen Sie dies bis zu 10-mal (➤ Abb. 6.197).
4. Drücken Sie die großen Zehen auf den Boden, um die Innengewölbe zu heben, und spüren Sie diese mit den Fingern. Halten Sie den Druck etwa einen Atemzug aufrecht (➤ Abb. 6.198).
5. Drücken Sie die kleinen Zehen auf den Boden, um die Außengewölbe zu heben und spüren Sie diese mit den Fingern. Halten Sie den Druck etwa einen Atemzug aufrecht. (➤ Abb. 6.199).
6. Üben Sie die Punkte 4 und 5 abwechselnd bis zu 10-mal und spüren Sie dabei den ganzen Fuß unter den Händen.
7. Kombinieren Sie alle genannten Bewegungen und spüren Sie dabei den ganzen Fuß unter den Händen.

Hinweis

Bei dieser Abfolge ist es besonders wichtig, die Knöchel stabil zu lassen, damit die Bewegungen die Fußgewölbe erreichen.

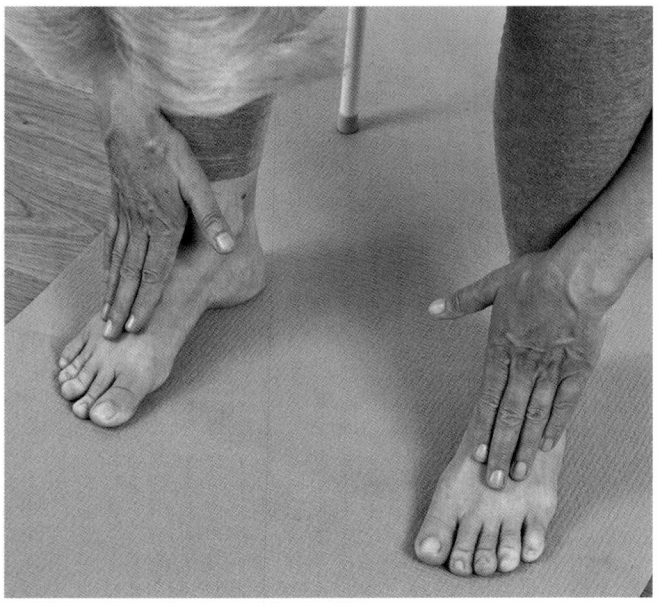

Abb. 6.197

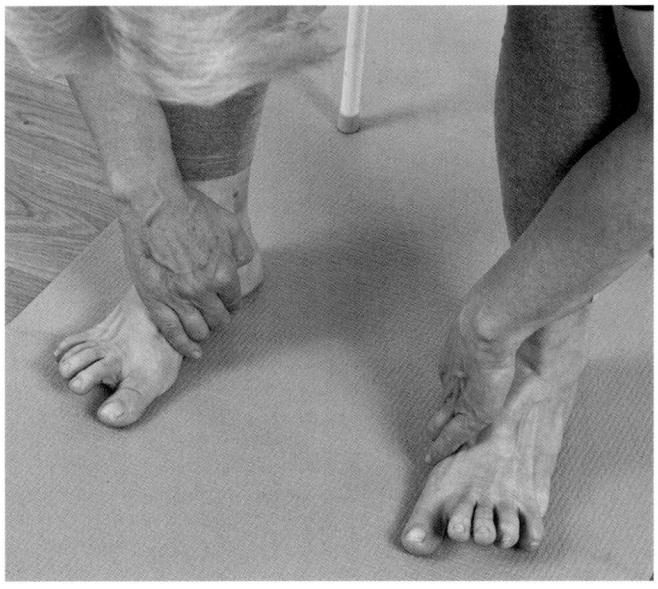

Abb. 6.198

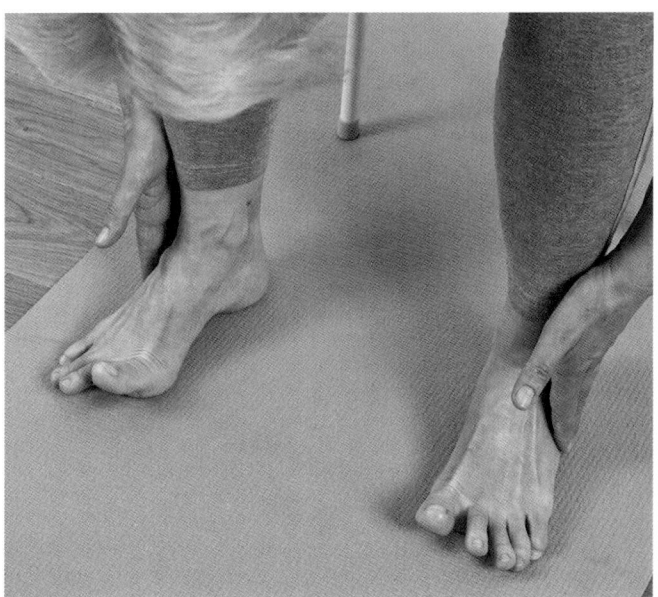

Abb. 6.199

Übung 10.5: Die Zehen spreizen

Ziele: *Spreizen der Zehen in Verlängerung der Mittelfußknochen, Mobilisierung der Gelenke zwischen den Zehen und Mittelfußknochen*

1. Setzen Sie sich mit gestreckten Beinen auf den Boden oder setzen Sie sich auf einen Stuhl. Lehnen Sie sich, falls nötig, an.
2. Beugen Sie das rechte Bein und legen Sie den Unterschenkel so auf dem linken Oberschenkel ab, dass der Knöchel nicht aufliegt.
3. Schieben Sie den linken kleinen Finger zwischen die vierte und fünfte Zehe, den Ringfinger zwischen die dritte und vierte Zehe, den Mittelfinger zwischen die zweite und dritte Zehe und den Zeigefinger zwischen die große und die zweite Zehe. Der Daumen legt sich um die große Zehe (➤ Abb. 6.200).

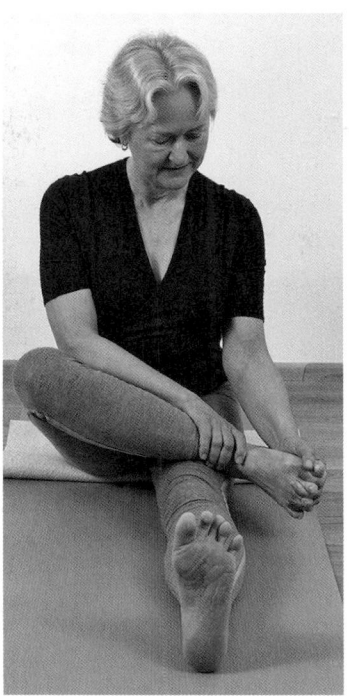

Abb. 6.200

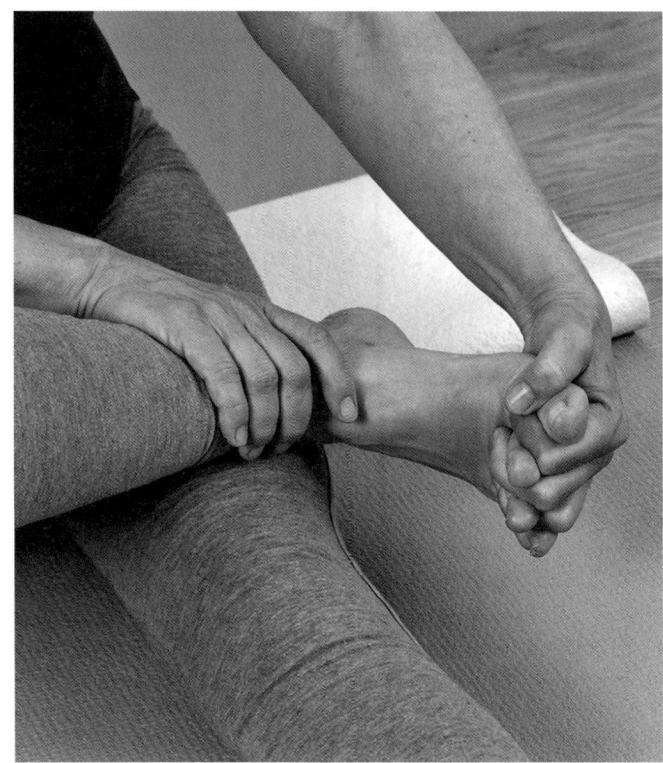

Abb. 6.202

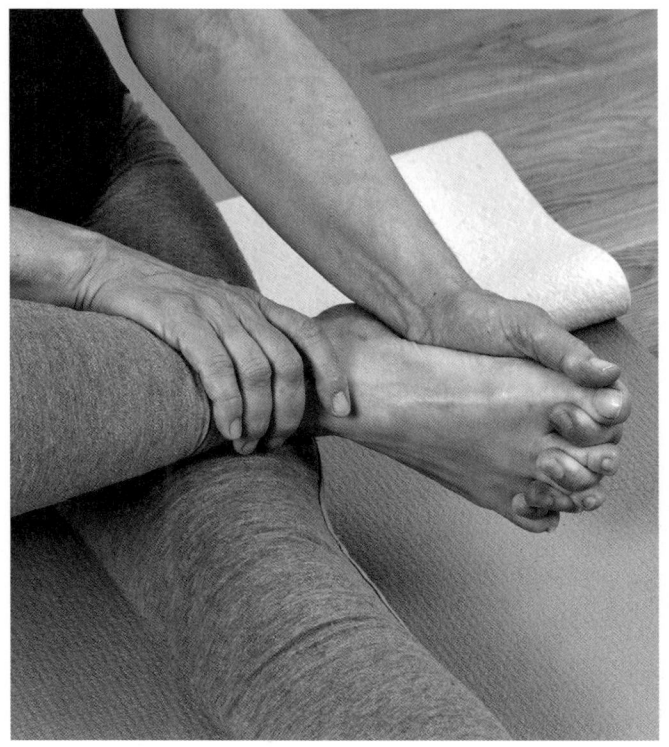

Abb. 6.201

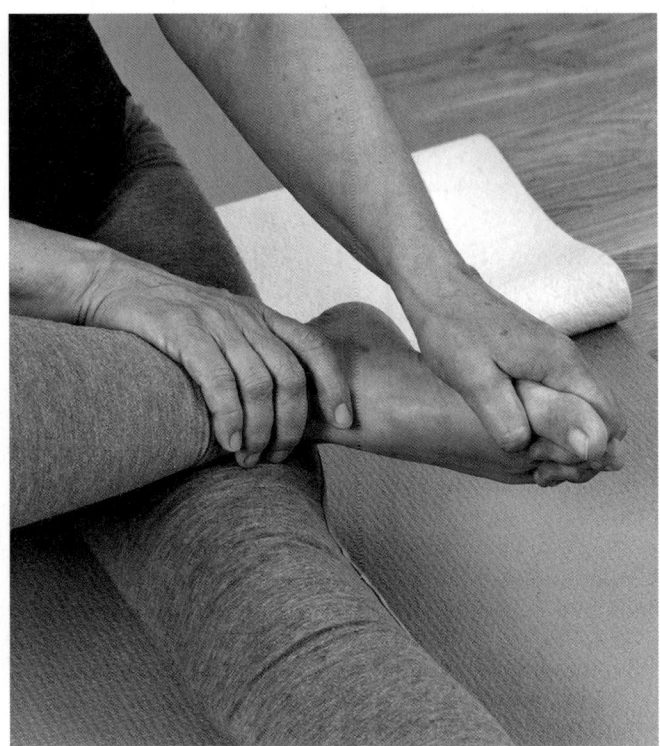

Abb. 6.203

4. Bringen Sie die Zehen mit der Hand 5- bis 10-mal behutsam in Plantarflexion (➤ Abb. 6.201) und Dorsalflexion (➤ Abb. 6.202).
5. Bringen Sie Zehen und Mittelfuß 5- bis 10-mal behutsam in Supination (➤ Abb. 6.203) und Pronation (➤ Abb. 6.204).

6. Lösen Sie die Hand vom Fuß und bringen Sie diesen 1–2 Atemzüge lang in die Ausgangsposition (Punkt 1) zurück. Spüren Sie den Unterschied zwischen den beiden Füßen.
7. Üben Sie die Punkte 2–5 mit dem linken Fuß.
8. Lösen Sie die Hand vom Fuß und bringen Sie ihn 1–2 Atemzüge lang in die Ausgangsposition (Punkt 1) zurück.

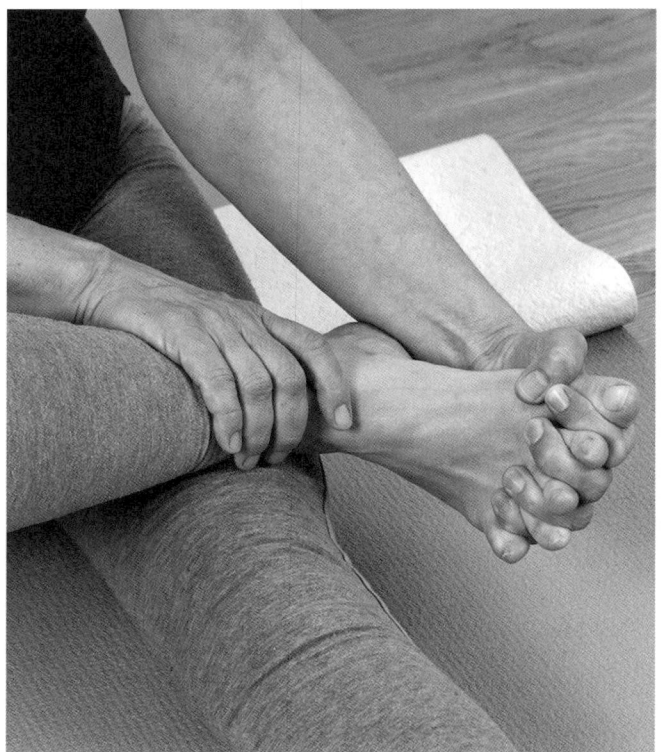

Abb. 6.204

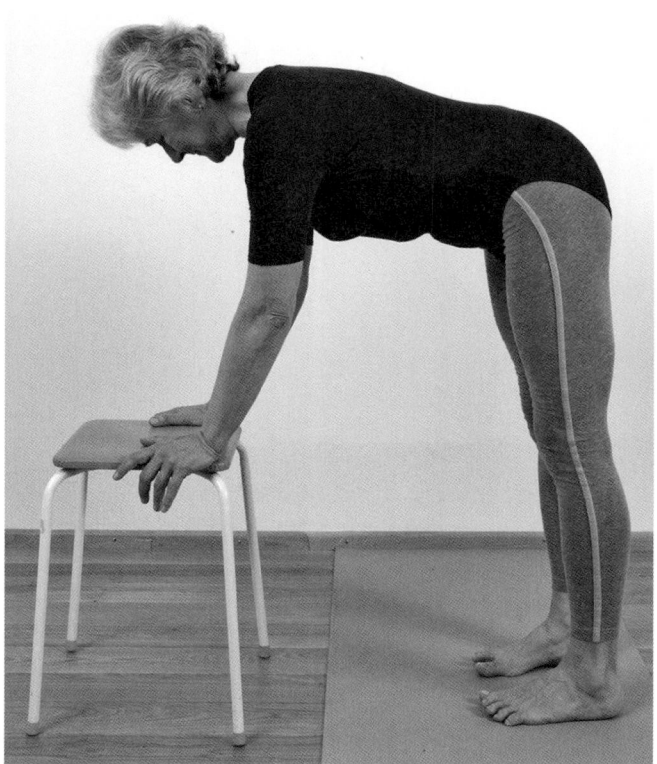

Abb. 6.205

9. Stellen Sie sich abschließend hin und spüren Sie den Kontakt der Füße mit dem Boden.

Übung 10.6: Fußübungen mit Gewichtsbelastung

Ziele: *Kräftigung der Fußgewölbe, Stabilisierung der Knöchel*

1. Stehen Sie nach vorne gebeugt, damit Sie die Füße sehen können, und stützen Sie sich mit den Händen auf einem Stuhl oder Tisch ab (➤ Abb. 6.205). Machen Sie jede der folgenden Bewegungen bis zu 10-mal. Nehmen Sie sich für jede Bewegung einen Atemzug oder auch weniger Zeit.
2. Strecken Sie die Zehen und legen Sie sie auf dem Boden ab. Ziehen Sie die gestreckten Zehen nun etwa 1 cm in Richtung der Fersen, sodass die Füße eine Brücke bilden (➤ Abb. 6.206).
3. Drücken Sie die großen Zehen auf den Boden. Heben Sie die Innengewölbe und die Innenknöchel (➤ Abb. 6.207).
4. Drücken Sie die kleinen Zehen auf den Boden. Heben Sie die Außengewölbe und die Außenknöchel (➤ Abb. 6.208).
5. Drücken Sie alle Zehen auf den Boden, um das vordere Quergewölbe zu heben.
6. Stellen Sie sich vor, dass die Füße wie eine Saugglocke die Matte vom Boden heben.

Feinarbeit

Stehen Sie aufrecht mit etwas Abstand zwischen den Füßen, die Sie nun nicht sehen können.

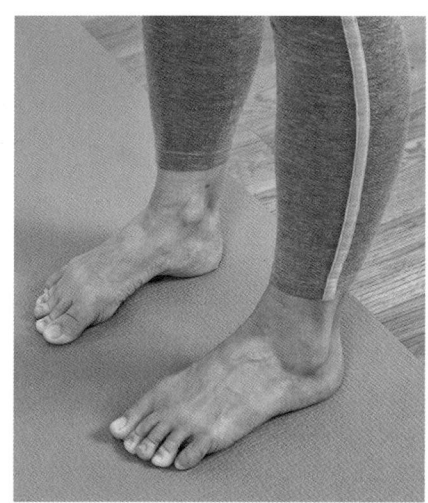

Abb. 6.206

Führen Sie die Bewegungen der Punkte 2–6 aus, ohne die Füße zu betrachten. Nehmen Sie dabei wahr, was in den Füßen geschieht und welche Wirkung jede Bewegung auf die gesamte Körperhaltung hat.

Übung 10.7: Über die Zehen rollen

Ziele: *Mobilisierung der Sprunggelenke und der Zehengrundgelenke*

1. Stehen Sie auf beiden Füßen, die parallel sind und eine Fußbreite Abstand haben.

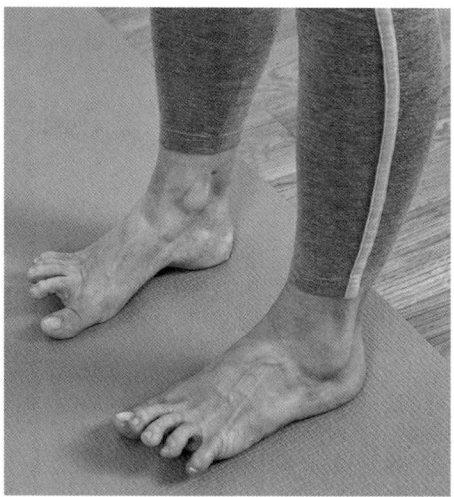

Abb. 6.207

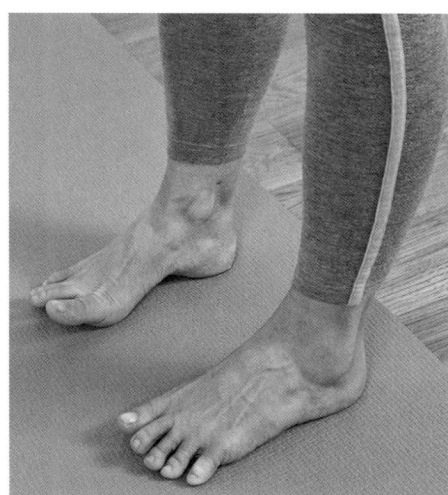

Abb. 6.208

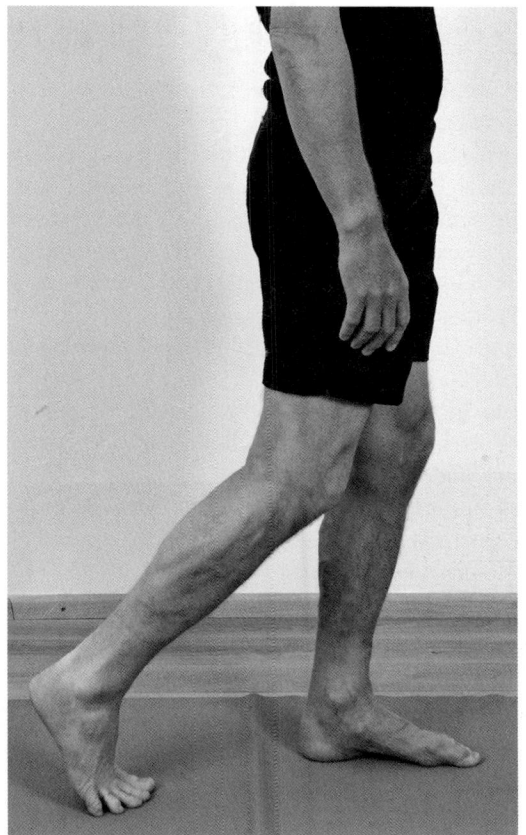

Abb. 6.209

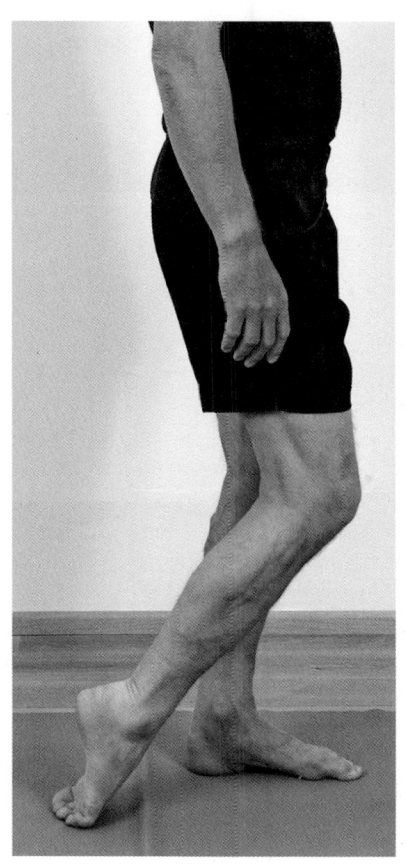

Abb. 6.210

2. Stellen Sie den rechten Fuß zwei Fußlängen nach hinten. Die Ferse kommt wieder auf den Boden.

3. Heben Sie langsam die rechte Ferse ab. Lassen Sie die Zehen dabei gestreckt auf dem Boden (➤ Abb. 6.209).

4. Heben Sie die Ferse noch weiter und lassen Sie den Fuß über die Zehenspitzen rollen, bis die Zehennägel auf dem Boden liegen (➤ Abb. 6.210).

5. Dehnen Sie den Fußrücken.

6. Machen Sie die Bewegung in der umgekehrten Richtung, bis die Fußsohle wieder auf dem Boden steht.

7. Üben Sie die Punkte 3–6 insgesamt 2- bis 3-mal und nehmen Sie sich dabei für eine Bewegung 1–2 Atemzüge Zeit.

8. Führen Sie die Bewegungen 3- bis 5-mal in schnellerem Tempo aus.

9. Üben Sie die Punkte 2–8 mit dem linken Fuß.

10. Bleiben Sie abschließend einige Atemzüge lang ruhig stehen.

Übung 10.8: Ausrichtung der Achillessehnen

Ziele: Ausrichtung der Achillessehnen, Korrektur der unteren Sprunggelenke, Gleichgewicht

1. Setzen Sie sich auf einen Stuhl und stellen Sie die Füße parallel zueinander und mit einer Fußlänge Abstand auf.
2. Stabilisieren Sie die Position der Knie mit den Händen oder halten Sie einen Klotz zwischen den Knien, während Sie beide Fersen in Inversion (➤ Abb. 6.211) und Eversion (➤ Abb. 6.212) bringen.
3. Beginnen Sie 5- bis 10-mal mit langsamen Bewegungen, die jeweils einen Atemzug dauern.
4. Steigern Sie allmählich die Geschwindigkeit. Machen Sie die Bewegungen immer kleiner, bis die Fersen in der neutralen Haltung sind.
5. Heben Sie die Fersen leicht vom Boden ab und lassen Sie sie in einer senkrechten Linie langsam zum Boden zurück sinken. Wiederholen Sie dies 5- bis 10-mal.
6. Stehen Sie auf und spüren Sie einige Atemzüge lang den Kontakt der Fersen mit dem Boden.

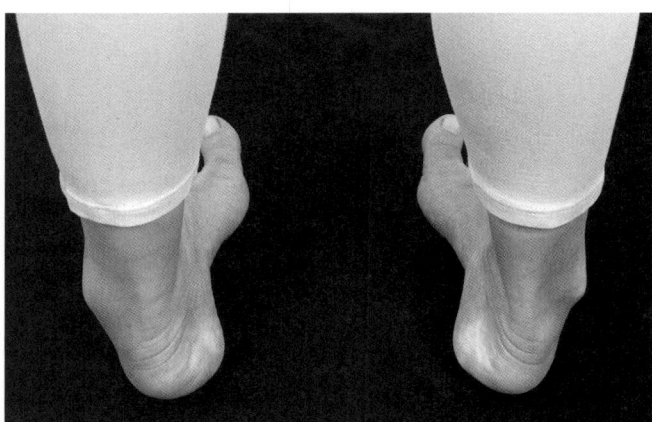

Abb. 6.211

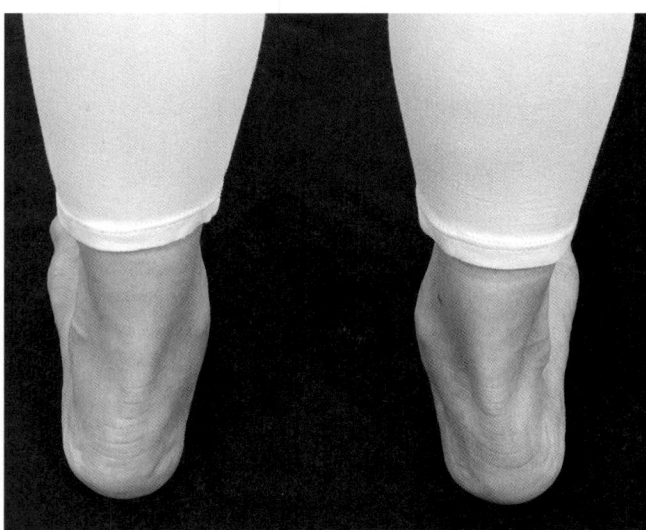

Abb. 6.212

Variante

Üben Sie die Punkte 1–5 im Stehen.

Feinarbeit

Statt die Fersen zu kippen und anzuheben, kann man mit einer feinen Gewichtsverlagerung arbeiten.

1. Setzen Sie sich auf einen Stuhl oder stehen Sie aufrecht.
2. Lassen Sie die Knie stabil und die großen Zehen fest auf dem Boden, während Sie das Gewicht auf die Außenseite der Fersen verlagern.
3. Spüren Sie die Veränderung in den Quer- und Längsgewölben.
4. Lassen Sie die Knie stabil und die kleinen Zehen fest auf dem Boden, während Sie das Gewicht auf die Innenseite der Fersen verlagern.
5. Spüren Sie die Veränderung in den Quer- und Außengewölben.
6. Führen Sie die Punkte 2–5 insgesamt 5- bis 10-mal aus. Eine Bewegung dauert etwa einen Atemzug.
7. Lassen Sie die Knie stabil und die großen Zehen fest auf dem Boden, während Sie das Gewicht auf die Außenseite der Fersen verlagern.
8. Spüren Sie die Wirkung auf die Innenknöchel sowie die feine Aufwärtsbewegung durch die Innenseite der Beine hindurch.
9. Bleiben Sie 3–5 Atemzüge lang in der Haltung.
10. Lassen Sie die Knie stabil und die kleinen Zehen fest auf dem Boden, während Sie das Gewicht auf die Innenseite der Fersen verlagern.
11. Spüren Sie die Wirkung auf die Außenknöchel sowie die feine Aufwärtsbewegung durch die Außenseite der Beine hindurch.
12. Bleiben Sie 3–5 Atemzüge lang in der Haltung.
13. Bleiben Sie abschließend einige Atemzüge lang aufrecht stehen. Spüren Sie, wie die Zehen und die Mitte der Fersen auf dem Boden liegen und wie sich die Fußgewölbe und die Knöchel heben.

Übung 10.9: Fußwippe

Ziele: Kräftigung von Füßen und Knöcheln, Gleichgewicht

1. Stellen Sie sich vor eine Wand, ein Regal oder etwas Ähnliches. Die Füße stehen parallel zueinander mit einer Fußbreite Abstand. Stabilisieren Sie Ihre Haltung, indem Sie sich ein- oder beidhändig abstützen oder festhalten. Heben Sie den linken Fuß vom Boden ab.
2. Heben Sie die rechte Ferse ab, bis Sie auf dem Ballen stehen. Das Knie ist leicht gebeugt (➤ Abb. 6.213).
3. Senken Sie die Ferse wieder ab und heben Sie stattdessen den vorderen Teil des Fußes, sodass Sie auf der Ferse stehen (➤ Abb. 6.214).
4. Üben Sie die Punkte 2 und 3 insgesamt 5- bis 10-mal. Eine Bewegung dauert eine Atemzug oder kürzer.
5. Wiederholen Sie die Punkte 1–4 mit dem linken Fuß.
6. Bleiben Sie abschließend einige Atemzüge lang aufrecht stehen.

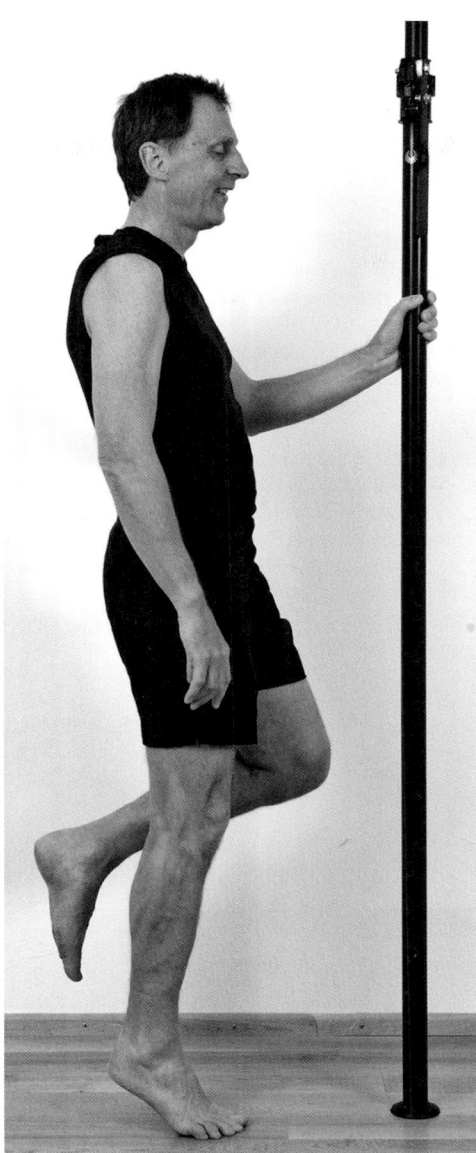

Abb. 6.213

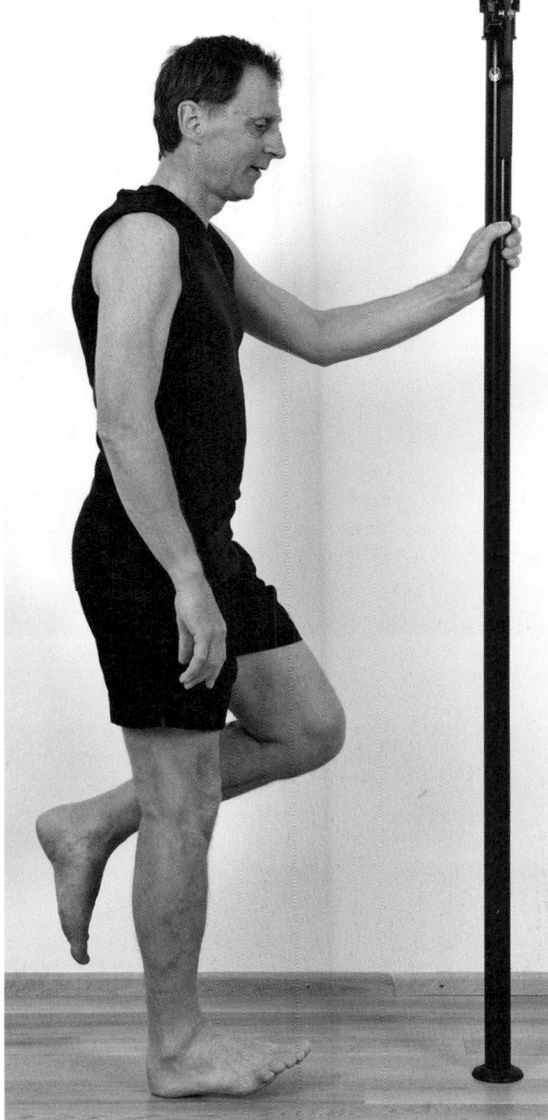

Abb. 6.214

Variante

Stehen Sie bei der Übung frei auf einem oder beiden Beinen, ohne sich dabei abzustützen.

Übung 10.10: Fußraupe

Ziel: *Kräftigung der Längsgewölbe*

1. Stehen Sie auf beiden Füßen. Diese sind parallel zueinander und haben eine Fußbreite Abstand.
2. Verlagern Sie etwa zwei Drittel Ihres Gewichts auf den linken Fuß.
3. Spreizen und heben Sie die Zehen des rechten Fußes (➤ Abb. 6.215).
4. Greifen Sie mit den Zehen in den Boden, sodass der rechte Fuß vorwärts gezogen wird (➤ Abb. 6.216).

5. Wiederholen Sie die Punkte 3 und 4 noch 2- bis 4-mal und bringen Sie die Füße dann in die Ausgangsposition zurück.
6. Verlagern Sie etwa zwei Drittel Ihres Gewichts auf den rechten Fuß.
7. Spreizen und heben Sie die Zehen des linken Fußes.
8. Greifen Sie mit den Zehen in den Boden, sodass der linke Fuß nach vorn gezogen wird.
9. Wiederholen Sie die Punkte 7 und 8 noch 2- bis 4-mal und bringen Sie die Füße dann in die Ausgangsposition zurück.
10. Stehen Sie gleichmäßig auf beiden Füßen.
11. Spreizen und heben Sie alle Zehen. Greifen Sie dann mit den Zehen beider Füße gleichzeitig in den Boden, um den ganzen Körper vorwärts zu ziehen.
12. Üben Sie die Punkte 10 und 11 insgesamt 5- bis 10-mal.
13. Stehen Sie abschließend einige Atemzüge lang auf beiden Füßen und spüren Sie deren Kontakt mit dem Boden.

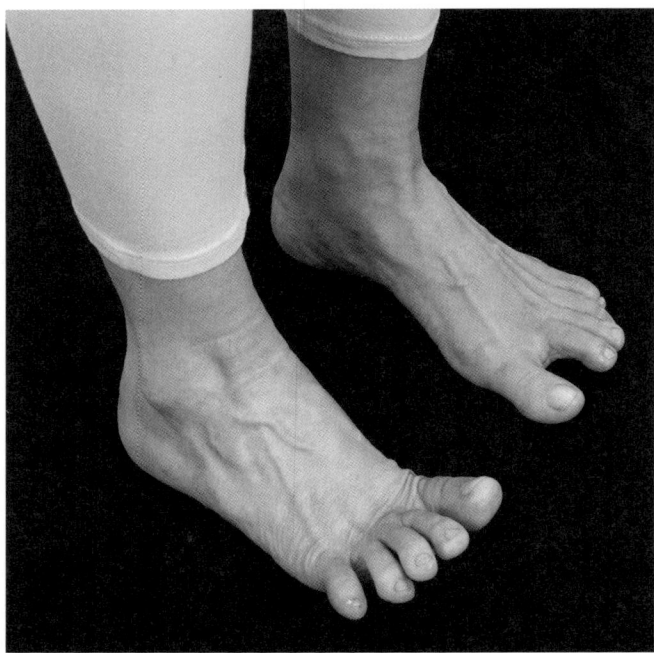

Abb. 6.215

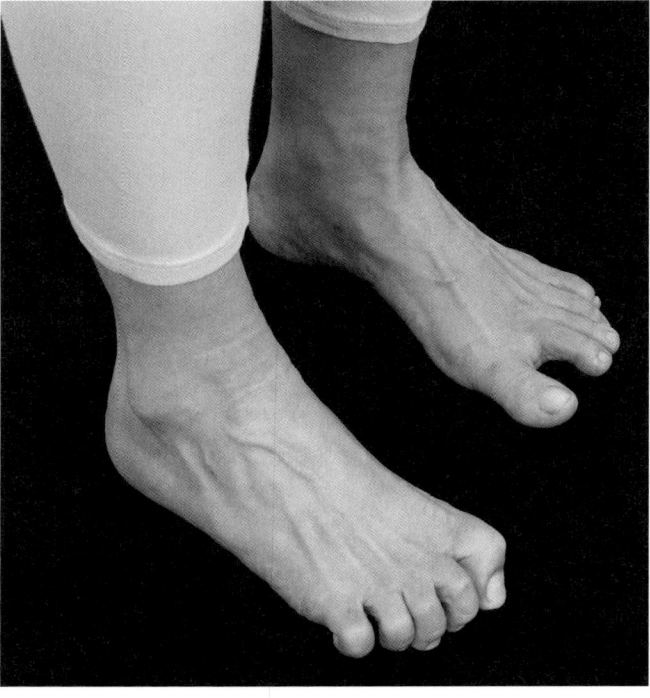

Abb. 6.216

LITERATUR

Calais-Germain, B., 2005. Anatomie der Bewegung: Technik und Funktion des Körpers. Marix: Wiesbaden

Feldenkrais, M., 2006. Die Feldenkraismethode in Aktion: Eine ganzheitliche Bewegungslehre. Junfermann: Paderborn

Hartman, L., 1998. Lehrbuch der Osteopathie. Pflaum: München

Kapandji, I. A., 2009. Funktionelle Anatomie der Gelenke. 5. Aufl. Thieme: Stuttgart

Kingston, B., 2001. Understanding joints. Nelson Thornes: Cheltenham

Lasater, J., 1995. Relax and renew. Rodmell Press: Berkeley, CA

Lederman, E., 2006. Harmonische Techniken. Urban & Fischer, Elsevier: München

Lederman, E., 2008. Die Praxis der manuellen Therapie: Physiologie, Neurologie und Psychologie. Urban & Fischer, Elsevier: München

Magee, D. J., 1997. Orthopaedic physical assessment. 3. Aufl. Saunders: Philadelphia

Norris, C., 2000. Back Stability. Human Kinetics: Champaign, IL

Pullig Schatz, M., 1994. Yoga für den Rücken. Stuttgart: Trias 1992

Raman, K., 2008. A matter of health: Integration of yoga und Western medicine for prevention and cure. 3. Aufl. EastWest: Madras

Roth, L., 2009. Anatomie: Lehrbrief I. Fernlehrgang Yoga-Lehrer/in SKA. Sebastian Kneipp Akademie: Bad Wörishofen

Stone, C., 1999. Science in the art of osteopathy. Stanley Thornes: Cheltenham

Tanzberger, R., A. Kuhn, G. Möbs, 2004. Der Beckenboden: Funktion, Anpassung und Therapie. Elsevier: München

Titze, M., C. T. Eschenröder, 2003. Therapeutischer Humor: Grundlagen und Anwendungen. 4. Aufl. Fischer: Frankfurt am Main

7 Ausgewählte Āsanas

Einleitung

Die Bausteinübungen vermitteln uns Achtsamkeit, Bewusstsein, präzise Bewegungen und bestimmte Haltungen für verschiedene Körperbereiche. Sie enthalten viele Details zur Entwicklung einer gesunden Körperhaltung und gesunder Bewegung. Jede Baustein-übung trägt dazu bei, eines oder mehrere dieser Ziele zu erreichen. Diese Herangehensweise ist auch für das Üben der Āsanas von entscheidender Bedeutung. Klassische Āsanas sind sehr gut geeignet, um die grundlegenden Details und Ziele in komplexere funktionelle Aufgaben zu integrieren. Dabei dringt man tiefer ins achtsame Üben und in alle Stufen des Yoga ein. Auch die anderen in ➤ Kap. 1 formulierten Prinzipien – Präzision, Feinabstimmung, ökonomisches Üben und eine ausreichende Bandbreite an Herangehensweisen – kommen zur Geltung. Zunächst erlernt man die äußeren, danach die inneren, bewussten Bewegungen, die mit zunehmender Praxis immer weiter verfeinert werden.

Wie in ➤ Kap. 1 erläutert, kann eine intensive Āsana-Praxis alle anderen Stufen des Yoga einschließen: Yama, Niyama, Prāṇāyāma, Pratyāhāra, Dhāraṇā, Dhyāna und Samādhi. Oberstes Ziel ist die Vereinigung des Menschen mit dem Göttlichen, die Einheit der individuellen und der universellen Seele. Die Gesundheit ist dabei eine bedeutsame Nebenwirkung der Praxis (Iyengar 2001). Ebenfalls in ➤ Kap. 1 wurde darauf hingewiesen, dass Pratyāhāra, die fünfte Stufe des achtfachen Yoga-Wegs, eine wesentliche Voraussetzung darstellt, um bei der Praxis von Āsanas eine größere Tiefe zu erreichen. Will man beim Üben zu inneren Bewegungen vordringen, dann muss die Ablenkung der Sinne – unsere Wahrnehmungsorgane – abnehmen und schließlich aufhören. Die dazu nötige Konzentration und Ruhe können beispielsweise durch die Übung „Atmen und Lauschen" (➤ Kap. 2) oder durch die Erfahrung eines feinen Atmens (➤ Kap. 5) erlernt werden. B. K. S. Iyengar empfiehlt ein kognitives Handeln (Iyengar 2001). Gemeint ist damit, dass die Organe der Wahrnehmung – Augen, Ohren, Nase, Zunge und Haut – beim Üben eines Āsanas spüren, was im Körper geschieht. Diese verfeinerte Wahrnehmung muss mit Willenskraft, mit einer mentalen Anstrengung, verbunden werden, um in die Āsanas hineinzugehen und die Anweisungen zu befolgen. Wenn Handeln und Wahrnehmung zusammenfließen, kann die Präzision beim Üben weiter verfeinert werden. Dann werden alle Schichten des Körpers durchdrungen und Körper, Geist und Seele werden eins. Die Āsanas zu erlernen, ist ein langer und manchmal schwieriger Prozess. In ihnen drückt sich ein Gleichgewicht zwischen Aktivität und Passivität, zwischen Kraft und Entspannung aus. Selbst bei vollkommener Körperspannung ist gleichzeitig Entspannung vorhanden.

Mit zunehmender Praxis verwandelt sich harte Arbeit in innere Stärke, inneres Leben und Sensibilität. Jede Zelle des Körpers ist dann wie ein Auge. Was anfangs mühsam war, wird mühelos (Iyengar 2010c).

Praktische Schritte zu Ruhe und Entspannung bestehen darin, während der Āsana-Übung die Kehle, die Zunge und den Hinterkopf weich werden zu lassen. Zudem kann zwischen oberer und unterer Zahnreihe ein minimaler Abstand geschaffen werden. Das Entspannen der Augen kann auch mit geöffneten Augen geübt werden, indem man diese in Richtung Hinterkopf sinken lässt. Das beruhigt den Geist, was wiederum die Lernfähigkeit verbessert. Dies alles kann auch in Alltagssituationen geübt werden.

Zur Demonstration dessen, was man durch Praxis erreichen kann, wird in diesem Kapitel immer auch die Endhaltung der Āsanas abgebildet. Nicht alle können diese Endhaltung erreichen, aber wir können dennoch alle die Essenz eines jeden Āsanas und die damit verbundene Feinabstimmung des Körpers erfassen, sodass wir wissen, wie wir die Haltung adäquat modifizieren können.

Die Essenz eines Āsanas besteht aus mehreren Faktoren – aus einem Rahmen und inneren Bewegungen, aus dem Erlernen, welche Teile stabil sind und welche sich bewegen, und aus dem Verständnis dafür, welche Haltungen und Bewegungen gesund sind. Im therapeutischen Kontext sind Varianten, in denen Hilfsmittel eingesetzt werden, von besonderer Bedeutung. Hilfsmittel helfen uns auch dabei, uns während der Anstrengung zu entspannen. Verwendet werden einfache Gegenstände, zum Beispiel Möbelstücke, die man zu Hause vorfindet. Außerdem wird empfohlen, sich zum Üben eine rutschfeste Matte, einen Gurt und einen Schaumstoff- oder Korkklotz zu besorgen. Die abgebildeten Hilfsmittel können in vielen anderen Āsanas auf vielfältige Weise eingesetzt werden. Wenn wir uns genau beobachten, unsere Wahrnehmung verfeinern, achtsam sind und den Wunsch verspüren, zu experimentieren und uns weiterzuentwickeln, hilft uns das dabei, die richtigen Entscheidungen zu treffen, wie wir Hilfsmittel verwenden und die Āsanas modifizieren können. Das kann auf unterschiedlichste Art und Weise geschehen. Zum Beispiel kann eine Unterlage kürzer und länger, härter und weicher gemacht oder unter andere Körperbereiche gelegt werden, bis sie sich richtig anfühlt. Es ist wichtig, dabei präzise vorzugehen. Unterlagen müssen korrekt platziert werden, Decken muss man sorgfältig zusammenlegen, damit keine störenden Falten entstehen. Der Boden sollte nicht zu hart und zu kalt sein.

Die Beschreibung der einzelnen Āsanas besteht aus folgenden Abschnitten:
- Bedeutung des Āsana und seines Namens.
- In die Haltung kommen.
- In der Haltung: Dieser Abschnitt ist unterteilt in „Basisarbeit" und „Feinarbeit". Bei der Basisarbeit geht es um den Rahmen und die korrekte Ausrichtung des Āsanas, eine physiologische Haltung und die dazugehörige Bewegung. Bei der Feinarbeit stehen die innere Arbeit und die Wahrnehmung im Mittelpunkt. Die unterschiedlichen Hinweise sollen nicht alle auf einmal befolgt werden. Wählen Sie einen Schwerpunkt aus, an dem Sie arbeiten wollen, und beziehen Sie dann die erlernten Schritte allmählich ein. Auch wenn die Yogahaltungen von außen statisch aussehen mögen, enthalten sie doch viel innere Bewegung und Leben.
- Die Haltung beenden: Aus einer Haltung herauszukommen ist genauso wichtig, wie in die Haltung zu kommen und in ihr zu arbeiten. Eine gute Ausrichtung und präzise Bewegungen in dieser Phase tragen zur Qualität der Übung bei.
- Vorschläge für Modifikationen und die Verwendung von Hilfsmitteln: Mit diesen kann man arbeiten, wenn man das Āsana nicht ausführen kann oder darin instabil ist. Hilfsmittel ermöglichen eine Vielzahl von Modifikationen. Auch wenn keine Einschränkungen bestehen, lässt die Verwendung von Hilfsmitteln sowohl die Basis- als auch die Feinarbeit präziser werden und hilft dem Übenden, die Essenz des Āsanas zu erfassen. Wird beispielsweise die Hand in den Dreieckshaltungen – wie Utthita

Trikoṇāsana und Parivṛtta Trikoṇāsana – auf den Boden gesetzt, so entsteht dadurch in vielen Fällen eine falsche Ausrichtung, in der keine Feinkorrekturen mehr möglich sind. Wird die untere Hand ausreichend unterstützt, zum Beispiel durch einen Klotz, dann kann die Ausrichtung exakt korrigiert werden.

- Bei manchen Āsanas finden sich Varianten, entweder als Alternative oder als Hilfe, um tiefer in die Haltung eindringen zu können.

Die asymmetrischen Āsanas sind für die Bewegung nach rechts beschrieben; für Bewegungen nach links tauschen Sie einfach „rechts" gegen „links" und umgekehrt. Bei der individuellen Praxis ist es allerdings hilfreich, nicht grundsätzlich mit der rechten, sondern mit der Lieblingsseite zu beginnen. Wie die Anweisungen in der Praxis ausgeführt werden, ist individuell unterschiedlich und hängt von Erfahrung und Wahrnehmung ab. Vergleichbar ist das mit einem geschliffenen Kristall. Dreht man ihn in der Sonne, so leuchtet er je nach Einfallswinkel des Lichts unterschiedlich, obwohl es sich um ein und denselben Kristall handelt. Eine Anweisung ist also kein Dogma. Die Empfehlungen, wie lange ein Āsana gehalten werden soll, beruhen auf Durchschnittswerten, aber auch hier kann die Zeitspanne den individuellen Erfordernissen angepasst werden. Vor allem für Anfänger ist es hilfreich, kürzer in der Haltung zu bleiben und das Āsana dafür zweimal auszuführen, um das eigene Verständnis zu verbessern.

Bei der Arbeit in der Haltung muss eine grundlegende Stabilität beibehalten werden, was der oben erwähnten Ruhe entspricht. In Yoga-Sūtra II, 46 wird das so ausgedrückt: „Sthira-sukham-āsanam. Ein Āsana sollte stabil und angenehm sein. Āsana ist die vollkommene Festigkeit des Körpers, Stetigkeit der Intelligenz und Güte des Geistes" (Iyengar 2010d, S. 194). Ein Beispiel für diese grundlegende Stabilität ist die neutrale Beckenposition, auf die in ➤ Kap. 6 häufig hingewiesen wurde. Diese Position ist unter anderem so wichtig, weil sie dazu beiträgt, die Wirbelsäule zu schützen, wenn man sich beim Üben aufrichtet, beugt und dreht. Je nach individueller Körperbeschaffenheit muss sie unterschiedlich angepasst werden. Besteht eine starke Lordose im Bereich der Lendenwirbelsäule, so ist es wichtig, das Becken zurückzukippen und die Rückseite länger werden zu lassen. Ist der untere Rücken hingegen flacher, kann es unter Umständen notwendig sein, das Becken nach vorne zu kippen. In beiden Fällen sind zudem Gegenbewegungen erforderlich, um eine optimale Ausgewogenheit herzustellen. In verschiedenen Āsanas sind unterschiedliche Bereiche für die grundlegende Stabilität relevant, zum Beispiel die Füße, die Hüften, die Schulterblätter und die Halswirbelsäule. Es gibt keine Āsanas, in denen isoliert an einem bestimmten Bereich – wie etwa dem Beckenboden – gearbeitet wird. Allerdings wird der Beckenboden beim korrekten Üben jedes Āsanas gekräftigt. Da es so viele Āsanas und Varianten gibt, wird der Beckenboden dabei auf vielfältige Weise einbezogen.

Für die Yoga-Praxis im therapeutischen Kontext sind daher die folgenden Punkte wesentlich:

- Das Übungsprogramm wird entsprechend den Aspekten ausgewählt, an denen gearbeitet werden soll. Mögliche Ziele sind eine Verbesserung von Beweglichkeit, Kraft, Ausdauer, Entspannung, Gleichgewicht, Koordination, Synchronisation und Atmung.

- Die Qualität der Praxis kann verbessert werden, indem man die in ➤ Kap. 1 erläuterten Prinzipien anwendet: Achtsamkeit, Präzision, Feinabstimmung, ökonomisches Üben und eine ausreichende Bandbreite an Herangehensweisen.

- Insbesondere Achtsamkeit fördert die therapeutische Wirkung, da sie jeden Einzelnen dazu bringt, auf eine für ihn angemessene Weise zu üben.

- Bei diesem Ansatz geht es nicht darum, für bestimmte Erkrankungen oder pathologische Veränderungen spezifische Übungen zu empfehlen.

- Ein Übungsprogramm wird ausgewählt, um bestimmte Ziele zu erreichen, wobei die Diagnose und gegebenenfalls entsprechende Kontraindikationen berücksichtigt werden.

- Das ausgewählte Programm soll nicht nur den konkreten Zustand verbessern, sondern dem Patienten auch ein Verständnis dafür vermitteln, weshalb seine gesundheitlichen Probleme aufgetreten sind, damit er lernen kann, die Ursachen zukünftig zu vermeiden. Zum Beispiel können Schmerzen im unteren Rücken durch Übungen gelindert werden, bei denen dieser Bereich entspannt und eine ausgewogene Aktivität der Rumpfmuskulatur aufgebaut wird. Eine achtsame Praxis, bei der die Wahrnehmung verbessert wird, erzeugt Verständnis dafür, wie die Ursachen der Rückenschmerzen vermieden werden können.

Aus der großen Vielfalt von Āsanas wurden Grundhaltungen oder deren einfachste Version ausgewählt. Beim Üben von Āsanas werden die in den Bausteinübungen erworbenen Fähigkeiten in komplexere Aufgaben integriert. Ein weiteres Auswahlkriterium war die Vielfalt, da wir folgende Aspekte berücksichtigen wollten:

- sämtliche Arten von Āsanas: Haltungen im Stehen, im Sitzen und im Liegen sowie Umkehr- und Gleichgewichtshaltungen,
- Aktivität und Entspannung,
- Festigkeit in einer zentrierten Haltung sowie die verschiedenen Bewegungsformen: Vorbeuge, Rückbeuge, Seitbeuge und Drehung.

Am Ende dieses Kapitel folgen nach den Beschreibungen aller Āsanas Hinweise darauf, wie Bausteinübungen mit Āsanas kombiniert werden können und wie man aus Āsanas sinnvolle Übungsfolgen zusammenstellt. Die Bausteinübungen ➤ Übung 1.4, ➤ Übung 1.11, ➤ Übung 1.13, ➤ Übung 1.15, ➤ Übung 3.2, ➤ Übung 3.3, ➤ Übung 3.4, ➤ Übung 4.6, ➤ Übung 4.11 und ➤ Übung 8.5 (➤ Kap. 6) sind vorbereitende Übungen auf Āsanas oder leichtere Versionen klassischer Āsanas, die in diesem Buch nicht vorgestellt werden. Die vollständigen Āsanas finden Sie bei Iyengar (2010b) and Mehta et al. (2009).

Wer Āsanas erlernen will, sollte dies unter Anleitung eines qualifizierten Yoga-Lehrers oder einer Yoga-Lehrerin tun. Das ist auch die traditionelle Herangehensweise. So wurden die ältesten Yoga-Schriften, die Upaniṣaden, persönlich weitergegeben und auswendig gelernt (➤ Kap. 1). Ergänzend zum Unterricht kann dieses Buch in der Praxis zu Hause eingesetzt werden. Regelmäßiges Üben ist unerlässlich, um Fortschritte zu erzielen. Vorliegendes Buch eignet sich auch zum Einsatz für die Arbeit zu zweit oder in Kleingruppen. Dabei liest eine Person die Anweisungen vor, während die anderen üben. Besteht die Gruppe aus mindestens drei Personen, so kann eine zudem die Rolle des Beobachters übernehmen. Ein regelmäßiger Rollenwechsel ist ebenfalls ein guter Lernprozess.

7

Ausgewählte Āsanas

1. Tāḍāsana (➤ Abb. 7.1 und ➤ Abb. 7.2)

Bedeutung des Āsanas und seines Namens

Tāḍāsana ist die Berghaltung. Das bedeutet, darin fest wie ein Berg zu sein, aufrecht zu stehen, konzentriert und ruhig. Da man fest geerdet ist, wird man größer. Tāḍāsana ist eines der einfachsten und zugleich komplexesten Āsanas. Es fördert das gewohnheitsmäßig gute Stehen; Aktivität und Ruhe vereinen sich.

In die Haltung kommen

Stehen Sie aufrecht. Die Füße stehen so dicht wie möglich nebeneinander, die Arme hängen seitlich nach unten, die Handflächen sind zur Außenseite der Oberschenkel gewandt.

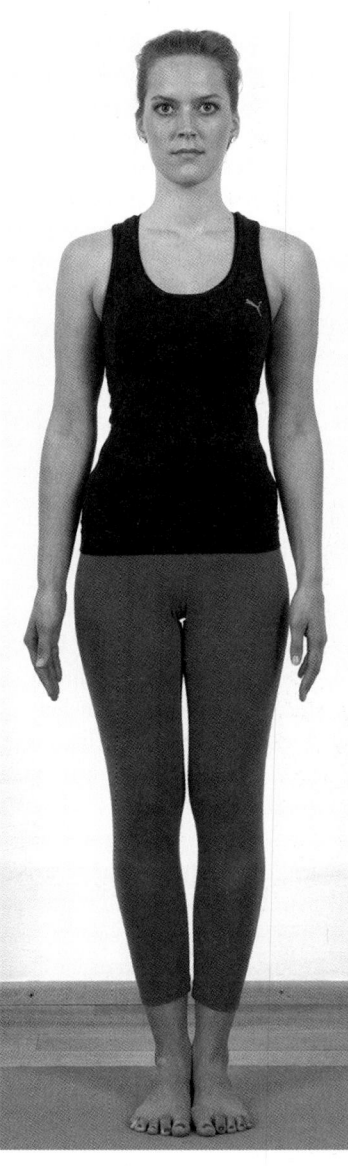

Abb. 7.1

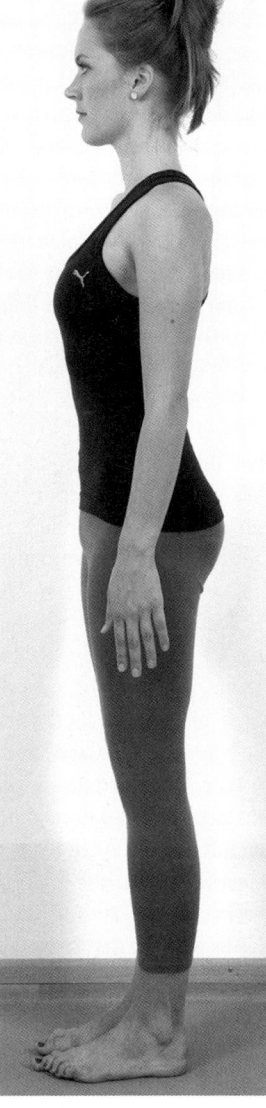

Abb. 7.2

In der Haltung: Basisarbeit

1. Strecken Sie die Zehen und legen Sie sie gestreckt auf dem Boden ab.
2. Finden Sie ein Gleichgewicht zwischen der Aufwärtsbewegung von Innen- und Außenknöchel. Lassen Sie die Ballen der großen und kleinen Zehen dabei auf dem Boden.
3. Strecken Sie die Knie und geben Sie dann minimal nach; spannen Sie die Oberschenkelmuskeln an und ziehen Sie die Kniescheiben hoch.
4. Bewegen Sie die Vorderseite der Oberschenkel und Leisten ein wenig nach hinten; verlagern Sie das Gewicht etwas mehr auf die Fersen.
5. Bringen Sie das Becken in die neutrale Position und richten Sie sich vom Unterbauch her auf.
6. Behalten Sie die neutrale Beckenposition bei, während Sie den Brustkorb heben.
7. Entspannen Sie die Schultern.
8. Lassen Sie die Arme locker hängen.
9. Das Kinn ist parallel zum Boden. Lassen Sie es unverändert, wenn Sie den Hinterkopf ebenfalls parallel zum Boden leicht rückwärts und vom Nacken weg bewegen.
10. Das Gesicht ist entspannt.
11. Atmen Sie ruhig ein und aus.

In der Haltung: Feinarbeit

1. Verteilen Sie das Gewicht gleichmäßig auf beide Füße, jedoch etwas stärker auf die Fersen.
2. Heben Sie gleichzeitig die inneren und äußeren Fußgewölbe an und spüren Sie, wie das die Aufrichtung durch die Unterschenkel hindurch beeinflusst.
3. Lassen Sie die Fußgewölbe gleichmäßig angehoben, während Sie von den Fußsohlen durch die Zehen und Fersen hindurch dehnen.
4. Lassen Sie die Knie gestreckt, während Sie die Kniekehlen minimal nach vorn bewegen und gleichzeitig die Kniescheiben nach oben ziehen.
5. Ziehen Sie die Oberschenkelmuskeln aufwärts.
6. Bewegen Sie die Leisten minimal rückwärts, während Sie Steißbein und Kreuzbein nach innen und oben bewegen. Spüren Sie, wie sich das auf die Beckenhaltung und die Aufrichtung von Wirbelsäule und Brustkorb auswirkt.
7. Ziehen Sie die Haut des Unterbauchs behutsam in Richtung des Zwerchfells und der oberen Lendenwirbelsäule.
8. Behalten Sie die neutrale Beckenposition bei und lassen Sie den Bauch entspannt, während Sie die Mitte des Zwerchfells nach oben ziehen.
9. Heben Sie das untere Brustbein an, während Sie das obere Brustbein aufwärts und ein wenig vorwärts bewegen.
10. Drehen Sie die Arme behutsam einwärts und spüren Sie den dadurch entstehenden Raum zwischen den Schulterblättern.
11. Drehen Sie die Arme auswärts und spüren Sie den dadurch entstehenden Raum in der Brust sowie die feine Dehnung der Haut über den oberen Rippen und Schlüsselbeinen.

12. Lassen Sie die Arme senkrecht, während Sie die Oberarme von den Achselhöhlen weg bewegen, um auch in diesem Bereich Raum zu schaffen.
13. Halten Sie ein Gleichgewicht der in den Punkten 8–11 aufgebauten Empfindungen aufrecht, während Sie Arme und Hände entspannen.
14. Bewegen Sie die oberen Brustwirbel nach innen. Dadurch entsteht in diesem Bereich eine leichte Rückbeuge, die das Anheben und die Vorwärtsbewegung von oberem Brustbein und oberen Rippen unterstützt.
15. Balancieren Sie den Kopf aus. Lassen Sie das Kinn parallel zum Boden und den Hals weich, während Sie den Hinterkopf behutsam vom Nacken weg bewegen. Spüren Sie, welche Wirkung das auf das Anheben von oberen Rippen und Brustbein hat.
16. Halten Sie beide Ohren auf derselben Höhe.
17. Lassen Sie den Mund geschlossen, während Sie die obere Zahnreihe und den Gaumen leicht vom Unterkiefer weg bewegen.
18. Blicken Sie geradeaus und lassen Sie die Augen ruhig werden.
19. Entspannen Sie das Gesicht, so als würde sich darauf ein leichtes Lächeln ausbreiten.

Die Haltung beenden

Beobachten und spüren Sie nach Abschluss der Feinkorrekturen, wie Sie stehen.

Vorschläge für Modifikationen und Hilfsmittel

- Lehnen Sie sich mit der Beckenrückseite und den Schulterblättern an eine Wand.
- Stellen Sie die Fersen auf einen Klotz oder eine zusammengerollten Matte.
- Stellen Sie die Fußballen auf einen Klotz oder eine zusammengerollte Matte.
- Beobachten Sie sich im Spiegel.
- Stellen Sie sich zwischen zwei Stühle, auf deren Sitzfläche Sie in ausreichender Höhe Klötze oder Bücher aufgebaut haben. Die Unterlagen sollen so hoch sein, dass Sie die Handflächen links und rechts auflegen und sich damit abdrücken können. Alternativ können Sie sich auch mit den Fingerspitzen abdrücken. Üben Sie dieses Hochdrücken dann auch ohne Stühle, so als würden Sie die Luft nach unten drücken.

Varianten

- Stellen Sie die Füße leicht auseinander.
- Heben Sie die Fersen an, sodass Sie nur noch auf den Fußballen stehen, und heben Sie dann die Arme nach vorne und oben.
- Heben Sie die Füße vorne an und stehen Sie nur auf den Fersen.
- Stehen Sie mit den Füßen hüftbreit auseinander. Lassen Sie Oberkörper und Kopf aufrecht und die Fersen auf dem Boden, während Sie die Knie in Richtung der Zehen beugen. Behalten Sie ein Gleichgewicht zwischen den großen und den kleinen

Zehen sowie zwischen den Innen- und Außengewölben bei, während Sie die Kniescheiben genau mittig zwischen Groß- und Kleinzehen ausrichten. Lassen Sie die Füße fest auf dem Boden, das Becken neutral sowie Oberkörper und Kopf aufrecht, wenn Sie die Knie schließlich wieder strecken.

In Tāḍāsana können wir viele der Ziele und Prinzipien lernen, die auch für alle anderen Āsanas gelten.

2. Vṛkṣāsana (➤ Abb. 7.3)

Bedeutung des Āsanas und seines Namens

Vṛkṣa kommt aus dem indischen Sanskrit und bedeutet „Baum". In vielen Kulturen und Religionen, in Sagen und Märchen ist der Baum ein Symbol für das Leben selbst. Vṛkṣāsana lehrt uns insbesondere, unser Gleichgewicht zu finden und auch dann konzentriert zu bleiben, wenn wir in Bewegung sind. Indem wir feste Wurzeln schlagen, vereinen sich in uns Stabilität und Beweglichkeit.

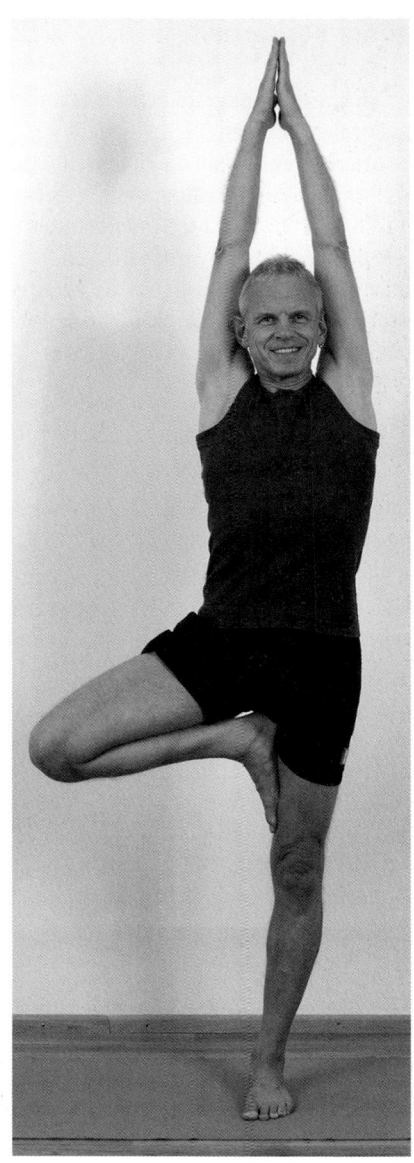

Abb. 7.3

In die Haltung kommen

1. Stehen Sie in Tāḍāsana.
2. Richten Sie das Becken von den Beinen her auf.
3. Verlagern Sie mehr Gewicht auf den linken Fuß und strecken Sie das linke Bein.
4. Behalten Sie die Aufrichtung des Beckens bei, während Sie das rechte Knie beugen, die Zehenspitzen auf den Boden stellen und das Bein so weit wie möglich ausdrehen. Das linke Bein und das Becken bleiben dabei unverändert.
5. Ziehen Sie den rechten Fuß so hoch wie möglich an der Innenseite des linken Oberschenkels entlang und fassen Sie ihn mit der rechten Hand am Knöchel, um ihn noch etwas höher zu bringen.
6. Ziehen Sie den unteren Bauch nach innen und oben, während Sie den Brustkorb anheben und die Arme so über den Kopf heben, dass die Handflächen einander berühren und die Ellbogen gestreckt sind.

In der Haltung: Basisarbeit

1. Richten Sie sich von den Fußgewölben des Standbeins aus auf.
2. Lassen Sie das linke Knie fest.
3. Drücken Sie den rechten Fuß an die Innenseite des linken Oberschenkels und leisten Sie mit diesem Widerstand.
4. Lassen Sie das Becken aufgerichtet und neutral, während Sie das rechte Sitzbein leicht nach vorne bewegen.
5. Lassen Sie den Brustkorb gehoben und die Arme gestreckt.
6. Balancieren Sie den Kopf zwischen Kinn und Hinterkopf aus.
7. Atmen Sie ruhig ein und aus.

In der Haltung: Feinarbeit

1. Halten Sie mit der rechten Großzehe und den Fußballen Kontakt zum linken Oberschenkel, während Sie die Außenkante des rechten Fußes fester an den Oberschenkel drücken.
2. Die Innenseite des rechten Oberschenkels bewegt sich leicht von der Leiste weg.
3. Bewegen Sie die Außenseite des oberen rechten Oberschenkels aufs rechte Hüftgelenk zu.
4. Lassen Sie die Hüften unverändert, während Sie den Unterbauch leicht nach innen und oben bewegen. Spüren Sie, welche Wirkung das auf die Aufrichtung der Wirbelsäule hat.
5. Heben Sie die seitlichen Rippen.
6. Saugen Sie die Schulterblätter an die Rippen und spüren Sie, wie das dazu beiträgt, die vorderen oberen Rippen zu heben.
7. Bewegen Sie die oberen Brustwirbel nach innen und spüren Sie, wie sich das mit dem Heben des oberen Brustbeins verbindet.
8. Bringen Sie die Arme ein wenig weiter nach hinten.
9. Drehen Sie die Oberarme leicht auswärts, um mehr Freiheit für den Nacken zu schaffen, ohne jedoch die Arme absinken zu lassen.

10. Das Gesicht ist entspannt.
11. Atmen Sie ruhig ein und aus.

Die Haltung beenden

Bleiben Sie 5–10 Atemzüge in der Haltung und lösen Sie sie dann mit einer der folgenden beiden Methoden auf:
1. Führen Sie den rechten Fuß und die Arme ausatmend nach unten und kommen Sie in Tāḍāsana zurück.
2. Bringen Sie mit einer Ausatmung den rechten Fuß auf den Boden und legen Sie mit der nächsten die Handflächen vor dem Brustbein aneinander. Lassen Sie sie 2 Atemzüge dort, bevor Sie die Hände ausatmend voneinander lösen und sich in Tāḍāsana stellen.

Wiederholen Sie die Übung nun indem Sie auf dem rechten Bein stehen und das linke heben.

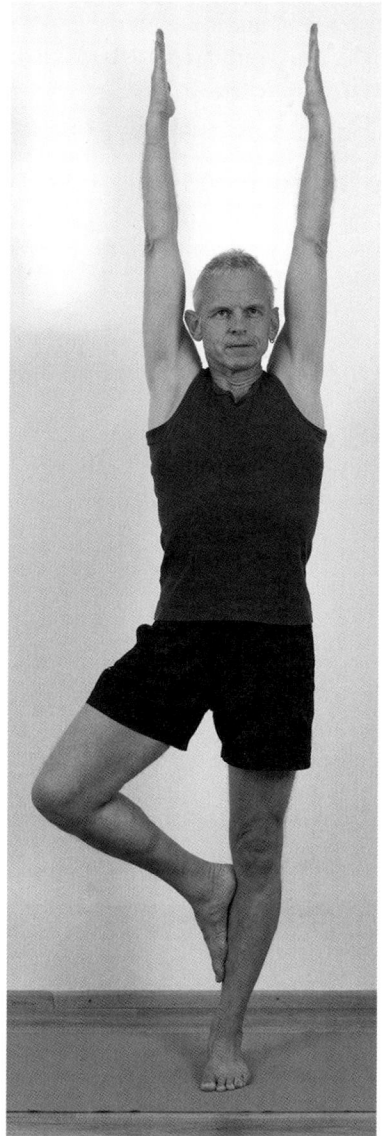

Abb. 7.4

Vorschläge für Modifikationen und Hilfsmittel

- Stellen Sie sich mit dem Rücken dicht an eine Wand und lehnen sich mit der Beckenrückseite an. Wenn die Arme gehoben sind, berühren auch die Daumen leicht die Wand.
- Üben Sie vor einem Spiegel, um Ihre Haltung zu überprüfen.

Varianten (➤ Abb. 7.4)

- Wenn das gebeugte Knie weniger beweglich ist oder wenn Sie das Gleichgewicht nicht halten können, lassen Sie die Zehen des angehobenen Fußes erst einmal am Boden und ziehen Sie den Fuß dann allmählich höher.
- Falls Sie die Ellbogen nicht strecken können, wenn die Handflächen über dem Kopf aneinander liegen, lassen Sie die Hände schulterbreit auseinander.

3. Utthita Trikonāsana (➤ Abb. 7.5)

Bedeutung des Āsanas und seines Namens

Utthita bedeutet intensiv gestreckt, Trikona ist das Dreieck. Die Zahl 3 und das Dreieck gehören zu den Grundformen der Natur.

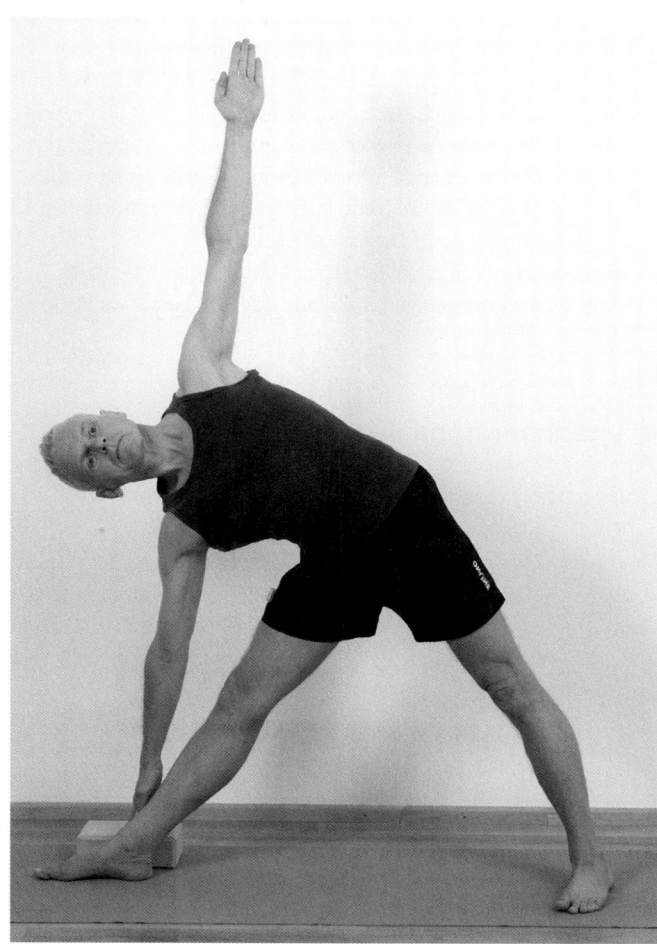

Abb. 7.5

Sie haben in vielen Kulturen und Religionen eine symbolische Bedeutung.

Utthita Trikonāsana vermittelt ein Bewusstsein für die Haltung im Raum und verfeinert zudem insbesondere die Präzision.

In die Haltung kommen

1. Stehen Sie in Tādāsana.
2. Nehmen Sie die Füße eine Beinlänge auseinander.
3. Behalten Sie die neutrale Beckenposition bei, während Sie den Brustkorb aufrichten und die Arme waagrecht in Verlängerung des Schultergürtels anheben. Die Handflächen weisen zum Boden.
4. Lassen Sie den Oberkörper aufgerichtet und drehen Sie ihn nicht, während Sie den linken Fuß auf der Ferse um 15° eindrehen. Drehen Sie dann das rechte Bein wie folgt um 90° aus: Heben Sie den vorderen Teil des Fußes an, drehen Sie den Fuß auf der Ferse um 45°; heben Sie dann die Ferse an und drehen Sie den Fuß um weitere 45° auf dem Ballen. Dadurch verläuft die Linie des rechten Fußes genau durch die Mitte des linken Fußgewölbes.
5. Strecken Sie intensiv das linke Bein und lassen Sie die Großzehe auf dem Boden, während Sie die Fußaußenkante an den Boden drücken.
6. Bewegen Sie die Vorderseite des linken Oberschenkels nach hinten.
7. Lassen Sie die rechte Großzehe auf dem Boden und den rechten Außenknöchel angehoben, während Sie den rechten Oberschenkel nach oben bewegen und ausdrehen, bis seine Mitte, die rechte Kniescheibe und die Zehen in dieselbe Richtung weisen.
8. Bewegen Sie die Außenseite des rechten Oberschenkels in Richtung des Hüftgelenks, während sich die rechte Hüfte nach links und nach vorne bewegt. Schaffen Sie Länge in der rechten Seite des Oberkörpers und drehen Sie die rechten seitlichen Rippen leicht nach vorne, während Sie sich ausatmend nach rechts beugen.
9. Legen Sie die rechte Hand aufs Schienbein. Falls die korrekte Ausrichtung dabei nicht verloren geht, können Sie die Fingerspitzen oder die Handfläche neben der Außenferse aufsetzen.
10. Strecken Sie den linken Arm in Verlängerung des Schultergürtels nach oben. Die Handfläche weist nach vorne.
11. Die Schulterblätter bewegen sich leicht vom Kopf weg.
12. Lassen Sie den Kopf in Verlängerung der Wirbelsäule. Nacken und Kehle sind entspannt.

In der Haltung: Basisarbeit

1. Heben Sie das Innengewölbe und den Innenknöchel des linken Fußes.
2. Lassen Sie die Großzehe des rechten Fußes auf dem Boden, während Sie Innengewölbe und Innenknöchel dieses Fußes vom Boden weg bewegen.
3. Heben Sie den Außenknöchel an, während Sie den rechten Oberschenkel weiter ausdrehen, damit dessen Mitte, die Kniescheibe und die Zehen in dieselbe Richtung weisen.

4. Falls das rechte Knie überstreckt ist, sollten Sie die vollständige Streckung minimal zurücknehmen.
5. Lassen Sie den rechten Oberschenkel und die Hüfte unverändert und die Wirbelsäule gedehnt, während Sie die linke Hüfte, Bauch und Brust nach links drehen. Oberkörper und Kopf sind in einer Ebene mit den Beinen.
6. Bewegen Sie den Schultergürtel weg vom rechten Arm. Die linke Schulter bewegt sich vom Brustbein weg, und der linke Arm dehnt sich von der Schulter weg.
7. Beide Arme sind in Verlängerung des Schultergürtels. Der Kopf ist in Verlängerung der Wirbelsäule, damit Hals und Nacken entspannt sind.
8. Atmen Sie ruhig ein und aus.

In der Haltung: Feinarbeit

1. Verlagern Sie etwas mehr Gewicht auf die rechte Ferse, um die Bewegung des rechten Oberschenkels in Richtung des Hüftgelenks zu unterstützen.
2. Finden Sie ein Gleichgewicht zwischen Innen- und Außenknöchel sowie zwischen Innen- und Außengewölbe des rechten Fußes. Lassen Sie die Zehen auf dem Boden und schaffen Sie Länge zwischen der Mitte des rechten Fußgewölbes und den Zehen.
3. Finden Sie ein Gleichgewicht zwischen einer Überstreckung und einer minimalen Beugung des rechten Knies.
4. Richten Sie den rechten Außenknöchel auf und drehen Sie den rechten Oberschenkel aus, während Sie die Außenseite der oberen rechten Oberschenkels zur Leiste und die Vorderseite des linken Oberschenkels nach hinten bewegen.
5. Bewegen Sie das Steißbein und die Gesäßmitte nach innen.
6. Bewegen Sie die rechte untere Bauchseite von der Leiste weg.
7. Ziehen Sie ganz sanft den Unterbauch nach innen und spüren Sie, wie das die Wirbelsäule verlängert.
8. Drehen Sie leicht einen Wirbel nach dem anderen wie eine innere Spiralbewegung.
9. Saugen Sie die Schulterblätter an die Rippen und verschieben Sie den Kopf leicht nach hinten.
10. Lassen Sie den Kopf in Verlängerung der Wirbelsäule, während Sie ihn zur Zimmerdecke drehen, aber nur so weit, wie Hals und Nacken entspannt bleiben.
11. Strecken Sie den linken Arm weiter nach oben und halten Sie ihn ruhig.
12. Blicken Sie mit dem rechten Auge zum linken Daumen.

Die Haltung beenden

Bleiben Sie 5–10 Atemzüge in der Haltung.

Strecken Sie das linke Bein, drücken Sie die Außenkante des linken Fußes an den Boden, ziehen Sie die rechte Kniescheibe und die Oberschenkelmuskeln hoch, dehnen Sie den linken Arm vom Schultergürtel weg, lassen Sie die rechten mittleren Rippen leicht nach vorne gedreht und die Arme in Verlängerung der Schultern. Behalten Sie dies bei, während Sie sich mit einer Einatmung aufrichten. Stellen Sie die Füße parallel und wiederholen Sie die

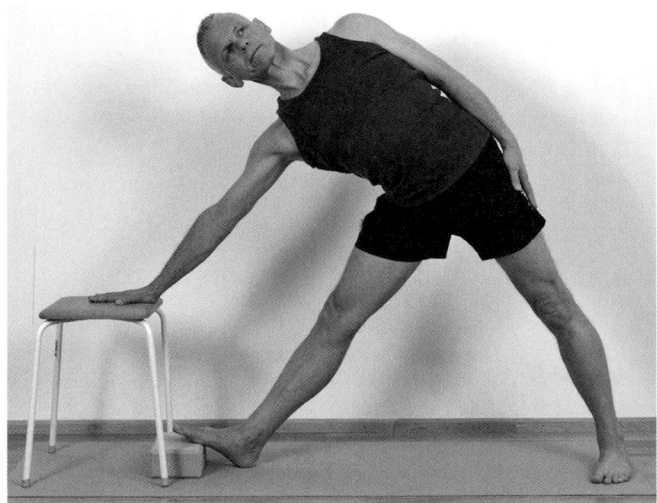

Abb. 7.6

Übung zur anderen Seite. Kehren Sie abschließend in Tāḍāsana zurück und ruhen Sie sich einige Atemzüge lang aus.

Vorschläge für Modifikationen und Hilfsmittel

- Üben Sie mit dem Rücken dicht an einer Wand, um Ihre Ausrichtung überprüfen zu können. Die Hüfte des auswärts gedrehten Beins berührt dabei die Wand.
- Legen Sie die untere Hand je nach Beweglichkeit auf einen Klotz, eine Stuhlfläche oder einen Tisch (> Abb. 7.6). Wenn Sie weniger beweglich sind, können Sie so dennoch die wesentlichen Aspekte des Āsanas erfahren und es korrekt ausführen. Sehr bewegliche Übende, die die korrekte Ausrichtung verlieren, wenn sie die untere Hand auf den Boden setzen, können so ihre Ausführung des Āsanas verbessern.
- Stellen Sie die Fußballen des ausgedrehten Beins auf einen Klotz, eine zusammengerollte Matte oder ein gefaltetes Handtuch (> Abb. 7.6).

4. Vīrabhadrāsana II (> Abb. 7.7)

Bedeutung des Āsanas und seines Namens

Vīrabhadra ist der Name eines mächtigen Helden aus der altindischen Mythologie. Dieses Āsana ist das zweite aus einer Reihe von drei Haltungen, die ihm gewidmet sind (neben Vīrabhadrāsana I und Vīrabhadrāsana III). Es wird gleichermaßen mit Kraft und Entspannung geübt.

In die Haltung kommen

1. Stehen Sie in Tāḍāsana.
2. Nehmen Sie die Füße eine Beinlänge plus eine Fußlänge auseinander und passen Sie den Abstand so an, dass Sie sich stabil und gut gedehnt fühlen.

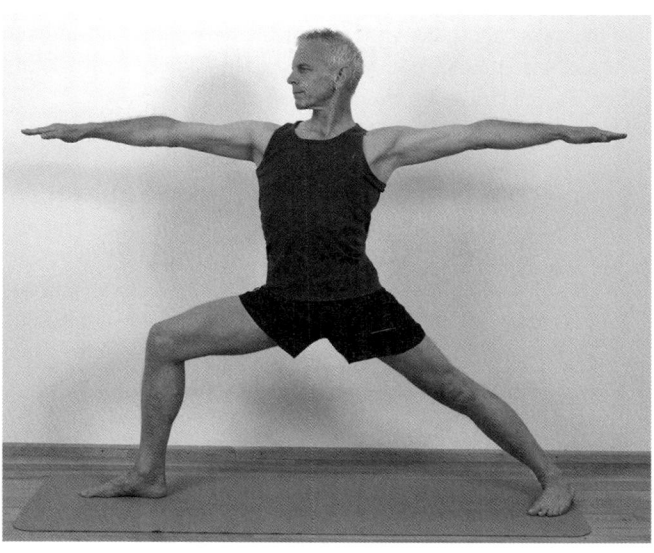

Abb. 7.7

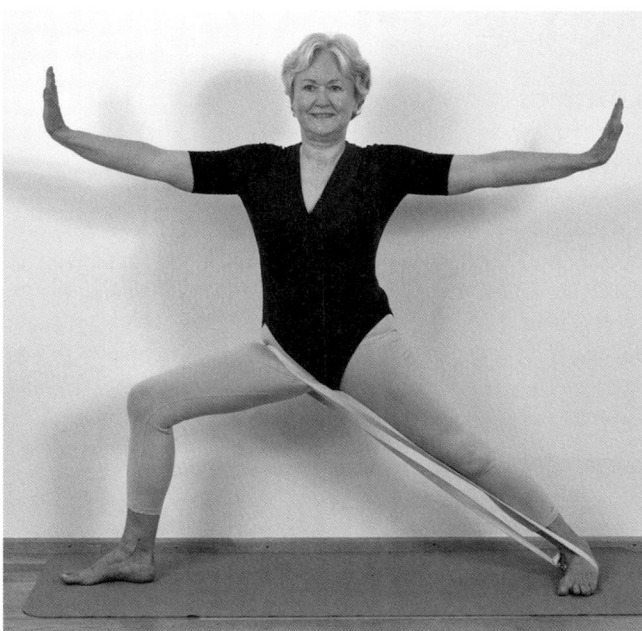

Abb. 7.8

durch verläuft die Linie des rechten Fußes genau durch die Mitte des linken Fußgewölbes.

8. Lassen Sie das linke Bein gestreckt, die Außenkante des linken Fußes an den Boden gedrückt und den Oberkörper senkrecht, während Sie die Außenseite des oberen rechten Oberschenkels in Richtung des Hüftgelenks bewegen. Beugen Sie ausatmend das rechte Knie, bis das Schienbein senkrecht zum Boden und das Knie in der Ebene der Ferse ist.

9. Heben Sie die rechte Hüfte vom oberen rechten Oberschenkel weg und bringen Sie die linke Hüfte so nach unten, dass sie auf dem linken Oberschenkelkopf „sitzt".

10. Lassen Sie den Oberkörper aufrecht. Becken, Brustkorb, Schultern und Arme sind in einer Linie.

11. Richten Sie sich vom Unterbauch her bis ins obere Brustbein auf.

12. Dehnen Sie die Arme stärker zu den Seiten, besonders den linken Arm.

13. Lassen Sie den Kopf in Verlängerung der Wirbelsäule, während Sie ihn behutsam nach rechts drehen und zur rechten Hand blicken.

In der Haltung: Basisarbeit

1. Drücken Sie die Außenkante des linken Fußes an den Boden, um das Bein besser zu strecken. Das linke Knie bleibt fest, der obere äußere Oberschenkel bewegt sich leicht nach unten.

2. Bringen Sie mehr Gewicht auf die Außenkante des rechten Fußes und die rechte Ferse, um das rechte Knie korrekt auszurichten. Die Großzehe bleibt dabei auf dem Boden.

3. Bewegen Sie die oberen Oberschenkel leicht nach unten, die rechte Gesäßhälfte nach vorne und die linke Hüfte vom mittleren Unterbauch weg.

4. Bewegen Sie die rechte Seite des Brustkorbs nach vorne und die linken Rippen nach hinten.

5. Richten Sie sich vom Unterbauch her bis ins obere Brustbein auf und spüren Sie die Länge der Wirbelsäule.

6. Bewegen Sie die Schultern leicht nach unten. Lassen Sie die Arme dabei waagrecht und gut gestreckt, vor allem den linken Arm.

7. Atmen Sie ruhig ein und aus.

In der Haltung: Feinarbeit

1. Bewegen Sie den linken Innen- und Außenknöchel leicht vom Boden weg.

2. Lassen Sie die linke Großzehe am Boden, während Sie das linke Innenknie und die Innenseite des linken Oberschenkels anheben.

3. Bringen Sie das linke Sitzbein nach unten und das rechte Sitzbein nach vorne.

4. Finden Sie ein Gleichgewicht zwischen dem rechten Innen- und Außenknöchel sowie zwischen dem rechten Innen- und Außenknie.

5. Lassen Sie die rechte Großzehe und die Innenferse am Boden, während Sie mehr Gewicht auf den rechten Außenfuß verlagern.

6. Bewegen Sie Kreuzbein und Steißbein auf den Unterbauch zu.

3. Heben Sie seitlich die Arme und strecken Sie sie in Verlängerung des Schultergürtels.

4. Strecken Sie vollständig die Handgelenke so, dass die Handflächen im rechten Winkel zu den Unterarmen sind. Finger und Daumen weisen zur Zimmerdecke (➤ Abb. 7.8).

5. Dehnen Sie sich zunächst durch die Handgelenke hindurch.

6. Lassen Sie die Arme gestreckt, während Sie die Hände wieder in eine Linie mit den Armen bringen. Dehnen Sie die Rückseite der Handgelenke. Die Finger berühren sich.

7. Lassen Sie den Oberkörper aufgerichtet und drehen Sie ihn nicht, während Sie den linken Fuß auf der Ferse um 15° eindrehen. Drehen Sie dann das rechte Bein wie folgt um 90° aus: Heben Sie den vorderen Teil des Fußes an, drehen Sie den Fuß auf der Ferse um 45°; heben Sie dann die Ferse an und drehen Sie den Fuß auf dem Ballen um weitere 45°. Da-

7. Behalten Sie die neutrale Beckenposition bei, während Sie die seitlichen Rippen und das Brustbein heben. Saugen Sie die Schulterblätter an die Rippen.
8. Strecken Sie die Arme vom Brustbein aus bis in die Daumen und von den Schulterblättern aus bis in die kleinen Finger.
9. Strecken Sie beide Arme bis in die Mittelfinger hinein, den linken mehr als den rechten.
10. Verschieben Sie den Kopf auf der oberen Halswirbelsäule leicht nach hinten. Entspannen Sie Kehle und Nacken, um den Kopf optimal auszubalancieren und Länge in der Wirbelsäule zu schaffen.
11. Entspannen Sie das Gesicht und blicken Sie mit einem inneren Lächeln und entspannten Augen zur rechten Hand.

Die Haltung beenden

Bleiben Sie 5–10 Atemzüge in der Haltung. Strecken Sie dann einatmend das rechte Knie und stellen Sie die Füße parallel. Entspan-

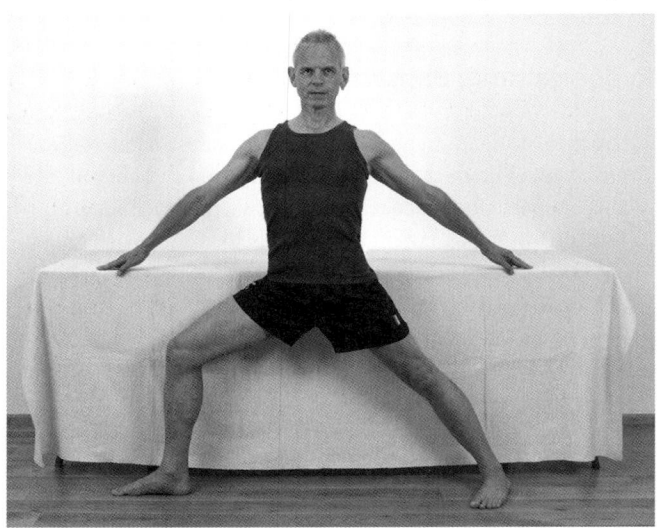

Abb. 7.9

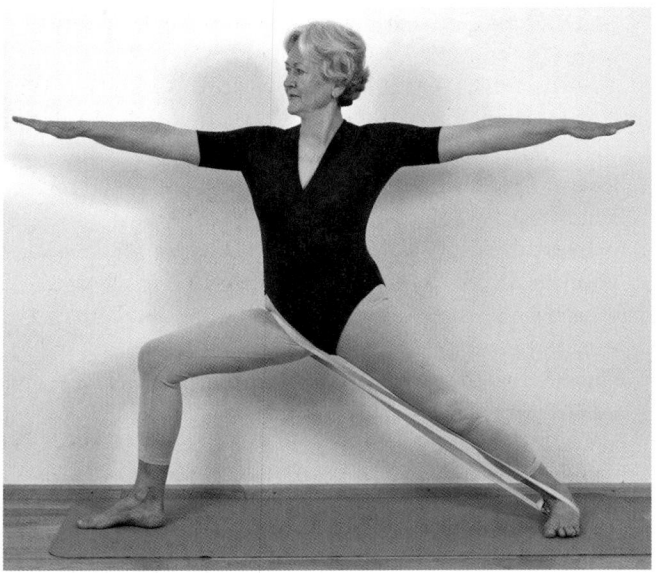

Abb. 7.10

nen Sie, falls nötig, die Arme, bevor Sie die Übung zur anderen Seite ausführen. Kehren Sie abschließend in Tāḍāsana zurück und ruhen Sie sich einige Atemzüge lang aus.

Vorschläge für Modifikationen und Hilfsmittel

- Stellen Sie sich mit dem Rücken an einen Tisch und stützen Sie die Hände auf die Tischplatte, während Sie die Haltung aufbauen (➤ Abb. 7.9). Heben Sie anschließend die Arme waagrecht in Verlängerung des Schultergürtels.
- Stellen Sie sich vor eine Wand und halten Sie einen Klotz zwischen dem oberen rechten Schienbein und der Wand, um die Stabilität des gebeugten Knies kontrollieren zu können, wie es für Vīrabhadrāsana I gezeigt wird (➤ Abb. 7.24). Üben Sie das auf beiden Seiten.
- Legen Sie eine lange Gurtschlinge um den hinteren Fuß und den oberen Oberschenkel des vorderen Beins (➤ Abb. 7.10). Üben Sie das auf beiden Seiten.

5. Utthita Pārśvakoṇāsana (➤ Abb. 7.11)

Bedeutung des Āsanas und seines Namens

Utthita bedeutet intensiv gestreckt, Pārśva ist die Seite, Koṇa der Winkel. In Utthita Pārśvakoṇāsana ist ein Bein rechtwinklig gebeugt, der Oberkörper dehnt sich seitlich darüber, und das gestreckte Bein, die Seite des Oberkörpers und der obere Arm bilden eine Linie. Von den Zehen bis in die Fingerspitzen entsteht eine intensive Dehnung. Bei diesem Āsana ist die präzise Ausrichtung, besonders von den tiefen Strukturen des Körpers aus, wesentlich.

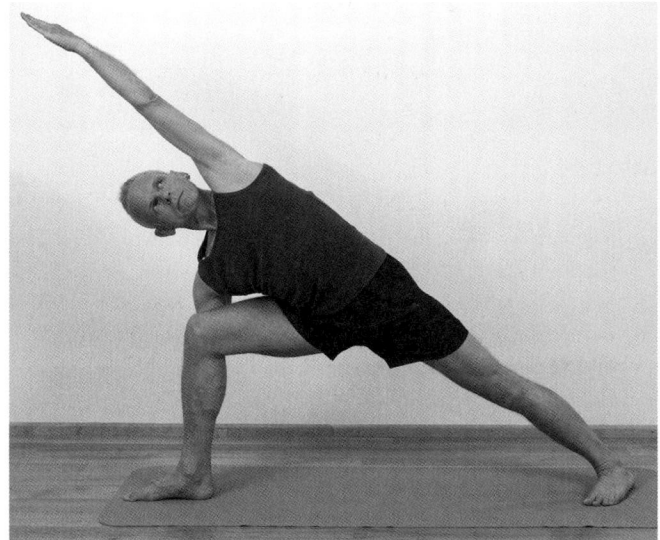

Abb. 7.11

In die Haltung kommen

1. Stehen Sie in Tāḍāsana.
2. Nehmen Sie die Füße eine Beinlänge plus eine Fußlänge auseinander und passen Sie den Abstand so an, dass Sie sich stabil und gut gedehnt fühlen.
3. Heben Sie seitlich die Arme und strecken Sie sie in Verlängerung des Schultergürtels. Die Handflächen weisen zum Boden.
4. Lassen Sie den Oberkörper aufgerichtet und verdrehen Sie ihn nicht, während Sie den linken Fuß auf der Ferse um 15° eindrehen. Drehen Sie dann das rechte Bein wie folgt um 90° aus: Heben Sie den vorderen Teil des Fußes an, drehen Sie den Fuß auf der Ferse um 45°; heben Sie dann die Ferse an und drehen Sie den Fuß auf dem Ballen um weitere 45°. Dadurch verläuft die Linie des rechten Fußes genau durch die Mitte des linken Fußgewölbes.
5. Lassen Sie das linke Bein gestreckt, die Außenkante des linken Fußes an den Boden gedrückt und auch die Großzehe am Boden, während Sie ausatmend das rechte Knie beugen, bis das Schienbein senkrecht zum Boden und die Ferse unter dem Knie steht.
6. Stehen Sie einen Augenblick in Vīrabhadrāsana II (➤ Abb. 7.7). Becken, Brustkorb, Schultern und Arme sind in einer Linie.
7. Lassen Sie einatmend die Wirbelsäule und das linke Bein lang werden.
8. Lassen Sie die rechte Großzehe auf dem Boden, drücken Sie die rechte Ferse und die Außenkante des linken Fußes an den Boden und lassen Sie die rechte Seite des Oberkörpers lang werden.
9. Beugen Sie den Oberkörper ausatmend seitlich nach rechts und setzen Sie die rechte Hand mit der Handfläche oder den Fingerspitzen neben der rechten Außenferse auf dem Boden auf.
10. Lassen Sie das rechte Schienbein senkrecht zum Boden und halten Sie den Kontakt zwischen rechtem Knie und rechtem Arm.
11. Legen Sie die linke Hand auf die linke Hüfte und heben Sie diese an.
12. Legen Sie die linke Hand auf den linken Rippenbogen. Drehen Sie diesen nach hinten.
13. Legen Sie die Finger der linken Hand auf die linke Schulter und heben Sie diese von der Mitte der Brust weg.
14. Beine und Oberkörper bleiben in dieser Haltung, während Sie den linken Arm in Verlängerung der linken Seite des Oberkörpers über den Kopf strecken. Schaffen Sie Raum zwischen Nacken und Oberarm.
15. Halten Sie den Kopf in Verlängerung der Wirbelsäule. Kehle und Nacken sind entspannt.

In der Haltung: Basisarbeit

1. Drücken Sie die Außenkante des linken Fußes an den Boden.
2. Lassen Sie das linke Knie gut gestreckt, während Sie die Innenseite des linken Beins in Richtung der Außenseite heben. Der vordere linke Oberschenkel bewegt sich dabei nach hinten.
3. Bewegen Sie das rechte Sitzbein nach vorne, die Außenseite des rechten Oberschenkels in Richtung des Hüftgelenks und die rechte Seite des Brustkorbs nach vorne.
4. Lassen Sie die Rückseite des Beckens lang, während Sie leicht die linke Hüfte anheben.
5. Bewegen Sie die linken Rippen nach hinten.
6. Drehen Sie den linken Arm leicht im Schultergelenk, sodass der kleine Finger näher zum Boden kommt.
7. Halten Sie die linke Hand in Verlängerung des Unterarms und die Finger aneinander.
8. Spüren Sie die durchgehende Dehnung von der linken Außenferse bis in die linken Fingerspitzen.
9. Halten Sie den Kopf in Verlängerung der Wirbelsäule, während Sie ihn leicht nach hinten verschieben.
10. Dehnen Sie den Hinterkopf leicht vom Nacken weg und nehmen Sie die Linie zwischen Hinterkopf und Kreuzbein wahr.
11. Atmen Sie ruhig ein und aus.

In der Haltung: Feinarbeit

1. Lassen Sie die Außenkante des linken Fußes am Boden, während Sie Innen- und Außenknöchel leicht vom Boden weg bewegen.
2. Bewegen Sie das linke Innenknie auf das Außenknie zu.
3. Verlagern Sie das Gewicht vom Vorderfuß stärker in die rechte Ferse.
4. Spüren Sie, wie die Position des rechten Knies stabilisiert wird, wenn Sie das Gewicht stärker auf die Außenkante des rechten Fußes verlagern. Die Großzehe bleibt dabei am Boden.
5. Lassen Sie die rechte Großzehe am Boden, während Sie vom Innenknöchel bis in die Großzehe dehnen.
6. Bewegen Sie den Unterbauch leicht nach innen und spüren Sie die Länge in der Lendenwirbelsäule.
7. Lassen Sie den Bauch entspannt.
8. Bewegen Sie den oberen rechten Oberschenkel leicht nach unten und vorne sowie die rechte Gesäßhälfte nach vorne; behalten Sie dies bei, wenn Sie die linke Hüfte heben.
9. Der innere rechte Oberschenkel bewegt sich aufs Knie, der äußere Oberschenkel auf die Hüfte zu.
10. Bewegen Sie das rechte Sitzbein nach vorne, sodass Sie spüren können, wie die Rückseite des Beckens sich von der Lendengegend weg dehnt.
11. Spüren Sie die Länge der Wirbelsäule.
12. Saugen Sie die Schulterblätter an die Rippen.
13. Bewegen Sie die obere Brustwirbelsäule nach innen. Spüren Sie, wie dies mit einem Anheben und Weiten im oberen Brustbein und den oberen vorderen Rippen einhergeht.
14. Drehen Sie den linken Arm leicht, damit der kleine Finger näher zum Boden kommt und bewegen Sie den Arm so nach hinten, dass er weiter hinter das Ohr kommt. Spüren Sie dabei die Dehnung der Achselhöhle.
15. Strecken Sie den linken Ellbogen vollständig. Spüren Sie die Dehnung im Handgelenk, der Handfläche und der Unterseite der Finger.
16. Verschieben Sie den Kopf leicht nach hinten. Beginnen Sie dann von den oberen Brustwirbeln aus, ihn nach links zu dre-

7

hen, aber nur so weit, wie Hals und Nacken entspannt bleiben.

17. Blicken Sie vor dem linken Arm nach oben.

Die Haltung beenden

Bleiben Sie 5–10 Atemzüge in der Haltung Strecken Sie intensiv das linke Bein und drücken Sie die Außenkante des linken Fußes an den Boden. Strecken Sie einatmend das rechte Knie und kommen Sie hoch, bis der Oberkörper aufrecht ist und die Arme waagrecht sind. Entspannen Sie, falls nötig, einen Augenblick die Arme. Stellen Sie die Füße dann parallel zueinander und wiederholen Sie die Übung, indem Sie das andere Bein beugen. Kehren Sie abschließend in Tāḍāsana zurück und ruhen Sie sich einige Atemzüge lang aus.

Vorschläge für Modifikationen und Hilfsmittel

- Stellen Sie sich mit dem Rücken dicht an eine Wand. Wenn Sie in die Haltung gehen, berühren die Gesäßhälfte des gebeugten Beins sowie Schulter und Arm derselben Seite die Wand. Alle anderen Körperbereiche sind ein kleines Stück von der Wand, die bei der korrekten Ausrichtung hilft, entfernt.
- Wie bei Utthita Trikoṇāsana (➤ Abb. 7.6) demonstriert, können Fußballen und Zehen des gebeugten Beins auf einen Klotz oder eine zusammengerollte Matte abgelegt werden. Die untere Hand kann man auf einen Klotz oder einen Stuhl legen.

Variante (➤ Abb. 7.12)

Statt die untere Hand auf den Boden, einen Klotz oder einen Stuhl zu legen, können Sie den Unterarm auf den Oberschenkel legen, sodass Daumen und Zeigefinger an der Leiste des gebeugten Beins liegen. Das hilft bei der Stabilisierung des gebeugten Knies und verbessert die Wahrnehmung der Bewegung von oberem Oberschenkel und Hüfte.

6. Ardha Candrāsana (➤ Abb. 7.13)

Bedeutung des Āsanas und seines Namens

Ardha bedeutet halb, Candra ist der Mond. Die unterschiedlichen Haltungen des Körpers im Übergang von Utthita Trikoṇāsana zu Ardha Candrāsana erinnern an die sich verändernde Gestalt des Mondes. Das Üben dieser Bewegung hilft, bei Veränderungen Stabilität und Ruhe zu bewahren. In Ardha Candrāsana entwickeln wir Stabilität in der Bewegung sowie Harmonie zwischen unseren Gefühlen und unserem Handeln. Zudem lehrt das Āsana uns Koordination und Synchronisation der Arm- und Beinbewegungen.

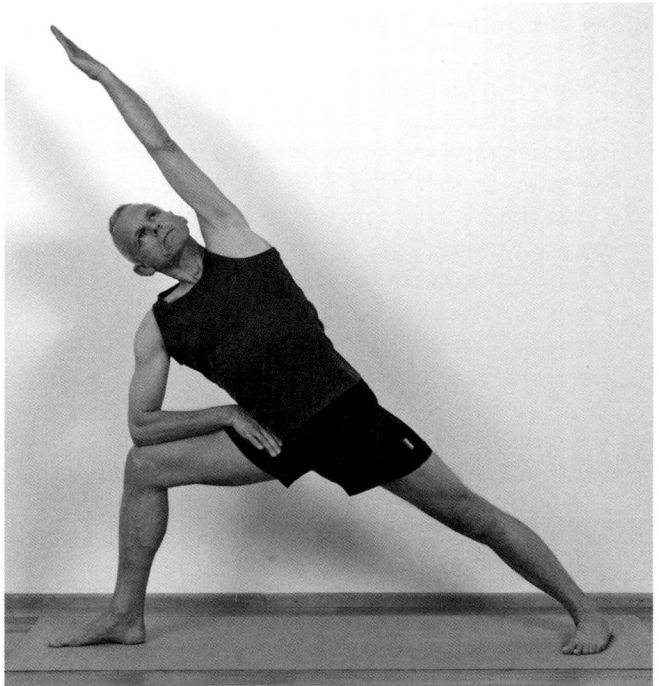

Abb. 7.12

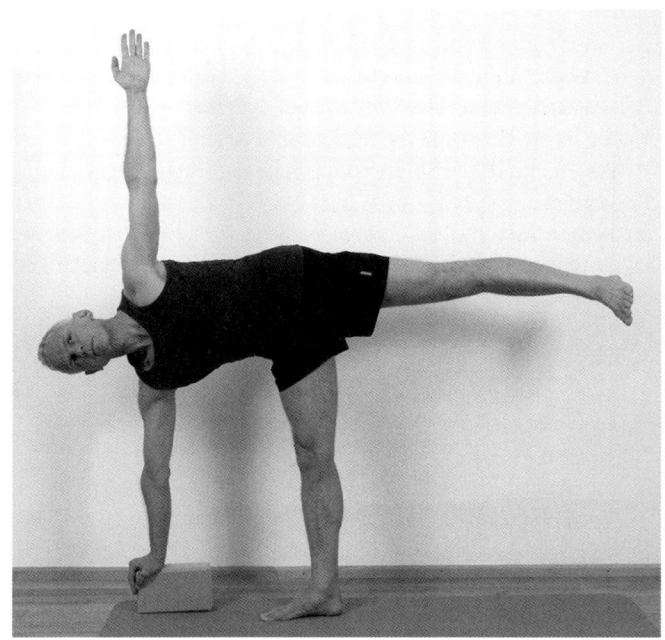

Abb. 7.13

In die Haltung kommen

1. Stehen Sie in Tāḍāsana.
2. Gehen Sie nach rechts in Utthita Trikoṇāsana.
3. Beugen Sie das rechte Knie in Richtung Kleinzehe, setzen Sie die rechte Hand in Verlängerung der Kleinzehe und in einer Fußlänge Abstand davon auf dem Boden oder einem Klotz auf. Dabei hebt sich die linke Ferse vom Boden ab und der linke Fuß nähert sich dem rechten.

4. Legen Sie den linken Arm seitlich auf den Oberkörper und blicken Sie zu Boden.
5. Strecken Sie ausatmend das rechte Bein und heben Sie gleichzeitig das linke. Bewegen Sie das rechte Sitzbein nach vorne.
6. Das Gewicht ruht auf der rechten Ferse und der rechten Großzehe. Die Zehen, die Mitte der Kniescheibe und die Mitte des rechten Oberschenkels weisen in eine Richtung. Lassen Sie das rechte Knie gestreckt und ziehen Sie die Oberschenkelmuskeln hoch. Heben Sie das Becken vom rechten Oberschenkel weg, drehen Sie Becken und Brustkorb nach links und heben Sie die linke Schulter so, dass der Schultergürtel in Verlängerung des rechten Arms ist.
7. Halten Sie den Kopf in Verlängerung der Wirbelsäule und spüren Sie eine durchgehende Dehnung vom linken Fuß bis in den Scheitelpunkt des Kopfs.
8. Wenn Sie das Gleichgewicht halten können, strecken Sie nun den linken Arm in Verlängerung des Schultergürtels.
9. Wenn Sie auch dabei das Gleichgewicht halten können, drehen Sie den Kopf und blicken zur linken Hand.

In der Haltung: Basisarbeit

1. Das Gewicht ruht auf der rechten Ferse und der rechten Großzehe.
2. Ziehen Sie die rechte Kniescheibe hoch.
3. Bewegen Sie die Außenseite des oberen rechten Oberschenkels zu seiner Innenseite.
4. Behalten Sie diese Bewegung des rechten Oberschenkels bei, während Sie die linke Hüfte heben und den Unterbauch, die Rippen und die Schultern nach links drehen.
5. Spüren Sie die Länge der Wirbelsäule und die durchgehende Dehnung von der linken Ferse bis in den Scheitelpunkt des Kopfs.
6. Arme und Schultergürtel kommen ebenfalls in eine durchgehende Dehnung.
7. Wenn Sie das Gleichgewicht nicht halten können, drehen Sie den Kopf so, dass Sie zu Boden blicken. Außerdem kann der linke Arm auf der Seite des Oberkörpers liegen.
8. Atmen Sie ruhig ein und aus.

In der Haltung: Feinarbeit

1. Heben Sie Innen- und Außenknöchel an, wenn Sie das Becken nach links drehen.
2. Schaffen Sie einen Zusammenhang zwischen dem Ausdrehen des rechten Oberschenkels und der Bewegung der unteren rechten Bauchseite von der Leiste weg. Strecken Sie gleichmäßig das rechte und das linke Bein.
3. Der Oberkörper bleibt zwischen Becken und Schultergürtel lang gedehnt.
4. Bewegen Sie den Schultergürtel vom rechten Arm weg.
5. Dehnen Sie sich vom Brustbein aus bis in den linken Arm, das Handgelenk, die Handfläche und die Finger hinein. Die Finger liegen aneinander.
6. Bringen Sie den Kopf in Verlängerung der Wirbelsäule und verschieben Sie ihn leicht nach hinten. Hals und Nacken bleiben dabei entspannt.

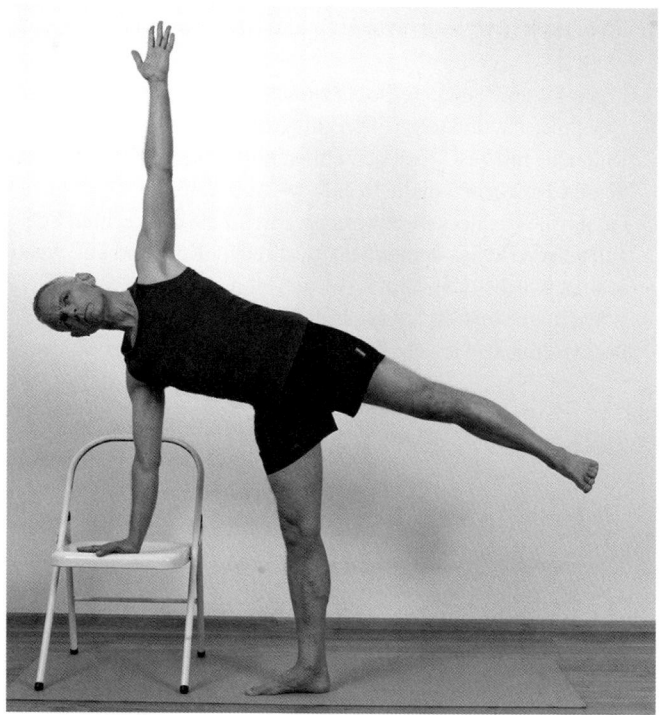

Abb. 7.14

7. Spüren Sie weiterhin, wie Arme, Beine und Wirbelsäule sich verhalten, wenn Sie den Kopf drehen und zum Daumen der oberen Hand blicken.
8. Atmen Sie ruhig ein und aus.

Die Haltung beenden

Am Anfang reichen wahrscheinlich 2–3 Atemzüge in dieser Haltung; mit zunehmender Übung können Sie sich bis auf 10 Atemzüge steigern. Beugen Sie am Ende ausatmend das rechte Knie exakt in einer Linie mit dem rechten Fuß und kommen Sie erst wieder in Utthita Trikoṇāsana und dann in eine aufrechte Haltung, in der die Beine gegrätscht und die Füße parallel sind. Wiederholen Sie die Übung zur anderen Seite. Kehren Sie abschließend in Tāḍāsana zurück und ruhen Sie sich einige Atemzüge lang aus.

Vorschläge für Modifikationen und Hilfsmittel

• Üben Sie mit dem Rücken an der Wand.
• Stützen Sie die untere Hand je nach individueller Beweglichkeit auf einen Klotz oder einen Stuhl (➤ Abb. 7.13 und ➤ Abb. 7.14).

7. Parīghāsana (➤ Abb. 7.18)

Bedeutung des Āsanas und seines Namens

Parīgha ist ein diagonaler Balken, der ein Tor verschließt. Diesem Bild ähnelt der Körper in dieser Haltung. Das gestreckte Bein entspricht dem Balken, der Oberkörper dem Bogen des Tors. Die Mittellinie des Bogens ist die seitlich gebeugte Wirbelsäule.

7

In die Haltung kommen

1. Legen Sie eine gefaltete Decke zurecht, um die Unterschenkel abzupolstern, und legen Sie rechts einen Klotz auf den Boden.
2. Knien Sie mit geschlossenen Füßen und drücken Sie Schienbeine und Fußrücken in die Decke (➤ Abb. 7.15).
3. Lassen Sie das Becken zentriert, während Sie den rechten Fuß aufstellen und das Bein um 90° ausdrehen. Knie und Fuß weisen nach rechts (➤ Abb. 7.16).
4. Korrigieren Sie das rechte, gebeugte Bein, sodass es sich genau in einer Linie mit dem linken Oberschenkel und dem Becken befindet.

5. Lassen Sie den linken Oberschenkel senkrecht und das rechte Sitzbein vorne, während Sie das rechte Bein in einer geraden Linie strecken (➤ Abb. 7.17).
6. Drehen Sie das rechte Bein im Hüftgelenk aus, sodass die Mitte des Oberschenkels, die Kniescheibe und die Zehen zur Decke weisen. Legen Sie den rechten Fußballen auf dem Klotz ab und achten Sie bei dieser Bewegung darauf, dass der linke Oberschenkel senkrecht zum Boden bleibt.
7. Legen Sie die rechte Handfläche aufs rechte Bein. Drehen Sie den Brustkorb leicht nach links, sodass Bauch und Brust genau nach vorne ausgerichtet sind.
8. Lassen Sie die linke Hüfte stabil, während Sie sich ausatmend so weit nach rechts beugen, wie der Oberkörper in einer Ebene mit dem rechten Bein bleiben kann. Die rechte Handfläche gleitet am Bein hinab. Bewegen Sie dabei die rechte Leiste nach unten und beugen Sie sich zuerst vom Becken und dann von der Taille aus. Es folgen der Brustkorb und schließlich der Kopf.

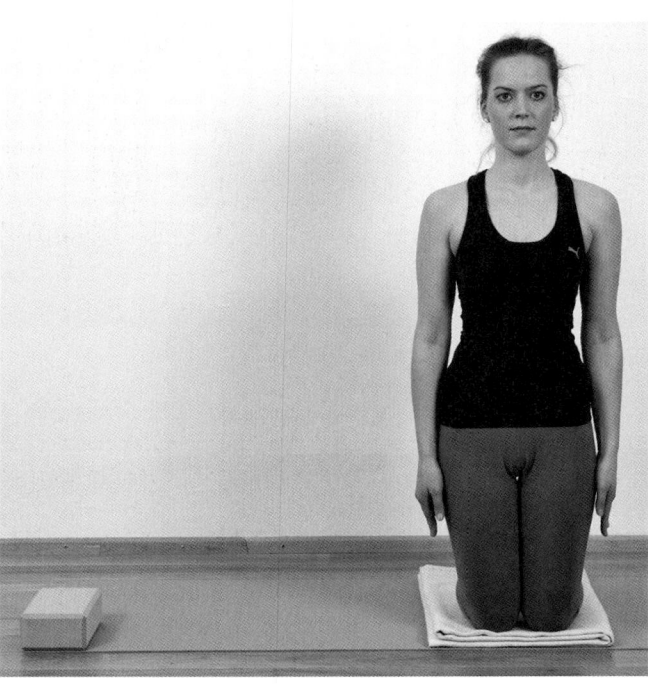

Abb. 7.15

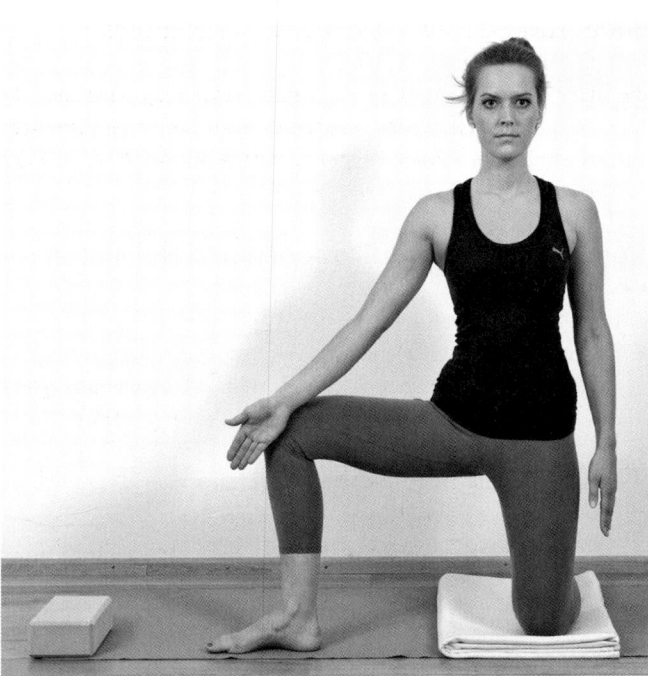

Abb. 7.16

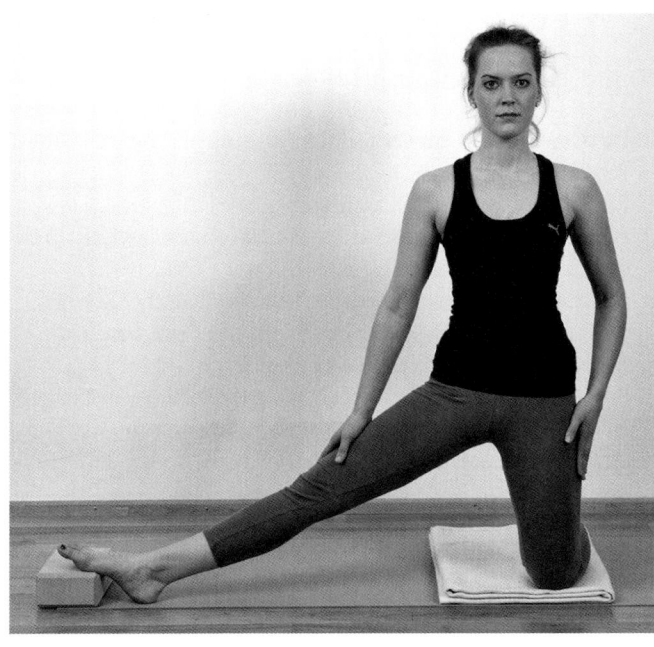

Abb. 7.17

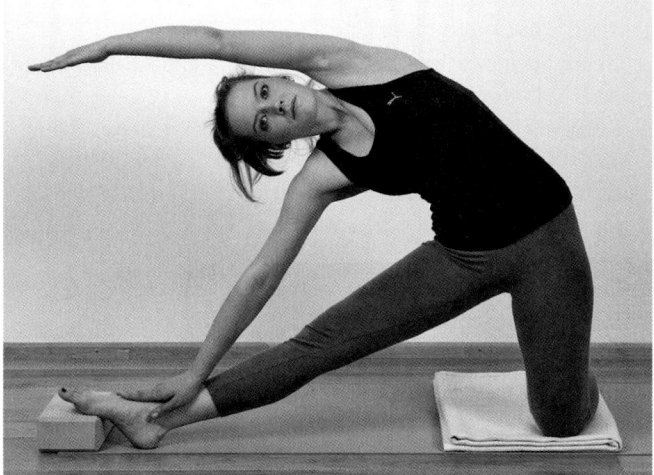

Abb. 7.18

9. Um zu vermeiden, dass die rechte Seite des Oberkörpers zu sehr gestaucht wird, sollten Sie sie leicht dehnen, während Sie sich mit der Hand vom rechten Schienbein abdrücken, um den Oberkörper zu drehen.
10. Strecken Sie den linken Arm über das linke Ohr. Die Handfläche weist zum Boden (➤ Abb. 7.18).

In der Haltung: Basisarbeit

1. Drücken Sie den linken Fußrücken und das linke Schienbein in die Decke.
2. Lassen Sie den linken Oberschenkel unverändert, während sich die Rückseite des oberen rechten Oberschenkels aufs rechte Hüftgelenk zu bewegt.
3. Lassen Sie das rechte Knie gestreckt.
4. Drehen Sie Bauch und Brustkorb leicht nach links und bewegen Sie den Schultergürtel vom rechten Arm weg.
5. Atmen Sie ruhig ein und aus und spüren Sie beim Einatmen, wie die linken seitlichen Rippen sich aufdehnen.

In der Haltung: Feinarbeit

1. Saugen Sie die rechte Kniescheibe in den rechten Oberschenkel.
2. Falls das rechte Knie überstreckt ist, nehmen Sie die vollständige Streckung minimal zurück.
3. Bewegen Sie den Unterbauch ganz sanft nach innen und oben.
4. Verfeinern Sie die Dehnung der linken Seite beim Ausatmen, indem Sie den linken Arm dabei noch mehr strecken.
5. Spüren Sie, wie sich der Kopf nach rechts neigt, und drehen Sie ihn behutsam nach links, aber nur so weit, wie Nacken und Kehle entspannt sind.

Die Haltung beenden

Bleiben Sie 5–10 Atemzüge in der Haltung. Ziehen Sie dann den rechten Fuß an, ziehen Sie die rechte Kniescheibe und den Oberschenkel hoch und richten Sie einatmend den Oberkörper auf (➤ Abb. 7.17). Beugen Sie das rechte Knie und kommen Sie in die Ausgangsposition (➤ Abb. 7.15) zurück. Wiederholen Sie diese Übung zur linken Seite.

Vorschläge für Modifikationen und Hilfsmittel

• Probieren Sie verschieden hohe Unterlagen für den Fuß des gestreckten Beins aus.
• Legen Sie den Fußballen des gestreckten rechten Beins an eine Wand und bringen Sie dann auch die rechte Hand an die Wand, sodass der Arm in etwa waagrecht ist. Falls die linken Fingerspitzen die Wand erreichen, können Sie den linken Arm bei der Drehung als Hebel einsetzen (➤ Abb. 7.19).

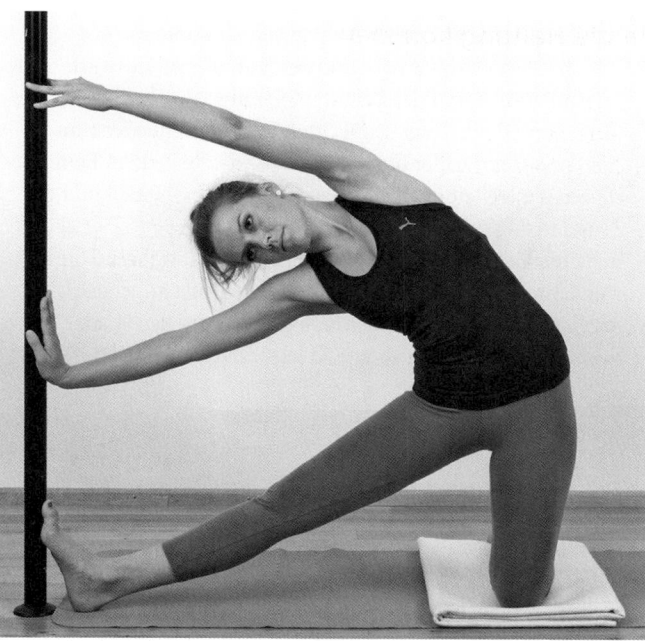

Abb. 7.19

Varianten

• Wenn Ihre Schulter es zulässt, können Sie den oberen Arm so drehen, dass die Handfläche zur Zimmerdecke weist. Die obere Seite des Oberkörpers wird dadurch stärker gedehnt.
• Sie können den Fuß des gestreckten Beins statt auf einen Klotz auch flach auf den Boden setzen.

8. Pārśvottānāsana (➤ Abb. 7.20 und ➤ Abb. 7.21)

Bedeutung des Āsanas und seines Namens

Pārśva bedeutet Seite, Uttāna eine intensive Dehnung. In Pārśvottānāsana werden vor allem die Seiten des Brustkorbs, aber auch der gesamte Körper intensiv gedehnt, während Sie fest auf beiden Füßen stehen.

In die Haltung kommen

1. Stehen Sie in Tāḍāsana.
2. Drehen Sie die Arme ein, führen Sie sie nach hinten und legen Sie dann die Handflächen aneinander. Die Finger sind zuerst zum Boden gerichtet.
3. Drehen Sie nun die Hände so, dass die Finger erst zum Rücken und dann nach oben weisen.
4. Behalten Sie die neutrale Beckenposition bei, während Sie die Schultern und Ellbogen nach hinten bewegen. Die kleinen Finger schieben sich dabei an der Wirbelsäule so hoch wie möglich nach oben zwischen die Schulterblätter.
5. Spüren Sie die Dehnung vom Brustbein bis in die oberen Rippen, die Schlüsselbeine und die Oberarme.

7

6. Nehmen Sie die Füße eine Beinlänge auseinander.

7. Drehen Sie das rechte Bein und den Fuß um 90° auswärts und den linken Fuß und das Bein um 75° einwärts. Die linke Ferse bleibt in Verlängerung des rechten Fußes. Drehen Sie nun Becken und Oberkörper um 90° nach rechts. Bei beiden Beinen weisen die Mitte der Oberschenkel, die Kniescheiben und die Zehen in dieselbe Richtung.

8. Behalten Sie die neutrale Beckenposition bei, während Sie sich vom Unterbauch her aufrichten und die Brust anheben. Die oberen Brustwirbel bewegen sich nach innen, das obere Brustbein bewegt sich nach oben und leicht nach vorne.

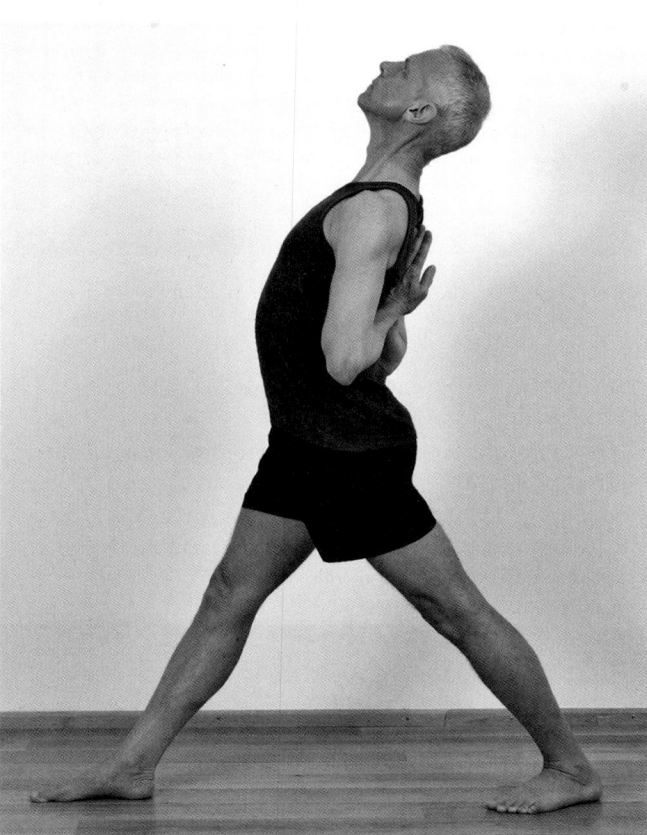

Abb. 7.20

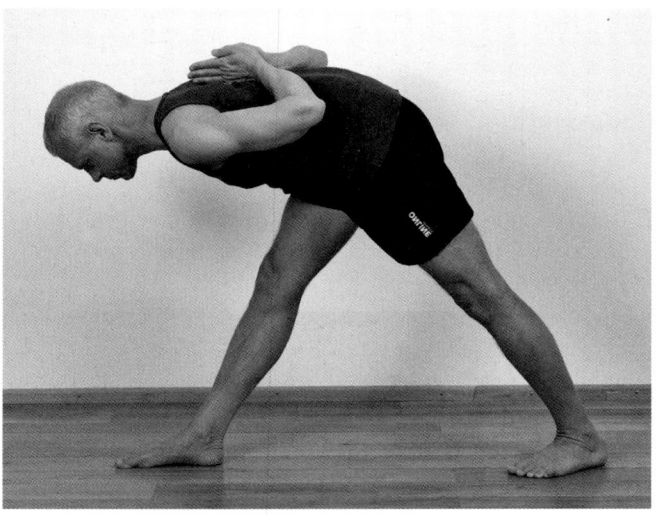

Abb. 7.21

9. Dehnen Sie den Nacken sanft bis zum Hinterkopf, während Sie den Kopf so weit, wie es sich gut anfühlt, nach hinten beugen und nach oben blicken (➤ Abb. 7.20).

10. Bleiben Sie 2–3 Atemzüge in der Haltung.

11. Bringen Sie den Kopf in Verlängerung der Wirbelsäule.

12. Das linke Bein ist gestreckt, die Fußaußenkante an den Boden gedrückt.

13. Lassen Sie die rechte Großzehe auf dem Boden und bewegen Sie die Außenseite des rechten Oberschenkels zu seiner Innenseite, während Sie sich ausatmend über das rechte Knie beugen (➤ Abb. 7.21).

In der Haltung: Basisarbeit

1. Verlagern Sie das Gewicht auf die Außenkante des linken Fußes und auf die rechte Ferse.
2. Bewegen Sie die linke Hüfte nach vorne und die rechte Hüfte nach hinten.
3. Spielen Sie behutsam mit der Drehung des Beckens, bis die Mittellinie des Oberkörpers genau in einer Linie mit dem vorderen Bein ist.
4. Schaffen Sie Länge vom Unterbauch bis ins Brustbein.
5. Bewegen Sie die Ellbogen nach hinten und oben.
6. Dehnen Sie Wirbelsäule und Nacken.
7. Atmen Sie ruhig ein und aus.

In der Haltung: Feinarbeit

1. Heben Sie das Innengewölbe des linken Fußes. Leisten Sie dabei vom Außenknöchel her Widerstand, damit das Sprunggelenk stabil bleibt.
2. Ziehen Sie die linke Kniescheibe in den linken Oberschenkel und bewegen Sie den inneren linken Oberschenkel nach hinten.
3. Lassen Sie die rechte Großzehe gestreckt und fest auf dem Boden, die rechten Knöchel stabil und die rechte Kniescheibe hochgezogen, während Sie den rechten Oberschenkel leicht ausdrehen.
4. Drehen Sie den Bauch leicht auf den rechten Oberschenkel zu.
5. Lassen Sie beim Einatmen den Brustkorb und die Vorderseite der Wirbelsäule länger werden, beugen Sie sich beim Ausatmen tiefer und dehnen Sie die Rückseite der Wirbelsäule.
6. Entspannen Sie sich vom Nacken bis in den Hinterkopf.

Die Haltung beenden

Richten Sie einatmend den Oberkörper auf, stellen Sie die Füße parallel zueinander und drehen Sie Becken und Oberkörper zur Mitte. Entspannen Sie, falls nötig, einen Augenblick die Arme, bevor Sie die Übung zur anderen Seite ausführen. Kehren Sie abschließend in Tāḍāsana zurück und ruhen Sie sich einige Atemzüge lang aus.

Vorschläge für Modifikationen und Hilfsmittel

- Legen Sie einen Gurt auf den Boden, um die Ausrichtung zu korrigieren. Stellen Sie dann einen Fuß rechts und den anderen Fuß links direkt neben den Gurt.
- Legen Sie die Hände, falls nötig, auf Klötze oder auf eine noch höhere Unterlage (➤ Abb. 7.22).

Varianten

Wenn Sie die Handflächen nicht hinter dem Rücken aneinander legen können, kann Pārśvottānāsana auch so ausgeführt werden:
- Die Hände fassen hinter dem Rücken den jeweils anderen Ellbogen.
- Die Handrücken liegen aneinander. Dabei weisen die Finger nach oben.

9. Vīrabhadrāsana I (➤ Abb. 7.23)

Bedeutung des Āsanas und seines Namens

Vīrabhadrāsana I ist das erste von drei dem mächtigen Helden Vīrabhadra aus der altindischen Mythologie gewidmete Āsana. Es wird mit Kraft, gleichzeitig jedoch auch entspannt ausgeführt.

In die Haltung kommen

1. Stehen Sie in Tāḍāsana.
2. Nehmen Sie die Füße eine Beinlänge plus eine Fußlänge auseinander. Die Füße stehen parallel zueinander, die Fußgewölbe sind angehoben.
3. Richten Sie sich leicht vom Unterbauch her auf und heben Sie seitlich die Arme bis in Verlängerung des Schultergürtels. Drehen Sie die Arme dann in den Schultergelenken so, dass die Handflächen zur Zimmerdecke weisen.

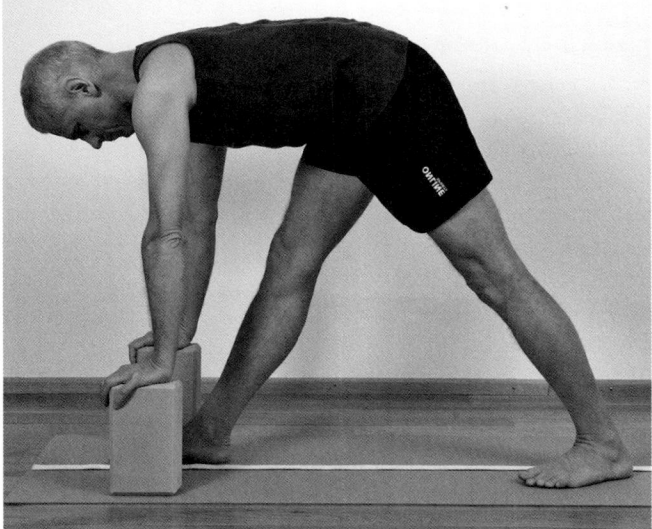

Abb. 7.22

4. Behalten Sie die neutrale Beckenposition bei, während Sie die Arme nun bis in die Senkrechte heben und dabei parallel lassen.
5. Drehen Sie den rechten Fuß und das Bein um 90° auswärts, den linken Fuß und das Bein um 45–60° einwärts sowie Becken und Oberkörper um 90° nach rechts. Die linke Ferse ist in Verlängerung des rechten Fußes. Bei beiden Beinen weisen die Mitte der Oberschenkel, die Kniescheiben und die Zehen in dieselbe Richtung.
6. Die vordere Mittellinie des Oberkörpers und die Nasenspitze weisen genau nach vorne.
7. Lassen Sie das hintere Bein gestreckt und behalten Sie die Ausrichtung bei, während Sie ausatmend das rechte Knie beugen, bis das Schienbein senkrecht zum Boden ist.
8. Korrigieren Sie die Haltung von Becken, Brustkorb und gehobenen Armen so, dass sich die ganze Wirbelsäule gut anfühlt.
9. Falls Sie die Ellbogen dabei gestreckt halten können, legen Sie die Handflächen aneinander.
10. Schaffen Sie behutsam Länge vom oberen Nacken zum Hinterkopf und beugen Sie den Kopf so weit zurück, wie sich das gut anfühlt. Der Kopf kann aber auch aufgerichtet bleiben.

In der Haltung: Basisarbeit

1. Drücken Sie die Außenkante des linken Fußes an den Boden.
2. Lassen Sie das linke Knie gestreckt.

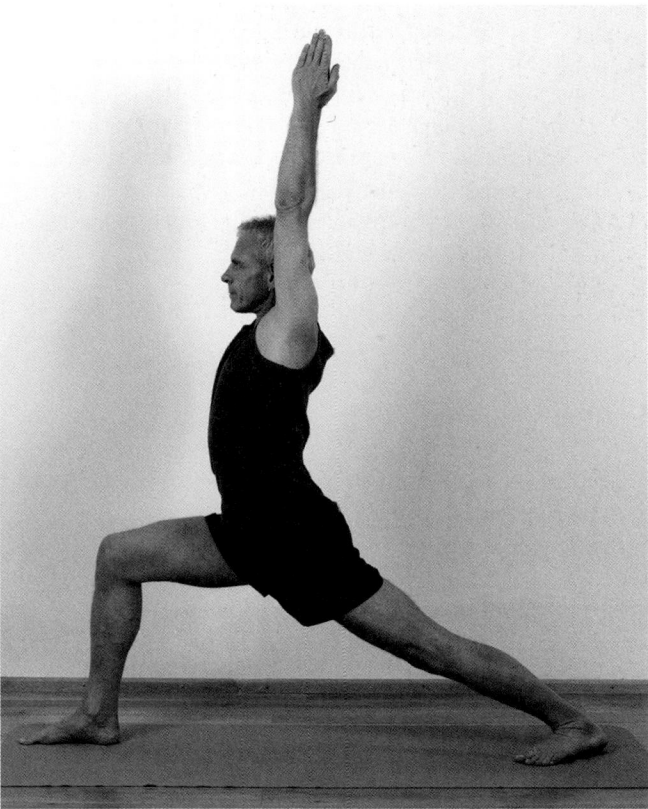

Abb. 7.23

3. Lassen Sie die rechte Großzehe auf dem Boden und das Gewicht auf der rechten Ferse, während Sie das rechte Knie mehr auf die Kleinzehe hin ausrichten.
4. Behalten Sie die Drehung des Beckens bei und bewegen Sie das Kreuzbein nach unten und innen, während Sie den Unterbauch leicht nach innen und oben ziehen.
5. Heben Sie den Brustkorb an und bewegen Sie seinen oberen Teil leicht nach vorne, damit die Lendengegend entlastet wird und sich eine durchgängige Dehnung durch die ganze Wirbelsäule entwickelt.
6. Saugen Sie die Schulterblätter an die Rippen, um von dort aus die obere Brust breiter werden zu lassen.
7. Heben Sie die Arme stärker, um die seitlichen Rippen mehr anzuheben.
8. Atmen Sie ruhig ein und aus.

In der Haltung: Feinarbeit

1. Dehnen Sie sich vom inneren linken Fußgewölbe aus in die gesamte Innenseite des linken Beins, bewegen Sie den vorderen und inneren linken Oberschenkel nach hinten und bringen Sie die linke Hüfte leicht nach vorne.
2. Bewegen Sie das Kreuzbein nach unten und innen.
3. Bewegen Sie die rechte Leiste nach innen und unten. Lassen Sie sie dabei entspannt.
4. Bringen Sie die rechte Hüfte leicht nach hinten.
5. Heben Sie die vorderen Hüftknochen sowie die rechte und linke Seite des Unterbauchs von den Oberschenkeln weg.
6. Ziehen Sie den Bereich unterhalb des Nabels behutsam nach innen und in Richtung der oberen Lendenwirbelsäule. Spüren Sie, welche Wirkung das auf die Lendenwirbelsäule hat.
7. Bewegen Sie die oberen Brustwirbel nach innen, um das Brustbein und die vorderen oberen Rippen zu heben.
8. Wenn Sie den Kopf nach hinten gebeugt haben, dehnen Sie den Hinterkopf leicht vom Nacken weg.
9. Entspannen Sie das Gesicht.
10. Atmen Sie ruhig ein und aus.

Die Haltung beenden

Bleiben Sie anfangs 2–3 Atemzüge in der Haltung und steigern Sie sich mit zunehmender Übung auf 5–10 Atemzüge.

Bringen Sie den Kopf in Verlängerung der Wirbelsäule. Strecken Sie einatmend das rechte Knie, drehen Sie Becken und Oberkörper in die Mitte und stellen Sie die Füße parallel zueinander. Entspannen Sie, falls nötig, einige Augenblicke die Arme. Üben Sie nun mit der anderen Seite. Kehren Sie abschließend in Tāḍāsana zurück und ruhen Sie sich einige Atemzüge lang aus.

Vorschläge für Modifikationen und Hilfsmittel

• Halten Sie einen Klotz zwischen dem oberen Schienbein und einer Wand. Dadurch bleibt das Knie bei allen Korrekturen gut ausgerichtet (➤ Abb. 7.24).

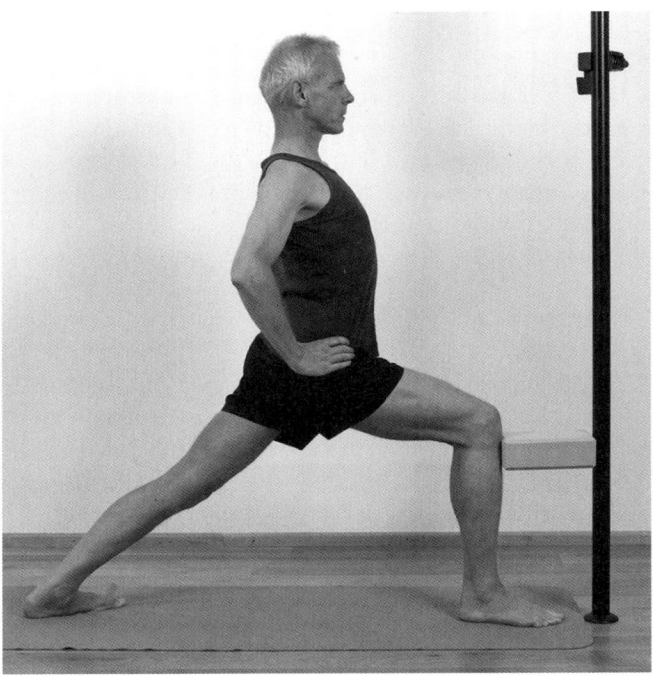

Abb. 7.24

• Wenn die hintere Ferse nicht auf den Boden kommt, können Sie sie auf eine zusammengerollte Matte stellen. Reduzieren Sie deren Höhe allmählich.

Varianten

• Lassen Sie den Kopf in Verlängerung der Wirbelsäule.
• Legen Sie die Hände auf die Hüften und die Daumen auf die Mitte des Kreuzbeins, um dessen leichte Bewegung nach innen und unten zu unterstützen (➤ Abb. 7.24).
• Nehmen Sie die Füße weniger weit, d. h. etwa eine Beinlänge, auseinander.

10. Vīrabhadrāsana III (➤ Abb. 7.25)

Bedeutung des Āsanas und seines Namens

Vīrabhadrāsana III ist das dritte der dem mächtigen Helden Vīrabhadra aus der altindischen Mythologie gewidmeten Āsanas. Es wird mit Kraft geübt, während man gleichermaßen zentriert und entspannt ist. Vīrabhadrāsana III kräftigt und fördert das Gleichgewicht in der Bewegung. Die Haltung schult Koordination und Synchronisation von Bewegungen, und sie beruhigt den Geist.

In die Haltung kommen

1. Stehen Sie in Tāḍāsana.
2. Gehen Sie nach rechts in Vīrabhadrāsana I (➤ Abb. 7.23).
3. Beugen Sie sich ausatmend vor und bringen Sie den Oberkörper nah an den rechten Oberschenkel. Bewegen Sie den oberen rechten Oberschenkel in Richtung Hüftgelenk.

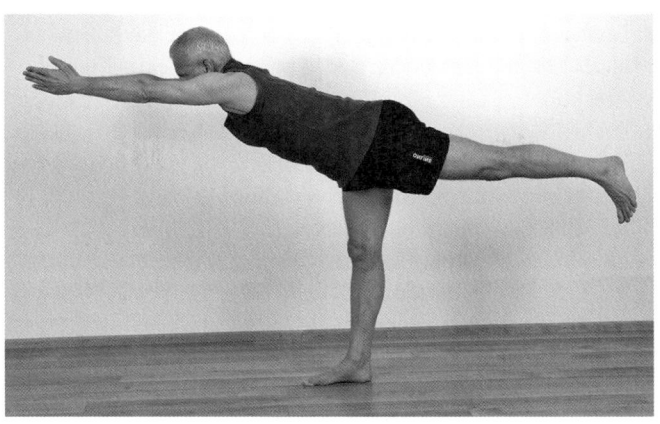

Abb. 7.25

4. Drehen Sie das linke Bein weiter ein, sodass die Mitte des Oberschenkels, die Kniescheibe und die Zehen zum Boden weisen. Die Ferse hebt sich dabei vom Boden ab.
5. Balancieren Sie den rechten Fuß zwischen Innen- und Außenknöchel aus. Das rechte Knie beugt sich in Richtung der rechten Kleinzehe.
6. Spüren Sie den Körperschwerpunkt im Becken.
7. Dehnen Sie sich von diesem Mittelpunkt aus nach hinten ins linke Bein und nach vorne in die Arme hinein. Verlagern Sie gleichzeitig das Gewicht nach vorne, heben Sie das linke Bein vom Boden ab und strecken Sie das rechte Bein, um stabil zu bleiben.
8. Bewegen Sie den rechten Innen- und Außenknöchel vom Boden weg, strecken Sie das rechte Bein weiter und ziehen Sie dessen Kniescheibe nach oben. Innen- und Außenseite des Oberschenkels sind gleichermaßen aktiv.
9. Heben Sie den inneren linken Oberschenkel höher.
10. Bringen Sie das Becken, das linke Bein, den Oberkörper und die Arme parallel zum Boden. Heben Sie den Kopf, soweit sich das im Nacken angenehm anfühlt.

In der Haltung: Basisarbeit

1. Behalten Sie das Gleichgewicht zwischen dem rechten Innen- und Außenknöchel bei.
2. Lassen Sie das rechte Bein gestreckt. Beide Hüften sind auf derselben Höhe.
3. Schaffen Sie eine ausgewogene Dehnung im linken Bein nach hinten sowie im Oberkörper und in den Armen nach vorne.
4. Halten Sie den Kopf so, dass der Nacken sanft gedehnt wird.
5. Spüren Sie die durchgehende Dehnung von der linken Ferse bis in die Fingerspitzen.
6. Atmen Sie ruhig ein und aus.

In der Haltung: Feinarbeit

1. Saugen Sie die Schulterblätter an die Rippen. Drehen Sie die Arme in den Schultergelenken so, dass die kleinen Finger ein wenig näher zusammen kommen. Dadurch können sich die Arme besser nach oben bewegen.

2. Behalten Sie eine leichte Dehnung vom oberen Nacken in den Hinterkopf bei, während Sie den Kopf heben und zu den Daumen blicken.
3. Ziehen Sie den Unterbauch leicht ein, während Sie die Vorderseite des linken Oberschenkels in Richtung Rückseite bewegen. Die Zehen des linken Fußes weisen dabei weiterhin zum Boden.
4. Bewegen Sie das linke Bein von der Hüfte weg und etwas höher.
5. Drehen Sie die linke Hüfte vom Kreuzbein weg und bewegen Sie die Innenseite des oberen linken Oberschenkels nach oben.

Die Haltung beenden

Beugen Sie ausatmend das rechte Knie und kommen Sie in Vīrabhadrāsana I (➤ Abb. 7.23) zurück. Strecken Sie dann das rechte Bein, drehen Sie sich zur Mitte und entspannen Sie, falls nötig, einen Augenblick die Arme, bevor Sie die Übung zur anderen Seite wiederholen. Kehren Sie abschließend in Tāḍāsana zurück und ruhen Sie sich einige Atemzüge lang aus.

Vorschläge für Modifikationen und Hilfsmittel

Legen Sie die Hände oder die Hände und den gehobenen Fuß auf eine geeignete Unterlage. Die Ausrichtung und die notwendigen Korrekturen können so präziser vorgenommen werden.

Varianten

• Der Vierfüßlerstand, bei dem ein Arm und das gegenüberliegende Bein gehoben werden (➤ Kap. 6, ➤ Übung 1.14), ist eine sehr nützliche Vorbereitung auf Vīrabhadrāsana III.
• Um das Gleichgewicht besser zu halten, können die Arme seitlich in Verlängerung des Schultergürtels gehalten werden.
• Wenn Sie das Standbein nicht strecken können, beugen Sie leicht das Knie. Lassen Sie es dabei korrekt ausgerichtet; die Kniescheibe weist genau in dieselbe Richtung wie die Zehen und bewegt sich nach oben.

11. Parivṛtta Trikoṇāsana (➤ Abb. 7.26)

Bedeutung des Āsanas und seines Namens

Parivṛtta bedeutet gedreht, Trikoṇa ist das Dreieck. In diesem Āsana wird der Körper auf einer festen, dreieckförmigen Basis gedreht. Entscheidend ist dabei die Drehung der klar ausgerichteten Wirbelsäule.

In die Haltung kommen

1. Stehen Sie in Tāḍāsana.
2. Nehmen Sie die Füße eine Beinlänge auseinander.

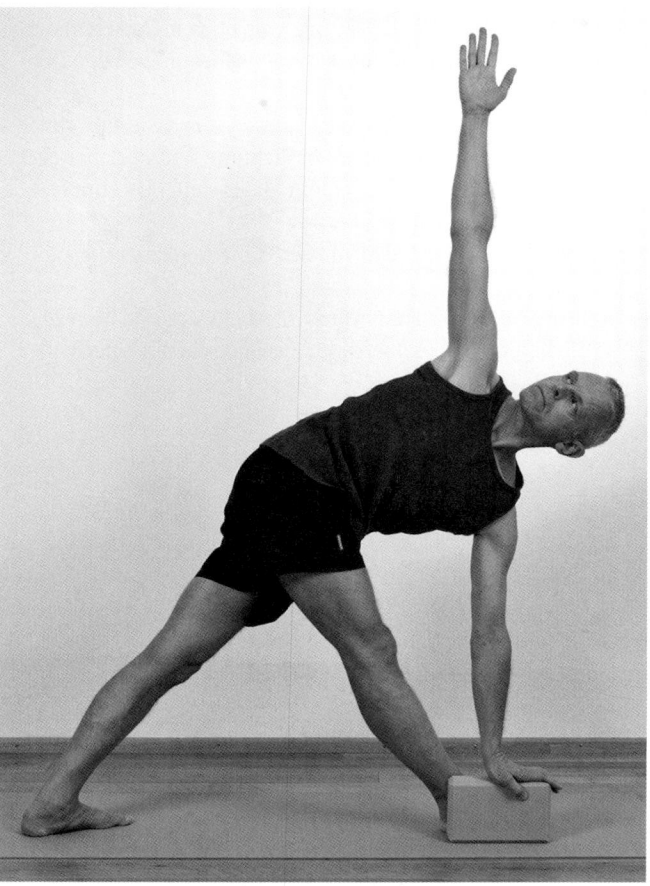

Abb. 7.26

3. Strecken Sie die Arme in Verlängerung des Schultergürtels zu den Seiten.
4. Drehen Sie den rechten Fuß und das Bein um 90° auswärts, den linken Fuß und das Bein um 45–60° einwärts sowie Becken und Oberkörper um 90° nach rechts. Die linke Ferse ist in Verlängerung des rechten Fußes. Bei beiden Beinen weisen die Mitte der Oberschenkel, die Kniescheiben und die Zehen in dieselbe Richtung.
5. Lassen Sie das linke Bein gestreckt und drücken Sie die Außenkante des linken Fußes an den Boden.
6. Beugen Sie sich ausatmend von den Hüften aus vor und drehen Sie den Oberkörper ebenfalls von den Hüften aus nach rechts. Legen Sie die linke Hand neben die rechte Außenferse auf den Boden, auf einen neben dem Fuß aufgestellten Klotz oder auf den Unterschenkel oberhalb des Außenknöchels.
7. Der linke Arm, der Schultergürtel und der rechte Arm bilden eine Linie, die sich zusammen mit dem Kopf in der Ebene des vorderen Beins befindet.
8. Drehen Sie die Wirbelsäule von unten ausgehend bis nach oben.

In der Haltung: Basisarbeit

1. Falls das linke Bein nicht genug eingedreht ist, heben Sie die linke Ferse an, um sie so weit wie nötig nach außen zu bewegen und dann wieder abzusetzen.

2. Lassen Sie das linke Bein gestreckt, drücken Sie die Außenkante des linken Fußes an den Boden und lassen Sie das Knie gestreckt.
3. Drehen Sie sich vom Becken aus nach rechts, solange Sie das linke Bein stabil halten können. Am Ende befindet sich das linke Ohr genau oberhalb des rechten Fußes.
4. Spüren Sie die Länge der Wirbelsäule.
5. Lassen Sie den Kopf in Verlängerung der Wirbelsäule und verschieben Sie ihn leicht nach hinten.
6. Drehen Sie den Kopf und blicken Sie zum rechten Daumen.
7. Atmen Sie ruhig ein und aus.

In der Haltung: Feinarbeit

1. Heben Sie das Innengewölbe des linken Fußes an und strecken Sie von dort aus das ganze linke Bein.
2. Saugen Sie die linke Kniescheibe in den Oberschenkel; bewegen Sie den vorderen und inneren linken Oberschenkel nach hinten.
3. Dehnen und drehen Sie einen Abschnitt der Wirbelsäule nach dem anderen. Unterstützt wird das, wenn sich die Hüften zueinander bewegen und wenn die Außenseite des oberen linken Oberschenkels sich nach innen bewegt.
4. Dehnen Sie die Vorderseite des Oberkörpers.
5. Bringen Sie Bauch und Zwerchfell behutsam mit in die Drehung.
6. Bewegen Sie das linke Schulterblatt von der Wirbelsäule weg. Sie können diese Bewegung unterstützen, indem Sie die linke Hand einige Zentimeter vom Fuß entfernt weiter rechts aufsetzen und dann das linke Schulterblatt nach innen bewegen.
7. Strecken Sie den rechten Arm höher. Die Dehnung beginnt dabei im oberen Brustbein und setzt sich durch die oberen rechten Rippen und das Schlüsselbein hindurch bis in den Arm fort.
8. Spüren Sie, wie die Drehung des Kopfs in den oberen Brustwirbeln beginnt, und dehnen Sie von dort behutsam bis in den Hinterkopf.
9. Lassen Sie den Atem fein und ruhig werden.

Die Haltung beenden

Richten Sie einatmend den Oberkörper auf, wobei die Arme seitlich in Verlängerung des Schultergürtels bleiben. Drehen Sie sich zur Mitte und stellen Sie die Füße parallel zueinander. Entspannen Sie, falls nötig, einen Augenblick die Arme, bevor Sie die Übung zur anderen Seite wiederholen. Kehren Sie abschließend in Tāḍāsana zurück und ruhen Sie sich einige Atemzüge lang aus.

Vorschläge für Modifikationen und Hilfsmittel

- Legen Sie die untere Hand auf einen Klotz oder einen Stuhl und die obere Hand an den unteren Rücken.
- Stellen Sie sich mit dem Rücken dicht an einen Tisch und bauen Sie die Haltung mit den Händen an der Tischkante auf, zu der Sie sich drehen (➤ Abb. 7.27).
- Stellen Sie sich vor einen Tisch und gehen Sie in die Haltung, indem Sie sich vom Tisch wegdrehen. Die Hände oder Arme liegen auf der Tischplatte (➤ Abb. 7.28).

7

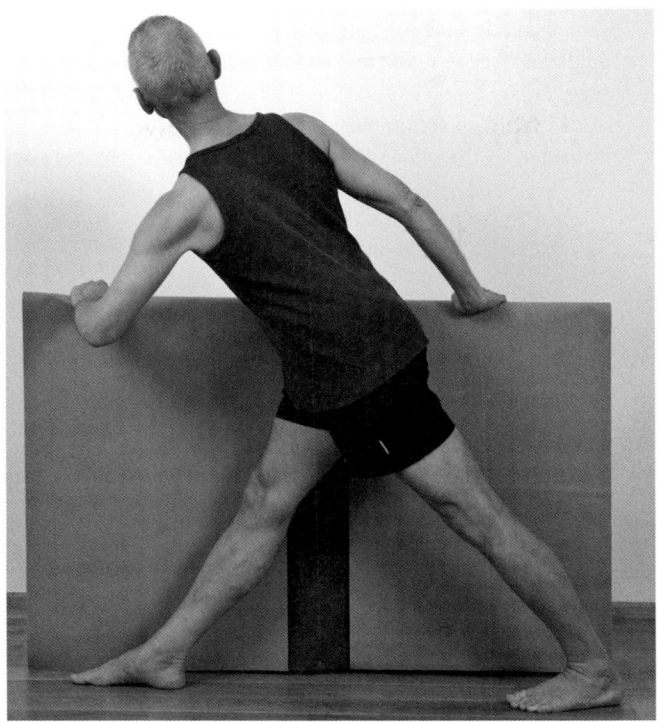

Abb. 7.27

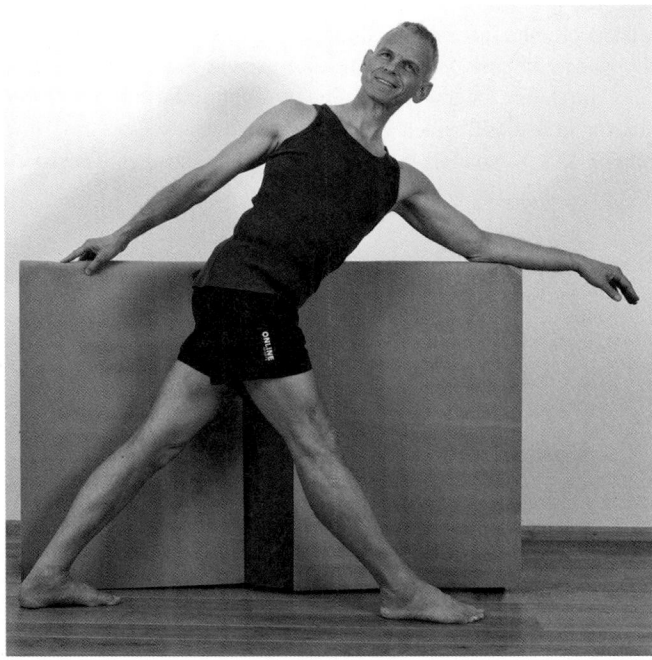

Abb. 7.28

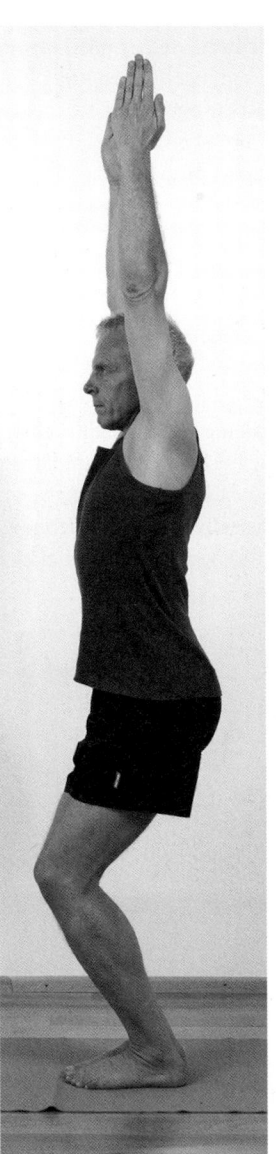

Abb. 7.29

12. Utkaṭāsana (➤ Abb. 7.29)

Bedeutung des Āsanas und seines Namens

Utkaṭa bedeutet kraftvoll. Die Körperhaltung ist in Utkaṭāsana so, als würde man auf einem hohen Hocker sitzen. Das Āsana kräftigt die Sprung- und Kniegelenke. Außerdem lernt man darin, die Wirbelsäule, den Brustkorb und die Arme gegen die Schwerkraft aufzurichten.

In die Haltung kommen

1. Stehen Sie in Tāḍāsana.
2. Heben Sie die Arme senkrecht an.
3. Legen Sie die Handflächen zusammen, falls das mit gestreckten Armen möglich ist. Falls nicht, lassen Sie die Arme parallel und so, dass die Handflächen zueinander weisen.
4. Lassen Sie die Fußgewölbe stark und die Innen- und Außenknöchel unverändert, während Sie die Knie so weit beugen, dass die Fersen noch den Boden berühren und Oberkörper und Arme senkrecht bleiben.

In der Haltung: Basisarbeit

1. Verlagern Sie das Gewicht etwas stärker auf die Fersen als auf den vorderen Teil der Füße.
2. Beugen Sie die Knie nur so weit, wie es sich gut anfühlt.

3. Behalten Sie die neutrale Beckenposition bei, während Sie den Unterbauch behutsam nach innen und oben bewegen. Auch die Schulterblätter und die obere Brustwirbelsäule bewegen sich dabei nach innen und oben.
4. Balancieren Sie den Kopf so aus, dass Nacken und Kehle entspannt sind.
5. Atmen Sie ruhig ein und aus.

In der Haltung: Feinarbeit

1. Strecken Sie die Zehen und heben Sie die Fußgewölbe. Bewegen Sie die Schienbeine von den Fußrücken weg. Verlagern Sie das Gewicht stärker auf die Fersen und beugen Sie die Knie ein wenig mehr, solange die Achillessehnen gut ausgerichtet sind und die Wadenmuskeln sich weiter dehnen.
2. Heben Sie die Hüftknochen und den Bauch leicht nach oben und hinten.

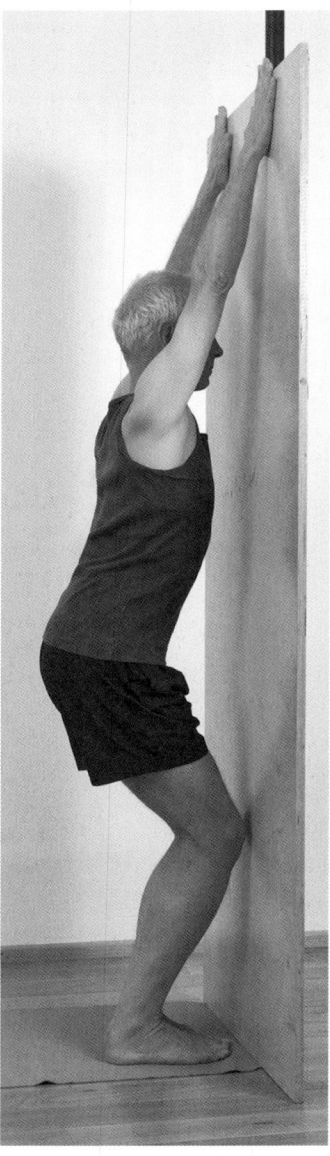

Abb. 7.30

3. Gleichen Sie die Vorbeuge des Oberkörpers aus, indem Sie Becken, Rippenbögen und Arme nach hinten bewegen.
4. Lassen Sie das Kinn auf derselben Höhe, während Sie den Kopf leicht nach hinten verschieben.
5. Entspannen Sie Gesicht und Augen. Atmen Sie ruhig ein und aus.

Die Haltung beenden

Bleiben Sie 5–10 Atemzüge in der Haltung. Lassen Sie dann das Becken neutral, wenn Sie mit einer Einatmung die Beine strecken und die Arme entspannen. Verweilen Sie einige Atemzüge lang ruhig in Tāḍāsana.

Vorschläge für Modifikationen und Hilfsmittel

Stellen Sie sich vor eine Wand. Lassen Sie die Arme parallel, während Sie die Handflächen an die Wand legen (➤ Abb. 7.30).

13. Uttānāsana (➤ Abb. 7.31)

Bedeutung des Āsanas und seines Namens

Uttāna ist eine intensive Dehnung. In dieser Haltung dehnt sich der Körper intensiv von den Füßen durch die Beine und vom Becken durch den Oberkörper bis in den Kopf und die Arme. Dabei steht man fest auf beiden Füßen. In seinem Buch *Licht auf Yoga* führt B. K. S. Iyengar als Bedeutung von „Ut" auch „Behutsamkeit" an (Iyengar 2010b, S. 81).

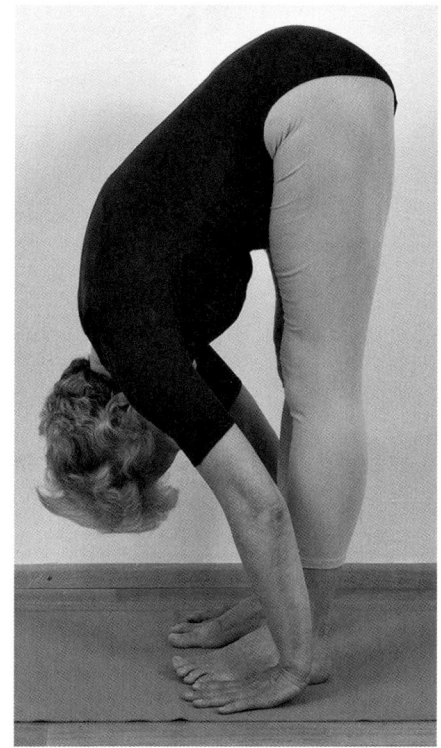

Abb. 7.31

Bleibt man mindestens zwei Minuten in der Haltung, so beruhigt sie den Geist und wirkt erholsam.

In die Haltung kommen

1. Beginnen Sie in Tāḍāsana und stellen Sie die Füße dann hüftbreit auseinander.
2. Lassen Sie die Knie gestreckt, während Sie die Arme mit nach vorne gewandten Handflächen senkrecht nach oben heben. Kippen Sie das Becken nun ausatmend nach vorne, um sich vorzubeugen. Setzen Sie die Hände vor oder neben den Füßen auf den Boden (➤ Abb. 7.31) oder auf jeweils einen Klotz, falls das nötig ist.
3. Dehnen Sie die Vorderseite des Oberkörpers und heben Sie den Kopf, ausgehend von den oberen Brustwirbeln. Lassen Sie den Rücken hohl werden. Bleiben Sie zwei Atemzüge so.
4. Lassen Sie die Fersen fest auf dem Boden, während Sie mehr Gewicht in den vorderen Teil der Füße verlagern, bis die Beine senkrecht sind. Bewegen Sie die Vorderseite des Beckens und den Bauch auf die Oberschenkel zu.
5. Behalten Sie die Länge des vorderen Oberkörpers bei, während Sie behutsam eine Dehnung vom Steißbein durch die Rückseite der Wirbelsäule bis in den Hinterkopf schaffen.
6. Bringen Sie die Hände weiter nach hinten.

In der Haltung: Basisarbeit

1. Lassen Sie die Zehen gestreckt.
2. Finden Sie ein Gleichgewicht zwischen Innen- und Außenknöcheln.
3. Balancieren Sie das Gewicht zwischen dem Übergang von den Fußballen zu den Fußgewölben und dem Übergang von den Fußgewölben zu den Fersen aus.
4. Lassen Sie die Knie gestreckt und ziehen Sie die Kniescheiben mit einer ganz sanften, geschmeidigen Bewegung hoch.
5. Bewegen Sie die Sitzbeine von der Mitte der Oberschenkelrückseiten aus nach oben.
6. Bewegen Sie die vorderen und seitlichen Rippen in Richtung Boden.
7. Entspannen Sie Bauch und Hals.
8. Atmen Sie ruhig ein und aus.

In der Haltung: Feinarbeit

1. Heben Sie die inneren und äußeren Fußgewölbe an und dehnen Sie dabei die Fußsohlen bis in die Zehen und die Fersen.
2. Dehnen Sie die Füße von den Innenknöcheln bis zu den Großzehen und lassen Sie diese dabei auf dem Boden.
3. Spüren Sie die innere Länge von den Füßen durch die Beine bis in die Hüften und vom Steißbein durch die ganze Wirbelsäule hindurch.
4. Ziehen Sie die Oberschenkelmuskeln und Kniescheiben hoch und nehmen Sie die Streckung der Knie dann ganz leicht zurück.

5. Spüren Sie Breite in den Kniekehlen.
6. Auch die Rückseite der Oberschenkel fühlt sich gedehnt und breit an.
7. Entspannen Sie den Bauch.
8. Lassen Sie das Zwerchfell in Richtung Boden sinken. Beim Ausatmen geschieht das ganz automatisch.
9. Lassen Sie die seitlichen und vorderen Rippen weiter in Richtung Boden sinken. Das geschieht beim Einatmen ganz automatisch.
10. Halten Sie den Kopf so, dass Nacken und Kehle entspannt sind.
11. Lassen Sie den Atem ganz fein fließen.

Die Haltung beenden

Atmen Sie ein, dehnen Sie die Vorderseite des Oberkörpers und heben Sie dabei leicht den Kopf. Lassen Sie die Knie gestreckt und ziehen Sie die vorderen Oberschenkelmuskeln hoch, während Sie mit der nächsten Einatmung den Oberkörper aufrichten und die Arme senkrecht nach oben strecken. Die Hüftknochen bewegen sich dabei von den Oberschenkeln weg. Lassen Sie ausatmend die Arme sinken und stehen Sie einige Atemzügen ruhig in Tāḍāsana. Statt die Arme zu strecken, kann man beim Zurückkommen auch die Hände auf die Hüften legen.

Vorschläge für Modifikationen und Hilfsmittel

- Legen Sie die Hände auf einen Stuhl oder Tisch (➤ Abb. 7.34).
- Legen Sie die verschränkten Arme auf einen Stuhl oder Tisch (➤ Abb. 7.35).

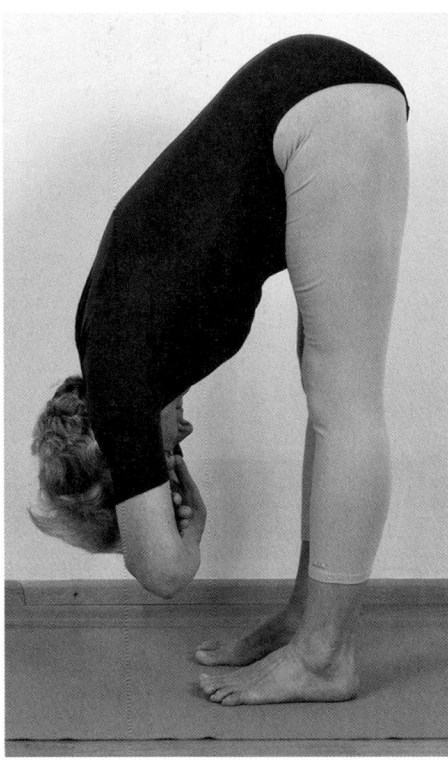

Abb. 7.32

Varianten

- Nehmen Sie die Füße in der Haltung eine Fußlänge auseinander und verschränken Sie die Arme (➤ Abb. 7.32 und ➤ Abb. 7.33).
- Wenn Sie die Füße 1½–2 Fußlängen auseinander nehmen, entsteht mehr Beweglichkeit im Bereich des Kreuzbeins.
- Uttānāsana mit Seitbeuge (➤ Abb. 7.36):
  - Stehen Sie fest auf beiden Füßen und behalten Sie die Position von Beinen und Becken bei.
  - Gehen Sie mit den Fingerspitzen nach rechts, um die Wirbelsäule in eine Seitbeuge zu bringen. Dehnen Sie die linke Seite von der Hüfte bis in die linke Hand hinein.

- Falls Sie mit den Fingerspitzen nicht zum Boden kommen, können Sie sie auf eine entsprechend seitlich platzierte Unterlage (Klotz oder Stuhl) aufsetzen.
- Bleiben Sie zwei Atemzüge lang in der Seitbeuge.
- Kommen Sie in die Mitte zurück und gehen Sie dann mit den Fingerspitzen nach links.
- Üben Sie mit beiden Seiten 2- bis 3-mal.

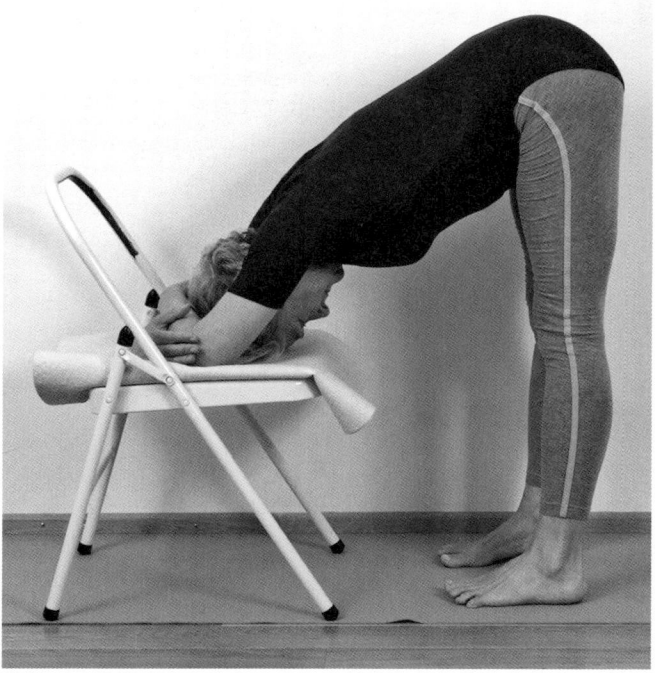

Abb. 7.35

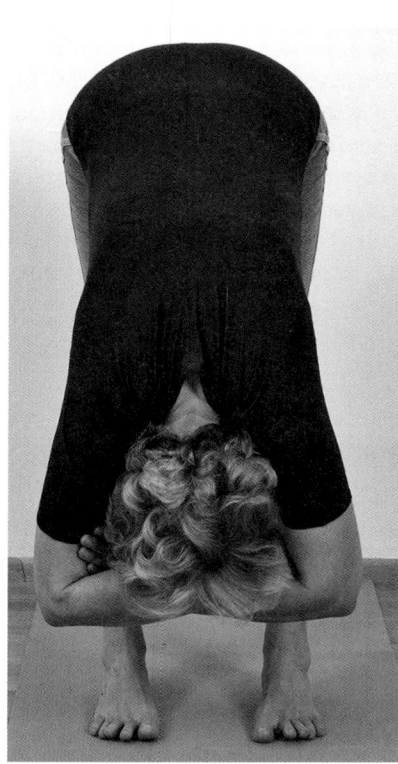

Abb. 7.33

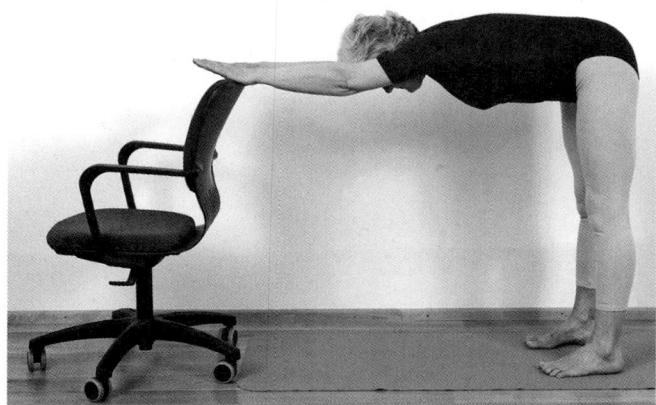

Abb. 7.34

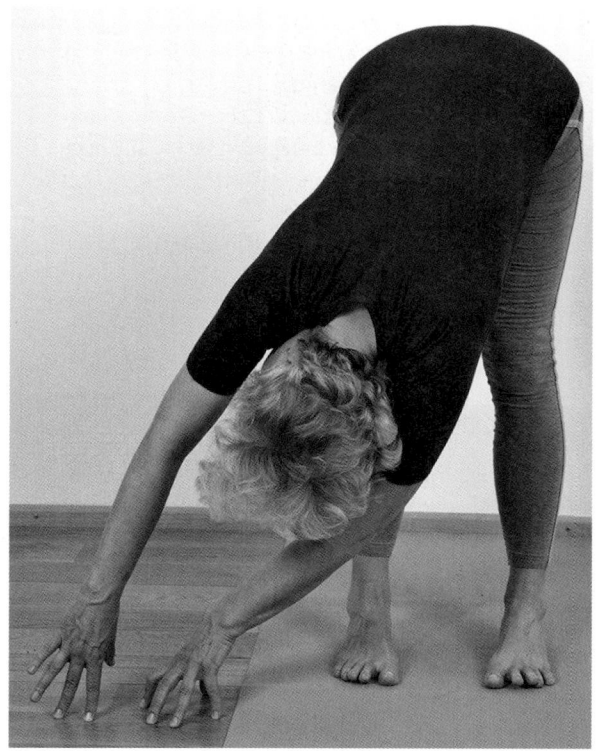

Abb. 7.36

- Uttānāsana mit Drehung (➤ Abb. 7.37 und ➤ Abb. 7.38):
  - Setzen Sie die Fingerspitzen der rechten Hand nahe der linken Kleinzehe auf. Führen Sie den linken Arm über den rechten und setzen Sie die Finger in Verlängerung des rechten Fußes auf.

- Lassen Sie die Beinhaltung unverändert, während Sie Kopf, Schultergürtel und Wirbelsäule nach links drehen. Gehen Sie dabei nur so weit, wie Sie ruhig ein- und ausatmen können.
- Bleiben Sie 2–3 Atemzüge in der Drehung.
- Wechseln Sie Hände und Arme um, bevor Sie die Drehung zur anderen Seite ausführen.
- Üben Sie mit beiden Seiten 2- bis 3-mal.

14. Adho Mukha Śvānāsana (➤ Abb. 7.43)

Bedeutung des Āsanas und seines Namens

Adho bedeutet unten, Mukha ist das Gesicht, Śvāna der Hund. Die Haltung ist daher als „herabschauender Hund" oder „Hund mit dem Gesicht nach unten" bekannt (➤ Abb. 7.39). Die Haltung wirkt allgemein mobilisierend und kräftigend, sie verbessert die Koordination und die Ausdauer. Die Lendenwirbelsäule erhält etwas Vorbeuge, die Brustwirbelsäule etwas Rückwärtsbeuge. Dadurch wird der Übergang zwischen Brust- und Lendenwirbelsäule besonders gut mobilisiert. Für Personen, die keine Umkehrhaltungen machen können, ist Adho Mukha Śvānāsana ein ausgezeichneter Ersatz. Zudem trägt dieses Āsana zu einer Verbesserung der Wahrnehmung des gesamten Körpers bei und beruhigt das Herz.

In die Haltung kommen

1. Beginnen Sie im Vierfüßlerstand, eventuell mit einer gefalteten Decke unter den Knien, um diese abzupolstern. Knie und Füße sind hüftbreit auseinander. Stellen Sie die Füße auf. Die Arme sind schulterbreit und parallel.
2. Um den Abstand zwischen Händen und Füßen zu korrigieren, bewegen Sie nun das Becken so weit wie möglich auf die Fersen zu. Strecken Sie die Arme nach vorne. Behalten Sie den Abstand zwischen den Händen dabei bei (➤ Abb. 7.40).

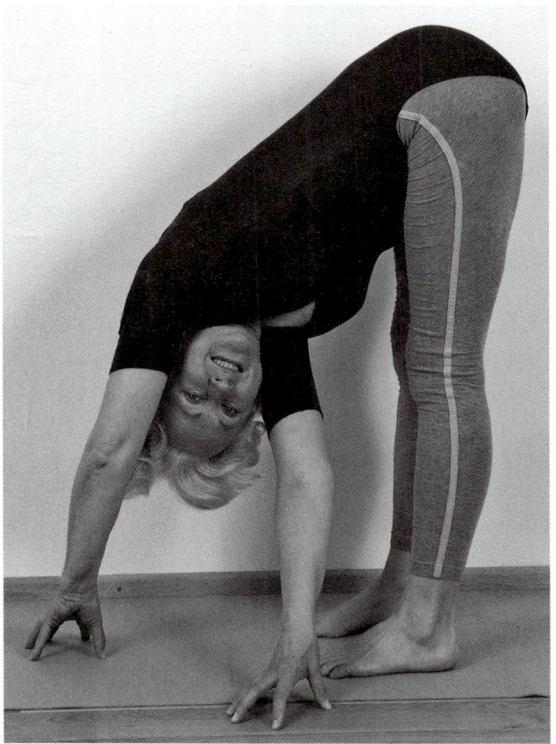

Abb. 7.37

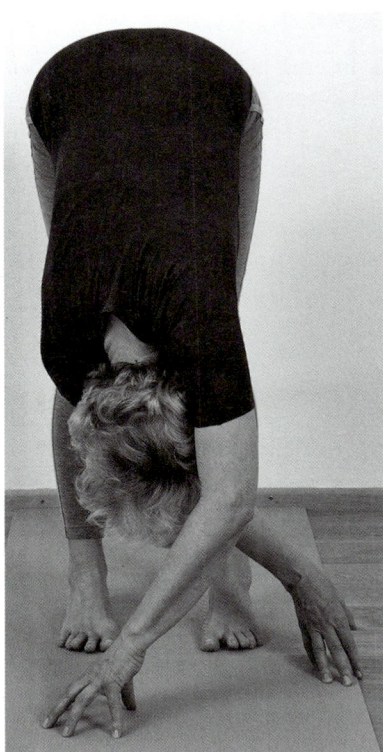

Abb. 7.38

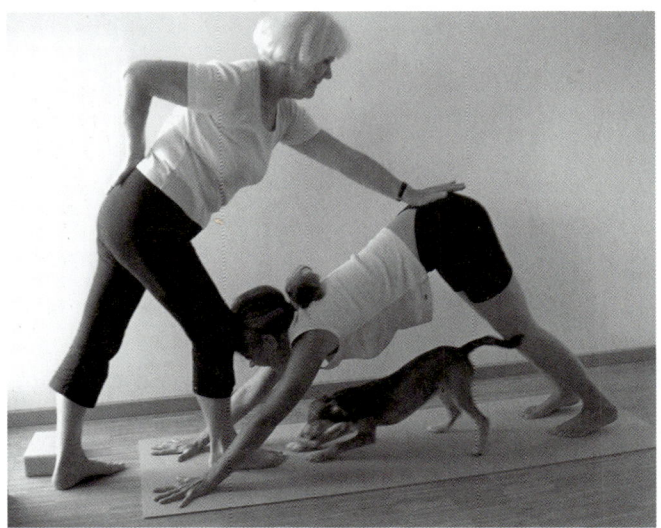

Abb. 7.39

7

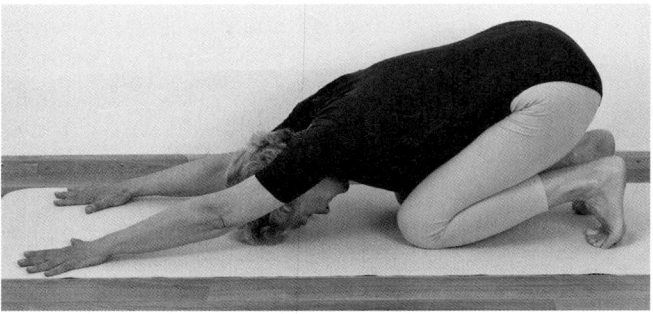

Abb. 7.40

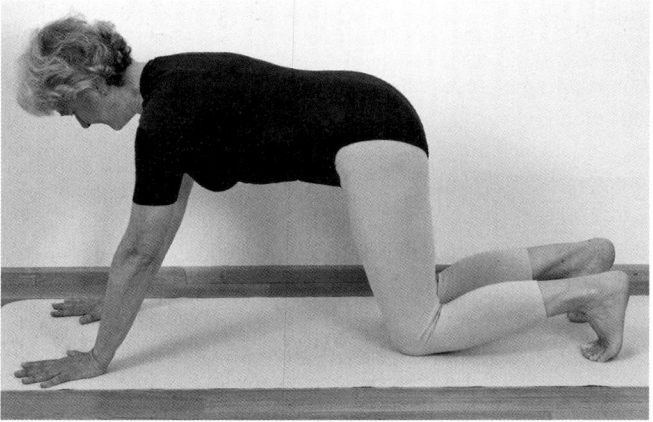

Abb. 7.41

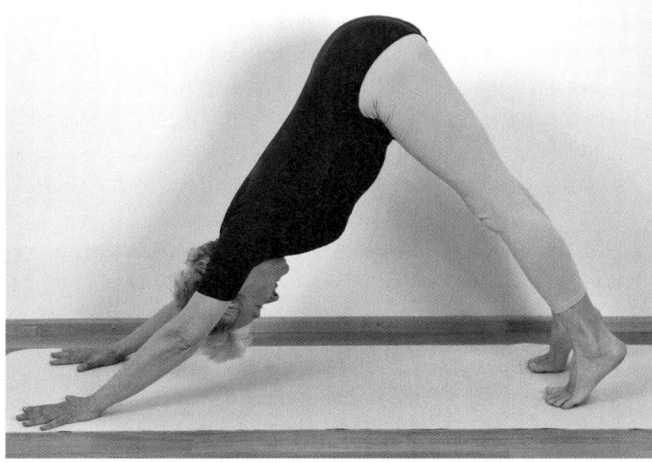

Abb. 7.42

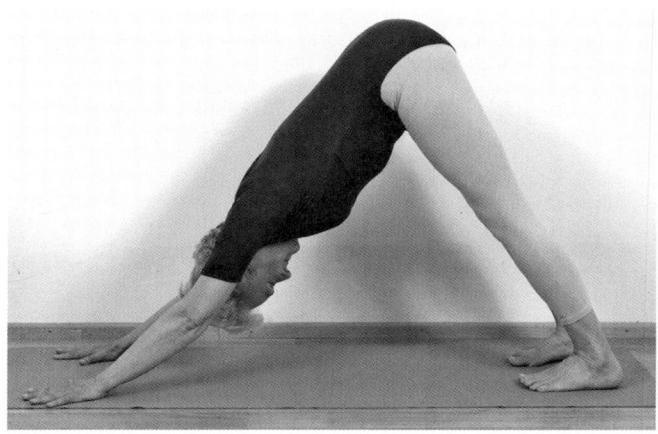

Abb. 7.43

3. Lassen Sie Füße, Knie und Hände an Ort und Stelle, während Sie in den Vierfüßlerstand zurückkommen. Die Hände stehen nun vor den Schultern (➤ Abb. 7.41).
4. Korrigieren Sie die Position der Hände so, dass die Zeigefinger parallel zueinander sind. Alle Finger sind gleichmäßig gespreizt, nur die Daumen sind weiter von den Zeigefingern abgespreizt. Falls Sie mehrmals in die Haltung gehen, können Sie beim zweiten Mal die Mittelfinger parallel zueinander setzen, um eine etwas andere, stärkere Aktivität in den Armen und Schultern zu erhalten.
5. Heben Sie den Kopf, um die oberen Brustwirbel nach innen zu bewegen, und saugen Sie die Schulterblätter an die Rippen.
6. Lassen Sie Handflächen und Finger – vor allem Daumen, Zeigefinger und die Zwischenbereiche – in Kontakt mit dem Boden. Drücken Sie sich von den Händen ab und bewegen Sie die Beine dabei kraftvoll nach hinten (➤ Abb. 7.42).
7. Die Fersen können anfangs angehoben bleiben.

In der Haltung: Basisarbeit

1. Strecken Sie kraftvoll die Beine. Die Schienbeine und die Vorderseite der Oberschenkel bewegen sich rückwärts.
2. Drücken Sie sich von den Handflächen und Fingern – vor allem von den Daumen und Zeigefingern – ab. Spüren Sie, wie der Körper sich bis in die Hüften hinein gegen die Schwerkraft anhebt.
3. Lassen Sie den Kopf in Verlängerung der Wirbelsäule zwischen den Oberarmen. Nacken und Kehle sind entspannt.

4. Bewegen Sie die Brust in Richtung der Oberschenkel.
5. Heben Sie den Körper weiter von den Händen bis in die Hüften an, während Sie die Fersen so nah wie möglich zum Boden senken. Lassen Sie die Füße dabei parallel und die Fußgewölbe aktiv (➤ Abb. 7.43).
6. Wenn die Füße die Endposition erreicht haben, bewegen Sie die Schienbeine von den Füßen weg. Bewegen Sie die Vorderseite der Oberschenkel dabei auf deren Rückseite zu.
7. Atmen Sie ruhig ein und aus.
8. Bleiben Sie 5–10 Atemzüge in der Haltung.

In der Haltung: Feinarbeit

1. Bewegen Sie Vorder- und Innenseite der Oberschenkel nach hinten. Drehen Sie die Oberschenkel gleichzeitig leicht aus und ziehen Sie sanft den Unterbauch nach innen.
2. Bringen Sie die Kniekehlen minimal nach vorne. Die Schienbeine bewegen sich nach hinten, die Kniescheiben sind hochgezogen.
3. Drücken Sie sich nacheinander stärker mit den Daumen, den Zeigefingern, den Mittelfingern, den Ringfingern und den kleinen Fingern vom Boden ab. Spüren Sie dabei, welche unterschiedlichen Wirkungen das auf das Strecken der Arme, die

Bewegung der Schulterblätter, das Heben des Oberkörpers und die innere Bewegung gegen die Schwerkraft hat.

4. Drücken Sie die Finger leicht an den Boden, um eine isometrische Wirkung in den Handflächen und Fingern zu erzielen. Bewegen Sie die Handgelenke leicht vom Boden weg und spüren Sie, welche Wirkung das auf das Heben in den Unterarmen und Ellbogen hat.

5. Balancieren Sie die Ellbogen zwischen Überstreckung und einer minimalen Beugung aus. Halten Sie die Oberarme dabei stabil.

6. Heben Sie sich weiter von den Händen – vor allem von den Daumen und Zeigefingern – her an, während Sie die Oberarme leicht von den Schultern weg drehen. Spüren Sie, wie das Raum und Entspannung im Nacken und zwischen den Schulterblättern schafft.

7. Variieren Sie behutsam die Haltung des Kopfs und heben Sie diesen leicht von dem Bereich zwischen den Schulterblättern aus an, um die Rückbeuge in der Brustwirbelsäule zu begünstigen.

8. Bewegen Sie das obere Brustbein in Richtung der Hände, während Sie die Rippenbögen leicht in Richtung Rücken bewegen. Spüren Sie die dadurch entstehende Entspannung in der oberen Lendengegend und im unteren Rücken.

9. Die Fersen bewegen sich immer weiter auf den Boden zu. Gleichzeitig werden die Innengewölbe und Innenknöchel, die Außengewölbe und Außenknöchel angehoben und die Zehen gut gestreckt.

10. Falls die Fersen auf den Boden kommen, können Sie das Gewicht zwischen dem hinteren Teil der Fußballen und dem vorderen Teil der Fersen ausbalancieren.

11. Mit zunehmender Übung können Sie länger in der Haltung bleiben.

Die Haltung beenden

Kommen Sie ausatmend in den Vierfüßlerstand zurück und legen Sie die Fußrücken auf den Boden, sodass die Zehen nach hinten weisen. Bringen Sie das Becken so dicht wie möglich zu den Fersen. Beugen Sie sich vor und legen Sie die Stirn auf dem Boden, auf den Händen oder auf den Unterarmen ab (➤ Kap. 6, ➤ Abb. 6.16). Bleiben Sie einige Atemzüge lang ruhig in dieser Haltung.

Vorschläge für Modifikationen und Hilfsmittel

• Hände auf Klötze legen (➤ Abb. 7.44): Legen Sie jede Hand auf einen Klotz, am besten mit dem Daumen um die Innenkante, Zeige- und Mittelfinger um die Vorderkante sowie Ringfinger und kleinem Finger um die Außenkante des Klotzes. Nun drücken Sie sich vom Boden ab, indem Sie fest die Klötze greifen und in den Boden schieben. Die anderen Anweisungen gelten unverändert.

• In Gurt oder Seil hängen (➤ Abb. 7.45): Befestigen Sie einen Gurt (oder ein Seil) an der Klinke einer geöffneten Tür. Die Klinke muss dabei höher als das Becken sein. Richten Sie die Länge der Gurtschlinge so ein, dass sie zu dem Winkel passt,

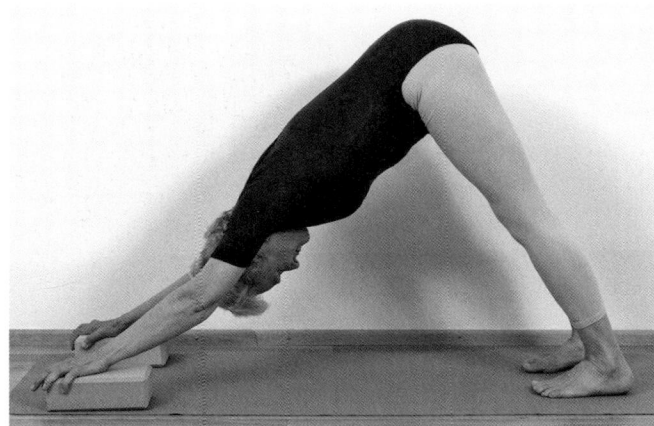

Abb. 7.44

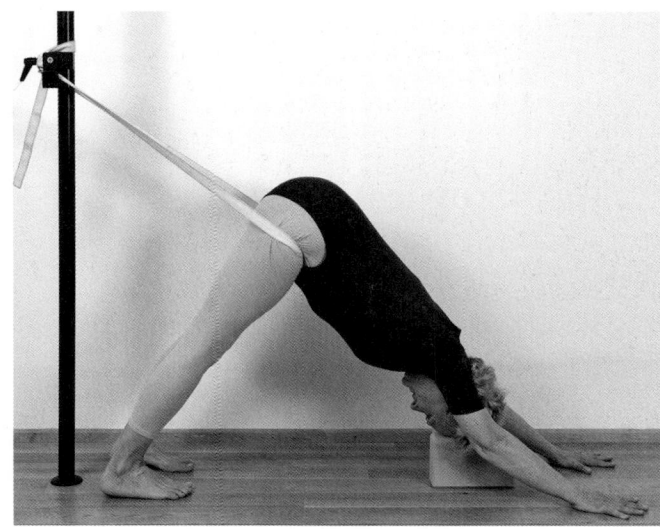

Abb. 7.45

den Ihr Körper in Adho Mukha Śvānāsana einnimmt. Legen Sie den Gurt genau in die Leisten. So können Sie alle obigen Anweisungen befolgen und sich gleichzeitig entspannen und ruhig werden. Noch beruhigender wirkt die Haltung, wenn Sie den Kopf auf einem Klotz oder einem festen Kissen ablegen.

Varianten

Seitbeuge (➤ Abb. 7.46 und ➤ Abb. 7.47)

1. Stellen Sie die Fersen in der Endhaltung auf den Boden oder auf eine Unterlage, je nachdem, wie gut Sie die Beinrückseiten dehnen können.

2. Beugen Sie leicht die Knie.

3. Lassen Sie die Fersen auf dem Boden oder auf der Unterlage, während Sie das rechte Knie vollständig strecken, um die rechte Hüfte höher zu heben und nach links in eine Seitbeuge zu kommen.

4. Bewegen Sie den Kopf seitlich auf den linken Arm zu, um die Seitbeuge im Oberkörper zu verstärken.

5. Bleiben Sie 3 Atemzüge in der Haltung.

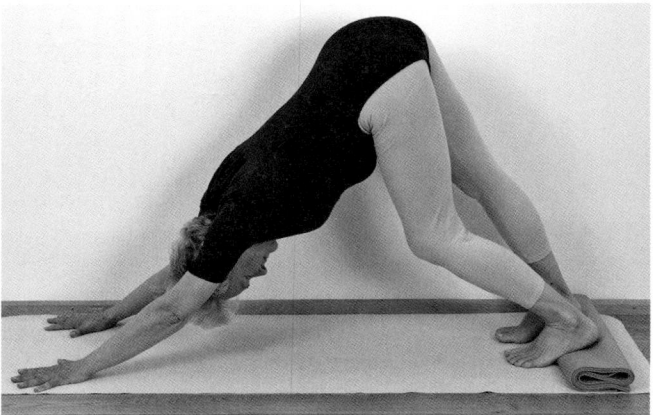

Abb. 7.46

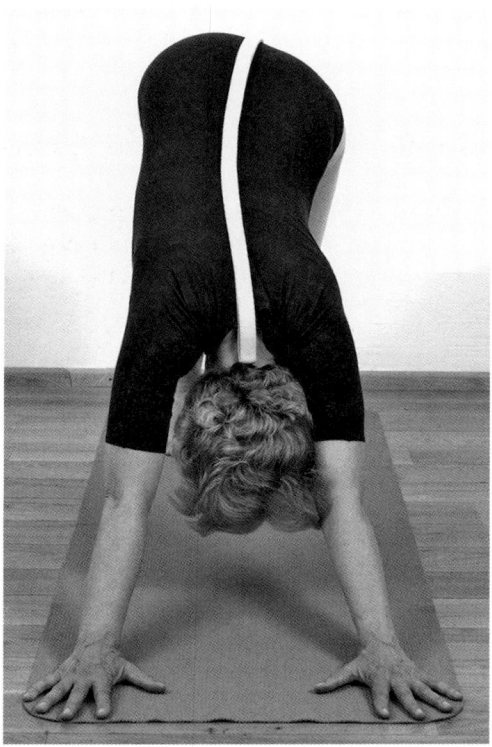

Abb. 7.47

6. Kommen Sie in die Mitte zurück, indem Sie das rechte Knie wieder beugen. Strecken Sie dann das linke Knie, um die Seitbeuge auf der anderen Seite durchzuführen.
7. Üben Sie den gesamten Zyklus 2- bis 3-mal.
8. Kommen Sie zum Schluss in die auf ➤ Abb. 7.40 gezeigte Haltung zurück.

Drehung (➤ Abb. 7.48)

1. Kommen Sie in die Endhaltung mit den Fersen auf dem Boden oder auf einer Unterlage.
2. Lassen Sie die Beine intensiv gestreckt. Die Hüften bleiben während der ganzen Übung auf derselben Höhe.

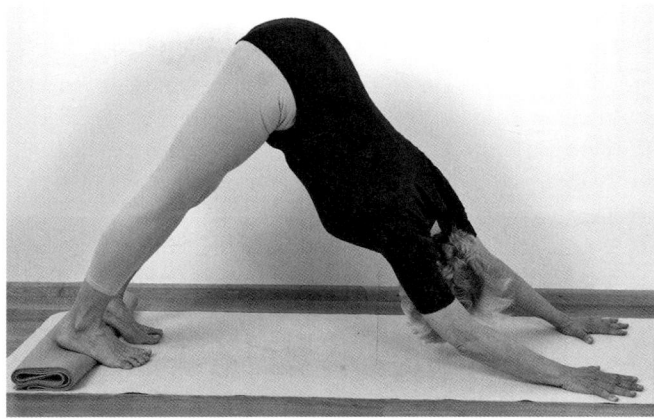

Abb. 7.48

3. Beugen Sie den rechten Ellbogen, sodass sich sein Abstand zum Boden um ein Drittel reduziert, und drehen Sie den Kopf nach links, bis Sie eine optimale Rotation erreicht haben.
4. Bleiben Sie 3 Atemzüge in der Drehung.
5. Strecken Sie den rechten Arm und drehen Sie sich dann zur anderen Seite.
6. Üben Sie den gesamten Zyklus 2- bis 3-mal.
7. Kommen Sie zum Schluss in die auf ➤ Abb. 7.40 gezeigte Haltung zurück.

15. Bakāsana (➤ Abb. 7.49)

Bedeutung des Āsanas und seines Namens

Baka bedeutet Kranich. Die Haltung, in der man auf den Händen balanciert, erinnert an einen auf den Beinen stehenden Vogel. Dieses Āsana kräftigt besonders die Handgelenke und Hände. Zudem mobilisiert es die Wirbelsäule in der Vorbeuge. Es vermittelt Gleichgewicht, Bewegung und Haltung gegen die Schwerkraft, ein stabiles Zentrum und Kraft im Bauch. Freude beim Üben zu empfinden, ist ein wesentlicher Aspekt dieser Haltung.

In die Haltung kommen

1. Gehen Sie so in die Hocke, dass die Füße dicht beisammen stehen. Falls nötig, können die Fersen etwas angehoben sein.
2. Das Becken berührt den Boden nicht.
3. Strecken Sie die Arme parallel waagrecht nach vorne.
4. Nehmen Sie die Knie auseinander und bringen Sie den Oberkörper zwischen die Oberschenkel.
5. Heben Sie die Fersen ab.
6. Beugen Sie die Ellbogen und bringen Sie sie unter die Schienbeine. Legen Sie die Handflächen auf den Boden und drücken Sie die Schienbeine so an die Oberarme, dass sie möglichst nah an die Achselhöhlen kommen.
7. Verlagern Sie das Gewicht des Oberkörpers nach vorne, um das optimale Gleichgewicht zu finden und bleiben Sie dann 2–3 Atemzüge in dieser Haltung.
8. Korrigieren Sie kontinuierlich das Gleichgewicht und bewegen Sie die Knie in Richtung der Achselhöhlen, während Sie die Ar-

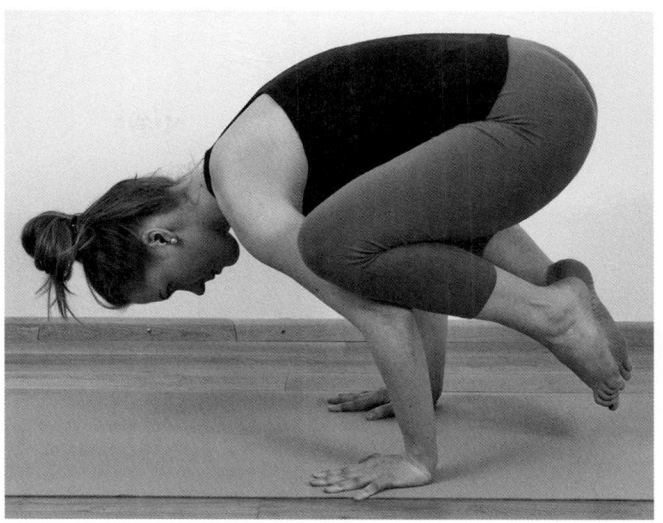

Abb. 7.49

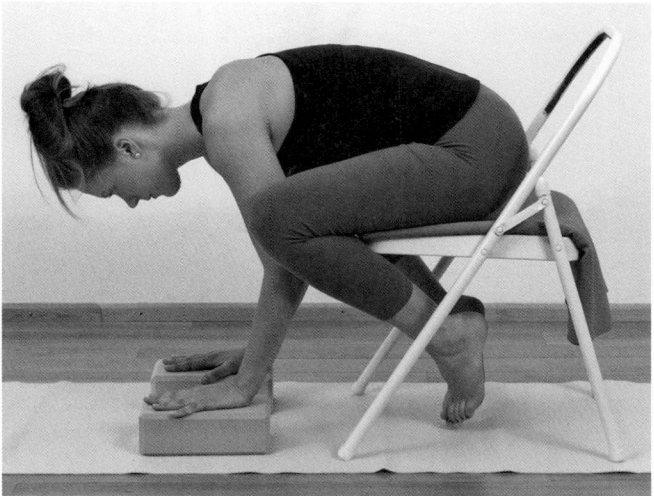

Abb. 7.50

me so weit strecken, bis die Füße sich vom Boden abheben. Sie können auch erst einen und dann den anderen Fuß vom Boden abheben.

In der Haltung: Basisarbeit

1. Bewegen Sie die Füße aufs Gesäß zu, vor allem von den Innengewölben aus.
2. Schieben Sie die Knie auf die Schultern zu.
3. Bewegen Sie den Bauch auf den Rücken zu und lassen Sie den Rücken rund werden.
4. Strecken Sie die Arme weiter durch, um sich höher zu heben, aber lassen Sie das Becken dabei auf derselben Ebene.
5. Atmen Sie ruhig ein und aus.

In der Haltung: Feinarbeit

1. Erkunden Sie den Punkt, an dem der Körper im Gleichgewicht ist.
2. Lassen Sie die Arme immer stärker, Oberkörper und Beine hingegen immer leichter werden.
3. Heben Sie die Fußgewölbe an.
4. Aktivieren Sie die Muskeln an der Innenseite der Oberschenkel.
5. Spüren Sie im gerundeten Rücken, wie die Rückseite der Wirbelsäule sich lang dehnt.
6. Halten Sie den Kopf so, dass Hals und Nacken entspannt sind.

Die Haltung beenden

Bleiben Sie 2–5 Atemzüge in der Haltung. Atmen Sie dann aus und beugen Sie die Ellbogen, bis die Füße am Boden sind. Strecken Sie die Knie, kommen Sie in Uttānāsana und bleiben Sie darin einige Atemzüge. Wiederholen Sie Bakāsana noch ein- oder zweimal.

Vorschläge für Modifikationen und Hilfsmittel

- Unterlagern Sie die Fersen mit einem zusammengerollten Handtuch oder einer Matte, wenn Sie in die Hocke gehen.
- Legen Sie das Gesäß in der Hocke auf einem Klotz oder einem niedrigen Hocker ab.
- Setzen Sie sich so auf einen Stuhl, dass das Gesäß und die Oberschenkel aufliegen. Legen Sie dann die Hände auf zwei Klötze, um die Haltung zuerst in dieser Position zu erlernen (➤ Abb. 7.50).

Variante

Gehen Sie anfangs nur ganz kurz in die Endhaltung, so als würden Sie wiederholt hochhüpfen.

16. Sukhāsana (➤ Abb. 7.51)

Bedeutung des Āsanas und seines Namens

Sukha bedeutet angenehm oder leicht, und Sukhāsana ist eine angenehme Sitzhaltung mit gekreuzten Beinen. Es fördert die Beweglichkeit der Hüftgelenke und vereint das aufrechte Sitzen mit einem entspannten, ruhigen Gefühl.

In die Haltung kommen

1. Setzen Sie sich auf einen Klotz oder eine gefaltete Decke und strecken Sie die Beine.
2. Ziehen Sie erst den rechten und dann den linken Fuß näher zum Körper und kreuzen Sie so die Beine, dass die Füße unterhalb des gegenüberliegenden Knies liegen. Die Unterschenkel kreuzen sich genau vor der Körpermitte
3. Setzen Sie die Hände oder die Fingerspitzen neben die Hüften und drücken Sie sich, ohne das Becken zu bewegen, mit den

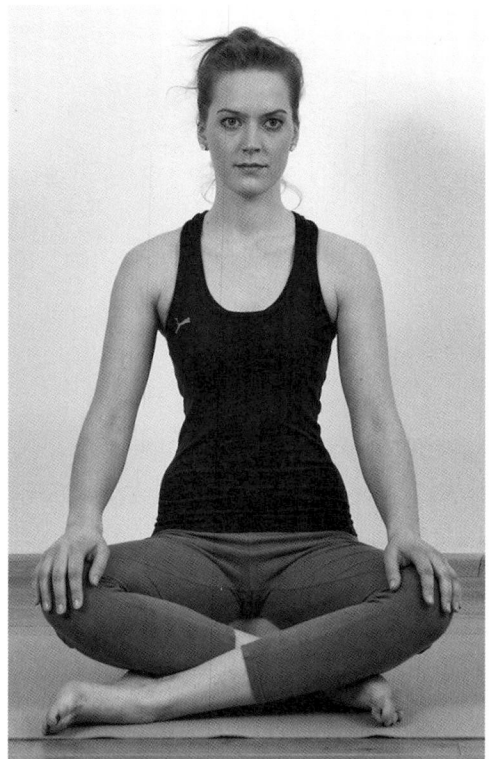

Abb. 7.51

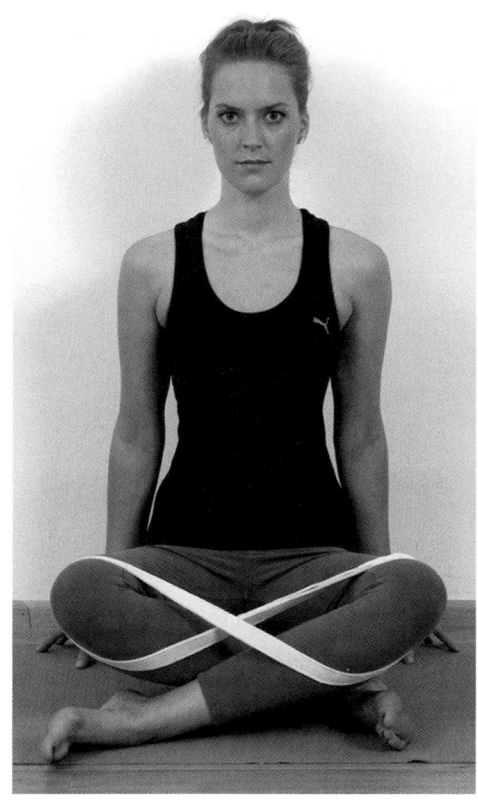

Abb. 7.52

Händen oder Fingerspitzen ab, um Wirbelsäule und Brustkorb aufzurichten.

4. Lassen Sie den Oberkörper angehoben, wenn Sie die Hände auf den Knien ablegen (➤ Abb. 7.51).

In der Haltung: Basisarbeit

1. Bringen Sie das Becken in die neutrale Position.
2. Ziehen Sie den Unterbauch leicht nach innen und oben, während Sie den Brustkorb etwas mehr anheben.
3. Entspannen Sie Schultern und Oberarme.
4. Lassen Sie den Kopf in Verlängerung der Wirbelsäule.
5. Atmen Sie ruhig ein und aus.

In der Haltung: Feinarbeit

1. Richten Sie sich innerlich auf, so als würden Sie sich von den Sitzbeinhöckern abdrücken. Heben Sie die seitlichen und vorderen Rippen und bewegen Sie die mittleren Brustwirbel nach innen. Das geschieht beim Einatmen ganz automatisch.
2. Heben Sie die Mitte des Brustkorbs und die Mitte des Beckenbodens an. Das geschieht beim Ausatmen automatisch.
3. Dehnen Sie den Hinterkopf behutsam vom Nacken weg, ohne das Kinn anzuziehen. Spüren Sie, wie die oberen vorderen Rippen sich dadurch anheben.
4. Drehen Sie die Arme so, dass die Handflächen zur Zimmerdecke weisen und spüren Sie, welche Wirkung das auf den oberen Brustkorb hat.
5. Atmen Sie ruhig ein und aus.

Die Haltung beenden

Bleiben Sie 5–10 Atemzüge in der Haltung. Setzen Sie dann die Hände neben den Hüften auf dem Boden auf und bewegen Sie die Knie zueinander. Stellen Sie die Füße hüftbreit auf dem Boden auf, sodass die Knie nach oben weisen. Strecken Sie dann die Beine, bevor Sie die Haltung mit dem rechten Bein vorne wiederholen. Nun liegt der rechte Unterschenkel vorne.

Bleiben Sie abschließend einige Atemzüge mit aufgestellten Füßen und nach oben weisenden Knien sitzen. Strecken Sie dann die Beine so, dass die Zehen und Kniescheiben zur Zimmerdecke weisen.

Vorschläge für Modifikationen und Hilfsmittel

- Falls die Unterschenkel sich nicht auf den Füßen ablegen lassen, können Sie zur Unterstützung entweder einen Gurt um die Beine (➤ Abb. 7.52) oder eine zusammengerollte Decke zwischen Unterschenkel und Füße legen (➤ Abb. 7.53).
- Lehnen Sie die Beckenrückseite und die Schulterblätter an eine Wand.

Varianten

Für Sukhāsana gibt es eine ganze Reihe von Varianten. Die meisten können auch mit einer anderen Beinhaltung wie etwa Vīrāsana und Baddha Koṇāsana geübt werden.

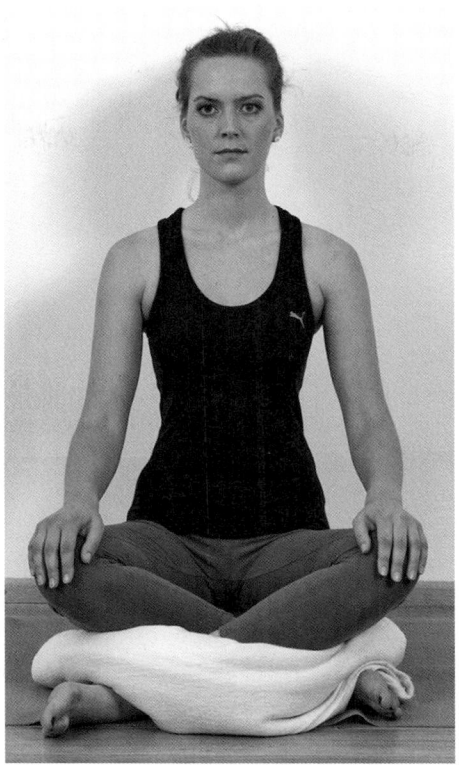

Abb. 7.53

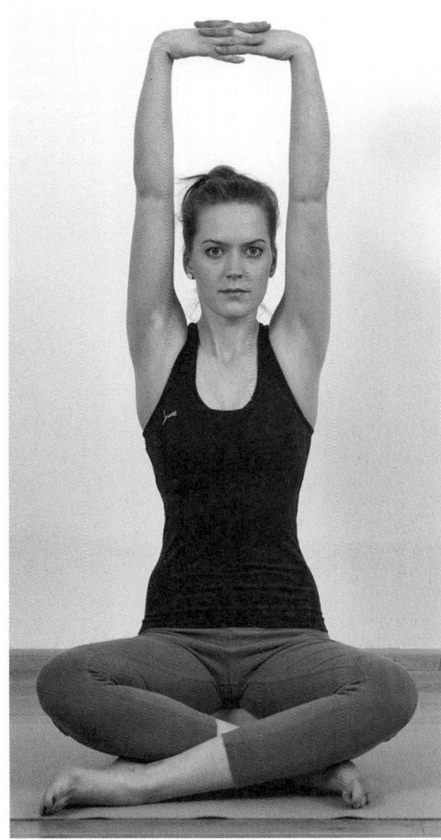

Abb. 7.54

Parvatāsana in Sukhāsana

1. Sitzen Sie in Sukhāsana. Der linke Unterschenkel liegt vorne.
2. Verschränken Sie die Finger, strecken Sie die Arme waagrecht und beugen Sie die Handgelenke. Die Daumenspitzen berühren sich.
3. Behalten Sie die neutrale Beckenposition bei, während Sie die Arme senkrecht nach oben strecken. Heben Sie dabei Rippen und Brustbein an (➤ Abb. 7.54).
4. Bleiben Sie 3–5 Atemzüge in der Haltung.
5. Bringen Sie die Arme wieder in die Waagrechte.
6. Drehen Sie die Arme so einwärts, dass die Handflächen nun vom Körper weg weisen. Die Daumenspitzen berühren sich, die Daumen sind in einer Ebene mit den Handflächen gut gestreckt (➤ Abb. 7.55).
7. Behalten Sie die neutrale Beckenposition bei, während Sie die Arme senkrecht nach oben strecken. Heben Sie dabei Rippen und Brustbein an (➤ Abb. 7.56).
8. Spüren Sie Breite zwischen den Rippenbögen, die sich weder nach vorn noch nach hinten bewegen.
9. Bleiben Sie 3–5 Atemzüge in der Haltung.
10. Lassen Sie die Arme sinken und lösen Sie die Verschränkung der Finger.
11. Wechseln Sie die Bein- und Fingerhaltung, sodass nun der andere kleine Finger ganz unten liegt. Wiederholen Sie die Punkte 2–10 mit dieser Haltung.

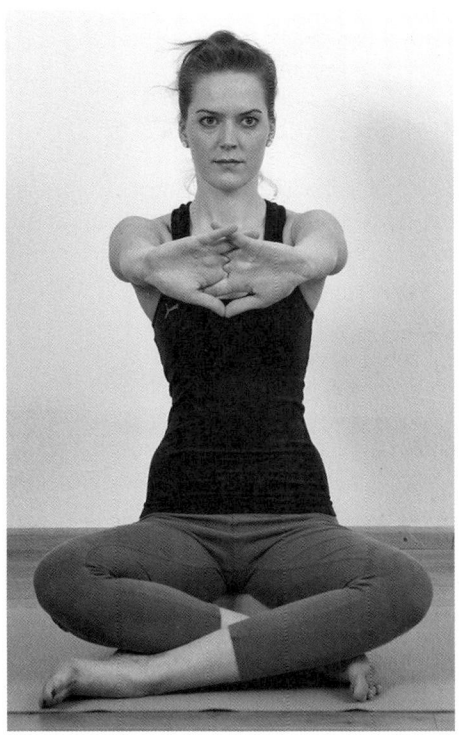

Abb. 7.55

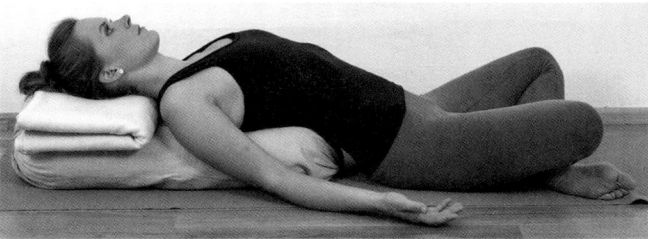

Abb. 7.57

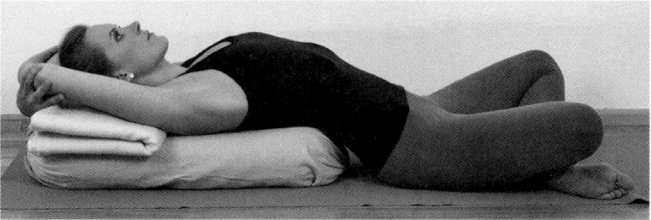

Abb. 7.58

7. Wenn die Lendenwirbelsäule zu stark gewölbt ist oder wenn das Kissen am Rücken weh tut, kommen Sie noch einmal hoch. Rutschen Sie dann weiter vom Kissen weg, bevor Sie sich erneut ablegen, oder unterlagern Sie das Gesäß mit einer gefalteten Decke.
8. Die Arme liegen ruhig neben dem Körper. Spüren Sie die Dehnung vom Brustbein bis in die oberen Rippen (➤ Abb. 7.57).
9. Bleiben Sie 5–10 Atemzüge in der Haltung.
10. Heben Sie die Arme und fassen Sie mit den Händen den jeweils anderen Ellbogen. Behalten Sie die neutrale Beckenposition bei und lassen Sie den Bauch entspannt, während Sie die Arme über und hinter den Kopf heben und ablegen. Spüren Sie die Dehnung durch die seitlichen Rippen hindurch (➤ Abb. 7.58).
11. Bleiben Sie 5–10 Atemzüge so und wechseln Sie zwischendurch die Armhaltung.
12. Legen Sie die Arme wieder neben dem Körper ab, wechseln Sie die Beine und wiederholen Sie die Punkte 8–11.
13. Schließen Sie die Augen, atmen Sie ruhig und gleichmäßig und nehmen Sie wahr, was in Brust und Bauch geschieht. Korrigieren Sie, falls nötig, die Unterlage, um sich in diesen Bereichen entspannen zu können. Wenn Sie in die Tiefenentspannung kommen wollen, können Sie bis zu 10 Minuten in der Haltung bleiben. Dann ist es eventuell angenehm, die Beine mit je einem Kissen oder einem Klotz zu unterlagern.
14. Atmen Sie ruhig und gleichmäßig.
15. Öffnen Sie langsam die Augen. Bringen Sie die Knie zusammen, stellen Sie die Füße auf und korrigieren Sie die Beckenhaltung so, dass Bauch und unterer Rücken entspannt sind.
16. Drehen Sie sich auf die Seite und kommen Sie von dort zum Sitzen hoch. Strecken Sie die Beine so, dass die Kniekehlen entspannt bleiben, und bleiben Sie so einige Atemzüge lang sitzen.

Adho Mukha Sukhāsana

1. Sitzen Sie in Sukhāsana. Der linke Unterschenkel ist vorne.
2. Lassen Sie das Gesäß auf dem Boden und die Vorderseite des Oberkörpers gedehnt, während Sie die Hände zum Boden brin-

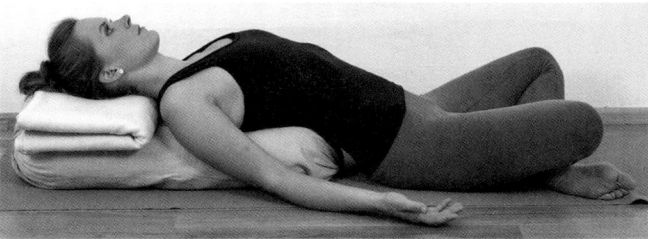

Abb. 7.56

Variante

Um die Achselhöhlen stärker zu dehnen, können Sie die verschränkten Hände erst hinter den Kopf nehmen, bevor Sie die Arme nach oben strecken.

Supta Sukhāsana

Supta bedeutet auf dem Rücken liegend und ruhend.
1. Nehmen Sie eine Kissenrolle und legen Sie auf das eine Ende eine gefaltete Decke, um den Kopf zu unterlagern.
2. Setzen Sie sich in Sukhāsana vor das andere Ende des Kissens. Das linke Schienbein ist vorne.
3. Setzen Sie hinter dem Körper neben dem Kissen die Hände auf. Kippen Sie das Becken zurück, sodass Sie sich in den Leisten, dem Bauch und dem unteren Rücken entspannen können.
4. Behalten Sie eine leichte Dehnung in der Rückseite der Wirbelsäule bei, während Sie Rücken und Kopf auf dem Kissen ablegen.
5. Rücken Sie die Decke so zurecht, dass Kopf und Nacken gut unterlagert sind, damit Nacken und Kehle entspannt bleiben.
6. Korrigieren Sie die Beckenhaltung so, dass Bauch und unterer Rücken entspannt sind. Eventuell müssen Sie dazu ein wenig vom Kissen weg rutschen.

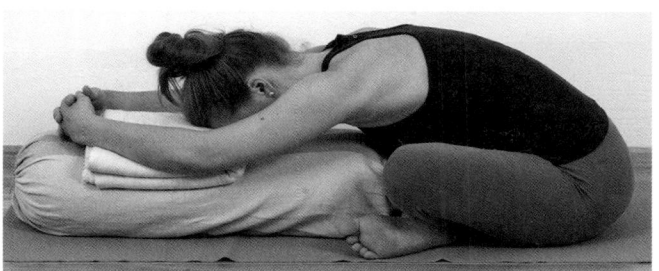

Abb. 7.59

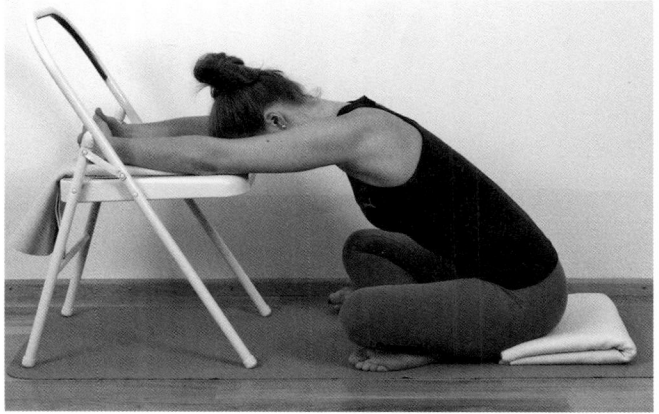

Abb. 7.60

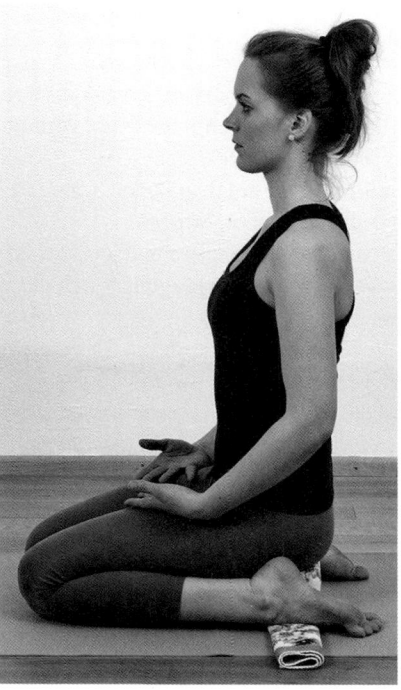

Abb. 7.61

gen und mit den Fingerspitzen vorwärts gleiten, bis Sie in eine angenehme Vorbeuge gekommen sind. Legen Sie den Kopf auf einer geeigneten Unterlage ab, um sich tiefer entspannen zu können (➤ Abb. 7.59).

3. Bleiben Sie 5–10 Atemzüge in der Haltung und spüren Sie, wie Ihr Rücken sich entspannt.
4. Aus dieser Haltung legen Sie den Oberkörper jetzt 5–10 Atemzüge lang über das rechte und dann weitere 5–10 Atemzüge über das linke Bein. Spüren Sie dabei, wie sich vor allem der mittlere Rücken entspannt.
5. Kommen Sie zur Mitte zurück, stellen Sie die Fingerspitzen auf den Boden und drücken Sie sich damit ab, während Sie mit den Händen zurückgleiten, bis Sie wieder aufrecht in Sukhāsana sitzen.
6. Wechseln Sie die Beine und wiederholen Sie die Punkte 2–5.
7. Wenn Sie eine höhere Unterlage brauchen, können Sie eine oder zwei Kissenrollen zwischen Bauch, Brust und Beine legen, eine zusätzliche gefaltete Decke unter die Stirn und eine oder zwei gefaltete Decken unter das Gesäß. Alternativ können Sie Stirn und Arme auf einem Stuhl ablegen (➤ Abb. 7.60).

17. Vīrāsana (➤ Abb. 7.61)

Bedeutung des Āsanas und seines Namens

Vīra bedeutet Held. In Vīrāsana sitzt man aufrecht auf einer festen, soliden Basis. Die Haltung fördert Beweglichkeit in der Stabilität, Konzentration und Ruhe.

In die Haltung kommen

1. Kommen Sie in den Kniestand. Die Oberschenkel sind senkrecht zum Boden, die Knie zusammen, die Füße in Beckenbreite auseinander, die Zehen weisen nach hinten.
2. Beugen Sie sich leicht vor und legen Sie die Finger flach so auf die Waden, dass die Fingerspitzen die Kniekehle berühren.
3. Ziehen Sie die Waden sanft von den Knien weg und nach außen, während Sie das Becken zwischen den Füßen auf den Boden absenken.
4. Nehmen Sie die Hände von den Waden.
5. Legen Sie die Hände auf die Oberschenkel und sitzen Sie aufrecht (➤ Abb. 7.61).

In der Haltung: Basisarbeit

1. Lassen Sie die Knie zusammen.
2. Bringen Sie das Becken in die neutrale Position.
3. Ziehen Sie den Unterbauch sanft nach innen und oben, während Sie gleichzeitig den Brustkorb heben.
4. Legen Sie die Hände so auf den Oberschenkeln ab, dass die Schultern entspannt sind. Heben Sie den oberen Brustkorb und lassen Sie ihn breit werden.
5. Lassen Sie das Kinn auf derselben Höhe, während Sie den Hinterkopf leicht vom Nacken weg heben.
6. Atmen Sie ruhig ein und aus.

7

In der Haltung: Feinarbeit

1. Drücken Sie die Rückseite der Zehen an den Boden und heben Sie die unteren Schienbeine leicht vom Boden ab.
2. Oberschenkel und Leisten bewegen sich etwas nach unten.
3. Spüren Sie die Sitzbeine auf dem Boden, während Sie das Becken in die neutrale Position bringen.
4. Heben Sie sich vom Beckenboden und vom Unterbauch her an und spüren Sie die Aufwärtsbewegung durch die ganze Wirbelsäule hindurch.
5. Heben Sie die Mitte des Brustkorbs an. Das entspricht der Bewegung des Zwerchfells beim Ausatmen.
6. Behalten Sie die neutrale Beckenposition bei, während Sie die oberen Brustwirbel nach innen bewegen, um das obere Brustbein anzuheben und leicht nach vorne zu bewegen.
7. Halten Sie den Kopf so, dass Kehle und Nacken entspannt sind.
8. Spüren Sie, wie die oberen Rippen sich anheben, während Sie den Hinterkopf leicht vom Nacken weg dehnen.

Die Haltung beenden

Bleiben Sie 5–10 Atemzüge oder länger in der Haltung. Beugen Sie sich dann vor, setzen Sie die Handflächen auf den Boden und kommen Sie in den Vierfüßlerstand. Strecken Sie dann erst das rechte und dann das linke Bein nach hinten und halten Sie die Streckung jeweils einige Atemzüge.

Alternativ können Sie zum Abschluss von Vīrāsana auch in Adho Mukha Śvānāsana gehen.

Vorschläge für Modifikationen und Hilfsmittel

- Unterlagern Sie das Gesäß mit einem Klotz, einer gefalteten Decke oder beidem, wenn Sie höher sitzen müssen.
- Legen Sie ein gefaltetes Handtuch nah an den Kniekehlen zwischen Ober- und Unterschenkel (➤ Abb. 7.62).
- Legen Sie ein zusammengerolltes Handtuch unter die Sprunggelenke (➤ Abb. 7.61). Wählen Sie genau die nötige Höhe.

Varianten

- Drehen Sie die Arme so, dass die Finger nach hinten weisen und legen Sie die Handflächen auf die Fußsohlen. Ziehen Sie den Unterbauch leicht nach innen und oben und heben Sie die Brust (➤ Abb. 7.63).
- Parvatāsana in Vīrāsana (siehe Parvatāsana in Sukhāsana, ➤ Abb. 7.54, ➤ Abb. 7.55, ➤ Abb. 7.56).
- Supta Vīrāsana (➤ Abb. 7.64). Verwenden Sie genügend Unterlagen, um sich in der Haltung gut und entspannt zu fühlen.

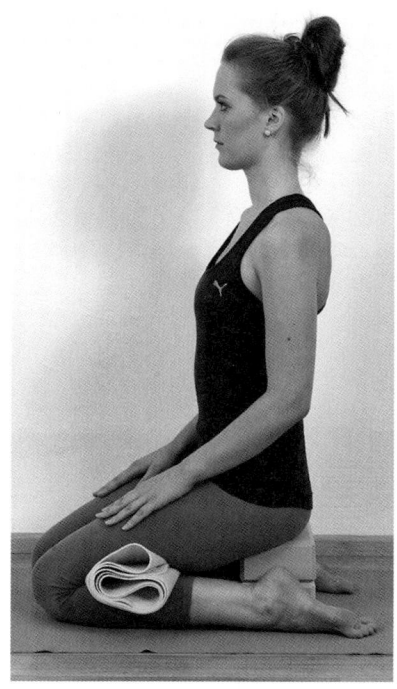

Abb. 7.62

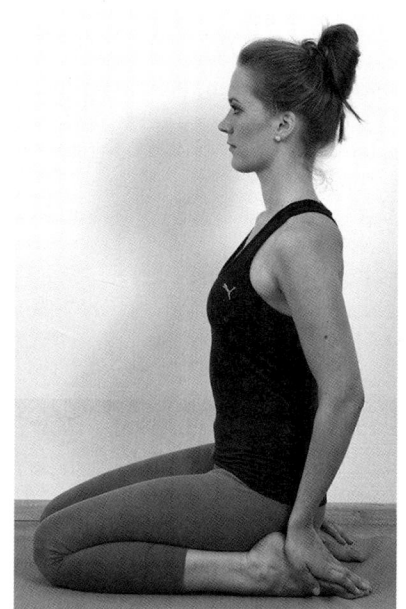

Abb. 7.63

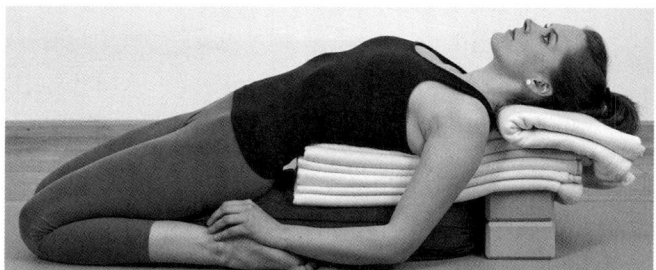

Abb. 7.64

18. Triaṅg Mukhaikapāda Paścimottānāsana (➤ Abb. 7.67)

Bedeutung des Āsanas und seines Namens

Triaṅg bedeutet drei Teile. Gemeint sind hier der Fuß, das Knie und das Gesäß. Mukhaikapāda bedeutet, dass das Gesicht zu einem Bein weist oder es berührt. Paścimottānāsana ist eine intensive Dehnung der Rückseite des Körpers.

Die Haltung fördert die Beweglichkeit und vermittelt uns, wie wir uns auch während einer intensiven Dehnung entspannen können. Da sie asymmetrisch ist, lernen wir zudem, in einer asymmetrischen Position die Mitte zu finden.

In die Haltung kommen

1. Sitzen Sie aufrecht und strecken Sie die Beine.
2. Lassen Sie das linke Bein unverändert, während Sie das rechte beugen und in Vīrāsana bringen. Die Ferse ist neben der Hüfte, die Zehen weisen nach hinten.
3. Heben Sie leicht die rechte Gesäßhälfte ab und legen Sie die Finger der rechten Hand so auf die rechten Wadenmuskeln, dass die Fingerspitzen die Kniekehle berühren.
4. Ziehen Sie die Wade behutsam vom Knie weg und dann nach außen.
5. Bringen Sie die rechte Gesäßhälfte auf dieselbe Höhe wie die linke.
6. Nehmen Sie die rechte Hand heraus.
7. Lassen Sie den äußeren rechten Oberschenkel zu Boden sinken.
8. Verteilen Sie das Gewicht gleichmäßig auf beide Gesäßhälften und beide Beine und behalten Sie die neutrale Beckenposition bei, während Sie beide Arme senkrecht anheben. Spüren Sie dabei eine durchgängige Dehnung von den Hüften bis in die Fingerspitzen (➤ Abb. 7.65).
9. Behalten Sie dieses Anheben des Oberkörpers bei, während Sie die Arme senken und das Becken nach vorne kippen. Setzen Sie die Fingerspitzen neben den Gesäßhälften auf dem Boden auf und geben Sie sich damit einen Impuls, um sich im Oberkörper weiter anzuheben (➤ Abb. 7.66).
10. Lassen Sie die Vorderseite des Oberkörpers lang, beide Gesäßhälften gleichmäßig auf dem Boden und die Beine zusammen, während Sie das Becken ausatmend weiter nach vorne kippen und mit den Fingern links und rechts neben dem linken Bein nach vorne gleiten – wenn es geht, bis über den Fuß hinaus (➤ Abb. 7.67).
11. Folgen Sie den Anweisungen in Punkt 10 solange wie möglich, um den Rücken und die Rückseite des linken Beins zu dehnen.

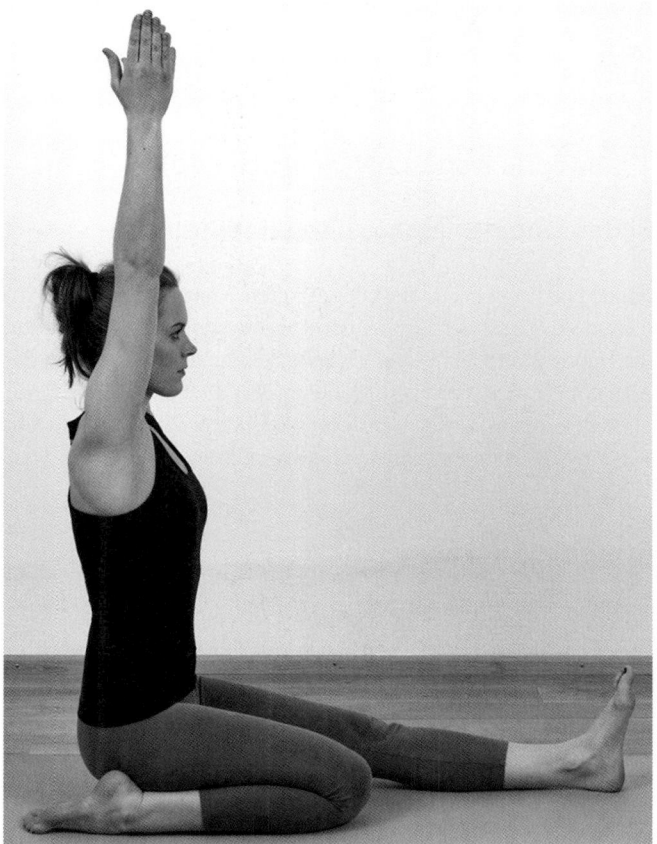

Abb. 7.65

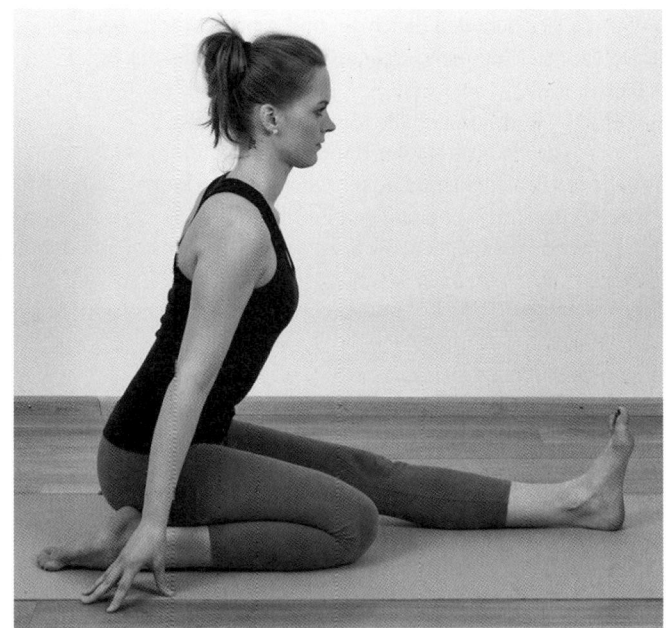

Abb. 7.66

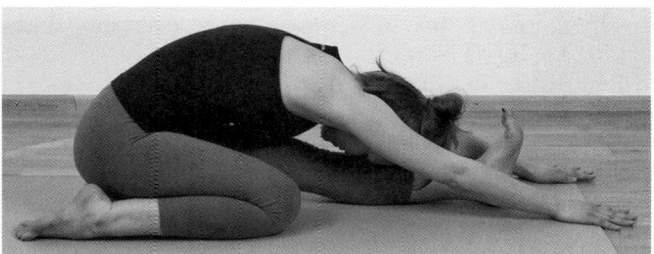

Abb. 7.67

In der Haltung: Basisarbeit

1. Halten Sie den linken Fuß senkrecht zum Boden. Die Zehen weisen zur Zimmerdecke.
2. Lassen Sie die linke Wade auf dem Boden, während Sie das linke Bein leicht eindrehen. Das wird Ihnen dabei helfen, das Gewicht zu zentrieren.
3. Lassen Sie beide Gesäßhälften gleichmäßig auf dem Boden.
4. Drehen Sie den Bauch etwas nach links, um die Mittellinie des Oberkörpers in Linie mit dem linken Bein zu bringen.
5. Heben Sie sich einatmend von den Leisten bis in die oberen Rippen an.
6. Spüren Sie, wie die Ausatmung Sie immer wieder unterstützt, etwas weiter nach vorne zu kommen. Beide Arme sind gleichmäßig nach vorne gestreckt.
7. Atmen Sie ruhig ein und aus.

In der Haltung: Feinarbeit

1. Der innere linke Oberschenkel bewegt sich leicht auf den Boden zu.
2. Der rechte Sitzbeinhöcker bewegt sich auf den Boden zu.
3. Ziehen Sie leicht den Bauch ein und dehnen Sie ihn sanft.
4. Dehnen Sie einatmend gleichmäßig beide Seiten des Brustkorbs.
5. Dehnen Sie ausatmend die Mittellinie der Brust.
6. Passen Sie die Position der Hände dieser Dehnung an.
7. Falls das Brustbein zum linken Oberschenkel kommt, schieben Sie es ein wenig weiter auf den Fuß zu.
8. Legen Sie, falls möglich, die Stirn auf das Schienbein, um den Nacken zu entspannen.

Die Haltung beenden

Bleiben Sie 5–10 Atemzüge in der Haltung. Dehnen Sie dann die Vorderseite des Oberkörpers und heben Sie den Kopf. Heben Sie einatmend den Oberkörper an; falls nötig, können Sie sich dabei mit den Händen vom Boden abdrücken. Stellen Sie den rechten Fuß so neben das linke Knie, dass das rechte Knie zur Zimmerdecke weist. Strecken Sie dann das rechte Bein so, dass Kniescheibe und Zehen zur Zimmerdecke weisen. Nehmen Sie anschließend das linke Bein in Vīrāsana und strecken Sie sich über das rechte Bein.

Vorschläge für Modifikationen und Hilfsmittel

- Legen Sie eine dünn gefaltete Decke unter die Gesäßhälfte des gestreckten Beins.
- Legen Sie eine dicker gefaltete Decke, einen Klotz oder, falls nötig, Decke plus Klotz unter das gesamte Gesäß.
- Legen Sie einen Gurt um den Fuß des gestreckten Beins (➤ Abb. 7.68).
- Legen Sie ein zusammengerolltes Handtuch unter das untere Schienbein des gebeugten Beins (➤ Abb. 7.69).

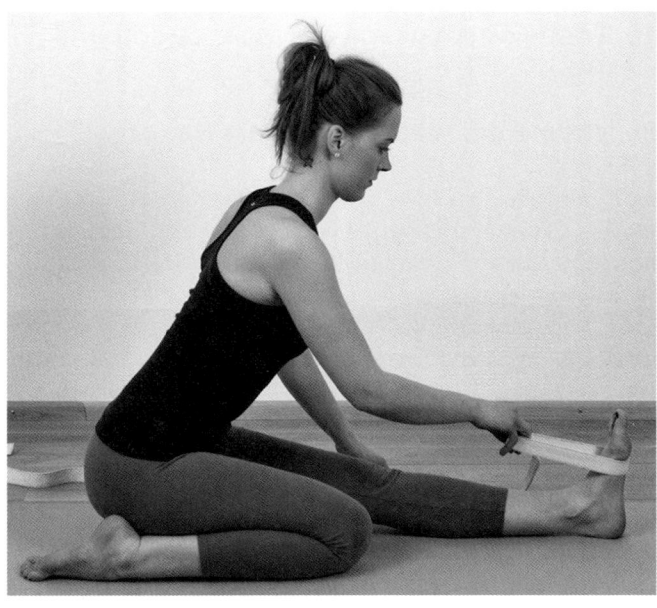

Abb. 7.68

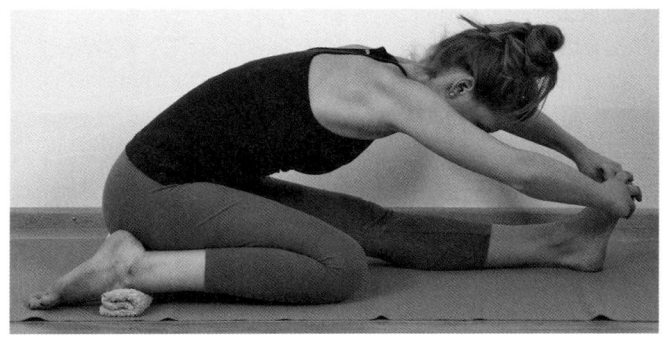

Abb. 7.69

19. Baddha Koṇāsana (➤ Abb. 7.70)

Bedeutung des Āsanas und seines Namens

Baddha bedeutet gebunden oder gehalten, Koṇa ist der Winkel. In diesem Āsana ist der Winkel der Knie so klein wie möglich, und die Hände halten die Füße. Indische Schuhmacher sitzen bei der Arbeit meist in dieser Haltung. Sie fördert die Beweglichkeit. Außerdem lernen wir, Wirbelsäule und Oberkörper aufzurichten und wir entwickeln ein Bewusstsein für Symmetrie.

In die Haltung kommen

1. Setzen Sie sich auf den Boden und strecken Sie die Beine.
2. Beugen Sie die Knie und ziehen Sie die Füße am Boden so nah wie möglich zum Becken, ohne die Hände zu Hilfe zu nehmen. Dadurch sehen Sie, wie weit sich die Knie von alleine beugen können.
3. Legen Sie die Fußsohlen aneinander und lassen Sie die Knie in Richtung Boden sinken.
4. Fassen Sie mit den Händen die Knöchel und ziehen Sie die Füße so nah wie möglich zum Becken, ohne die Knie zu strapazieren.

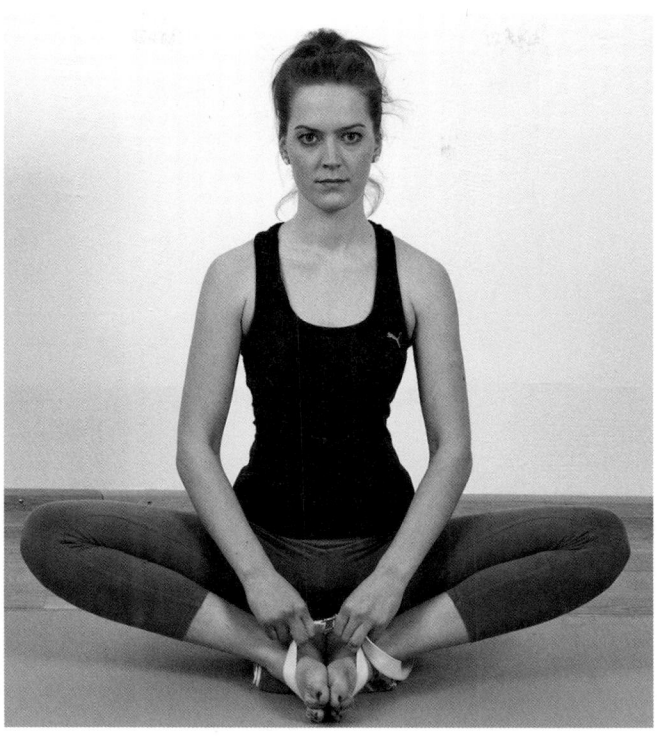

Abb. 7.70

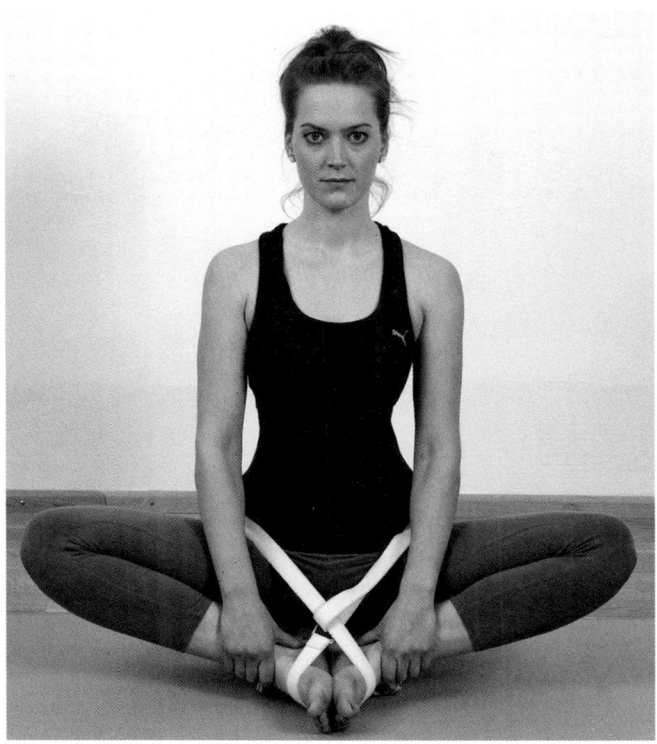

Abb. 7.71

5. Die Fußsohlen liegen vor der Körpermitte aneinander; die Fußaußenkanten sind auf dem Boden.
6. Fassen Sie die Füße nahe den Zehen mit den Händen. Wenn Sie sich mit dieser Handhaltung nicht gut aufrichten können, legen Sie eine kurze Gurtschlinge um die Füße oder nehmen Sie die Hände an die Knöchel (➤ Abb. 7.70 und ➤ Abb. 7.71).

In der Haltung: Basisarbeit

1. Drücken Sie die Außenränder der Fußsohlen zusammen, damit die äußeren Oberschenkel sich in Richtung der Hüften bewegen. Das hilft dabei, die inneren Oberschenkel von den Leisten bis zu den Knien zu entspannen.
2. Balancieren Sie das Becken zwischen Vor- und Zurückkippen so aus, dass die Wirbelsäule sich mit Leichtigkeit aufrichtet.
3. Ziehen Sie den Unterbauch leicht nach innen und oben, während Sie den Brustkorb heben und etwas nach vorne zwischen die Arme bringen. Richten Sie die Haltung der Arme und der Hände an den Füßen so ein, dass dies möglich wird.
4. Entspannen Sie die Schultern.
5. Halten Sie den Kopf in Verlängerung der Wirbelsäule.
6. Atmen Sie ruhig ein und aus.

In der Haltung: Feinarbeit

1. Bewegen Sie die Mitte der Fußgewölbe etwas auseinander und spüren Sie, wie die Knie dadurch näher zum Boden kommen.
2. Entspannen Sie den Bereich der Leisten und der inneren Oberschenkel, damit die Knie näher zum Boden kommen.
3. Spüren Sie, wie die Sitzbeine sich bei jeder Einatmung ein wenig auseinander bewegen.
4. Ziehen Sie ausatmend leicht den Unterbauch nach innen und oben sowie die Mitte des Beckenbodens nach oben. Spüren Sie, wie der Oberkörper sich dabei hebt und wie die Beine in Richtung Boden sinken.
5. Behalten Sie die neutrale Beckenposition bei, während Sie den oberen Brustkorb heben und die Schulterblätter an die Rippen saugen.

Die Haltung beenden

Bleiben Sie 5–10 Atemzüge in der Haltung. Wenn Sie geübter sind, können Sie auch mehrere Minuten in dieser Haltung verweilen. Dies ist eine sehr wohltuende Haltung für den gesamten Beckenbereich.

Zum Beenden schieben Sie die Füße erst eine Fußlänge vom Körper weg. Bringen Sie dann die Knie zusammen und schieben Sie die Fersen weg, um die Beine zu strecken. Am Ende liegen die Fersen genau mit der Mitte auf dem Boden auf und die Zehen weisen zur Zimmerdecke. Bleiben Sie einige Atemzüge lang ruhig sitzen.

Vorschläge für Modifikationen und Hilfsmittel

• Setzen Sie sich auf eine gefaltete Decke oder einen Klotz, um so viel Höhe zu gewinnen, dass es Ihnen leichter fällt, die neutrale Beckenposition einzunehmen und zu halten.
• Setzen Sie sich mit dem Rücken dicht an eine Wand und platzieren Sie eine Kissenrolle oder eine zusammengerollte Decke oder Matte zwischen Wirbelsäule und Wand. Die Rückseite des Beckens und der Bereich zwischen den Schulterblättern berühren die Kissenrolle oder Decke (➤ Abb. 7.72).

7

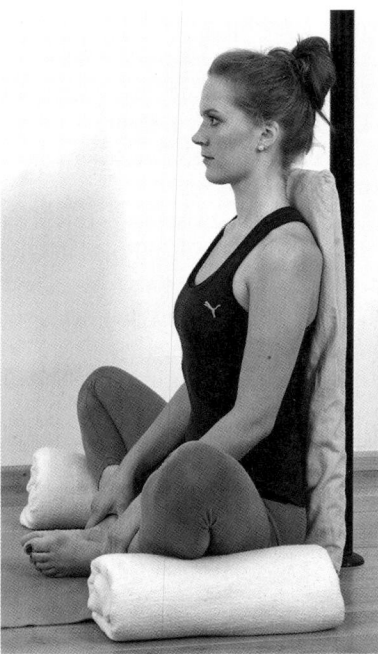

Abb. 7.72

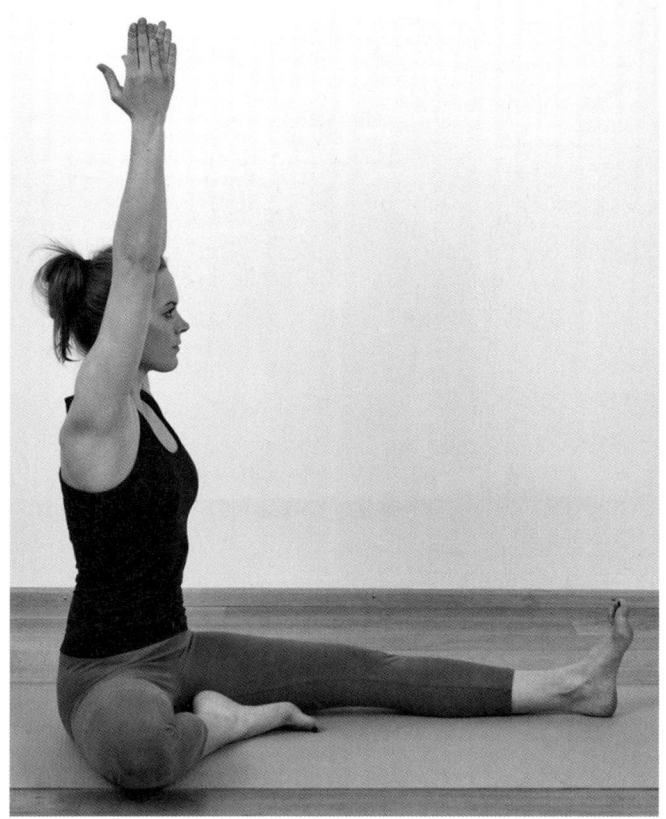

Abb. 7.73

- Unterlagern Sie die gebeugten Beine mit gefalteten Decken, Klötzen oder Kissen (➤ Abb. 7.72).
- Legen Sie eine Gurtschlinge um die Beckenrückseite, die Leisten und die Füße (➤ Abb. 7.71).
- Bei Supta Baddha Koṇāsana, einer liegenden Haltung, in der die Beine sich in Baddha Koṇāsana befinden, wird der Rücken so unterlagert wie in Supta Sukhāsana (➤ Abb. 7.57 und ➤ Abb. 7.58).

20. Jānu Śīrṣāsana (➤ Abb. 7.75)

Bedeutung des Āsanas und seines Namens

Jānu bedeutet Knie, Śīrṣa ist der Kopf. In diesem Āsana ist ein Knie gestreckt und das andere gebeugt; der Kopf nähert sich dem gestreckten Knie oder legt sich auf dem Schienbein ab. Diese Haltung fördert besonders die Beweglichkeit und wir lernen darin, uns in einer intensiven Dehnung zu entspannen. Da sie asymmetrisch ist, lernen wir außerdem, wie man in einer asymmetrischen Haltung die Mitte findet.

In die Haltung kommen

1. Setzen Sie sich auf den Boden und strecken Sie die Beine.
2. Ziehen Sie den rechten Fuß so weit zum Gesäß, dass sich das Knie gut beugen lässt.
3. Lassen Sie das gebeugte Knie zu Boden sinken und bewegen Sie es so weit wie möglich nach hinten.
4. Heben Sie den Oberkörper und strecken Sie die Arme senkrecht nach oben. Die Handflächen weisen zueinander (➤ Abb. 7.73).

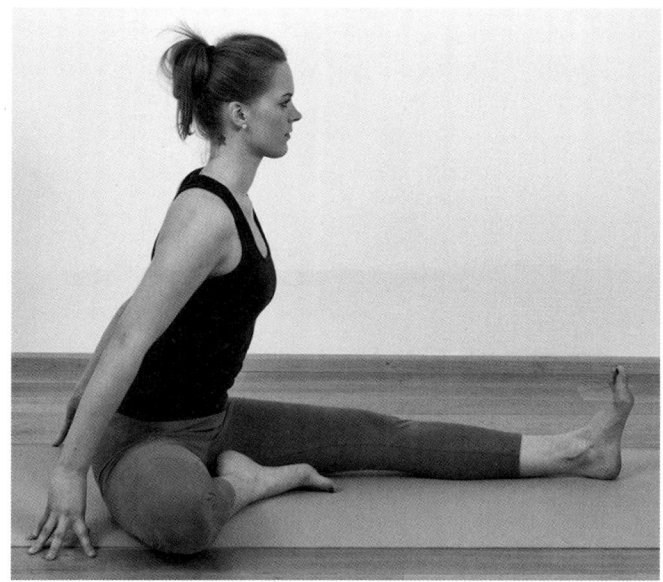

Abb. 7.74

5. Heben Sie den Oberkörper von den Hüften her an, kippen Sie das Becken nach vorne, senken Sie die Arme und setzen Sie die Fingerspitzen hinter den Hüften auf dem Boden auf. Geben Sie sich mit den Fingerspitzen den Impuls, den Oberkörper zu heben (➤ Abb. 7.74).
6. Halten Sie beide Beine auf dem Boden und den linken Fuß senkrecht zum Boden, während Sie Becken und Bauch zum linken Bein hin drehen und die Fingerspitzen beider Hände links vom linken Oberschenkel auf den Boden setzen.

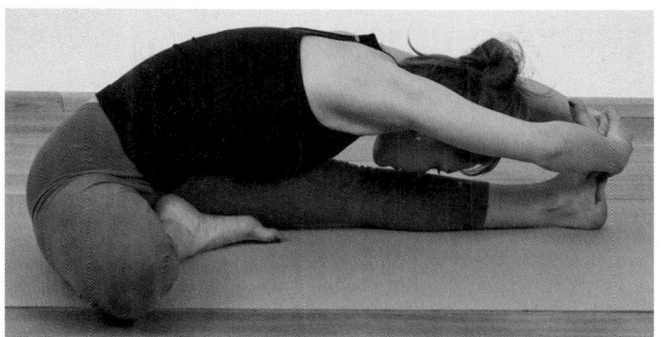

Abb. 7.75

7. Drehen Sie das Becken weiter, kippen Sie es stärker nach vorne und bewegen Sie die linke Hüfte nach hinten, während Sie mit den Fingern an der Seite des Beins entlang in Richtung Fuß wandern.
8. Bringen Sie die Mitte des Oberkörpers in eine Linie mit dem linken Bein.
9. Fassen Sie mit beiden Händen den linken Fuß (➤ Abb. 7.75).

In der Haltung: Basisarbeit

1. Lassen Sie das linke Bein gestreckt und den Fuß senkrecht zum Boden.
2. Drücken Sie das rechte Knie auf den Boden oder auf eine zusammengerollte Decke, wenn es nicht bis zum Boden kommt. Dadurch bewegt sich die Außenseite des Oberschenkels besser auf das Hüftgelenk zu, was die rechte Leiste und die Innenseite des Oberschenkels entspannt.
3. Dehnen Sie die Vorderseite des Oberkörpers, während Sie auch den Rücken dehnen.
4. Beugen Sie sich weiter vor, indem Sie das Becken nach vorne kippen und ausatmend die Ellbogen beugen und anheben.
5. Halten Sie den Kopf in Verlängerung der Wirbelsäule. Nacken und Kehle sind entspannt.
6. Atmen Sie ruhig ein und aus.

In der Haltung: Feinarbeit

1. Dehnen Sie die linke Fußsohle.
2. Spüren Sie, wie die Mitte der linken Ferse und der linken Wade auf dem Boden liegt.
3. Bewegen Sie den linken oberen Oberschenkel auf das linke Hüftgelenk zu.
4. Dehnen Sie die Vorder- und Rückseite der Wirbelsäule. Entspannen Sie ausatmend die Rückseite der Wirbelsäule und die Muskeln daneben.
5. Lassen Sie das rechte Knie auf dem Boden und bewegen Sie es nach hinten, während Sie die rechte Hüfte nach vorne und vom rechten Oberschenkel weg bewegen.
6. Drehen Sie den Bauch und die vorderen Rippen leicht nach links.
7. Ziehen Sie den Bauch behutsam nach innen und oben.

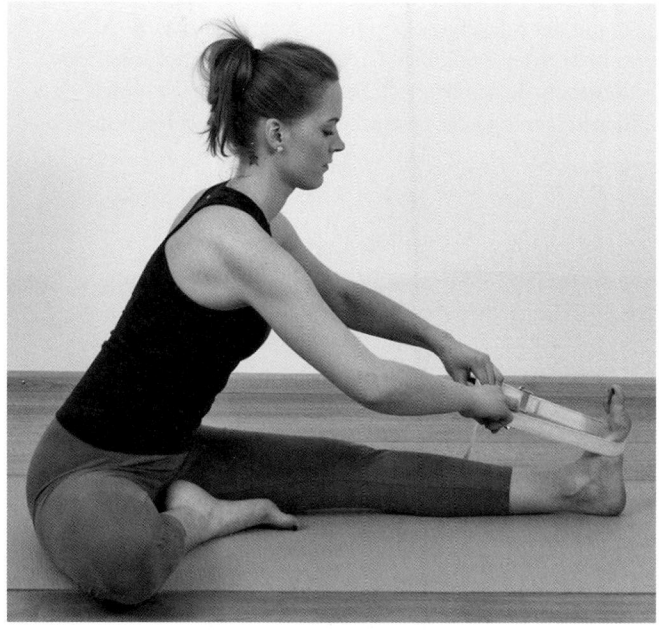

Abb. 7.76

8. Dehnen Sie die vorderen, seitlichen und hinteren Rippen. Bewegen Sie die hinteren Rippen nach innen, wo der Rücken am stärksten gewölbt ist.
9. Dehnen Sie sich durch die Achselhöhlen hindurch bis in die Fingerspitzen.
10. Falls ein Teil des Rückens besonders rund sein sollte, dehnen Sie den gegenüberliegenden Bereich an der Vorderseite.
11. Dehnen Sie gleichmäßig beide Seiten des Oberkörpers.
12. Um diese Dehnung zu verstärken, können Sie beide Ellbogen ein wenig mehr beugen und anheben. Bewegen Sie sie dann gemeinsam in Verlängerung der Seiten des Oberkörpers nach vorne.

Die Haltung beenden

Bleiben Sie 5–10 Atemzüge in der Haltung. Lösen Sie die Hände vom Fuß. Dehnen Sie einatmend die Vorderseite des Oberkörpers, während Sie diesen und den Kopf aufrichten. Stellen Sie den rechten Fuß auf, sodass das Knie zur Zimmerdecke weist, und schieben Sie den Fuß dann weg, um das Bein zu strecken. Am Ende weisen die Kniescheibe und die Zehen zur Zimmerdecke. Beugen Sie dann das linke Bein und strecken Sie sich über das rechte Bein.

Vorschläge für Modifikationen und Hilfsmittel

• Unterlagern Sie das Gesäß mit einer gefalteten Decke.
• Legen Sie einen Gurt um den Fußballen des gestreckten Beins (➤ Abb. 7.76).
• Legen Sie das gebeugte Bein und Knie auf eine zusammengerollte Decke oder ein Kissen (siehe Baddha Koṇāsana, ➤ Abb. 7.72).
• Um aus dem Āsana eine Ruhehaltung zu machen, können Sie den Kopf auf einer gefalteten Decke oder einem Stuhl ablegen,

damit der Nacken entspannt ist (➤ Sukhāsana, ➤ Abb. 7.59 und ➤ Abb. 7.60). Bleiben Sie 2–3 Minuten auf jeder Seite.

- Bewegen Sie das gebeugte Bein nur so weit nach hinten, dass das Becken und das gestreckte Bein einen rechten Winkel bilden.

21. Marīcyāsana III (➤ Abb. 7.77)

Bedeutung des Āsanas und seines Namens

Marīci ist ein Weiser aus der altindischen Mythologie. Er ist der Sohn von Brahma, dem Schöpfer des Universums, und der Großvater des Sonnengottes Surya. Ihm sind vier Āsanas gewidmet, aus denen wir das dritte ausgewählt haben, weil die Beinhaltung einfach und das Āsana dennoch intensiv und wirksam ist. Es mobilisiert die Rippen und vermittelt uns, wie man die Wirbelsäule aufrichtet und dreht. Außerdem lernen wir, auch in einer beengten Haltung ruhig zu atmen.

In die Haltung kommen

1. Setzen Sie sich auf eine gefaltete Decke oder auf einen Klotz und strecken Sie die Beine.
2. Stellen Sie den rechten Fuß so auf, dass die Wade möglichst nah zum Oberschenkel kommt. Der Fuß ist parallel zum linken Bein.
3. Lassen Sie das linke Bein gestreckt. Kniescheibe und Zehen weisen zur Zimmerdecke.
4. Setzen Sie die rechte Hand hinter der rechten Gesäßhälfte auf dem Boden oder, falls nötig, auf einem Klotz auf.
5. Heben Sie den Oberkörper und drehen Sie ihn nach rechts. Strecken Sie den linken Arm erst nach oben, um Oberarm und Ellbogen dann außen an den rechten Oberschenkel zu legen. Unterarm und Hand stehen senkrecht zum Boden.
6. Drücken Sie den rechten Fuß an den Boden.
7. Drehen Sie den Oberkörper weiter nach rechts.

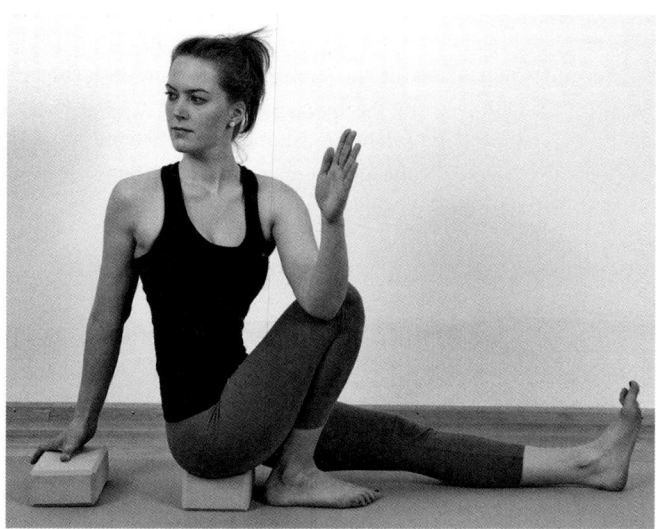

Abb. 7.77

In der Haltung: Basisarbeit

1. Lassen Sie das linke Bein gestreckt und den linken Fuß senkrecht. Die Vorderseite des Oberschenkels bewegt sich auf die Rückseite zu.
2. Drücken Sie sich von der rechten Ferse und der rechten Hand ab.
3. Richten Sie den Oberkörper beim Einatmen vom Kreuzbein aus auf und lassen Sie ihn aufgerichtet, während Sie beim Ausatmen mehr in die Drehung kommen.
4. Lassen Sie die Augen entspannt, während Sie den Kopf nach rechts drehen und 3–5 Atemzüge lang dort halten.
5. Lassen Sie die Augen entspannt und halten Sie die rechte Schulter zurück, während Sie den Kopf nach links drehen und 3–5 Atemzüge lang dort halten.
6. Atmen Sie ruhig ein und aus.

In der Haltung: Feinarbeit

1. Führen Sie die Basisarbeit so aus, dass Sie leicht atmen können.
2. Heben Sie besonders das Brustbein und den Hinterkopf an, während Sie den Oberkörper aufrichten.
3. Spüren Sie, wie die Kopfdrehung nach rechts aus der oberen Brustwirbelsäule und die sanfte Drehung nach links aus der unteren Halswirbelsäule kommt.
4. Bewegen Sie das rechte Knie minimal nach rechts. Spüren Sie, wie der linke Arm als Hebel wirkt und den linken Rippen mehr Drehung verschafft.
5. Drücken Sie den linken Oberarm an den rechten Oberschenkel, um sich aufzurichten und stärker zu drehen.
6. Saugen Sie die Schulterblätter an die Rippen, um den oberen Brustkorb zu heben.
7. Ziehen Sie beide Schulterblätter leicht nach unten.

Die Haltung beenden

Bleiben Sie 5–10 Atemzüge lang in der Haltung. Bleiben Sie dann aufgerichtet, während Sie den Kopf wieder in die Mitte drehen, die Arme und einatmend auch die Drehung lösen. Strecken Sie das rechte Bein so, dass Kniescheibe und Zehen zur Zimmerdecke weisen. Stellen Sie dann den linken Fuß auf, um sich nach links zu drehen. Sitzen Sie zum Abschluss einige Atemzüge lang aufrecht und mit gestreckten Beinen.

22. Utthita Marīcyāsana (➤ Abb. 7.78)

Bedeutung des Āsanas und seines Namens

Dies ist eine Variante von Marīcyāsana, in der man leichter die Wirbelsäule aufrichten kann, falls das in der Sitzhaltung schwer fällt. Da es sich um eine Stehhaltung handelt, ist die Basis besonders fest und stark. Die an die Wand gelegten Hände machen die Arme zu einem starken Hebel, mit dem Wirbelsäule und Rippen gedreht werden.

In die Haltung kommen

1. Stellen Sie einen bis zur Mitte des Oberschenkels reichenden Hocker an eine Wand. Falls der Hocker zu niedrig ist, können Sie einen Klotz oder ein Buch darauf legen; ist er zu hoch, so stellen Sie sich auf den Klotz.
2. Stellen Sie sich in Tāḍāsana so vor den Hocker, dass die Wand rechts von Ihnen ist.
3. Lassen Sie das linke Bein senkrecht und gut gestreckt, während Sie den rechten Fuß parallel zur Wand auf den Hocker stellen.
4. Drehen Sie sich nach rechts zur Wand.
5. Beugen Sie den linken Ellbogen und legen Sie ihn außen an das rechte Knie.
6. Legen Sie beide Handflächen an die Wand.
7. Drücken Sie die rechte Hand an die Wand, um den Oberkörper nach rechts zu drehen.

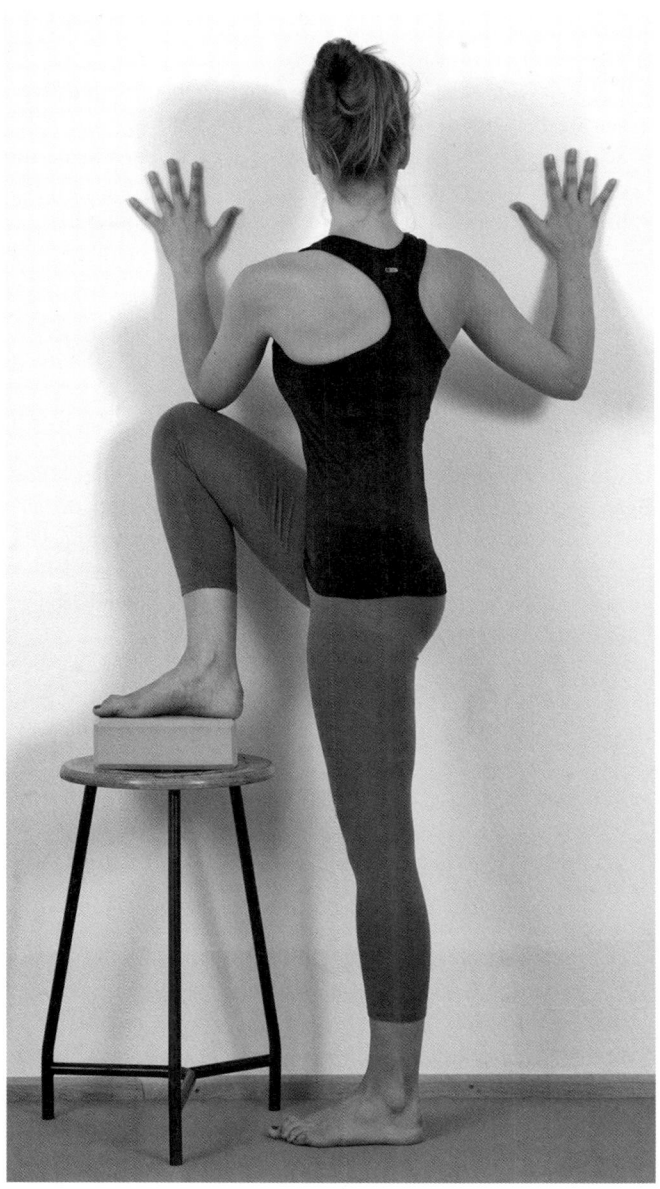

Abb. 7.78

In der Haltung: Basisarbeit

1. Lassen Sie das linke Bein unverändert gestreckt. Drücken Sie die rechte Ferse an die Unterlage, um die Wirbelsäule weiter aufzurichten.
2. Der linke Ellbogen leistet Widerstand gegen den Druck des rechten Oberschenkels.
3. Drücken Sie beide Hände an die Wand.
4. Richten Sie sich bei jeder Einatmung weiter auf.
5. Bleiben Sie aufgerichtet, während Sie bei jeder Ausatmung etwas stärker in die Drehung gehen.
6. Heben Sie Brustbein und Hinterkopf.
7. Atmen Sie ruhig ein und aus.

In der Haltung: Feinarbeit

1. Heben Sie den Hinterkopf etwas stärker und spüren Sie, wie sich dadurch der obere Brustkorb anhebt.
2. Entspannen Sie Nacken und Kehle.
3. Drehen Sie den Kopf nach rechts, aber nur so weit, wie Nacken und Kehle entspannt sind. Halten Sie die Drehung 3–5 Atemzüge lang.
4. Drehen Sie den Kopf auf dieselbe Weise nach links und halten Sie die Drehung 3–5 Atemzüge lang.

Die Haltung beenden

Bringen Sie den Kopf zur Mitte. Lösen Sie die Arme von der Wand und lösen Sie einatmend auch die Drehung auf. Setzen Sie den rechten Fuß auf den Boden und stellen Sie sich dann auf die andere Seite des Hockers, um die Drehung nach links auszuführen.

23. Bharadvājāsana I (➤ Abb. 7.79)

Bedeutung des Āsanas und seines Namens

Bharadvāja ist ein Weiser aus der altindischen Mythologie. Ihm ist diese Haltung gewidmet. Der Kernpunkt des Āsanas ist eine Spiralbewegung nach oben. Es verbindet eine klare Haltung in der Mittellinie mit einem Gefühl von freiem Raum und Leichtigkeit.

In die Haltung kommen

1. Setzen Sie sich auf einen Klotz oder eine gefaltete Decke und strecken Sie die Beine.
2. Beugen Sie die Knie und nehmen Sie beide Füße auf die linke Seite.
3. Die Füße sind direkt links neben der linken Hüfte; das untere Ende des linken Schienbeins liegt im rechten Fußgewölbe.
4. Lassen Sie beide Sitzbeinhöcker auf derselben Höhe.
5. Legen Sie den rechten Arm um den Rücken und fassen Sie mit der rechten Hand den linken Oberarm.

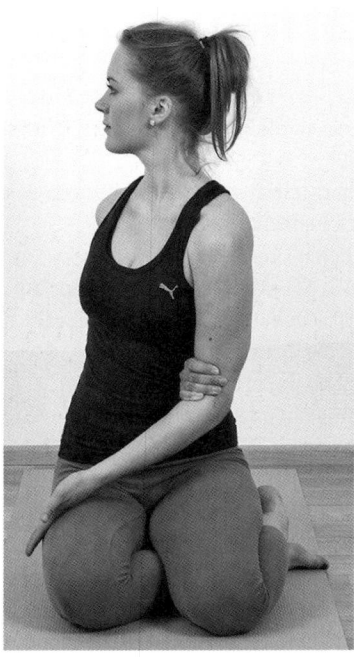

Abb. 7.79

6. Richten Sie die Wirbelsäule senkrecht auf und halten Sie den Kopf in Verlängerung dieser Linie.
7. Lassen Sie weiterhin beide Sitzbeinhöcker auf derselben Höhe, während Sie den Oberkörper ausatmend nach rechts drehen. Der linke Handrücken liegt dabei außen am rechten Oberschenkel.
8. Drehen Sie den Kopf nach rechts. Lassen Sie Nacken und Kehle dabei entspannt.

In der Haltung: Basisarbeit

1. Nehmen Sie die Knie so nah wie möglich zusammen und lassen Sie die linke Hüfte und den Oberschenkel nach unten sinken.
2. Halten Sie die Mittellinie des Oberkörpers aufgerichtet.
3. Der Schultergürtel bleibt waagrecht.
4. Drücken Sie den linken Handrücken an den rechten Oberschenkel und nehmen Sie das als Impuls, um die rechte Schulter nach hinten zu bewegen. Die linke Schulter bewegt sich dabei nach vorne, um immer mehr in Linie mit dem rechten Oberschenkel zu kommen.
5. Atmen Sie ruhig ein und aus.

In der Haltung: Feinarbeit

1. Bewegen Sie den äußeren linken Oberschenkel nach unten und drehen Sie sich von den Hüften aus.
2. Drücken Sie das rechte Schienbein an den Boden, um die Wirbelsäule besser aufzurichten.
3. Lassen Sie die linke Leiste absinken.
4. Ziehen Sie den Unterbauch leicht nach innen und oben.
5. Saugen Sie beide Schulterblätter an die Rippen.
6. Bewegen Sie die oberen Brustwirbel nach innen.

7. Spüren Sie die Spiralbewegung der gesamten Wirbelsäule rund um deren Achse, von unten bis oben.
8. Lassen Sie Brustbein und Hinterkopf angehoben, während Sie den Kopf einige Atemzüge lang nach links drehen. Die Augen bleiben entspannt. Spüren Sie, welche Wirkung diese Gegendrehung auf die Wirbelsäule und die Rippen hat.

Die Haltung beenden

Halten Sie die Drehung 5–10 Atemzüge lang. Bleiben Sie gut aufgerichtet, während Sie zuerst den Kopf und dann den Oberkörper ausatmend wieder in die Mitte drehen. Lösen Sie die Armhaltung auf und strecken Sie die Beine, bevor Sie dieselbe Drehung nach links ausführen.

Vorschläge für Modifikationen und Hilfsmittel

- Legen Sie eine Gurtschlinge um den linken Oberarm und fassen Sie diese mit der rechten Hand.
- Schlingen Sie einen Gurt um die Mitte der gebeugten Beine, um die Knie zusammen zu halten.
- Sitzen Sie auf einem Stuhl wie in ➤ Kap. 6, ➤ Übung 2.8 (➤ Abb. 6.51).

24. Ūrdhva Mukha Śvānāsana (➤ Abb. 7.80)

Bedeutung des Āsanas und seines Namens

Ūrdhva bedeutet aufwärts, Mukha ist das Gesicht oder der Mund, Śvāna ist der Hund. Die Haltung erinnert an einen Hund, der sich mit gehobenem Kopf dehnt. Sie stellt eine ausgewogene Rückbeuge der gesamten Wirbelsäule dar. Dabei muss man die Lendenlordose kontrollieren und die Brustwirbelsäule nach innen bewegen. Füße und Arme werden gekräftigt.

In die Haltung kommen

1. Beginnen Sie im Vierfüßlerstand. Die Füße weisen nach hinten, Oberschenkel und Arme sind senkrecht zum Boden, die Hände schulterbreit auseinander, Knie und Füße hüftbreit auseinander.
2. Bringen Sie die Hände etwa eine Handlänge weiter nach vorne. Der genaue Abstand hängt von Ihren Proportionen ab.
3. Halten Sie den Kopf in Verlängerung der Wirbelsäule und atmen Sie normal.
4. Bringen Sie das Becken in die neutrale Position. Ziehen Sie den Unterbauch nach innen und oben.
5. Behalten Sie beides bei, während Sie die Knie vom Boden abheben, die Gesäßmuskeln anspannen und die Beine strecken. Bringen Sie gleichzeitig den Brustkorb nach vorne zwischen die Arme. Die Bewegung von Brustkorb und Beinen ist synchron.

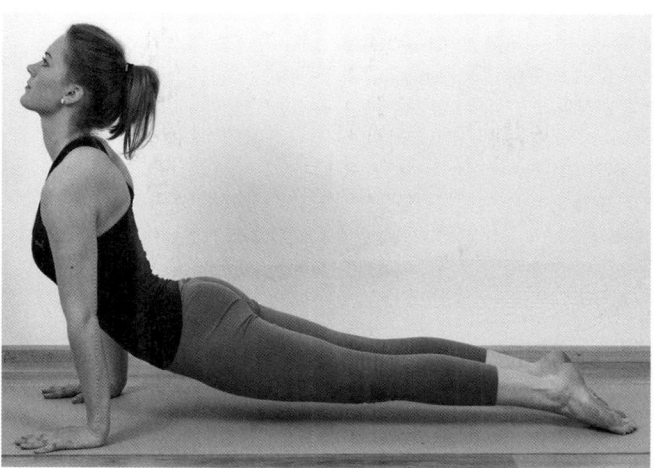

Abb. 7.80

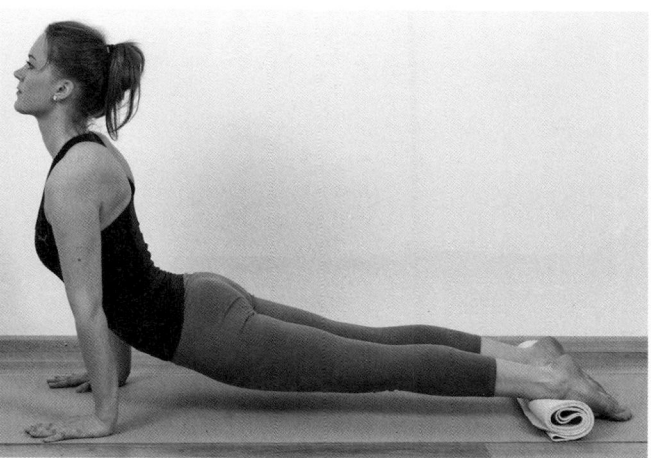

Abb. 7.81

6. Drehen Sie die Arme aus. Nehmen Sie die vollständige Streckung der Ellbogen ein klein wenig zurück. Heben Sie die seitlichen und oberen Rippen.
7. Nur die Handflächen, Zehen und Fußrücken berühren den Boden.
8. Dehnen Sie sich vom Nacken bis in den Hinterkopf. Heben Sie die oberen Rippen und das obere Brustbein weiter an, während Sie den Kopf nach hinten neigen, aber nur so weit, wie Kehle und Nacken entspannt sind.
9. Blicken Sie nach oben.

In der Haltung: Basisarbeit

1. Aktivieren Sie die Muskulatur der Füße. Knöchel, Schienbeine und Oberschenkel sind angehoben.
2. Spannen Sie die Gesäßmuskeln an. Ziehen Sie den Unterbauch nach innen und oben, um die Lendenwirbelsäule zu dehnen und zu stabilisieren.
3. Bewegen Sie die Schulterblätter auf die Rippen zu und nach unten.
4. Heben Sie die seitlichen und vorderen oberen Rippen und das Brustbein.
5. Halten Sie den Kopf so, dass Nacken und Kehle entspannt sind.
6. Atmen Sie ruhig ein und aus.

In der Haltung: Feinarbeit

1. Aktivieren Sie die Muskeln von Füßen und Beinen. Die Fersen bleiben zentriert, während sie leicht angehoben werden. Dadurch entsteht eine feine Dehnung der Achillessehnen.
2. Durch Einziehen des Unterbauchs erzielen Sie eine Dehnung zwischen der unteren Lendenwirbelsäule und dem Kreuzbein.
3. Drehen Sie die Beine ein wenig ein, sodass die äußeren Oberschenkel sich in Richtung Boden bewegen.
4. Halten Sie beim Ausführen der Punkte 2 und 3 den Kopf so, dass die gesamte Wirbelsäule einen durchgängigen Bogen bildet.

5. Nehmen Sie die vollständige Streckung der Ellbogen etwas zurück, um sämtliche Beuge- und Streckmuskeln zu aktivieren. Lassen Sie die Arme ausgedreht, damit die Schultern nach hinten und unten kommen.
6. Befolgen Sie die Anweisungen von Punkt 2, während Sie die oberen Brustwirbel nach innen bewegen, um das obere Brustbein und die oberen vorderen Rippen stärker zu heben.
7. Dehnen Sie den Hinterkopf leicht vom oberen Nacken weg.
8. Spüren Sie den durchgängigen, kräftigen und zugleich flexiblen Bogen, der sich von den Zehen bis zum Scheitelpunkt des Kopfs zieht.

Die Haltung beenden

Bleiben Sie 5–10 Atemzüge lang in der Haltung. Lassen Sie dann die Gesäßmuskeln angespannt, während Sie die Knie auf den Boden bringen. Kommen Sie ausatmend in den Vierfüßlerstand zurück. Alternativ können Sie auch die Ellbogen beugen, sich auf den Bauch legen und so einige Atemzüge ausruhen.

Vorschläge für Modifikationen und Hilfsmittel

- Unterlagern Sie die Füße und Sprunggelenke mit einer zusammengerollten Matte (➤ Abb. 7.81).
- Legen Sie die Leisten auf einer Kissenrolle ab.
- Legen Sie jede Hand auf einen Klotz, den Sie mit den Fingern und Daumen greifen (➤ Abb. 7.82).
- Stützen Sie sich mit den Händen auf einen Stuhl, der unbedingt an der Wand oder auf einer rutschfesten Matte stehen muss, damit er sich nicht bewegt (➤ Abb. 7.83).

Varianten

- Gehen Sie aus Adho Mukha Śvānāsana in die Haltung.
- Kombinieren Sie Adho Mukha Śvānāsana und Ūrdhva Mukha Śvānāsana mehrmals, um einen Zyklus in Bewegung zu üben. Achten Sie dabei darauf, dass die Beinmuskulatur aktiv bleibt.

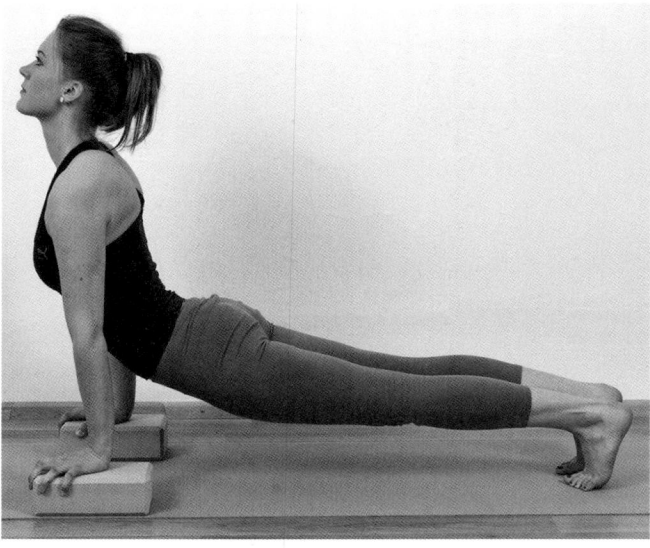

Abb. 7.82

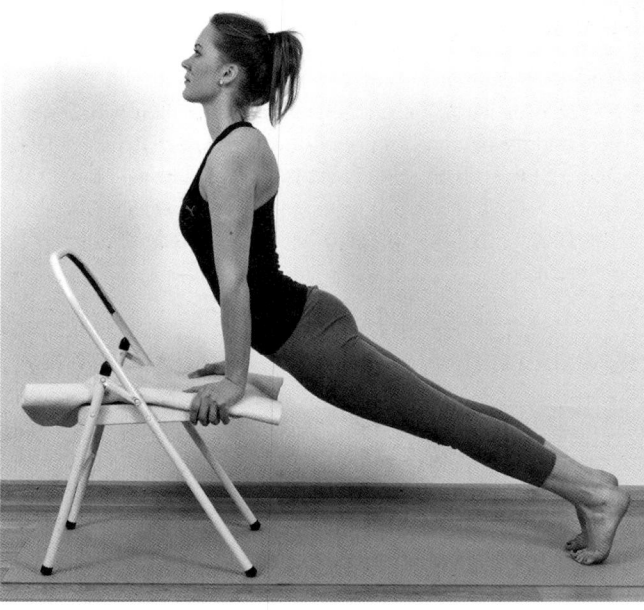

Abb. 7.83

25. Śalabhāsana (➤ Abb. 7.84)

Bedeutung des Āsanas und seines Namens

Śalabha ist die Heuschrecke, an deren Körperhaltung dieses Āsana erinnert. Die Rückbeuge geht nur so weit, wie sie von der Rückenmuskulatur gehalten werden kann; es wird keine von anderen Körperteilen kommende Kraft angewandt.

In die Haltung kommen

1. Legen Sie zwei gefaltete Decken im passenden Abstand voneinander auf den Boden.

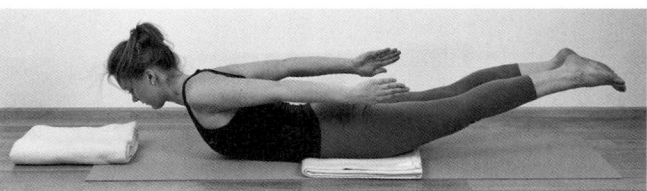

Abb. 7.84

2. Legen Sie sich auf den Bauch. Hüftknochen und Bauch liegen so auf der einen Decke, dass die Lendengegend entspannt ist. Die Stirn liegt auf der anderen Decke, damit die Nase frei und der Nacken entspannt ist.
3. Die Arme liegen neben dem Körper. Die Handflächen weisen zur Zimmerdecke.
4. Bewegen Sie ein Bein nach dem anderen von den Hüften weg, so als würden die Beine leicht nach hinten gezogen.
5. Heben Sie einatmend Kopf, Brust, Arme und die gestreckten Beine. Die Leisten sinken in Richtung Boden. Heben Sie sich so hoch wie möglich an, ziehen Sie dabei leicht den Unterbauch nach innen und lassen Sie den Bereich zwischen der unteren Lendenwirbelsäule und dem Kreuzbein gedehnt. Richten Sie den Blick nach vorne, aber so, dass der Bereich zwischen Nacken und Hinterkopf entspannt bleibt.

In der Haltung: Basisarbeit

1. Spannen Sie die Gesäßmuskeln an.
2. Lassen Sie die Beine gestreckt und zusammen.
3. Ziehen Sie den Unterbauch nach innen und oben, um Länge zwischen unterer Lendenwirbelsäule und Kreuzbein zu schaffen.
4. Bewegen Sie die Schultern nach hinten, während Sie die Arme höher heben.
5. Halten Sie den Kopf so, dass Nacken und Kehle sich angenehm anfühlen.
6. Atmen Sie ruhig ein und aus.

In der Haltung: Feinarbeit

1. Die Innenseite der Oberschenkel, die Waden, die Innenknöchel und die großen Zehen streben zusammen.
2. Ziehen Sie die Füße erst an und strecken Sie sie dann nach hinten. Spüren Sie die unterschiedliche Wirkung auf die Dehnung von Beinen und Hüften.
3. Ziehen Sie den Unterbauch auf die Lendengegend und das Zwerchfell zu. Spüren Sie, wie sich dadurch die Lendenwirbelsäule dehnt.
4. Drehen Sie die Arme so, dass die Handflächen zueinander weisen und heben Sie sie dann etwas höher. Bewegen Sie die Schultern nach hinten und spüren Sie die Wirkung auf Schulterblätter, oberes Brustbein und obere Rippen.
5. Drehen Sie die Arme so, dass die Handflächen zum Boden weisen und spüren Sie die Wirkung auf das obere Brustbein und die oberen Rippen.

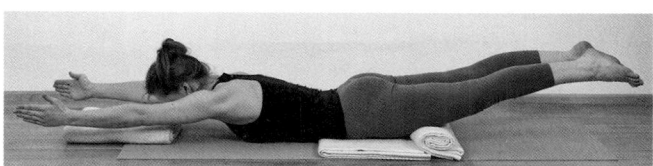

Abb. 7.85

6. Richten Sie die Kopfhaltung auf der oberen Halswirbelsäule behutsam so ein, dass sich die obere Wirbelsäule dehnt, während der obere Brustkorb und der Bereich der Schlüsselbeine noch mehr geweitet wird.

Die Haltung beenden

Bleiben Sie 3–5 Atemzüge lang oder länger in der Haltung, wenn Sie die Grundkorrekturen beibehalten und ruhig weiteratmen können. Senken Sie dann ausatmend die Beine, die Brust, die Arme (mit den Handflächen zur Zimmerdecke) und die Stirn zu Boden. Legen Sie die Stirn auf die gefaltete Decke ab, um Kopf, Kehle und Nacken zu entspannen und entspannen Sie von da aus die gesamte Wirbelsäule.

Vorschläge für Modifikationen und Hilfsmittel

Unterlagern Sie die oberen Oberschenkel mit einer zusammengerollten Decke (➤ Abb. 7.85).

Varianten

- Beugen Sie die Ellbogen, verschränken Sie die Hände am Hinterkopf und heben Sie die Ellbogen in Richtung Zimmerdecke.
- Strecken Sie die Arme neben dem Kopf nach vorne (➤ Abb. 7.85).
- Beugen Sie die Knie, sodass die Schienbeine senkrecht zum Boden stehen (ähnlich wie auf ➤ Abb. 6.25).

26. Uṣṭrāsana (➤ Abb. 7.86)

Bedeutung des Āsanas und seines Namens

Uṣṭra ist das Kamel. Der Körper ist zurückgebeugt, was an ein Kamel erinnert, das beim Aufstehen auf den Vorderbeinen kniet. Bei dieser Bewegung wird der Brustkorb gewölbt und der Kopf nach hinten geneigt. Die Rückbeuge in Uṣṭrāsana wird allmählich aufgebaut, damit die Wirbelsäule die Veränderung annehmen kann.

In die Haltung kommen

1. Legen Sie eine gefaltete Decke auf den Boden und gehen Sie darauf in den Kniestand. Knie und Füße sind hüftbreit auseinander, die Zehen weisen nach hinten.

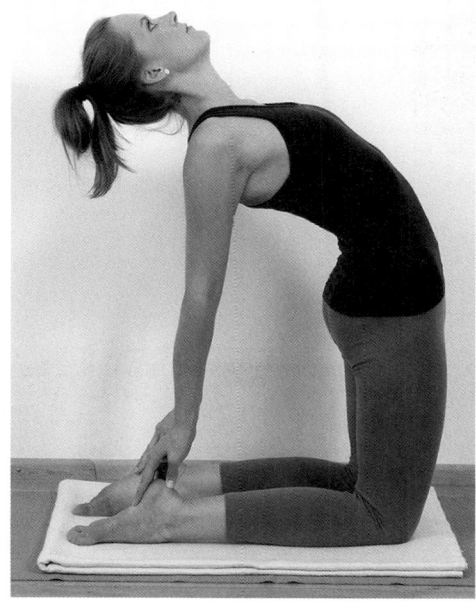

Abb. 7.86

2. Nehmen Sie die Arme nach hinten und legen Sie die Daumen an die Mitte des Kreuzbeins und die Finger flach an die Hüften. Ellbogen und Schultern bewegen sich dabei nach hinten.
3. Drücken Sie die Schienbeine in die Decke, bewegen Sie die oberen Oberschenkel leicht nach vorne und das Kreuzbein nach unten. Richten Sie sich vom unteren Bauch her auf, heben Sie Brustbein und obere Rippen. Lassen Sie den Kopf dabei in Verlängerung der Wirbelsäule.
4. Folgen Sie weiter den Anweisungen von Punkt 3, während Sie nun die Hände an der Rückseite der Oberschenkel weiter nach unten gleiten lassen.
5. Dehnen Sie kontinuierlich die Wirbelsäule, heben Sie Brustbein und obere Rippen und bewegen Sie die Schultern nach hinten. Strecken Sie die Arme und drehen Sie sie so aus, dass die Handflächen nach vorne weisen. Spannen Sie die Gesäßmuskeln an und spüren Sie eine Dehnung von der Lendenwirbelsäule durch die Beckenrückseite nach unten, während Sie erst eine und dann die andere Hand auf die entsprechende Ferse setzen.
6. Heben Sie das Brustbein stärker, dehnen Sie den Kopf vom Nacken weg und neigen Sie ihn nach hinten, aber nur so weit, wie das für Nacken und Kehle angenehm ist.

In der Haltung: Basisarbeit

1. Die Fußgewölbe sind aktiv, die Fersen streben leicht nach außen.
2. Drücken Sie die Schienbeine in die Decke.
3. Bewegen Sie die oberen Oberschenkel leicht nach vorne und spannen Sie die Gesäßmuskeln an. Bewegen Sie die Gesäßmitte nach innen und unten, Kreuzbein und Steißbein nach vorne und unten. Richten Sie sich vom Unterbauch aus auf.
4. Heben Sie die mittlere und obere Brustwirbelsäule an und bewegen Sie sie nach innen. Heben Sie das Brustbein.
5. Bewegen Sie die hinteren mittleren Rippen nach innen und oben.

6. Nehmen Sie die Schultern zurück.

7. Lassen Sie die Arme gestreckt.

8. Halten Sie den Kopf so, dass Nacken und Kehle sich angenehm anfühlen.

9. Atmen Sie ruhig ein und aus.

In der Haltung: Feinarbeit

1. Drücken Sie die unteren Schienbeine in die Decke, um sich weiter aufzurichten.

2. Drücken Sie sich mit den Händen von den Fersen ab, um den Brustkorb weiter anzuheben.

3. Koordinieren Sie die Vorwärtsbewegung der Gesäßmitte, das Anheben des Unterbauchs, das Weiten des Brustkorbs und die Kopfkorrektur so, dass die Wirbelsäule in einen durchgehenden Bogen kommt.

4. Schaffen Sie Länge zwischen Becken und Zwerchfell.

5. Bewegen Sie die Schulterblätter, besonders deren inneren Rand, nach innen und oben.

6. Koordinieren Sie das Zurückneigen des Kopfs mit dem Anheben des Brustbeins.

Die Haltung beenden

Bleiben Sie 3–5 Atemzüge lang in der Haltung. Bewegen Sie dann die oberen Oberschenkel und das Gesäß leicht nach vorne, richten Sie sich einatmend erst vom Becken in den unteren Brustkorb und

dann ganz auf. Arme und Kopf kommen so leicht in die neutrale Ausgangsposition. Setzen Sie sich abschließend einige Atemzüge lang auf die Fersen.

Vorschläge für Modifikationen und Hilfsmittel

• Stützen Sie die Hände auf einen Stuhl (➤ Abb. 7.87).
• Knien Sie sich vor eine Wand und lassen Sie die Vorderseite der Oberschenkel beim Zurückbeugen an der Wand.

27. Naṭarājāsana (➤ Abb. 7.88)

Bedeutung des Āsanas und seines Namens

Naṭa bedeutet Tanz, ein Rāja ist ein König. Also ist Naṭarāja, dem dieses wunderschöne Āsana gewidmet ist, der König des Tanzes. In der Haltung balanciert der Körper, der einen vom Fuß durch die Wirbelsäule bis in den Kopf und die Arme gehenden Bogen bildet, auf einem Bein. Beschrieben wird eine leichte Variante, die von den meisten Übenden ausgeführt und mit zunehmender Praxis ausgebaut werden kann. Das vollständige Āsana findet sich bei Iyengar (2010b).

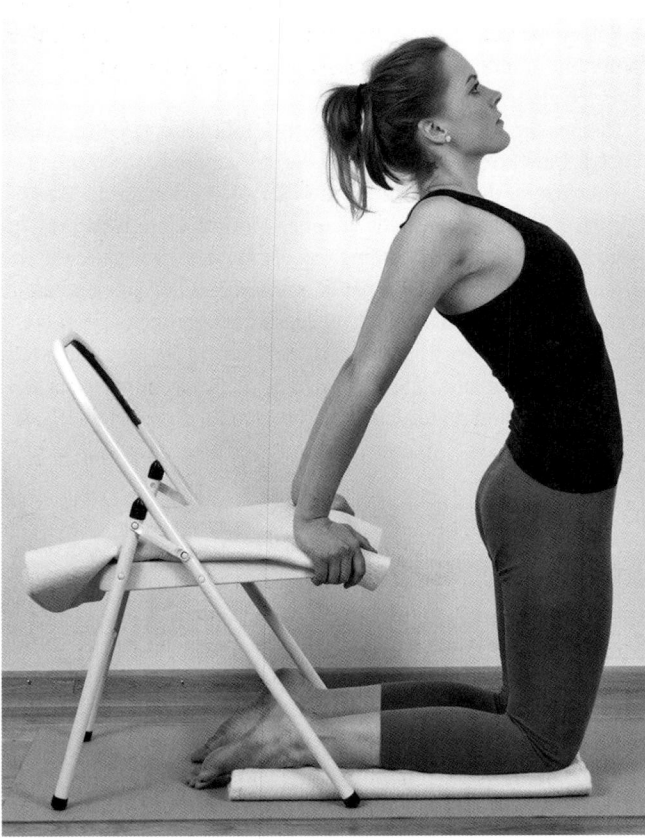

Abb. 7.87

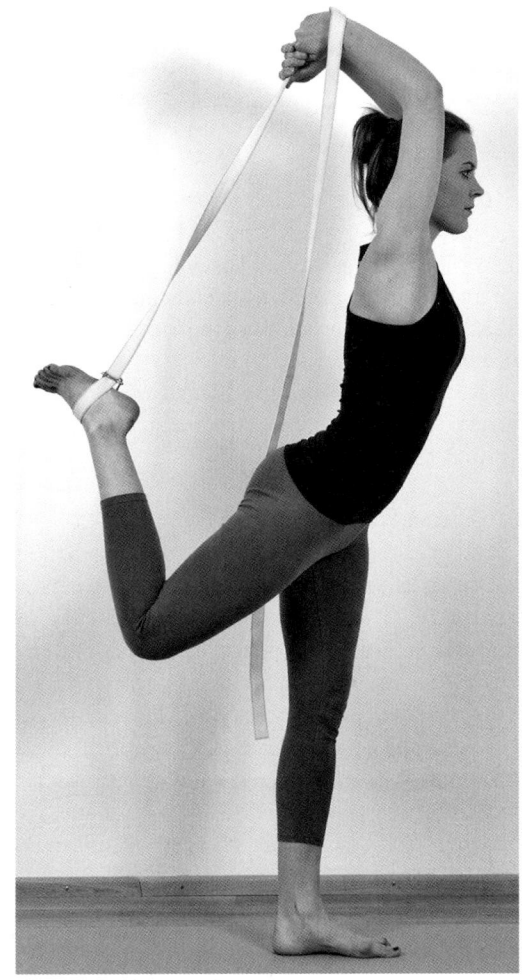

Abb. 7.88

In die Haltung kommen

1. Stehen Sie in Tāḍāsana.
2. Legen Sie eine Gurtschlinge so um den rechten Fuß, dass die Schließe sich in der Mitte der Fußsohle befindet. Greifen Sie das andere Ende des Gurts mit beiden Händen.
3. Stellen Sie sich so auf den linken Fuß, dass die Zehen nach vorne weisen, und strecken Sie das Bein.
4. Setzen Sie den rechten Fuß eine Fußlänge weiter hinten auf und heben Sie die Ferse.
5. Heben Sie beide Arme über den Kopf. Die Ellbogen sind schulterbreit auseinander und gebeugt, der Gurt ist weiterhin in beiden Händen.
6. Behalten Sie die neutrale Beckenposition bei und lassen Sie beide Hüften auf derselben Höhe, während Sie den rechten Fuß vom Boden abheben. Das rechte Knie ist dabei gebeugt.
7. Bringen Sie das rechte Bein allmählich weiter nach hinten, wodurch der Fuß sich höher hebt. Greifen Sie dabei mit den Händen am Gurt nach unten, um diesen zu verkürzen. Gehen Sie nur so weit, wie Sie den Brustkorb heben sowie die neutrale Beckenposition und den gleichmäßigen Bogen der Wirbelsäule beibehalten können.

In der Haltung: Basisarbeit

1. Balancieren Sie auf dem linken Fuß und lassen Sie das Bein gestreckt.
2. Lassen Sie den Bereich zwischen Lendenwirbelsäule und Beckenrückseite gedehnt, während der Unterbauch sich leicht nach innen und oben bewegt.
3. Heben Sie den Brustkorb an.
4. Solange sich die Lendengegend gut anfühlt und zwischen ihr und dem Becken genügend Raum bleibt, können die Hände den Gurt weiter verkürzen. Dadurch kommt das rechte Bein höher und der Fuß etwas weiter nach hinten.
5. Atmen Sie ruhig ein und aus.

In der Haltung: Feinarbeit

1. Kippen Sie das Becken leicht nach vorne und bewegen Sie auch den Oberkörper vorwärts, damit Sie den Raum zwischen der unteren Lendenwirbelsäule und dem Kreuzbein beibehalten können.
2. Lassen Sie die Hüften auf derselben Höhe, während Sie das rechte Bein höher heben und den rechten Fuß weiter nach hinten bewegen.
3. Ziehen Sie den Unterbauch behutsam nach innen und oben, damit die Rückseite der Wirbelsäule gut gedehnt wird.
4. Solange das Becken sich nicht verdreht und der ganze Rücken sich durchlässig und gut anfühlt, können Sie mit den Händen den Gurt immer mehr verkürzen, um das rechte Bein höher zu heben
5. Spüren Sie, wie die vorderen und seitlichen Rippen sich beim Einatmen anheben, während sich beim Ausatmen die Mitte des Brustraums hebt.

6. Bewegen Sie die oberen Brustwirbel nach innen, um das Brustbein stärker zu heben.
7. Halten Sie den Kopf so, dass Kehle und Nacken in der angenehmsten Position sind.

Die Haltung beenden

Bleiben Sie 3–5 Atemzüge lang in der Haltung und lassen Sie dann den Gurt durch die Hände gleiten, um den rechten Fuß langsam zum Boden zu bringen. Lassen Sie den Gurt los und senken Sie die Arme. Schlingen Sie dann den Gurt um den linken Fuß, um die Haltung auf dem rechten Bein stehend auszuführen.

Vorschläge für Modifikationen und Hilfsmittel

Halten Sie den Gurt nur mit der Hand auf der Seite des gehobenen Beins. Strecken Sie den anderen Arm waagrecht aus und stützen Sie die Hand an eine Wand, um sich im Gleichgewicht zu halten.

28. Adho Mukha Vṛkṣāsana (➤ Abb. 7.89)

Bedeutung des Āsanas und seines Namens

Adho bedeutet abwärts, Mukha ist das Gesicht und Vṛkṣa der Baum. Adho Mukha Vṛkṣāsana ist also der nach unten gewandte Baum, das heißt der vollständige Handstand. Er baut Kraft und Energie auf. Bevor man ihn übt, müssen Arme und Schultern gekräftigt werden, wozu vor allem Adho Mukha Śvānāsana mit allen Varianten und Ūrdhva Mukha Śvānāsana geeignet sind.

In die Haltung kommen

1. Stehen Sie etwa drei Fußlängen von einer Wand entfernt in Tāḍāsana.
2. Beugen Sie sich nach unten und setzen Sie die Hände in Schulterbreite auf den Boden, eine halbe Fußlänge von der Wand entfernt.
3. Drücken Sie sich von den Händen hoch. Strecken Sie dabei die Arme vollständig, die Schultern sind genau oberhalb der Handgelenke. Bewegen Sie die Schulterblätter aktiv vom Hals weg und an die Rippen.
4. Gehen Sie mit den Füßen dichter an die Hände, um das Becken zu kippen, soweit das möglich ist. Diese Haltung verschafft Stabilität für die korrekte Ausrichtung und zugleich Leichtigkeit, um mit den Beinen hochspringen zu können.
5. Lassen Sie die Arme gestreckt und fest, heben Sie die Sitzbeine und schwingen Sie ausatmend ein Bein gestreckt nach oben. Es empfiehlt sich, mit der Lieblingsseite zu beginnen.
6. Lassen Sie das zweite Bein leicht und rasch folgen.
7. Strecken Sie Ellbogen und Beine. Die Fersen berühren die Wand und schieben sich daran weiter nach oben.

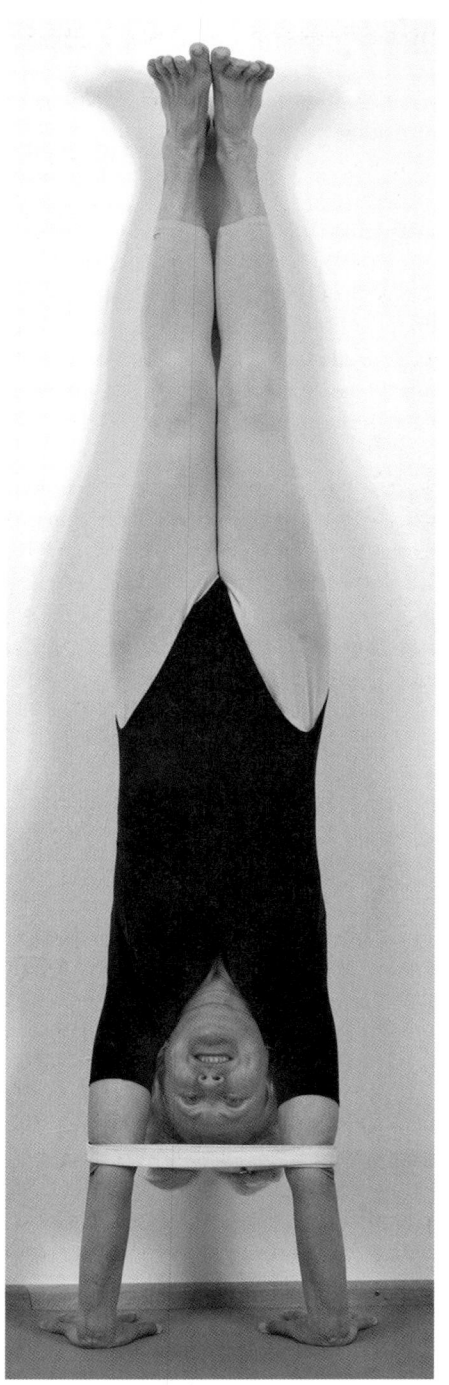

Abb. 7.89

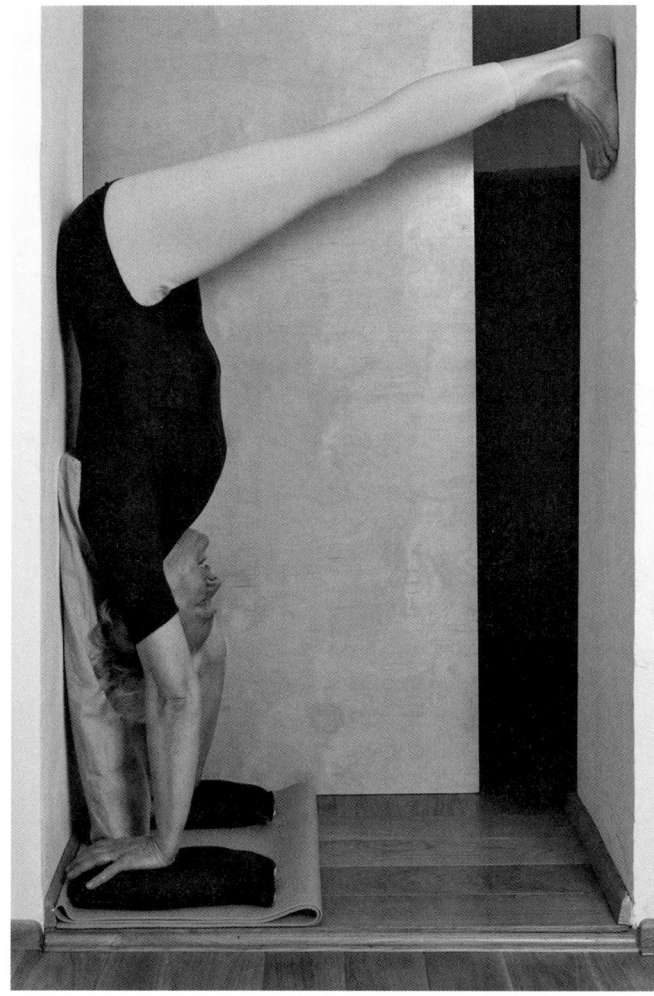

Abb. 7.90

6. Dehnen Sie beide Seiten des Körpers gleichmäßig nach oben.
7. Atmen Sie ruhig ein und aus.

In der Haltung: Feinarbeit

1. Drücken Sie die Fingerkuppen etwas stärker an den Boden.
2. Falls die Ellbogen überstreckt sind, sollten Sie die vollständige Streckung etwas zurücknehmen.
3. Bewegen Sie die Rippenbögen näher zur Wand und die Schultern weiter von der Wand weg.
4. Bringen Sie das Becken in die neutrale Position und strecken Sie die Beine nach oben, um sich von den Händen bis in die Füße hinein durchgängig zu dehnen.
5. Die Fußhaltung ist neutral; die Füße sind also weder angezogen noch gestreckt.

Die Haltung beenden

Bleiben Sie 3–5 Atemzüge lang in der Haltung oder auch länger, wenn Sie problemlos atmen können. Lassen Sie dann die Arme gestreckt und die Hüften oben, während Sie ausatmend erst das eine

In der Haltung: Basisarbeit

1. Drücken Sie die Handflächen an den Boden und strecken Sie die Daumen und Finger.
2. Die Ellbogen bleiben gestreckt.
3. Lassen Sie den Kopf in Verlängerung der Wirbelsäule.
4. Heben Sie das Steißbein in Richtung der Fersen. Bewegen Sie die Rippenbögen leicht nach innen.
5. Folgen Sie den Anweisungen in Punkt 4, während Sie die Schultern heben und ein wenig von der Wand weg bewegen.

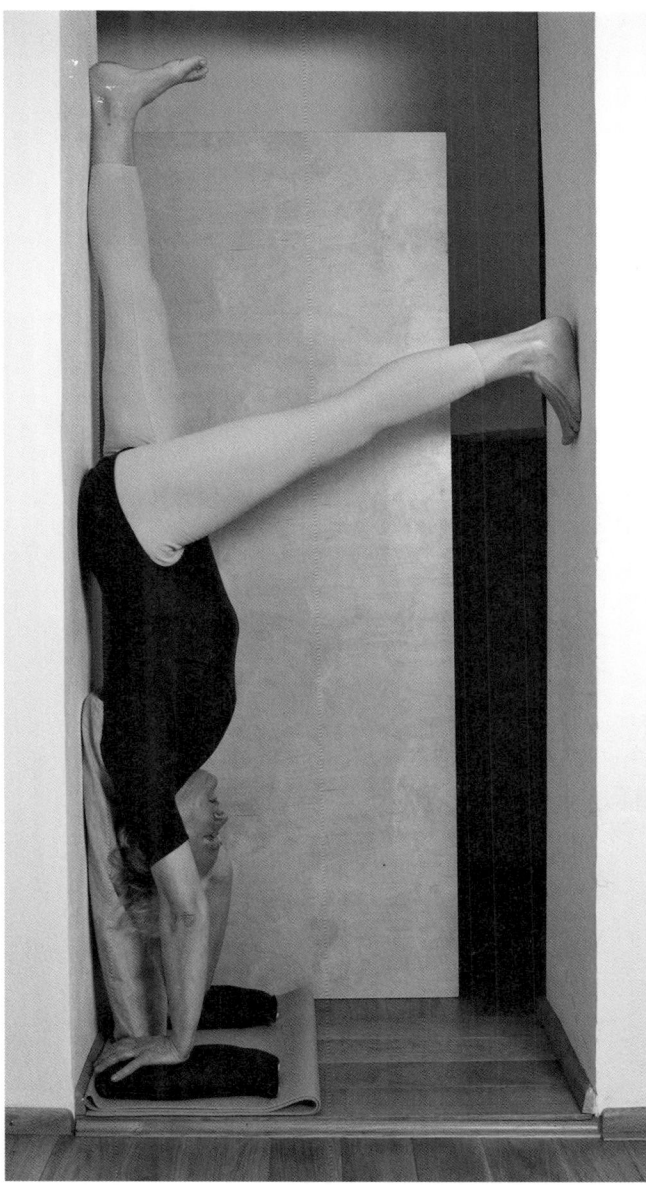

Abb. 7.91

und dann das andere Bein gestreckt nach unten bringen. Wenn Sie die Übung wiederholen möchten, beginnen Sie nun mit dem anderen Bein. Ruhen Sie abschließend einige Atemzüge lang in Uttānāsana.

Vorschläge für Modifikationen und Hilfsmittel

- Legen Sie den Rücken an eine Seite eines Türrahmens und nehmen Sie die Füße an die andere Seite. Die Hände werden dabei auf Sandsäcke oder eine zusammengerollte Matte aufgesetzt; zwischen die Schulterblätter und die Wand kommt ein langes, dünnes Kissen. Nun können Sie beide Füße am Türrahmen lassen (➤ Abb. 7.90) oder abwechselnd ein Bein nach oben strecken (➤ Abb. 7.91).
- Legen Sie einen Gurt um die Ellbogen, um die Arme zu stabilisieren (➤ Abb. 7.89).

29. Sālamba Śīrṣāsana (➤ Abb. 7.95)

Bedeutung des Āsanas und seines Namens

Sālamba bedeutet unterstützt, Śīrṣa ist der Kopf. Das heißt, Sālamba Śīrṣāsana ist der von Armen und Händen unterstützte Kopfstand. In den klassischen Yoga-Schriften wie im 3. Kapitel der Haṭha-Yoga-Pradīpikā (Sinh 2006) wird Sālamba Śīrṣāsana als der König aller Āsanas bezeichnet. Die Haltung wirkt wohltuend auf fast alle körperlichen und mentalen Aspekte. Die übliche Haltung des Körpers umzukehren, unterstützt uns dabei, Gewohnheiten aufzugeben, die unsere Gesundheit beeinträchtigen. Allerdings ist dabei einiges zu beachten. Wie bei allen Āsanas tritt die positive Wirkung nur dann ein, wenn die Haltung korrekt ausgeführt wird. Deshalb sollte man sie sich nur unter Anleitung eines qualifizierten Lehrers oder einer Lehrerin aneignen. Bevor man Sālamba Śīrṣāsana erlernt, sollten alle Stehhaltungen sowie Uttānāsana, Adho Mukha Śvānāsana, Sālamba Sarvāṅgāsana und Halāsana beherrscht werden. Auf Sālamba Śīrṣāsana sollte immer Sālamba Sarvāṅgāsana folgen, entweder direkt im Anschluss oder nachdem dazwischen andere Āsanas geübt wurden.

In die Haltung kommen

1. Bereiten Sie eine gefaltete Matte oder Decke als angenehme und sichere Kopfunterlage vor.
2. Knien Sie sich vor die Unterlage.
3. Legen Sie die Ellbogen so auf die Unterlage, dass beide den gleichen Abstand vom vorderen Mattenrand haben. Um ihren Abstand voneinander (schulterbreit) zu messen, legt man die Finger um den jeweils anderen Ellbogen und lässt die Ellbogen an Ort und Stelle, wenn man die Hände wieder löst.
4. Behalten Sie den Abstand der Ellbogen bei, wenn Sie nun die Finger verschränken. Die Daumenspitzen berühren sich.
5. Die kleinen Finger und die Kleinfingerseite der Handgelenke liegen fest auf dem Boden.
6. Die Hände bilden eine Schale für den Kopf.
7. Setzen Sie den Scheitelpunkt auf dem Boden auf. Die von den Händen gebildete Schale umschließt den Hinterkopf vollständig, ist jedoch nicht unter dem Schädel.
8. Die Knie sind dicht bei den Ellbogen
9. Bleiben Sie einige Atemzüge lang ruhig in dieser Haltung.
10. Lassen Sie die Handgelenke senkrecht zum Boden, die Mitte der Unterarme fest auf der Unterlage, den Abstand der Ellbogen und die Position des Kopfs auf dem Boden unverändert, wenn Sie die Schultern weiter vom Boden weg heben.
11. Die Zehen weisen zum Kopf, während die Fersen sich vom Boden abheben. Behalten Sie die Korrekturen von Punkt 10 bei, wenn Sie nun die Knie strecken (➤ Abb. 7.92).
12. Um zu lernen, wie man die zum Schutz der Halswirbelsäule weiter vom Boden weg gehobenen Schultern stabilisiert, heben Sie erst das rechte und dann das linke Bein gestreckt so hoch wie möglich an. Halten Sie beide Seiten jeweils 1–2 Atemzüge lang und wiederholen Sie das 2- bis 3-mal (➤ Abb. 7.93). Sobald Sie in der Lage sind, das zu tun und gleichzeitig

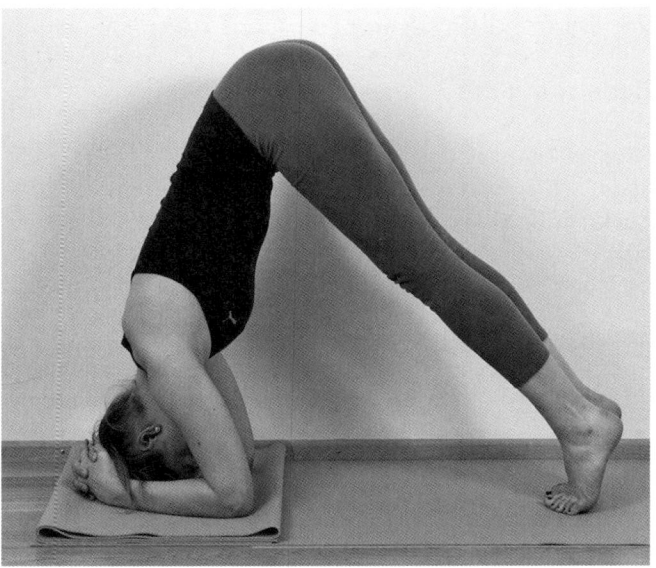

Abb. 7.92

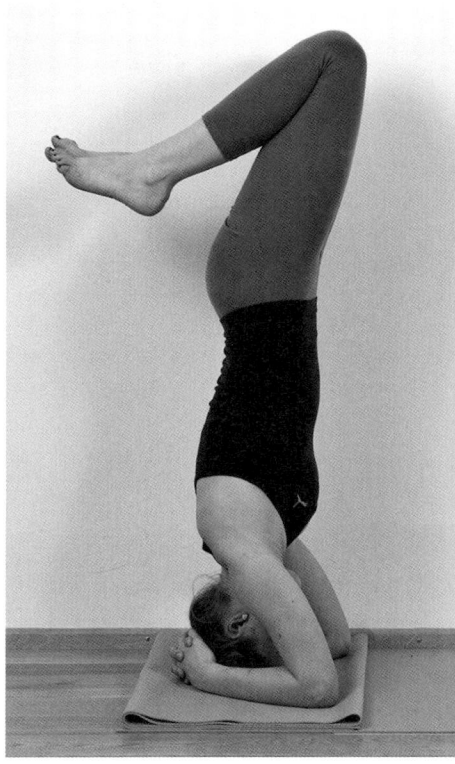

Abb. 7.94

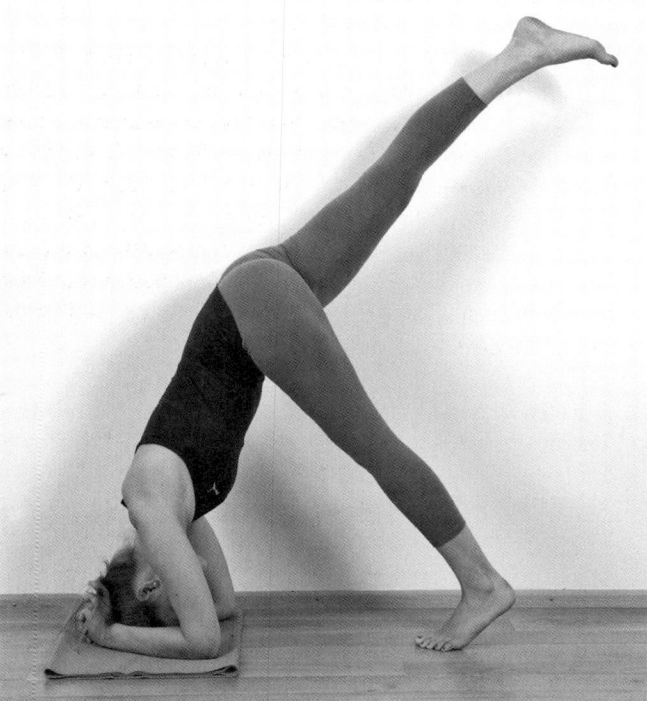

Abb. 7.93

den Anweisungen von Punkt 10 zu folgen, sind Sie bereit für den Aufbau der nun folgenden Endhaltung.

13. Befolgen Sie weiter die Anweisungen von Punkt 10, während Sie mit den Füßen auf den Kopf zu gehen, bis die vom Scheitelpunkt zum Steißbein führende Linie senkrecht ist. Wahrnehmbar ist das als ein deutliches Anheben zum Steißbein hin. Beugen Sie, falls nötig, die Knie.

14. Behalten Sie dieses innere Anheben gegen die Schwerkraft bei und lassen Sie die Sitzbeine zur Zimmerdecke streben, während Sie die Füße vom Boden abheben und die Knie beugen. Die Fersen bewegen sich auf das Gesäß zu und die Knie kommen hoch, bis sie zur Zimmerdecke weisen (➤ Abb. 7.94).

15. Überprüfen Sie ständig die korrekte Aktivität der Hände, Unterarme und Schultern, lassen Sie den Kopf genau auf dem Scheitelpunkt und behalten Sie die neutrale Beckenposition bei, während Sie nun die Beine senkrecht nach oben strecken. Die Füße sind neutral, das heißt weder angezogen noch weggestreckt (➤ Abb. 7.95).

In der Haltung: Basisarbeit

1. Behalten Sie die Stabilität von Handgelenken und Unterarmen bei.
2. Bewegen Sie die Oberarme nach oben, als wollten Sie die Ellbogen strecken.
3. Lassen Sie die Schultern vom Boden weg gehoben, um Nacken und Kehle zu entspannen.
4. Heben Sie die Schultern und bewegen Sie gleichzeitig die Rippenbögen leicht nach hinten.
5. Ziehen Sie leicht den Unterbauch ein und spüren Sie, wie sich dadurch die Lendenwirbelsäule dehnt.
6. Behalten Sie die neutrale Beckenposition bei, während Sie die Beine stärker dehnen und strecken.
7. Halten Sie die Beine zusammen.
8. Atmen Sie ruhig ein und aus.

In der Haltung: Feinarbeit

1. Drücken Sie die Daumenseite der Hände leicht an den Hinterkopf.

8. Dehnen Sie die Vorderseite der Beine bis in die Fußrücken, wobei die Füße sich etwas von den Schienbeinen weg bewegen.
9. Die Füße sind weder angezogen noch weggestreckt.
10. Arbeiten Sie kontinuierlich an den Einzelheiten der Haltung, damit nur wenig Gewicht auf dem Kopf lastet und in Hals und Nacken eine feine, entspannte Länge spürbar wird.
11. Lassen Sie die Handgelenke senkrecht zum Boden, die Mitte der Unterarme fest auf der Unterlage und die Position des Kopfs auf dem Boden unverändert, während Sie die Schultern vom Boden weg heben.

Die Haltung beenden

Bleiben Sie anfangs 5–10 Atemzüge lang in der Haltung und steigern Sie sich mit zunehmender Übung auf 5 Minuten oder länger.

Beachten Sie beim Zurückkommen folgende Punkte: Die Handgelenke sind senkrecht zum Boden und die Mitte der Unterarme liegt fest auf der Unterlage. Der Scheitelpunkt bleibt ruhig und möglichst wenig belastet. Die Schultern heben sich vom Boden weg, und der Oberkörper bleibt gerade.

Beugen Sie in dieser Haltung ausatmend beide Knie und bringen Sie langsam zuerst die Füße und dann die Knie auf den Boden. Wenn Sie den Oberkörper nicht aufrecht halten können, während Sie beide Beine gleichzeitig sinken lassen, führen Sie die Beine nacheinander gestreckt nach unten und setzen Sie dann die Knie auf den Boden. Legen Sie das Gesäß auf den Fersen ab, lösen Sie die verschränkten Hände und legen Sie den Brustkorb auf den Oberschenkeln ab. Die Arme liegen auf dem Boden, die Stirn kommt ebenfalls auf den Boden oder auf die Unterlage. Bleiben Sie 3–5 Atemzüge lang ruhig in dieser Haltung.

Vorschläge für Modifikationen und Hilfsmittel

- Setzen Sie die verschränkten Hände einige Zentimeter vor einer Wand auf. Richten Sie den Oberkörper wie beschrieben auf und schwingen Sie dann erst ein Bein und dann das andere gestreckt nach oben (➤ Abb. 7.93). In der Endhaltung liegen die Fersen an der Wand.
- Üben Sie in einer Ecke, wobei die verschränkten Finger so nah wie möglich in die Ecke kommen. Die Ellbogen sind schulterbreit auseinander, beide Ellbogen sind gleich weit von der jeweiligen Wand entfernt, ohne diese zu berühren. Achten Sie darauf, dass beide Hüften und Fersen auf jeweils gleicher Höhe an der Wand anliegen.
- Lassen Sie sich von einem Partner beim Hoch- und Herunterkommen helfen und in der Haltung kontrollieren.

30. Supta Pādāṅguṣṭhāsana (➤ Abb. 7.96)

Bedeutung des Āsanas und seines Namens

Supta bedeutet liegend, Pāda ist der Fuß, Aṅguṣṭha die Großzehe. In der klassischen Ausführung ist Supta Pādāṅguṣṭhāsana eine

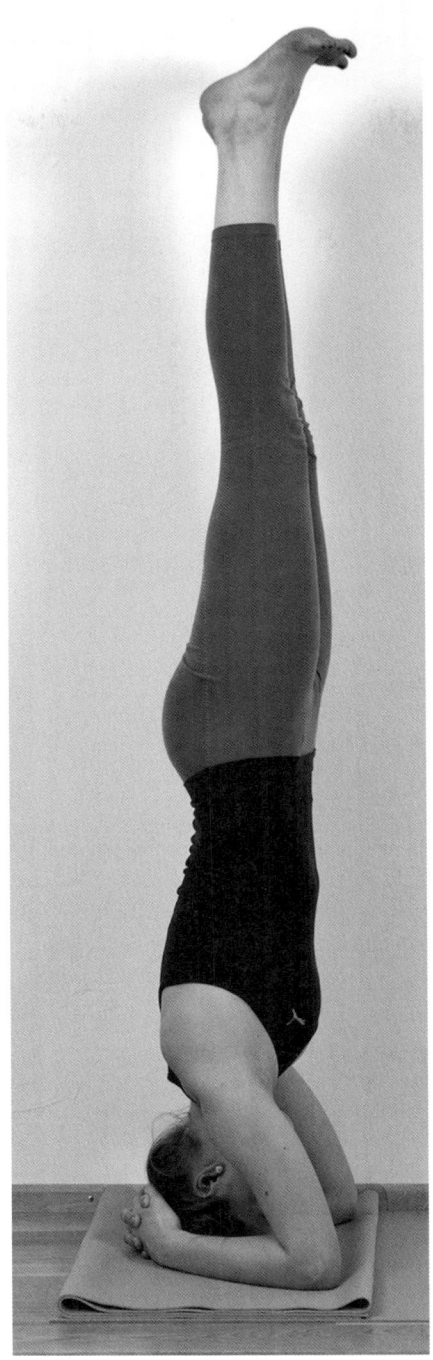

Abb. 7.95

2. Bewegen Sie die Ellbogen leicht aufeinander zu, um die Schultern stärker anzuheben.
3. Bewegen Sie die Schulterblätter vom Boden weg und etwas nach innen.
4. Spüren Sie, wie der Körper sich innerlich vom Scheitelpunkt bis ins Steißbein aufrichtet, sodass der Kopf sich leicht und ruhig anfühlt.
5. Bewegen Sie die Leisten etwas nach hinten, Kreuzbein und Steißbein hingegen nach vorne.
6. Dehnen Sie die Innenseite der Beine bis in die Innenfersen.
7. Dehnen Sie die Rückseite der Beine bis in die Fersen.

7

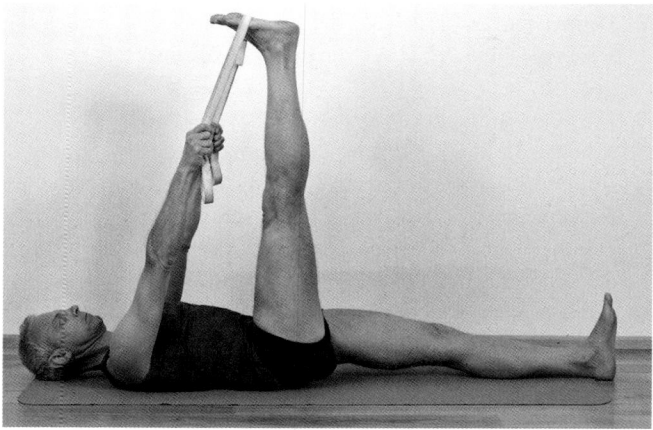

Abb. 7.96

Haltung im Liegen, in der man mit der Hand die Großzehe eines Beins fasst, um dieses in verschiedene Richtungen zu bewegen (Iyengar 2010b). Da es hier um das Strecken der Beine geht, wird die Variante beschrieben, bei der ein Gurt um die Fußsohle gelegt und das Bein nach oben bewegt wird. Dadurch kann die Beinstreckung mit einer vollständig entspannten Wirbelsäule geübt werden.

In die Haltung kommen

1. Legen Sie sich auf den Rücken und unterlagern Sie den Kopf, falls nötig, mit einer gefalteten Decke.
2. Lassen Sie das linke Bein gestreckt und die Ferse mittig auf dem Boden. Die Zehen weisen genau zur Zimmerdecke.
3. Führen Sie das rechte Knie zur Brust.
4. Legen Sie einen Gurt dicht am Fußballen um die rechte Fußsohle. Fassen Sie die Enden des Gurts mit beiden Händen. Dieser kann auch um die Ferse gelegt werden, was die Beindehnung betont.
5. Lassen Sie die Hüften und Schulterblätter gleichmäßig auf dem Boden und das linke Bein unverändert, während Sie einatmend das rechte Bein senkrecht nach oben strecken. Korrigieren Sie die Position der Hände am Gurt entsprechend.

In der Haltung: Basisarbeit

1. Lassen Sie die Mitte der linken Ferse am Boden und drücken Sie den linken Oberschenkel an den Boden.
2. Bewegen Sie die äußere rechte Hüfte von der Taille weg, bis die Hüften ganz symmetrisch sind.
3. Wenn Sie das rechte Bein nicht mit gestrecktem Knie in die Senkrechte bekommen, sollten Sie die vollständige Streckung des Knies etwas zurücknehmen (➤ Abb. 7.97).
4. Lassen Sie das Becken symmetrisch, während Sie die Vorderseite der Oberschenkel auf die Rückseite zu bewegen.
5. Atmen Sie ruhig ein und aus.

In der Haltung: Feinarbeit

1. Fassen Sie den Gurt so mit den Händen, dass beide Schultern entspannt sind.
2. Entspannen Sie Nacken und Kehle.
3. Lassen Sie die Mitte der linken Ferse und die linke Wade auf dem Boden.
4. Bewegen Sie den inneren linken Oberschenkel etwas auf den Boden zu.
5. Bewegen Sie die Mitte des vorderen rechten Oberschenkels auf dessen Rückseite zu und spüren Sie die dadurch entstehende Dehnung der Oberschenkelrückseite.
6. Richten Sie die Hüften so aus, dass Sie spüren, wie beide symmetrisch auf dem Boden liegen.
7. Dehnen Sie leicht den rechten Fußrücken, um den Fußballen und die Zehen ein wenig höher zu heben. Diese Bewegung sollte so fein sein, dass sich die Rückseite des rechten Beins entspannt. Dadurch können Sie das Bein mit gestrecktem Knie näher zum Oberkörper bringen.

Die Haltung beenden

Bleiben Sie 5–10 Atemzüge lang in der Haltung. Beugen Sie dann das rechte Knie, nehmen Sie den Fuß aus dem Gurt und setzen Sie ihn auf dem Boden auf. Bleiben Sie entspannt auf dem Rücken liegen, während Sie das rechte Bein in Verlängerung der rechten Oberkörperseite auf dem Boden ausstrecken. Ziehen Sie dann das linke Knie an, um mit diesem Bein in die Haltung zu gehen.

Noch eleganter kann man die Seiten wechseln, indem man in einer synchronen Bewegung gleichzeitig das rechte Bein auf dem Boden ausstreckt und das linke Knie zur Brust führt und dann streckt.

Vorschläge für Modifikationen und Hilfsmittel (➤ Abb. 7.97)

Die folgende Methode bietet sich an, wenn es nicht möglich ist, das gehobene Bein zu strecken.
1. Legen Sie sich so an eine Tür oder einen Pfosten, dass die Ferse des gehobenen rechten Beins am Türrahmen oder am Pfosten anliegt.
2. Strecken Sie das gehobene Bein vorerst nicht vollständig.
3. Drücken Sie die Ferse nun 2–3 Atemzüge lang mit einem Drittel Ihrer vollen Kraft an Türrahmen oder Pfosten.
4. Wenn Sie den Druck anschließend vermindern, werden Sie wahrscheinlich in der Lage sein, die Ferse etwas höher zu schieben und das Knie ein wenig mehr zu strecken.
5. Wiederholen Sie die Punkte 3 und 4 noch zweimal von der jeweils neuen Höhe aus.
6. Legen Sie dann beide Beine gestreckt auf dem Boden ab und spüren Sie einige Atemzüge, wie unterschiedlich die Beine sich anfühlen.
7. Üben Sie die Punkte 1–5 mit dem linken Bein.
8. Bleiben Sie abschließend einige Atemzüge lang ruhig auf dem Rücken liegen.

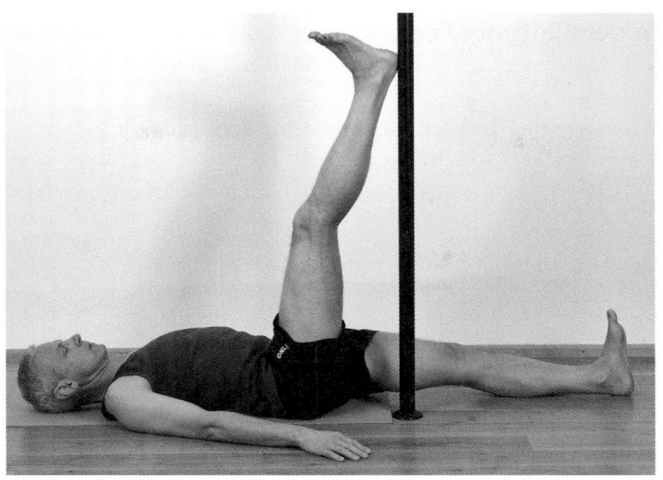

Abb. 7.97

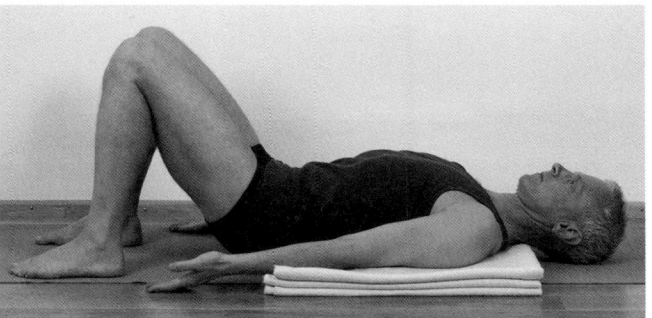

Abb. 7.98

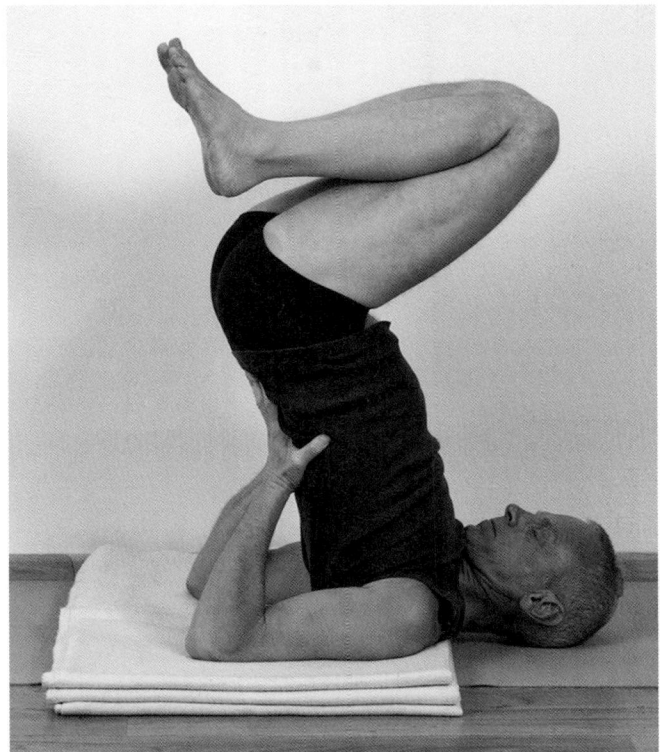

Abb. 7.99

9. Falls kein geeigneter Türrahmen oder Pfosten zur Verfügung steht, können Sie sich an eine Wand legen und beide Beine gleichzeitig heben.

31. Sālamba Sarvāṅgāsana (➤ Abb. 7.100)

Bedeutung des Āsanas und seines Namens

Sa bedeutet gemeinsam, Alamba ist eine Stütze, Sarvāṅga bezeichnet alle Körperteile bzw. den ganzen Körper. Sālamba Sarvāṅgāsana wird als „Königin oder Mutter aller Āsanas" bezeichnet, denn dieses Āsana „beruhigt und nährt den ganzen Körper" (Mehta et al., S. 108). Für das Üben dieser Haltung ist es wichtig, eine ausreichend hohe Unterlage zu verwenden, um die natürliche Krümmung der Halswirbelsäule beizubehalten sowie Nacken und Kehle zu entspannen. Bevor man sich mit Sālamba Sarvāṅgāsana beschäftigt, sollten die folgenden Āsanas in der angegebenen Reihenfolge erlernt werden (Iyengar u. Iyengar 2005):

- Setu Bandha Sarvāṅgāsana (Schulterbrücke, ➤ Kap. 6, ➤ Übung 3.9)
- Viparīta Karaṇī (➤ Abb. 7.108).
- Ardha (halbes) Halāsana (➤ Abb. 7.104, ➤ Abb. 7.105, ➤ Abb. 7.106)
- Halāsana (➤ Abb. 7.103).

In die Haltung kommen

1. Legen Sie sich mit dem Rücken so auf drei oder vier exakt gefaltete Decken, dass die Schultern eine Daumenlänge vom Rand des Deckenstapels entfernt sind. Der Kopf liegt auf dem Boden, man kann ihn aber auch mit einer dünnen Decke unterlagern.
2. Behalten Sie die neutrale Beckenposition bei, während Sie die Arme so ausdrehen, dass die Handflächen zur Zimmerdecke weisen und Ellbogen sowie Unterarme seitlich am Oberkörper anliegen (➤ Abb. 7.98).

3. Lassen Sie den Kopf entspannt, wenn Sie die Schulterblätter näher zusammen bewegen, um die oberen Brustwirbel etwa 1 cm von der Unterlage zu heben.
4. Achten Sie während der folgenden Schritte darauf, dass Kopf und Hals, Augen und Ohren entspannt sind und dass Sie ruhig atmen können.
5. Lassen Sie Knie und Füße zusammen, wenn Sie die Knie zur Brust führen. Heben Sie das Becken und den Rücken von der Unterlage ab.
6. Bringen Sie die Ellbogen näher zusammen, drücken Sie sie auf die Unterlage und legen Sie die Hände an den Rücken (➤ Abb. 7.99).
7. Bringen Sie die Hände so nah wie möglich zu den Schultern. Die Finger weisen schräg zur Wirbelsäule, die Daumen nach vorne. Heben Sie den Oberkörper und bringen Sie das Brustbein näher zum Kinn.
8. Halten Sie Nase, Brustbein und Nabel in einer Linie.

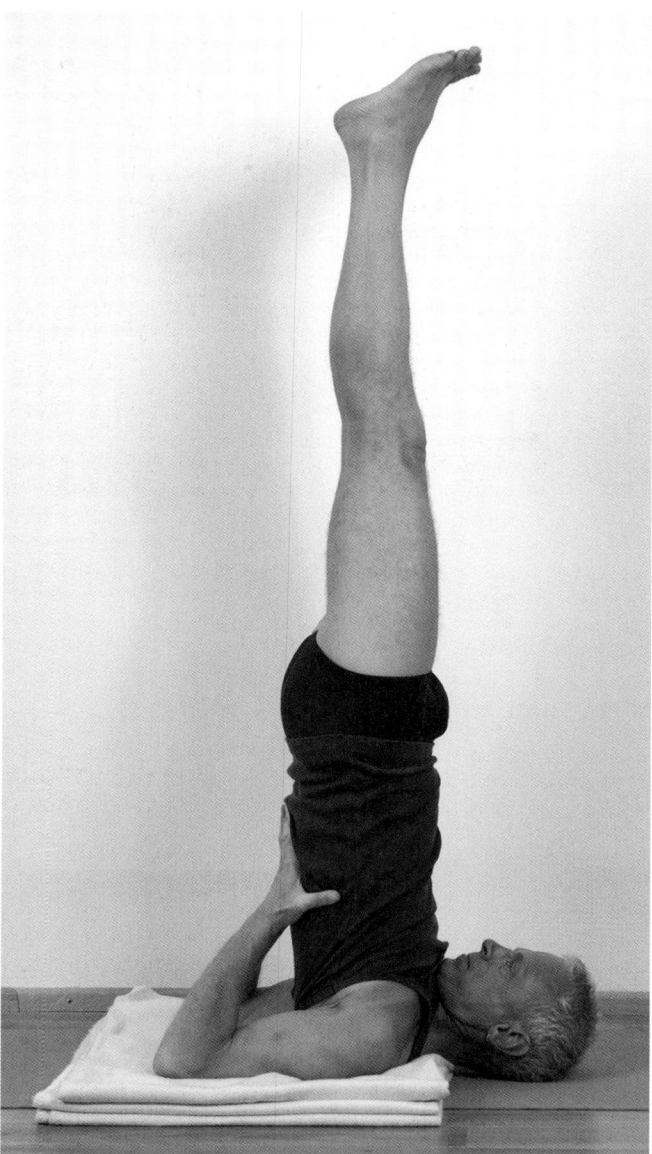

Abb. 7.100

9. Richten Sie das Becken so aus, dass die Sitzbeine sich nach oben bewegen und die Lendengegend gedehnt wird. Spannen Sie die Gesäßmuskeln an, damit Kreuzbein und Steißbein sich nach innen bewegen. Strecken Sie die Beine nach oben.
10. Strecken Sie den ganzen Körper von den Achselhöhlen bis in die Füße zur Zimmerdecke hin. Die Füße sind neutral, das heißt weder angezogen noch gestreckt (➤ Abb. 7.100).

In der Haltung: Basisarbeit

1. Lassen Sie die Ellbogen schulterbreit.
2. Nehmen Sie die Hände mehr in Richtung Schultergürtel. Drücken Sie die Handflächen an den Rücken, um sich von den Achselhöhlen bis in die Fersen mehr zu heben.
3. Entspannen Sie den Hals.
4. Heben Sie den Nabel an.

5. Spannen Sie die Gesäßmuskeln an, damit Kreuzbein und Steißbein sich nach innen bewegen und die Lendengegend gedehnt wird.
6. Bewegen Sie die Vorderseite der Oberschenkel leicht nach hinten.
7. Dehnen Sie die Innenseite der Beine bis in die Innenfersen und die Außenseite bis in die Außenfersen.
8. Richten Sie sich von den Leisten bis in die Zehen auf.
9. Atmen Sie ruhig ein und aus.

In der Haltung: Feinarbeit

1. Bringen Sie die Oberarme näher zusammen, damit die Außenseite der Ellbogen und der Oberarme näher zum Boden kommt.
2. Richten Sie die Wirbelsäule gegen die Schwerkraft auf.
3. Spannen Sie einige Atemzüge den Beckenboden an, um die Lendengegend mehr zu dehnen.
4. Spüren Sie eine Dehnung in der Innenseite der Beine in Richtung der Innenfersen und in der Außenseite in Richtung der Außenfersen
5. Lassen Sie den Hinterkopf so am Boden, dass eine feine Aktivität im Nacken entsteht. Von dort erhalten Sie einen Impuls, sich in der Haltung aufzurichten.
6. Entspannen Sie die Augen und blicken Sie zum Brustbein.

Die Haltung beenden

Bleiben Sie anfangs 5–10 Atemzüge lang in der Haltung. Wenn Sie geübter sind, können daraus 2–3 Minuten und später 5–10 Minuten werden. Lassen Sie dann ausatmend die Knie in Richtung Kopf sinken und legen Sie die Unterarme ab. Lassen Sie Rücken und Becken allmählich auf die Unterlage bzw. den Boden kommen und stellen Sie die Füße auf. Bleiben Sie einige Atemzüge mit dem Rücken auf dem Deckenstapel liegen. Der Kopf liegt auf dem Boden. Halten Sie nun den Kopf mit beiden Händen, während Sie mit einer raupenartigen Bewegung in Kopfrichtung vom Deckenstapel rutschen, wie in ➤ Kap. 6, ➤ Übung 2.3 beschrieben. Entspannen Sie sich schließlich einige Atemzüge lang in der Rückenlage.

Vorschläge für Modifikationen und Hilfsmittel

- Legen Sie eine Gurtschlinge in der Nähe der Ellbogen um die Oberarme, damit diese nicht auseinander streben (➤ Abb. 7.101).
- Legen Sie eine Kissenrolle hinter den Deckenstapel, um das Becken zu Beginn und Ende der Übung darauf abzulegen (➤ Abb. 7.101).
- Stellen Sie einen Stuhl hinter den Deckenstapel. Fassen Sie die vorderen Stuhlbeine mit den Händen und stellen Sie die Füße auf die Sitzfläche. Diese leichte und sichere Methode zum Anheben von Becken und Oberkörper eignet sich gut für Anfänger (➤ Abb. 7.102).

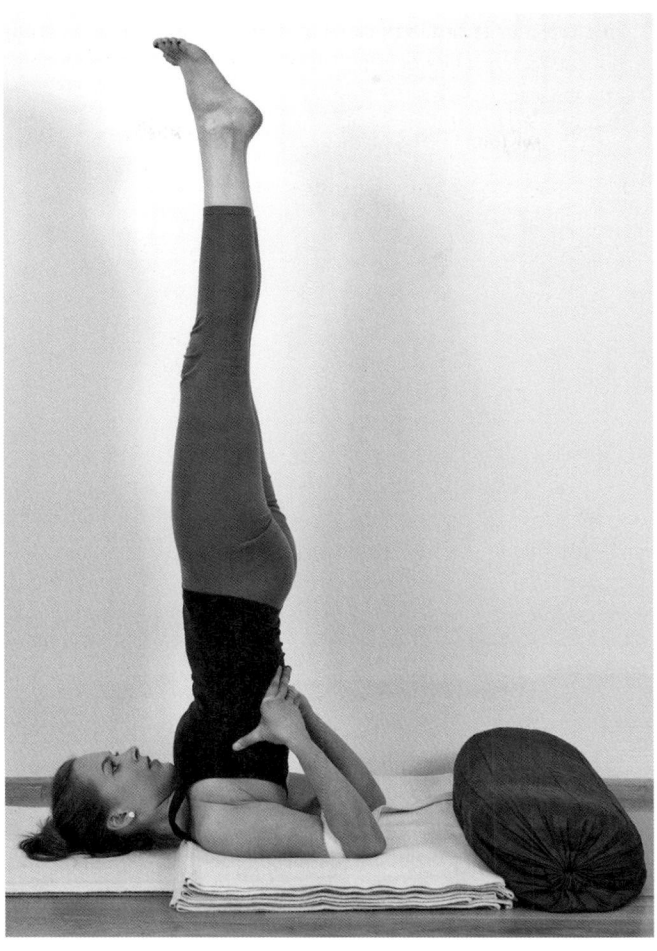

Abb. 7.101

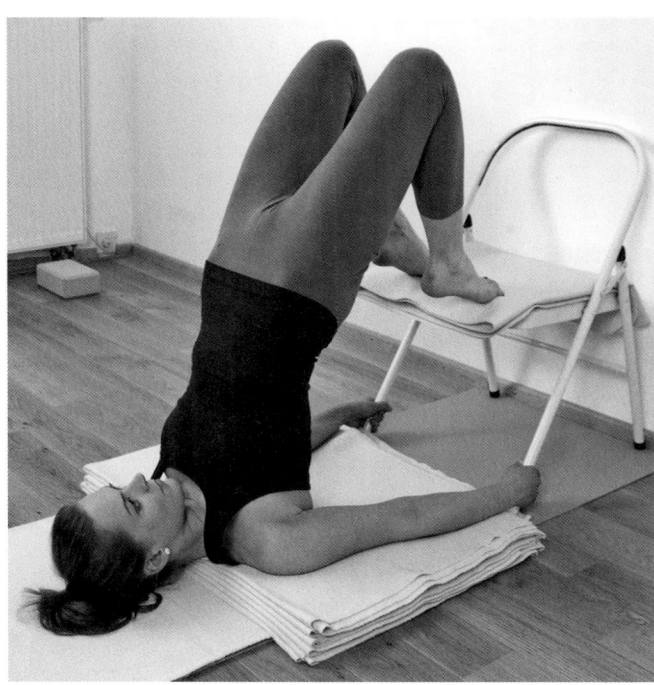

Abb. 7.102

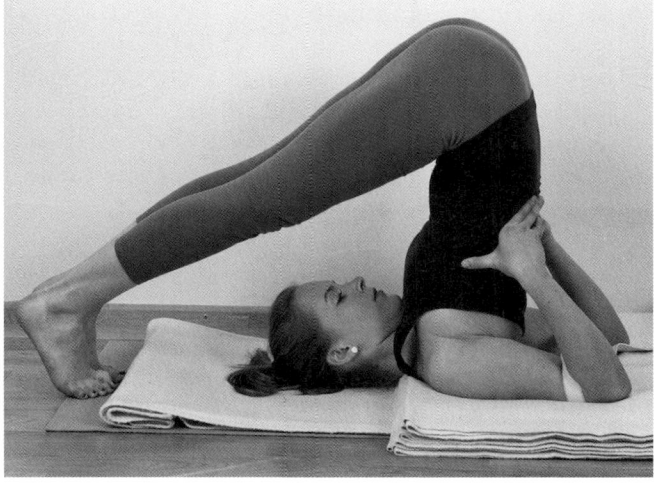

Abb. 7.103

32. Halāsana (➤ Abb. 7.103)

Bedeutung des Āsanas und seines Namens

Hala ist der Pflug, an dessen Form Halāsana erinnert. Korrekt ausgeführt ist dieses Āsana eine Haltung, die sehr beruhigend wirkt.

In die Haltung kommen

1. Beginnen Sie mit den Punkten 1–8 des Abschnitts „In die Haltung kommen" von Sālamba Sarvāṅgāsana (➤ 7.98 und ➤ Abb. 7.99).
2. Entspannen Sie Nacken und Kehle.
3. Lassen Sie den Oberkörper aufgerichtet, während Sie ausatmend die Beine strecken und gestreckt absenken, bis die Zehen auf den Boden kommen (➤ Abb. 7.103).
4. Lassen Sie Knie und Füße zusammen, während Sie den Abstand der Füße vom Kopf so einrichten, dass der Oberkörper senkrecht zum Boden ist.

In der Haltung: Basisarbeit

1. Lassen Sie Nacken und Kehle entspannt, während Sie sich von den Oberarmen und Ellbogen aus aufrichten. Drücken Sie die Handflächen an den Rücken, um die Aufrichtung des Oberkörpers zu unterstützen.
2. Kippen Sie das Becken so, dass Sitzbeine und Leisten sich anheben. Bewegen Sie das Kreuzbein nach innen.
3. Heben Sie den Nabel vom Brustbein weg.
4. Drücken Sie sich von den Zehen ab, um die Oberschenkel und Schienbeine weiter vom Boden weg zu heben und die Vorderseite des Oberkörpers zu dehnen, damit das Zwerchfell sich ungehindert bewegen kann.
5. Entspannen Sie das Gesicht.
6. Atmen Sie ruhig ein und aus.

7

In der Haltung: Feinarbeit

1. Lösen Sie die Hände vom Rücken und halten Sie die Unterarme und Hände senkrecht. Bringen Sie nun die Ellbogen näher zusammen und die Hände weiter auseinander, während Sie die Arme leicht ausdrehen, um sich mehr von der Außenseite der Ellbogen und Oberarme aus aufzurichten.
2. Legen Sie die Hände dann wieder an den Rücken.
3. Dehnen Sie den Rücken und dehnen Sie sich vom Brustbein bis in die Leisten.
4. Führen Sie die Füße etwas vom Kopf weg, um den Rücken zu dehnen. Die Vorderseite des Oberkörpers bleibt dabei gedehnt; Augen, Gesicht, Kehle und Hals sind entspannt, der Atem bleibt ruhig.
5. Richten Sie den Blick zum Brustbein.

Die Haltung beenden

Bleiben Sie anfangs 5–10 Atemzüge lang in der Haltung und steigern Sie sich mit zunehmender Übung auf 3–5 Minuten. Legen Sie dann die Unterarme und Hände am Boden ab. Beugen Sie leicht die Knie, heben Sie die Füße vom Boden und legen Sie den Rücken, das Becken und die Beine allmählich nacheinander auf den Boden ab. Bleiben Sie einige Atemzüge lang entspannt auf dem Rücken liegen.

Vorschläge für Modifikationen und Hilfsmittel

- Legen Sie die Knie auf die Sitzfläche und die Füße auf die Lehne eines Stuhls (➤ Abb. 7.104).
- Setzen Sie die Zehenspitzen auf die Sitzfläche eines Stuhls auf.
- Legen Sie die Oberschenkel auf einen Hocker und strecken Sie die Beine. Der Hocker unterstützt die Beine bis zu den Leisten (➤ Abb. 7.105). Legen Sie, falls nötig, eine oder zwei gefaltete Decken auf die Sitzfläche, um die Höhe optimal an die Länge des Oberkörpers anzupassen. Legen Sie die Arme hinter dem Kopf ab. Wenn es die Knie nicht belastet, können Sie sich von

einem Helfer etwas Schweres, zum Beispiel einen Sandsack, auf die Fersen legen lassen, um die Dehnung des Oberkörpers zu intensivieren (➤ Abb. 7.106).

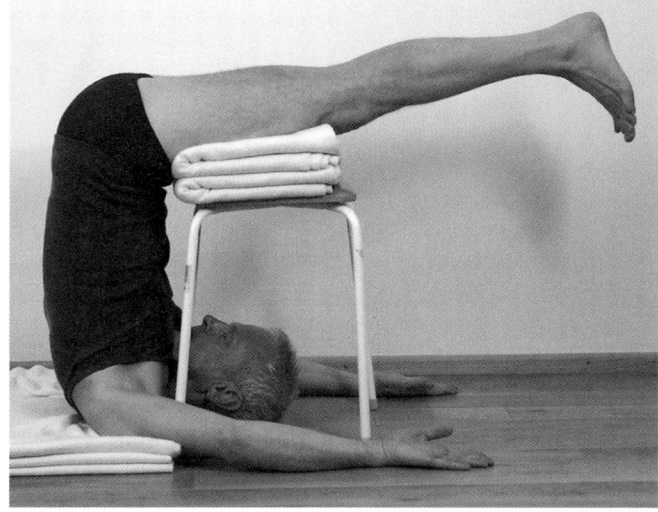

Abb. 7.105

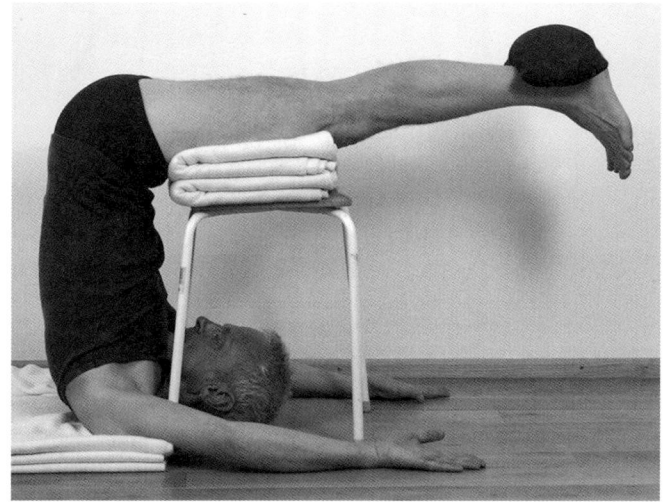

Abb. 7.106

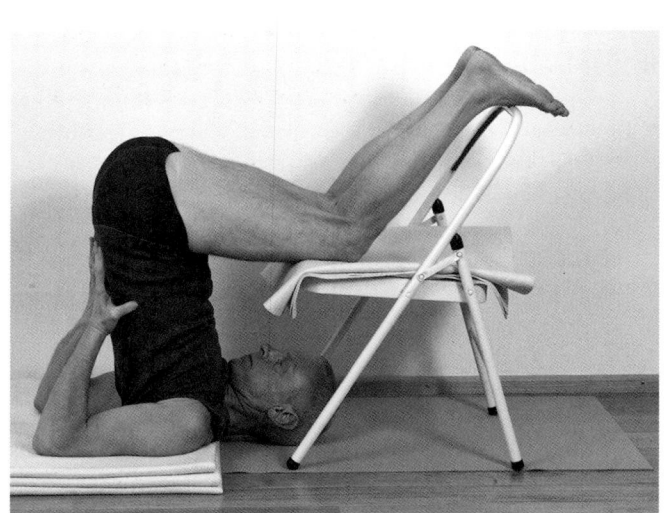

Abb. 7.104

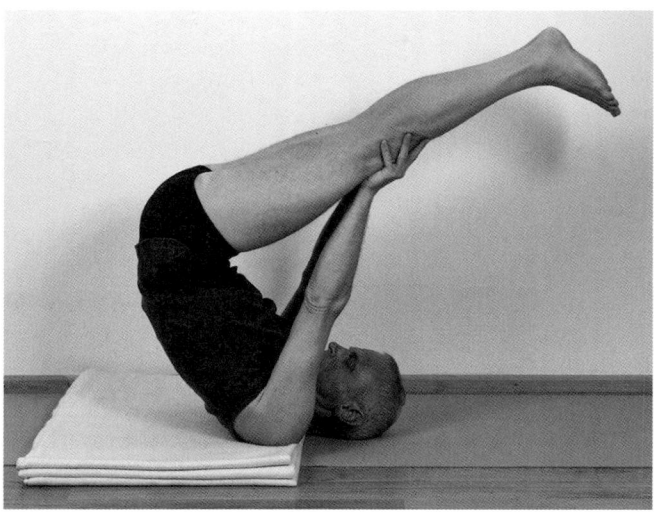

Abb. 7.107

Variante (➤ Abb. 7.107)

1. Beginnen Sie in Sālamba Sarvāṅgāsana.
2. Senken Sie die Beine fast waagrecht über den Kopf.
3. Verteilen Sie das Gewicht gleichmäßig auf beide Schultern, ohne den Nacken zu strapazieren.
4. Lösen Sie die Hände vom Rücken und nehmen Sie die Arme seitlich.
5. Balancieren Sie weiterhin sorgfältig auf den Schultern, ohne den Nacken zu belasten, während Sie die Handflächen an die Knie legen.
6. Strecken Sie nun die Arme, suchen Sie ein gutes Gleichgewicht auf den Schultern und legen Sie das Gewicht der Beine in die Hände.
7. Nun werden die Beine vollständig von den gestreckten Armen gestützt.
8. Konzentrieren Sie sich auf die Atmung.
9. Bleiben Sie 5–10 Atemzüge lang in der Haltung oder auch länger, wenn Sie sich wohl fühlen.
10. Lösen Sie dann die Hände von den Knien, lassen Sie die Beine sinken, legen Sie die Arme entlang des Körpers ab und kommen Sie in die Rückenlage wie oben für Halāsana beschrieben.

33. Viparīta Karaṇī (➤ Abb. 7.108)

Bedeutung des Āsanas und seines Namens

Viparīta Karaṇī bedeutet „umgekehrter See". Diese sanfte Umkehrhaltung wirkt besonders wohltuend auf den Flüssigkeitstransport im Körper. Sie ist ein nützlicher Ersatz, falls stärkere Umkehrhaltungen nicht möglich sind.

In die Haltung kommen

1. Legen Sie eine Kissenrolle längs vor eine Wand, eine Handbreit davon entfernt.
2. Legen Sie sich so auf die rechte Seite, dass die rechte Hüfte auf dem rechten Drittel des Kissens ruht. Die Knie sind angezogen, Gesäß und Füße berühren die Wand, der Oberkörper liegt im rechten Winkel zur Wand.
3. Drehen Sie sich auf den Rücken, und zwar so, dass Becken und Lendengegend mittig auf dem Kissen liegen. Sehr entspannend kann es sein, auch die freien Rippen auf das Kissen zu bringen. Der obere Rücken, die Schultern und der Kopf liegen auf dem Boden.
4. Strecken Sie die Beine nach oben. Knie und Füße sind aneinander, das Gesäß und die Rückseite der Beine liegen an der Wand. Falls es nicht möglich ist, die Beine zu strecken, sollte das Kissen etwas weiter von der Wand entfernt platziert werden.
5. Falls das Gesäß und die Beinrückseiten nicht an der Wand sind, beugen Sie leicht die Knie, heben Sie das Becken vom Kissen und rutschen Sie auf den Schultern näher zur Wand, bis Gesäß und Beinrückseiten diese berühren.

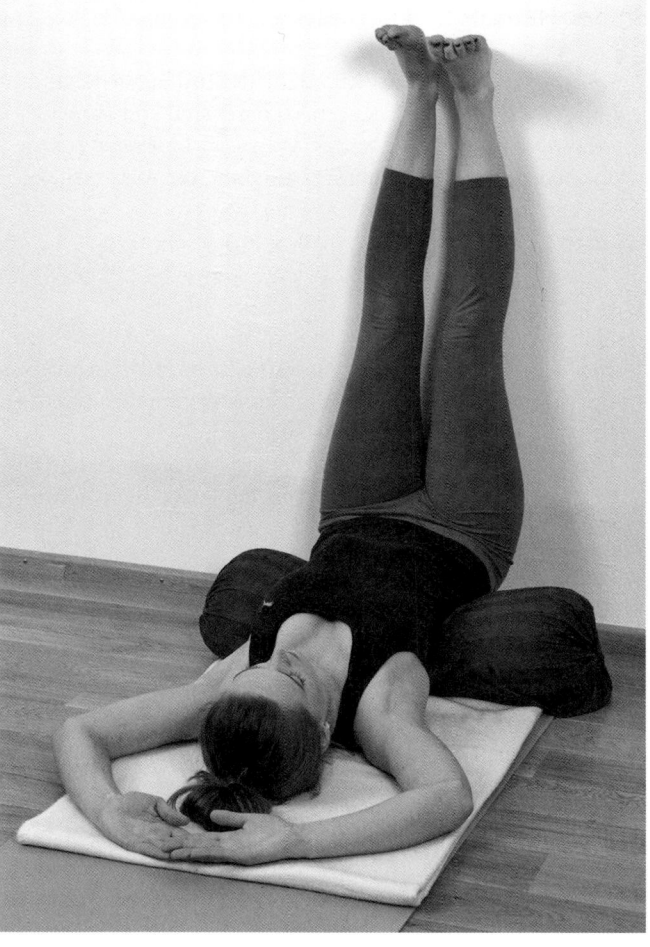

Abb. 7.108

6. Legen Sie die Arme entweder seitlich in Verlängerung des Schultergürtels ab oder entspannt um den Kopf.

In der Haltung: Basisarbeit

1. Lassen Sie die Beine zusammen und gestreckt. Die Mitte der Fersen berührt die Wand.
2. Legen Sie das Becken so auf das Kissen, dass das Gesäß leicht zwischen Kissen und Wand in Richtung Boden sinkt.
3. Legen Sie die Arme so ab, dass sich die Vorderseite der Brust entspannt anfühlt.
4. Der Kopf liegt so, dass Nacken und Kehle entspannt sind.
5. Schließen Sie die Augen und atmen Sie ruhig ein und aus.

In der Haltung: Feinarbeit

1. Lassen Sie die Beine vollständig gestreckt.
2. Lassen Sie die Leisten zwischen Unterbauch und Oberschenkeln absinken.
3. Der Bauch bleibt entspannt.
4. Spüren Sie beim Einatmen die innere Bewegung vom Zwerchfell zum Beckenboden.

5. Spüren Sie beim Ausatmen die innere Bewegung vom Beckenboden zum Zwerchfell.
6. Spüren Sie, wie leicht sich der Atem im Brustkorb bewegt.
7. Entspannen Sie Gesicht, Augen, Ohren, Mund und Zunge.
8. Spüren Sie den feinen Fluss des Atems gleichmäßig in beiden Nasenlöchern und gleichmäßig beim Ein- und Ausatmen.
9. Blicken Sie zur Brustmitte.

Die Haltung beenden

Bleiben Sie 2–3 Minuten lang in der Haltung. Mit zunehmender Übung können Sie auch 5–10 Minuten lang verweilen, wenn Sie wollen. Lösen Sie die Haltung wie folgt:
- Legen Sie den Hinterkopf in die verschränkten Hände und heben Sie ihn leicht an, während Sie sich mit einer raupenförmigen Bewegung vom Kissen herunter bewegen, bis der ganze Rücken auf dem Boden liegt.
- Alternativ heben Sie das Becken vom Kissen, schieben dieses beiseite und lassen den Rücken behutsam Wirbel für Wirbel zu Boden sinken. Sobald der ganze Rücken flach liegt, führen Sie die Knie zur Brust, um einige Atemzüge lang so zu entspannen. Der Hinterkopf kann dabei, falls nötig, mit einer gefalteten Decke unterlagert werden.

Ein Hinweis und Vorschläge für die Verwendung weiterer Hilfsmittel

- Das Erlernen dieser Haltung ist ein sehr individueller Prozess, bei dem man experimentieren und ganz feine Korrekturen vornehmen muss.
- Wenn Sie mehr Höhe oder eine breitere Unterlage brauchen, können Sie eine oder zwei gefaltete Decken auf die Kissenrolle legen.
- Ist die Kissenrolle zu hoch, können Sie stattdessen eine oder zwei gefaltete Decken nehmen oder den oberen Rücken mit einer gefalteten Decke unterlagern.
- Legen Sie eine Gurtschlinge um die Knöchel, um sich besser entspannen zu können.

34. Śavāsana (➤ Abb. 7.109)

Bedeutung des Āsanas und seines Namens

Śava bezeichnet einen Leichnam. Śavāsana bedeutet vollständige Ruhe von Körper und Geist. Es wird keine Energie verbraucht; alle Körpersysteme können sich erholen. Für B. K. S. Iyengar ist diese Haltung das beste Mittel gegen den Stress des modernen Lebens. Śavāsana sieht einfach aus, ist jedoch eine jener Yogahaltungen, die am längsten geübt werden müssen, bis man sie beherrscht.

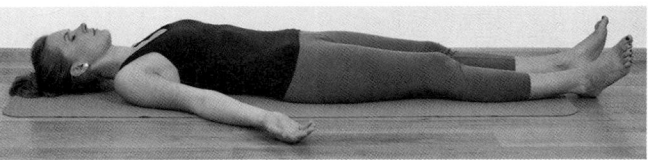

Abb. 7.109

In die Haltung kommen

1. Setzen Sie sich aufrecht auf den Boden, strecken Sie die Beine und legen Sie die Handflächen neben den Hüften auf den Boden.
2. Lehnen Sie sich zurück, bis die Unterarme und Ellbogen auf den Boden kommen.
3. Bewegen Sie die Schultern nach hinten und senken Sie den Rücken allmählich auf den Boden ab.
4. Bringen Sie beide Schulterblätter gleichmäßig auf den Boden.
5. Verschränken Sie die Finger so unter dem Hinterkopf, dass die Daumenkuppen sich um die untere Schädelkante legen.
6. Dehnen Sie den Kopf mit den Händen sanft vom Nacken weg. Lassen Sie die Kehle dabei entspannt.
7. Legen Sie den Kopf genau in Verlängerung der Wirbelsäule und mittig so auf dem Boden ab, dass Ihr Blick sich zum Körper richtet.
8. Schieben Sie die Schulterblätter etwas vom Kopf weg.
9. Lassen Sie die Schultern zu Boden sinken.
10. Legen Sie die Arme so neben den Körper, dass die Achselhöhlen frei sind und die Handflächen zur Zimmerdecke weisen. Wenn das nicht angenehm ist, können Sie die Hände auch auf den Bauch legen.
11. Lassen Sie den Bauch entspannt in Richtung Boden sinken.
12. Entspannen Sie die Beine, damit diese sich von selbst ausdrehen. Die Außenkanten der Füße kommen dadurch näher zum Boden.

In der Haltung: Basisarbeit

1. Schließen Sie sanft die Augen, damit die Pupillen nicht abgelenkt werden.
2. Spüren Sie, wie der Hinterkopf auf dem Boden liegt.
3. Lassen Sie den oberen Nacken in Richtung Boden sinken.
4. Entspannen Sie Gesicht, Stirn, Wangen, Lippen und Kinn.
5. Halten Sie die Nase in der Mitte.
6. Richten Sie den inneren Blick zur Mitte der Brust.
7. Die Schultern sind breit und sinken in den Boden.
8. Entspannen Sie die Arme, sodass die Daumen näher zum Boden kommen.
9. Entspannen Sie Handflächen und Finger.
10. Entspannen Sie die mittleren Rippen und den Bereich rund um den Nabel.
11. Entspannen Sie Bauch und Lendengegend.
12. Lassen Sie die Rückseite des Beckens auf dem Boden ruhen.
13. Entspannen Sie das Gesäß.
14. Lassen Sie Hüften und Waden entspannt in Richtung Boden sinken.

15. Lassen Sie die Außenkanten der Füße stärker zum Boden hin sinken.
16. Atmen Sie ruhig und gleichmäßig.

In der Haltung: Feinarbeit

1. Entspannen Sie die Augen und lernen Sie, die Augen nicht nur beim Aus-, sondern auch beim Einatmen entspannt zu halten.
2. Entspannen Sie die Stirn von der Mitte zu den Seiten hin.
3. Entspannen Sie Gesichtshaut und Schläfen.
4. Entspannen Sie die Wangen von den Nasenflügeln aus.
5. Lassen Sie den Mund geschlossen und die Lippen weich. Entspannen Sie auch die Kiefermuskeln, sodass die Zähne nicht mehr aufeinander liegen.
6. Lassen Sie die Mundwinkel zur Seite sinken.
7. Lassen Sie die Zunge entspannt.
8. Lösen Sie die Zunge vom Gaumen und spüren Sie dabei, wie die Kiefergelenke und Ohren sich entspannen.
9. Lassen Sie den Atem so fein und ruhig werden, dass Sie ihn kaum noch in der Nase spüren.
10. Während der Ausatmung und Einatmung sind der ganze Körper und der Geist ruhig.
11. Nehmen Sie die beruhigende Wirkung der Ausatmung wahr, vor allem an deren Ende.
12. Korrigieren Sie die Kopfhaltung, ohne den Kopf zu bewegen, so fein, dass Nacken und Kehle entspannt sind.
13. Spüren Sie die Einatmung vom Inneren des Brustkorbs bis in die Haut über den Schlüsselbeinen.
14. Lassen Sie diesen Bereich entspannt, wenn Sie ausatmen.
15. Lassen Sie Bauch und Lendengegend entspannt.
16. Lassen Sie die Leisten entspannt.
17. Lassen Sie die Vorderseite der Oberschenkel zu deren Rückseite sinken.
18. Lassen Sie die Schienbeine zu den Waden sinken.
19. Spüren Sie, wie beide Fersen gleichmäßig auf dem Boden liegen.
20. Lassen Sie die Füße entspannt.
21. Nehmen Sie wahr, dass der Boden Sie trägt.
22. Spüren Sie die Entspannung von Haut, Augen und Ohren, Mund und Nase. Spüren Sie die innere Ruhe. Lassen Sie den Atem fein und ruhig. Nehmen Sie Ein- und Ausatmung wahr und die winzigen Pausen, die zwischen Ein- und Ausatmung sowie zwischen Aus- und Einatmung entstehen. Kommen Sie in diesen Pausen tiefer in die innere Ruhe.

Die Haltung beenden

Bleiben Sie 5–15 Minuten lang in Śavāsana. Anfangs schlafen Sie bei dieser Übung vielleicht ein. Mit zunehmender Praxis werden Sie in der Tiefenentspannung wach bleiben und sich besser regenerieren, als wenn Sie geschlafen hätten. Beenden Sie die Übung wie folgt:
• Variante 1) Öffnen Sie langsam die Augen und bleiben Sie noch einige Atemzüge lang ruhig liegen. Behalten Sie die innere Stille bei, wenn Sie sich dann auf eine Seite drehen und wieder einige Atemzüge lang ruhig liegen bleiben. Drehen Sie sich auf die andere Seite, um dort ebenfalls einige Atemzüge lang ruhig liegen zu bleiben, bevor Sie sich aufsetzen.

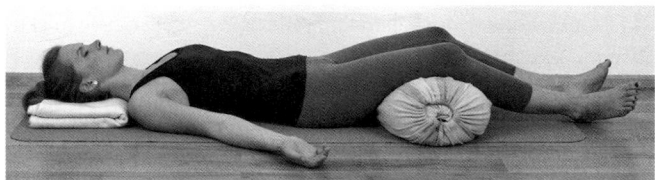

Abb. 7.110

• Variante 2) Spüren Sie den Atem in der Nase wie eine feine Verbindung zwischen dem inneren Körper und der Außenwelt. Behalten Sie die innere Stille bei, während Sie sich auf eine Seite drehen und einige Atemzüge lang ruhig liegen bleiben. Drehen Sie sich dann auf die andere Seite, um dort ebenfalls einige Atemzüge lang ruhig liegen zu bleiben, bevor Sie sich aufsetzen.
• Variante 3) Beugen Sie ein Bein nach dem anderen und setzen Sie die Fußsohlen auf dem Boden auf. Spüren Sie den Kontakt der Füße zum Boden. Legen Sie langsam die Hände auf die Brust und lassen Sie sie einige Atemzüge lang liegen. Nehmen Sie die Hände dann wieder weg und legen Sie die Arme neben dem Körper ab. Behalten Sie die innere Stille bei, während Sie sich auf eine Seite drehen und einige Atemzüge lang ruhig liegen bleiben. Drehen Sie sich dann auf die andere Seite, um dort ebenfalls einige Atemzüge lang ruhig liegen zu bleiben. Setzen Sie sich schließlich mit Hilfe der Hände und Arme auf.

Vorschläge für Modifikationen mit Hilfsmitteln

• Unterlagern Sie Kopf und Nacken mit einer gefalteten Decke.
• Legen Sie eine zusammengerollte Decke oder eine Kissenrolle unter die Knie (➤ Abb. 7.110).
• Legen Sie die Unterschenkel auf einen Stuhl.
• Legen Sie sich einen dunklen, mehrfach gefalteten Schal über die Augen.
• Decken Sie sich – falls nötig – zu, damit Sie warm bleiben.
• Auch die unterschiedlichen Möglichkeiten, Patienten angenehm auf einer Behandlungsliege zu lagern, eignen sich gut für ein unterstütztes Śavāsana.

Kombinationen und Abfolgen von Āsanas

Wie in ➤ Kap. 4 erläutert, müssen die Lern- und Übungsschritte so konzipiert sein, dass man ihnen problemlos folgen kann, motiviert bleibt und Verletzungen vermeidet. Zudem sollten die Wirkungen des Übens spürbar und verständlich sein, damit sie überzeugen können. Da es sich bei Āsanas um komplexere Aufgaben handelt, ist eine ausreichende Vorbereitung erforderlich. Zunächst müssen bestimmte grundlegende Schritte erlernt werden, bevor man sich komplexeren Āsanas oder neuen Körperhaltungen zuwendet.

7

Es gibt mehrere Möglichkeiten, Āsanas einzuteilen. Die folgende Einteilung bezieht sich auf den wichtigsten Aspekt der jeweiligen Haltung. In einigen Fällen sind dies mehrere Aspekte, weshalb manche Āsanas zweimal aufgeführt sind:

- Stehhaltungen: 1. Tāḍāsana, 2. Vṛkṣāsana, 3. Utthita Trikoṇāsana, 4. Vīrabhadrāsana II, 5. Utthita Pārśvakoṇāsana, 6. Ardha Candrāsana, 7. Parighāsana, 8. Pārśvottānāsana, 9. Vīrabhadrāsana I, 10. Vīrabhadrāsana III, 11. Parivṛtta Trikoṇāsana, 12. Utkaṭāsana, 13. Uttānāsana
- Sitzhaltungen: 16. Sukhāsana, 17. Vīrāsana, 19. Baddha Koṇāsana
- Vorbeugen im Stehen: 8. Pārśvottānāsana, 13. Uttānāsana; im Sitzen: 18. Triaṅg Mukhaikapāda Paścimottānāsana, 20. Jānu Śīrṣāsana
- Rückbeugen: 24. Ūrdhva Mukha Śvānāsana, 25. Śalabhāsana, 26. Uṣṭrāsana, 27. Naṭarājāsana
- Drehungen im Stehen: 11. Parivṛtta Trikoṇāsana, 22. Utthita Marīcyāsana; im Sitzen: 21. Marīcyāsana III, , 23. Bharadvājāsana I
- Balancehaltungen: 2. Vṛkṣāsana, 6. Ardha Candrāsana, 15. Bakāsana, 27. Naṭarājāsana
- Beinstreckung: 30. Supta Pādāṅguṣṭhāsana
- Umfassende Haltung: 14. Adho Mukha Śvānāsana
- Umkehrhaltungen: 28. Adho Mukha Vṛkṣāsana, 29. Sālamba Śīrṣāsana, 31. Sālamba Sarvāṅgāsana, 32. Halāsana
- Regenerative Haltungen: 32. Halāsana 33. Viparīta Karaṇī, 34. Śavāsana

Die meisten Bausteinübungen sind zur Vorbereitung bestimmter Āsanas geeignet. Die Auswahl der vorbereitenden Bausteinübungen orientiert sich an gewähltem Bereich und Ziel. Unter den Āsanas selbst sind die Stehhaltungen eine gute Vorbereitung für die meisten anderen Āsanas, weshalb sie für Anfänger empfohlen werden. Danach kann man sich die Sitzhaltungen und Vorbeugen aneignen, anschließend die Drehungen. Erst dann sollten Umkehrhaltungen und Rückwärtsbeugen erlernt werden (Iyengar u. Iyengar 2005). In der Beschreibung von Sālamba Śīrṣāsana und Sālamba Sarvāṅgāsana erfahren Sie, welche wichtigen Voraussetzungen für das Erlernen dieser beiden Āsanas erforderlich sind. Hilfsmittel ermöglichen es uns, solche Haltungen zu erlernen und immer präziser auszuführen. Mit zunehmender Praxis können die Hilfsmittel dann allmählich reduziert werden.

Ein ausgewogenes Programm enthält sämtliche Bewegungsrichtungen. Jede Richtung sollte ausreichend vorbereitet und allmählich aufgebaut werden. Das gilt besonders für Richtungen, bei denen eine Bewegungseinschränkung besteht. Die Bewegungsrichtungen und -zyklen sollten nicht vermischt werden, das heißt, man sollte nicht zwischen unterschiedlichen Richtungen hin und her „springen". Beim Üben asymmetrischer Āsanas sollte in der Mitte und am Ende eine zentrierte, symmetrische Haltung eingenommen werden. Am Ende jedes Übungsprogramms sollten Entspannung und Ruhe stehen (Weiß u. Zugck 2009).

Es gibt viele Möglichkeiten, ein Programm mit einem bestimmten Schwerpunkt zusammenzustellen:

- Übungsfolgen mit einer dynamischen, aufwärmenden Wirkung, zum Beispiel eine Kombination aus rasch nacheinander ausgeführten Stehhaltungen oder aus Drehhaltungen und Rückbeugen. Bei Mehta et al. (2009) finden sich springend ausgeführte Folgen, auf die wir hier nicht eingehen.
- Entspannende und regenerierende Folgen (➤ Kap. 5, Ruhehaltungen und Übungen zur Vorbereitung auf Prāṇāyāma).
- Folgen mit Schwerpunkt auf einer bestimmten Gruppe von Āsanas. Ein Beispiel wären mehrere Stehhaltungen, die mit einigen Bausteinübungen vorbereitet und mit einer Vorbeuge und einer entspannenden Haltung abgeschlossen werden.
- Eine Auswahl von Bausteinübungen und Āsanas, die sich auf einen bestimmten Körperbereich konzentriert.
- Eine Kombination, bei der der gesamte Körper bearbeitet wird.

Beispiele für sinnvolle Kombinationen sind:

- Haltungen im Stehen und Sitzen
- Haltungen im Stehen und Umkehrhaltungen
- Vorbeugen und Drehhaltungen
- Rückbeugen und Drehhaltungen
- Vorbeugen und Umkehrhaltungen

Es ist empfehlenswert, am Anfang einer Übungsfolge einige Minuten ruhig zu sitzen, um den Geist auf das Üben vorzubereiten. Am Ende sollte man sich einige Minuten lang entspannen.

Welche Bausteinübungen man zur Vorbereitung auf die Āsanas auswählt, ergibt sich aus der Diagnose und den Zielen. Es gibt viele Möglichkeiten, Bausteinübungen und Āsanas so zu kombinieren, dass die Zusammenstellung gut zur individuellen Situation passt. Für den therapeutischen Kontext gilt: Wenn die Praxis auf einer gründlichen Diagnose und einer medizinischen Untersuchung basiert und mit Achtsamkeit durchgeführt wird, dann ist es sehr wahrscheinlich, dass gern und mit guten Ergebnissen geübt wird.

Die folgenden Beispiele demonstrieren, wie diese Überlegungen angewendet werden können:

1. Bei Pārśvottānāsana kann die Dehnung der Beinrückseite durch Modifizieren von Supta Pādāṅguṣṭhāsana (➤ Abb. 7.97) vorbereitet werden.
2. Bei allen Stehhaltungen kann die Wahrnehmung und die Kraft der Fußgewölbe durch ➤ Kap. 6, ➤ Übung 10.4 vorbereitet werden.
3. Bei Adho Mukha Śvānāsana und allen anderen Āsanas, in denen es besonders darum geht, die Beine zu strecken, kann die Dehnung der Beinrückseite wiederum mit einer Modifikation von Supta Pādāṅguṣṭhāsana vorbereitet werden (➤ Abb. 7.97).
4. Die Wahrnehmung der Hände kann man mit ➤ Kap. 6, ➤ Übung 6.4 wecken.
5. Die Kraft in den Ellbogen, die man in Adho Mukha Śvānāsana und Adho Mukha Vṛkṣāsana braucht, wird in den verschiedenen Varianten des Vierfüßlerstands (➤ Kap. 6, ➤ Übung 6.7) erworben.

LITERATUR

Iyengar, B. K. S., 2001. Der Baum des Yoga. Barth: Bern
Iyengar, B. K. S., 2010a. Licht auf Pranayama. Barth: München
Iyengar, B. K. S., 2010b. Licht auf Yoga. Barth: München
Iyengar, B. K. S., 2010c. Licht fürs Leben: Die Yoga-Vision eines großen Meisters. München: Barth
Iyengar, B. K. S., 2010d. Der Urquell des Yoga: Die Yoga-Sūtras des Patañjali. Barth: München
Iyengar, B. K. S., G. S. Iyengar, 2005. Grundrichtlinien für Yogalehrer/innen. Berufsverband der Iyengar-Yoga-Vereinigung Deutschland: Berlin

Mehta, S., M. Mehta, S. Mehta, 2009. Das Yoga-Handbuch nach der Iyengar-Methode. Christian: München

Sinh, P., 2006. Haṭha Yoga Pradīpikā: Explanation of Haṭha Yoga. Pilgrims: Kathmandu

Weiß, B., K. Zugck, 2009. Āsana-Lehrbrief. Fernlehrgang Yoga-Lehrer/in SKA. Sebastian-Kneipp-Akademie: Bad Wörishofen

WEITERFÜHRENDE LITERATUR

Francina, S. 2005. Yoga kennt kein Alter: Ein Praxisbuch. Patmos: Ostfildern

Iyengar, B. K. S., 2001. Yoga: Der Weg zu Gesundheit und Harmonie. Dorling Kindersley: München

Mehta, M., 2004. Yoga Explained. Kyle Cathie: London

7

Einleitung

Einer der wesentlichsten therapeutischen Aspekte des Yoga besteht darin, das Erlernte in den Alltag zu integrieren. Die Yoga-Praxis sollte sich nicht darauf beschränken, einen Kurs zu besuchen oder nach den Anweisungen von Therapeut oder Therapeutin zu Hause zu üben. Sie sollte ganz automatisch in jeden Tag einfließen, um bleibenden Erfolg zu haben.

Wir alle müssen vielen Pflichten familiärer, beruflicher und gesellschaftlicher Art nachkommen. Oft geschieht etwas Unerwartetes oder eine Aufgabe erfordert wesentlich mehr Zeit als geplant. Urplötzlich tauchen Probleme auf, obwohl wir uns doch gerade einmal entspannen wollten – das Telefon läutet und wir erfahren, dass unsere Schwiegermutter im Krankenhaus liegt oder unser Kind erkrankt ist und wir sofort kommen müssen. Oder wir müssen noch heute die Steuererklärung einreichen und der Computer stürzt ab. Statt unsere Yogaübungen zu machen sind wir nun gezwungen, uns stundenlang mit diesem sonst so nützlichen Gerät zu beschäftigen. Solche Ereignisse geben uns schnell das Gefühl, einfach nicht genügend Zeit für uns selbst zu haben, um beispielsweise Yoga zu üben.

Diese Zeit haben wir aber durchaus, wenn wir den Geist des Yoga in alles einfließen lassen, was wir den Tag über tun. Vieles, was durch die in diesem Buch beschriebene Form der Yoga-Praxis erlernt wird, kann zu jeder Zeit und in jeder Situation angewandt werden: Achtsamkeit, Wahrnehmung, das Spüren des Atems, die feine Korrektur der Körperhaltung, sanfte Bewegungen mit den Füßen, Händen und Schultern. Die Yoga-Sūtras, von denen in ➤ Kapitel 1 und ➤ Kapitel 2 die Rede war, lehren uns, wie wichtig es ist, keine unnötigen Dinge anzuhäufen, unsere Begierden zu zähmen, den Geist zu beruhigen und uns von ständiger Ablenkung zu befreien. Das hilft uns dabei, uns an einen disziplinierten, klar strukturierten Tagesablauf zu gewöhnen, der damit beginnt, früh genug aufzustehen, um zusätzliche Zeit für unsere eigene Entwicklung zu gewinnen. In den Yoga-Sūtras heißt es ferner, dass unser Gemütszustand beeinflusst werden kann, indem wir bewusst eine positive Haltung kultivieren. Laut dieser alten Weisheitslehre ist es möglich, alle Pflichten des Lebens zu erfüllen und sich dennoch innerlich entspannt zu fühlen.

Wenn wir diesen Geist des Yoga in unser tägliches Leben einfließen lassen, dann kann er uns helfen, einerseits weniger durch aufreibende Situationen beeinträchtigt zu werden und andererseits durchweg eine gute, gesunde Körperhaltung zu bewahren und natürlich zu atmen. Sicher ist es auch wichtig, ausreichend Gelegenheit für die tatsächliche Übungspraxis zu finden. Deshalb geht es im Folgenden um praktische Aspekte hinsichtlich unserer Umgebung und darum, wie wir unsere Körperhaltung entsprechend anpassen können. Aufgeführt werden ferner einige kurze Übungsprogramme für den Alltag. Hat man nur wenig Zeit oder ist die Umgebung für manche Übungen ungeeignet, dann kann man ein solches Programm auch in Teilen üben.

Für eine erfolgreiche tägliche Yoga-Praxis sind auch die Lebensweise und die Ernährung von Bedeutung. Die Möbel in unserer Wohnung, unser Bürostuhl, die Höhe des Schreibtischs und die Position des Computerbildschirms, unsere Sitzgewohnheiten in der Freizeit, zum Beispiel im Auto oder auf dem Fahrrad, sportliche Betätigungen und deren Intensität – all diese Faktoren tragen zum Ergebnis von Yoga im therapeutischen Sinne bei. Eine wichtige Rolle spielt außerdem, in welchem Bett, auf welcher Matratze und auf welchem Kissen wir schlafen und welche Schuhe wir tragen. Inzwischen gibt es so viele Möglichkeiten, auf individuelle Erfordernisse einzugehen, dass hier auf derartige Empfehlungen verzichtet werden kann. Wichtig ist es jedoch, die Bedeutung der genannten Faktoren zu erkennen und sich beim Kauf von Matratzen, Schuhen und dergleichen von Fachleuten beraten zu lassen.

Einige Übungen, die in viele Situationen integriert werden können

Übung: Atmen und Lauschen

Um die Sinnesorgane und den Geist in einer lauten Umgebung zu beruhigen, kann die folgende Wahrnehmungsübung selbst dann angewandt werden, wenn nur wenig Zeit zur Verfügung steht:

Setzen Sie sich auf einen Stuhl oder auf den Boden und wählen Sie eine Körperhaltung, in der die Wirbelsäule aufgerichtet ist. Schließen Sie die Augen und lassen Sie diese bis zum Ende der Übung geschlossen. Nehmen Sie nun den ganzen Körper wahr; spüren Sie den Kontakt zu Stuhl oder Boden und zur Kleidung. Akzeptieren Sie alles, was Ihre Sinne empfangen; seien Sie völlig offen für diese Wahrnehmungen. Am stärksten werden Geräusche dominieren. Nehmen Sie alle Geräusche wahr – vielleicht unterhält sich jemand, Vögel singen, das Telefon läutet, ein Auto fährt vorbei, in der Nähe lärmen Baumaschinen. Lauschen Sie aufmerksam, ohne etwas zu bewerten und ohne sich zu fragen, woher die Geräusche kommen, aber seien Sie sich bewusst, dass Sie lauschen. Bleiben Sie in der Position des Beobachters, ohne an dem, was Sie hören, teilzunehmen. Dadurch verbindet die Wahrnehmung das wahrgenommene Objekt mit den Sinnesorganen, ohne dass der innere Beobachter davon betroffen ist.

Konzentrieren Sie sich nun erst auf ein besonders dominantes Geräusch und richten Sie die Wahrnehmung dann auf ein anderes und schließlich auf mehrere andere Geräusche. Lauschen Sie gleichzeitig möglichst vielen unterschiedlichen Geräuschen. Dehnen Sie die Wahrnehmung auf das entfernteste Geräusch aus und lauschen Sie immer feineren Geräuschen. Dadurch können die Gedanken ruhig werden, denn Sie nehmen das Gehörte direkt wahr, ohne dass der Geist es bewertet. Richten Sie die Wahrnehmung nun nach innen auf die Bewegung des Atems hinten in der Nase. Von außen kommende Geräusche werden nun ausgeschlossen. Folgen Sie eine Weile Ihrem Atem. Wenn Sie noch Zeit haben, können Sie abschließend abwechselnd die äußeren Geräusche und Ihren Atem wahrnehmen.

Ruhiges Atmen in einer guten Sitzhaltung

Setzen Sie sich in einer stabilen und angenehmen Haltung auf den Boden und kreuzen Sie die Beine. Alternativ können Sie sich auch auf einen Stuhl, und zwar auf die vordere Hälfte der Sitzfläche, setzen. Finden Sie eine ausgewogene Beckenposition, indem Sie es nach vorne und hinten kippen, bis die Wirbelsäule sich mühelos aufrichtet. Wenn Sie auf einem Stuhl sitzen und dieser zu hoch ist, um die Haltung darauf gut korrigieren zu können, legen Sie einen geeigneten Gegenstand, zum Beispiel ein Buch, unter die Füße. Ist der Stuhl hingegen zu niedrig, dann können Sie das Gesäß mit einer sauber gefalteten Decke unterlagern. Legen Sie die Hände mit nach oben weisenden Handflächen auf die Oberschenkel, wobei die Ellbogen und Schultern sich leicht nach hinten und unten bewegen. Hände und Arme werden sich so gut entspannen können, egal, welche Tätigkeit Sie vorher ausgeführt haben.

Lassen Sie den Brustkorb gehoben, wenn Sie den Kopf nun leicht nach vorne neigen. Das Kinn kommt dadurch näher zu Kehle, die entspannt bleiben soll. Falls durch diese Bewegung jedoch Spannungen in Nacken oder Kehle entstehen, halten Sie den Kopf aufrecht. Lassen Sie den Mund geschlossen und heben Sie die obere Zahnreihe und den Gaumen leicht vom Unterkiefer weg. Das Becken bleibt etwas nach vorne gekippt, wenn Sie den Unterbauch leicht in Richtung Lendenwirbelsäule und Zwerchfell ziehen. Behalten Sie diese stabile Beckenposition bei, während Sie die seitlichen Rippen, das Brustbein und die oberen Rippen anheben. All diese Haltungskorrekturen bereiten den Körper auf eine korrekte Atmung vor.

Spüren Sie nun den langsamen, weichen Strom des Atems durch die Nase. Richten Sie sich leicht vom Unterbauch her auf und spüren Sie die Bewegung, die sich beim Einatmen von der Lendengegend und den Rippenbögen bis in die mittlere und obere Brust entwickelt. Nehmen Sie wahr, wie sich der obere Brustkorb am Ende jeder Einatmung hebt, und lassen Sie ihn beim Ausatmen gehoben. Dadurch entsteht eine gute, aufrechte Haltung, die eine ruhige Ausatmung fördert. Üben Sie das 5–10 Minuten lang.

In einer guten Sitzhaltung ruhig zu atmen kann übrigens auch geübt werden, wenn wenig Zeit ist. Korrigieren Sie in solchen Fällen nur die Haltung und machen Sie einige bewusste Atemzüge.

Bewusstes Stehen

Bewusst zu stehen und die Haltung dabei leicht zu korrigieren bietet sich immer dann an, wenn Sie warten müssen, zum Beispiel beim Schlangestehen. Um die folgenden Feinkorrekturen perfekt ausführen zu können, müssen Sie allerdings bequeme Schuhe tragen. Unter Umständen muss die Fußarbeit daher etwas modifiziert werden.

1. Strecken Sie die Zehen und legen Sie sie gerade auf den Schuhsohlen ab.
2. Verteilen Sie das Gewicht gleichmäßig auf den linken und rechten Fuß sowie auf den vorderen und hinteren Teil der Füße. Verlagern Sie dann etwas mehr Gewicht auf die Fersen.
3. Heben Sie abwechselnd den inneren und äußeren Fußknöchel sowie das innere und äußere Fußgewölbe. Die Unterseite der Fußzehen ruht auf der Schuhsohle, während sich die Zehen dehnen.
4. Spüren Sie von den Füßen aus, wie in den Beinen eine Aufwärtsbewegung gegen die Schwerkraft entsteht.
5. Strecken Sie die Knie und nehmen Sie die Streckung minimal zurück, spannen Sie die vorderen Oberschenkelmuskeln an und ziehen Sie die Kniescheiben hoch.
6. Bewegen Sie die Vorderseite der Oberschenkel auf deren Rückseite zu und die Leisten leicht nach hinten.

7. Bringen Sie das Becken in die neutrale Position und richten Sie sich vom Unterbauch her auf.
8. Behalten Sie die neutrale Beckenposition bei, während Sie den Brustkorb anheben.
9. Entspannen Sie die Schultern.
10. Drehen Sie die Arme behutsam ein und spüren Sie den Raum, der dadurch zwischen den Schulterblättern entsteht.
11. Drehen Sie die Arme behutsam aus und spüren Sie, wie dadurch Raum in der Brust entsteht. Über den oberen Rippen und Schlüsselbeinen ist eine feine Dehnung wahrnehmbar.
12. Lassen Sie die Arme in ihrer natürlichen Haltung hängen.
13. Lassen Sie die Kinnhaltung unverändert, wenn Sie den Hinterkopf ein wenig nach hinten und vom Nacken weg bewegen.
14. Entspannen Sie das Gesicht mit dem Gefühl eines leichten Lächelns.
15. Atmen Sie ruhig ein und aus.

Die Aufwärtsbewegung von den Fußgewölben aus kann auch mit einer Aufwärtsbewegung kombiniert werden, die sich von den Knien und vom Becken aus durch die Wirbelsäule und den Brustkorb bis in den Kopf entwickelt. Auch dabei können einige der beschriebenen Feinkorrekturen angewandt werden.

Hinweis

Diese Übungen mit ihren Feinkorrekturen können in vielen Situationen ausgeführt werden. Wenn Sie an einem Yogakurs teilnehmen, es aber nicht schaffen, zwischen den einzelnen Kursstunden selbstständig zu üben, können Sie dennoch so oft wie möglich Ihre Haltung im Stehen und Sitzen verbessern. Das ist ausgesprochen wertvoll für die Gesundheit, denn die Haltung hat erheblichen Einfluss auf die Körperfunktionen. Ist beispielsweise der Oberkörper zusammengesunken, so beeinträchtigt das den Flüssigkeitstransport und die Innervation aller Gewebe und Organe. Eine unzureichende Aufrichtung der Wirbelsäule wirkt sich zudem negativ auf die Funktionen des zentralen und autonomen Nervensystems aus. Eine gute Haltung hingegen verbessert die Funktion sämtlicher damit in Verbindung stehender Gewebe und Organe.

8

Beispiele, wie Yoga-Geist und -Praxis in den Alltag einfließen können

Im Bett

Legen Sie sich entspannt auf den Rücken, falls nötig mit einer Unterlage für den Kopf und einer Kissenrolle unter den Knien (siehe Śavāsana, ➤ Kap. 7, ➤ Abb. 7.110). Nehmen Sie die Atmung wahr. Spüren Sie zuerst den langsamen, weichen Luftstrom in der Nase und dann die Bewegung, die sich beim Einatmen von der Lendengegend und den Rippenbögen bis in die mittlere und obere Brust entwickelt. Nehmen Sie wahr, wie sich der obere Brustkorb am Ende jeder Einatmung hebt, und lassen Sie ihn beim Ausatmen gehoben. Das lässt die Ausatmung langsamer und feiner werden. Beobachten Sie besonders das Ende von Ein- und Ausatmung sowie die Pause, die sich zwischen einer Ausatmung und der neuen

Einatmung ergibt. Nehmen Sie die innere Ruhe dieses Augenblicks wahr.

Vor dem Aufstehen hilft es, den Tag mit ein paar einfachen Übungen zu beginnen, um Körper und Geist sanft zu stimulieren. Geeignet ist etwa die folgende Auswahl aus ➤ Kapitel 6 oder ein Teil davon:

- Spüren Sie einige Atemzüge lang den Atem.
- Bewegen Sie die Augen wie in ➤ Kap. 6, ➤ Übung 5.10 beschrieben.
- Gehen Sie in der Seitenlage in die Drehung (➤ Kap. 6, ➤ Übung 3.2).
- Entspannen Sie rhythmisch die Lendenwirbelsäule (➤ Kap. 6, ➤ Übung 1.3).
- Strecken Sie die Beine entweder auf dem Bett aus oder senkrecht nach oben und machen Sie die in ➤ Kap. 6, ➤ Übung 10.3 beschriebenen Fußbewegungen.
- Legen Sie sich, bevor Sie aufstehen, nah an der Bettkante auf die Seite und ziehen Sie die Beine an. Lassen Sie dann die Füße auf den Boden kommen, während Sie sich mit der oberen Hand abdrücken, um sich aufzusetzen. Bleiben Sie einige Atemzüge sitzen, um zu spüren, wie die Füße auf dem Boden stehen und wie sich der Oberkörper vom Becken her aufrichtet.

Im Badezimmer

- Stellen Sie sich ans Waschbecken, um die Fußübungen mit Gewichtsbelastung zu machen (➤ Kap. 6, ➤ Übung 10.6, ➤ Kap. 6, ➤ Übung 10.9 und ➤ Kap. 6, ➤ Übung 10.10).
- Stehen Sie beim Zähneputzen auf einem Bein oder üben Sie ➤ Kap. 7, Vṛkṣāsana.
- Blicken Sie in den Spiegel und machen Sie einige der Übungen für den Kopf:
  - Entspannter Kiefer (➤ Kap. 6, ➤ Übung 5.7)
  - Die Zunge bewegen (➤ Kap. 6, ➤ Übung 5.8)
  - Die Augen bewegen (➤ Kap. 6, ➤ Übung 5.10)
- Auch während Sie sich nach dem Duschen abtrocknen, können Sie einige Übungen integrieren:
  - Stehen Sie auf einem Bein, während Sie das andere abtrocknen und den Strumpf anziehen.
  - Nehmen Sie bei der Schulterarbeit (➤ Kap. 6, ➤ Übung 4.11) statt eines Gurts das Handtuch in die Hände, und zwar so lose, dass Sie sich damit abtrocknen können.

Bei der Arbeit in Haus und Garten

Selbst wenn man gut trainierte Muskeln hat und sich seiner Bewegungen bewusst ist, muss man bei vielen Arbeiten in Haus und Garten besonders sorgfältig darauf achten, wie man den Körper einsetzt. Ökonomische Bewegungen, die so langsam ausgeführt werden, dass man sie jederzeit zurücknehmen kann, sorgen dafür, Verletzungen zu vermeiden. Wichtig ist ferner, in der Arbeitshaltung zentriert zu bleiben und zu vermeiden, sich zu stark vorzubeugen. Das bedeutet, dass man zum Beispiel beim Staubsaugen und Bügeln, beim Öffnen von Flaschen und Konservengläsern, bei der Verwendung eines Besens, Spatens oder Rasenmähers den Gegenstand, mit dem man um-

geht, möglichst nah an der Körpermitte hält. Auch wenn man das Bett macht oder die Badewanne reinigt, sollte man so gut wie möglich vermeiden, sich vorzubeugen. Für die Badewanne kann man zum Beispiel eine langstielige Bürste verwenden, und wenn man sich zudem mit der freien Hand auf dem Rand abstützt, vermindert das die Beanspruchung des Rückens erheblich. Wenn Sie im Tagesverlauf unterschiedliche Aufgaben erledigen müssen, sollten Sie oft abwechseln, damit Sie nicht zu lange mit einer bestimmten Tätigkeit beschäftigt sind. Zum Beispiel könnten Sie abwechselnd putzen, die Blumen gießen und am Schreibtisch arbeiten. Wenn die Knie es mitmachen, ist es gesund, eine Weile in die Hocke zu gehen, um dafür geeignete Aufgaben auf dem Boden zu erledigen. Das ist sehr entspannend für das Becken, den Bauch und den Rücken.

Im Gehen und Stehen

Wenn Sie gerade nichts in den Händen tragen, können Sie die Arme beim Gehen schwingen lassen wie in ➤ Kap. 6, ➤ Übung 4.1 beschrieben. Nach dem Einkauf sollte das Gewicht der Tragetaschen gleichmäßig auf beide Hände verteilt werden. Machen Sie beim Gehen ab und zu einige Schritte, bei denen Sie bewusst spüren, wie sich der Kontakt im vorderen und im hinteren Fußbereich zum Boden verändert. Wird die neutrale Beckenposition eingenommen, so verbessert sich auch im Gehen die Aufrichtung von Wirbelsäule und Brustkorb, und es ergibt sich ganz von selbst ein sanftes, funktionelles Beckenbodentraining.

Beim Schlangestehen bietet sich die Übung „Bewusstes Stehen" im vorigen Abschnitt an.

Beim Autofahren

Beim Autofahren ist es nicht ratsam, irgendwelche Übungen zu machen, weshalb es umso wichtiger ist, Sitz und Lenkrad so einzurichten, dass der Körper in eine angenehme und gut aufgerichtete Haltung kommt. Schon das entspricht manchen Wirkungen des Yoga-Übens, und außerdem verbessert sich dadurch die Atmung. Der Rücken kann unterstützt werden, indem man ein zusammengerolltes Handtuch oder ein langes, schmales Kissen zwischen Rücken und Sitzlehne platziert – wie bei Baddha Koṇāsana (➤ Abb. 7.72) demonstriert. Beim Warten vor einer roten Ampel bieten sich bestimmte Kopfübungen an:

- beweglicher Kopf (➤ Kap. 6, Übung 5.3)
- sanfte Seitbeuge (➤ Kap. 6, Übung 5.5)

Nützlich ist auch die folgende kleine Übung: Legen Sie die Handflächen in Schulterbreite über dem Kopf an das Wagendach und krabbeln Sie daran mit den Händen so weit nach hinten, wie Sie die neutrale Beckenposition beibehalten können. Dabei müssen Sie allerdings darauf achten, die Hände rechtzeitig wieder ans Lenkrad zu nehmen.

In Bus, Zug und Flugzeug

Wechseln Sie häufig die Sitzhaltung und vertreten Sie sich so oft wie möglich die Beine.

Im Sitzen können verschiedene Übungen ausgeführt werden, ohne die Nachbarn zu stören. Falls möglich, sollte man dazu die Schuhe ausziehen.

Einige Beispiele:

- Fußübungen mit Gewichtsbelastung wie ➤ Kap. 6, ➤ Übung 10.6, jetzt aber im Sitzen
- Ausrichtung der Achillessehnen (➤ Kap. 6, ➤ Übung 10.8)
- Korrektur der Haltung wie in der Übung „Ruhiges Atmen in einer guten Sitzhaltung" im letzten Abschnitt
- differenzierte Drehung (➤ Kap. 6, ➤ Übung 2.8)
- Bewegungen mit den Schulterblättern (➤ Kap. 6, ➤ Übung 4.2)
- beweglicher Kopf (➤ Kap. 6, ➤ Übung 5.3)
- sanfte Seitbeuge (➤ Kap. 6, ➤ Übung 5.5)

Nutzen Sie die verfügbare Zeit, um das ruhige Atmen zu üben wie oben beschrieben, selbst wenn Sie das nur einige Atemzüge lang tun.

Im Büro

Zuerst müssen Bürostuhl, Schreibtisch sowie Höhe und Neigung des Computerbildschirms individuell angepasst werden, damit die Umgebung eine gute Körperhaltung fördert. Abgesehen davon sind alle für das Sitzen in Bus, Zug und Flugzeug empfohlenen Übungen auch auf dem Bürostuhl machbar.

Wenn Ihr Stuhl dafür geeignet ist, können Sie sich wie in ➤ Kap. 6, ➤ Übung 3.7 beschrieben nach hinten lehnen. Für die Schultern empfehlen sich ➤ Kap. 6, ➤ Übung 4.3, die Kopfdrehung von ➤ Kap. 6, ➤ Übung 4.5 und die umfassende Arbeit in ➤ Kap. 6, ➤ Übung 4.11.

Handgelenken und Händen tun diese Übungen gut:

- Karpaltunneldehnung (➤ Kap. 6, ➤ Übung 6.3)
- starke, bewegliche Handgelenke mit den Armen auf dem Tisch (➤ Kap. 6, ➤ Übung 6.4)
- Armhebung (➤ Kap. 6, ➤ Übung 4.8)

Zur Entspannung der Augen:

- die Augen bewegen (➤ Kap. 6, ➤ Übung 5.10)
- Palmieren (➤ Kap. 6, ➤ Übung 5.11)

Zur Entspannung von Hals und Nacken:

- Drehen und Neigen (➤ Kap. 6, ➤ Übung 5.4)
- sanfte Seitbeuge (➤ Kap. 6, ➤ Übung 5.5)

Gut den Körper dehnen kann man im Büro in Uttānāsana mit den in ➤ Kap. 7, ➤ Abb. 7.34 und ➤ Abb. 7.35 gezeigten Hilfsmitteln. Wenn Sie die Schuhe ausziehen können oder bequeme Schuhe tragen, sollten Sie auch einige Fußübungen einschließen. Außerdem können Sie es sich zur Gewohnheit machen, zum Telefonieren aufzustehen oder zumindest die Beine unter dem Schreibtisch waagrecht anzuheben und zu strecken. Eine andere nützliche Gewohnheit ist es, auf dem Weg in ein anderes Zimmer die Arme schwingen zu lassen oder bewusst den Unterbauch leicht nach innen und oben zu ziehen.

Bei schweren körperlichen Tätigkeiten oder häufiger asymmetrischer Haltung

Wenn Sie eine schwere körperliche Tätigkeit ausüben oder als Mutter Ihr Baby umher tragen, ist es oft nicht möglich, beide Sei-

ten des Körpers gleichmäßig zu beanspruchen. Hilfreich ist es in solchen Fällen, den Körper ökonomisch einzusetzen. Nutzen Sie, falls möglich, abwechselnd beide Seiten. Besonders wichtig ist es, in der Freizeit die Haltung zu zentrieren und sich zu entspannen, aber auch die Muskulatur in Form zu halten.

In der Freizeit

In unserer Freizeit haben wir Gelegenheit, uns um uns selbst und um unsere Gesundheit zu kümmern. Da wir meist nur wenig Freizeit haben, ist sie umso kostbarer. Manchmal ist es nötig, ein Nickerchen zu machen, aber darauf sollten wir uns nicht beschränken. Wir müssen lernen, unsere Zeit gut einzuteilen, damit wir die freien Stunden wirklich nutzen können. Außerdem sollten wir sorgfältig auswählen, was wir in unserer Freizeit tun, damit wir nicht in dieselben strapaziösen Gewohnheiten verfallen, die wir uns womöglich bei der Arbeit angeeignet haben.

Wenn Sie gerne lesen, versuchen Sie doch einmal, sich dabei auf eine Kissenrolle zu legen (➤ Kap. 6, ➤ Übung 2.4). Rücken und Kopf sollten so hoch gelagert werden, dass Sie bequem lesen können. Beim Fernsehen empfiehlt es sich, gelegentlich die Sitzhaltung zu verändern oder sich im Schneidersitz auf den Boden zu setzen. Wenn Sie gerade einen Sprachkurs oder eine Ausbildung machen und allerhand auswendig lernen müssen, werden Sie staunend feststellen, wie leicht das im Gehen funktioniert.

Es gibt viele weitere Möglichkeiten, die Yoga-Praxis ins tägliche Leben einfließen zu lassen. Sehr schön ist es, zu zweit oder im Freundeskreis zu üben. Wie wäre es, einen gemeinsamen Nachmittag mit ein paar Yogaübungen zu beginnen? 20 bis 30 Minuten reichen da schon aus. Versuchen Sie es einfach und laden Sie Ihre Freundinnen und Freunde dazu ein. Selbst wenn diese anfangs Bedenken haben, werden sie nach einer Weile gerne mitmachen, weil sie spüren, wie gut das tut.

Fazit

Die obigen Vorschläge, wie Geist und Praxis des Yoga in den Alltag integriert werden können, sind nur beispielhaft. Tatsächlich gibt es zahllose Möglichkeiten. Welche Übung Sie auswählen, ist gar nicht so wichtig; es kommt vor allem darauf an, erst einmal mit dem Üben zu beginnen. Es liegt an Ihnen, den ersten Schritt zu tun, den kann Ihnen niemand abnehmen. Nehmen Sie sich am Anfang einige wenige Übungen vor, die nicht zu viel Zeit kosten. Und wenn Sie manchmal meinen, Sie kämen überhaupt nicht zum Üben, dann geben Sie nicht auf. Beginnen Sie mit einem kurzen Programm. Stehen Sie zehn Minuten früher auf, wenn Sie sonst keine Zeit finden. Das ist nicht allzu schwierig, und wenn Sie jeden Morgen diese paar Minuten üben, werden Sie merken, wie sich etwas zum Positiven hin verändert.

Es ist durchaus möglich, die persönliche Entwicklung im Sinne des Yoga-Wegs mit den Herausforderungen des täglichen Lebens zu verbinden, um entspannt ein erfolgreiches Familien- und Arbeitsleben genießen zu können.

8

Nachwort

Es ist nicht möglich, Wissen und Fähigkeiten rasch zu erwerben. Vielmehr handelt es sich dabei um einen lebenslangen Prozess, der die Bereitschaft erfordert, gewissenhaft und engagiert zu lernen und zu üben. Sich mit einem Buch wie diesem zu beschäftigen, kann ein Anstoß sein, aber nur durch die konkrete Praxis kann sich tatsächlich eine Veränderung einstellen. Unter Umständen erfordert dies eine Umgestaltung bestimmter Aspekte der Lebensweise. Das kann bedeuten, ungesunde Gewohnheiten aufzugeben, sich anders zu ernähren, ein Gleichgewicht zwischen Aktivität und Ruhe zu finden, Achtsamkeit in jedes Handeln einfließen zu lassen und sich beständig um eine positive geistige Haltung zu bemühen. Was eine therapeutisch ausgerichtete Yoga-Praxis bewirken kann, ist vielfach nachgewiesen worden. Empirische und klinische Erfahrungen sind schon lange verfügbar, und seit Mitte des 20. Jahrhunderts werden die Wirkungen von Yoga auch wissenschaftlich eingehend erforscht. Weitere Studien sind zu erwarten, und die interdisziplinäre Zusammenarbeit von Medizinern, Körpertherapeuten und Yoga-Lehrenden kann in Zukunft weiter entwickelt werden.

Wir besitzen die unglaubliche Fähigkeit, unsere Haltung zu korrigieren, die Funktionen des Körpers zu verbessern und unser Verständnis, unsere Wahrnehmung und unsere Sensibilität für uns selbst und für die Menschen in unserer Umgebung zu verfeinern. Daher sollten wir mit Bewunderung und tiefem Respekt vor dem Wunder der Schöpfung üben, das in unserem Körper und unserem Leben seinen Ausdruck findet. Wir sollten aber auch lernen, unsere Grenzen zu respektieren. In den letzten Jahren seines Lebens hat der Physik-Nobelpreisträger Werner Heisenberg eine Reihe von Vorträgen über Wissenschaft und Philosophie gehalten. Als er Ende der 1960er Jahre in München sprach, sagte er, trotz allem, was die Wissenschaft erforscht habe, müssten wir die Tatsache respektieren, dass wir nur bis an einen gewissen Punkt gelangen können. Allein Gott sei es gegeben, diese Grenze zu überschreiten.

Register